Behrens/Langer
Evidence-based Nursing and Caring

Verlag Hans Huber
Programmbereich Pflege

HUBER

Johann Behrens
Gero Langer

Evidence-based Nursing and Caring

Interpretativ-hermeneutische und statistische Methoden für tägliche Pflegeentscheidungen

Vertrauensbildende Entzauberung der «Wissenschaft»

2., vollständig überarbeitete und ergänzte Auflage
Mit einem Geleitwort von Juliet Corbin, Donna Ciliska und Edmund A. M. Neugebauer

ebm
Deutsches Netzwerk

Verlag Hans Huber

Anschrift der Autoren:

Johann Behrens, Prof. Dr. habil., Institut für Gesundheits- und Pflegewissenschaft, Medizinische Fakultät, Martin-Luther-Universität Halle-Wittenberg, Halle (Saale)
E-Mail: johann.behrens@medizin.uni-halle.de
Gero Langer, Krankenpfleger, Dipl. Pflege- und Gesundheitswissenschaftler, Institut für Gesundheits- und Pflegewissenschaft, Medizinische Fakultät, Martin-Luther-Universität Halle-Wittenberg, Halle (Saale)
E-Mail: gero.langer@medizin.uni-halle.de

Lektorat: Jürgen Georg, Michael Herrmann, Elke Steudter
Herstellung: Peter E. Wüthrich
Grafik: Gero Langer, Leipzig
Titelillustration: pinx. Design-Büro, Wiesbaden
Umschlag: Atelier Mühlberg, Basel
Satz: Gero Langer, Leipzig, mit LaTeX2e in der Stempel Garamond
Druck und buchbinderische Verarbeitung: AZ Druck und Datentechnik, Kempten
Printed in Germany

Bibliographische Information der Deutschen Bibliothek
Die Deutsche Bibliothek verzeichnet diese Publikation in der Deutschen Nationalbibliographie; detaillierte bibliographische Daten sind im Internet über http://dnb.ddb.de abrufbar.

Anregungen und Zuschriften bitte an:
Verlag Hans Huber
Hogrefe AG
Lektorat: Pflege, z. Hd. Jürgen Georg
Länggass-Strasse 76
CH-3000 Bern 9
Tel: 0041 (0)31 300 4500
Fax: 0041 (0)31 300 4593
juergen.georg@hanshuber.com
www.verlag-hanshuber.com

2., überarbeitete und erweiterte Auflage 2006

ISBN-10: 3-456-84318-6
ISBN-13: 978-3-456-84318-6

Für Marlene und
für Constantin.
J.B.

Für Myriam und
für Almuth.
G.L.

Inhaltsverzeichnis

Danksagung

Wir danken der Diplom Pflege- und Gesundheitswissenschaftlerin Almuth Berg für die Durchsicht des gesamten Manuskripts. Ferner möchten wir uns bedanken bei dem Diplom Gesundheits- und Pflegewissenschaftler Steffen Fleischer für die Überarbeitung des Kapitels über Diagnosestudien, bei dem Gesundheitsökonomen Dr. med. Franz Hessel, MPH, für die Überarbeitung des Kapitels über Wirtschaftlichkeitsstudien, bei der Psychoanalytikerin Christa Sturmfels (DPV) für die Durchsicht weiter Teile des Manuskripts, insbesondere denen zu Anspruch von intersubjektiver Überprüfbarkeit der Gegenübertragung in Fallkolloquien, bei den Ärzten Prof. Dr. med. Dr. phil. Heiner Raspe, Luise Wagner, Prof. Dr. med. Ulrich Deppe und Prof. Dr. med. Reiner Müller für zahllose Anregungen, bei den Pflegewissenschaftlerinnen Prof. Juliet Corbin und dem verstorbenen Prof. Anselm Strauss von der School of Nursing San Francisco, Prof. Deborah Stone (Boston), Prof. Andrea Baumann, Prof. Alba DiCenso und Prof. Donna Ciliska (McMaster University, Hamliton, Kanada), Prof. Ted Morone (Yale), Prof. Victor Marshall (Chicago), bei den Kolleginnen des Netzwerks der Trainer des German Center for Evidence-based Nursing (hier seien stellvertretend Almuth Berg, Steffen Fleischer, Dr. Dorothea Groß, Stephanie Hanns, Astrid Knerr, Anke Kruggel, Dr. Thomas Neubert, Karl Reif und Dr. Michael Schulz genannt), den Schweizer Kolleginnen Dr. Dr. Sylvia Käppeli und Chris Abderhalden sowie den Kolleginnen des australischen EBN-Zentrums, Kate Cameron und David Evans, bei den Teilnehmern unserer EBN-Workshops in Wittenberg und den Studierenden, die mit uns im problem-orientierten Lernen die meisten Kapitel durchgingen, bei den Kollegen Fritz Schütze (Magdeburg), Bruno Hildenbrand (Jena), Tilmann Allert (Frankfurt), die mit uns das Mitteldeutsche Zentrum hermeneutischer Methodenwerkstätten bilden, sowie den Kolleginnen des Instituts für hermeneutische Sozial- und Kulturforschung, bei den Kolleginnen des Pflegeforschungsverbundes Mitte und des Netzwerks Nursing Research mit ihren Sprecherinnen Doris Schaeffer und Stefan Görres, bei Manuela Friede und Daniela Großkopf sowie bei Dr. Klaus Reinhardt, Jürgen Georg und Gabrielle Burgermeister vom Verlag Hans Huber.

Geleitworte

Pflegende werden heutzutage mit einer Vielzahl von Erwartungen konfrontiert. Es wird erwartet, dass sie in der Lage sind, Gebiete der Kunst und der Wissenschaft der Pflege zu beherrschen. Auch wird von ihnen verlangt, kritisch zu denken, immer mit dem Wissen Schritt zu halten und relevante Forschung anzuwenden und diese Fertigkeiten und Fähigkeiten täglich dabei zu verwenden, Entscheidungen in ihrer Praxis zu treffen – in anderen Worten, Evidence-based Nursing anzuwenden!

Evidence-based Nursing erfordert, Entscheidungen zu treffen, die relevante Forschung, eigene Fertigkeiten, verfügbare Ressourcen und Bedürfnisse der Pflegebedürftigen berücksichtigen. Das Einbeziehen von praktischen Fertigkeiten, verfügbaren Ressourcen und Vorlieben des Pflegebedürftigen bei der Entscheidungsfindung bedeutet, dass Evidence-based Nursing kein Kochbuch dazu liefert, wie man Forschungsergebnisse bei jedem Pflegebedürftigen mit derselben Diagnose umsetzt, sondern wie Evidence-based Nursing individuell auf jede Situation angewandt wird.

Woher kommt diese Evidence? Diese Frage wird oft gestellt. Sicherlich liefern randomisierte Studien, seit jeher verbunden mit *Evidence-based Practice*, Informationen über die Wirksamkeit von Interventionen. Jedoch können nicht alle Interventionen – aus ethischen oder praktischen Gründen – mit einer randomisierten Studie getestet werden. Daher müssen andere Studiendesigns ebenfalls berücksichtigt werden. Die qualitative Forschung hat viel zu bieten für die Entwicklung der Kunst zu pflegen und unser Verständnis von der Situation der Patienten und Pflegebedürftigen. Deshalb wird qualitative Forschung in diesem Buch, anders als in den meisten Lehrbüchern der Evidence-based Medicine, besonders hervorgehoben und angemessen und sehr innovativ diskutiert.

Es gibt viele Barrieren, die bei der Anwendung von Evidence-based Nursing zu überwinden sind, egal, ob man direkt am Bett mit dem Pflegebedürftigen arbeitet, an einer Krankenpflegeschule unterrichtet, ein Manager ist, der klare Entscheidungen bei der Entwicklung von Strategien und der besten Nutzung der vorhandenen Ressourcen treffen muss oder aber als Forscher arbeitet, der die Forschungsfrage definiert.

Dieses Buch ist eine originäre und sehr gelungene Entwicklung, um Pflegenden auf allen Ebenen zu helfen, einige der Barrieren zu überwinden. Es gibt weltweit einen großen Bedarf für diese Arbeit, und dieses Buch deckt etwas von diesem Bedarf nicht nur für die deutschsprachigen Pflegenden in Österreich, der Schweiz und Deutschland.

Prof. Donna Ciliska, RN, PhD

School of Nursing, McMaster University, Canada
Co-Editor, Evidence-Based Nursing
Co-Director, Canadian Centre for Evidence-Based Nursing
Coordinator of the International Network of the Centers of Evidence-Based Nursing

Grounded Theory und Evidence-based Practice

Wir wissen alle, dass es Vorgänge gibt, die auftreten, wenn eine Maßnahme eingeführt wird, die man schlecht messen kann und deren Nebenwirkungen schwer erfassbar sind. Diese unerwarteten Ereignisse können oft nicht gemessen oder quantifiziert werden, aber genauso aufschlussreich wie Statistik sein. Diese Vorstellung des Unerwarteten ist besonders wichtig wenn es darum geht, Daten für eine evidence-basierte Pflegepraxis zu sammeln.

Eine sehr wichtige Eigenschaft der Methode der Grounded Theory ist ihre unerwartete Effekte entdeckende Natur. Dem, was gerade passiert, wird ermöglicht, sich aus den Daten herauszubilden, anstatt dass man es sich vorher ausdenkt. Dies ist von besonderer Bedeutung, wenn es darum geht, Evidence über verschiedene Aspekte von Interventionen zu sammeln, die man nicht vorhersehen kann, die aber eine direkte Auswirkung auf die Pflege haben.

Weiterhin erlaubt Grounded Theory die Entdeckung von ausgeprägten Merkmalen, die eine Auswirkung auf die Wirksamkeit von Interventionen haben, wobei ein vollständigeres Bild entsteht, was gerade vor sich geht, wenn eine Maßnahme neu eingeführt wird. Die Grounded Theory liefert mehr als nur die Antwort auf die Frage, ob etwas wirkt oder nicht – sie macht oft auch verständlich, warum etwas wirkt oder warum nicht.

Die Statistik liefert nur einen Teil unseres Verständnisses, der andere Teil entsteht durch hermeneutisch-interpretative Studien, die zum Beispiel die Methode der Grounded Theory anwenden. Wegen seines umfassenden und grundsätzlichen Ansatzes, Evidence zu sammeln, wird das vorliegende Buch mit seinem ganzen Potential erheblich am Aufbau einer evidence-based Pflegepraxis mitwirken.

Prof. Juliet M. Corbin, RN, DNSc

International Institute for Qualitative Methodology
University of Alberta, Alberta Canada

Geleitwort zur 2. Auflage

Die 2. Auflage des Buches »Evidence-based Nursing« erfolgt in Kooperation mit dem Deutschen Netzwerk Evidenzbasierte Medizin (DNEbM) e.V., weil der Vorstand des Netzwerkes die Bemühungen der Pflegeforschung um eine wissenschaftlich belegte pflegerische Versorgung unterstützen und fördern möchte. Wie in der ärztlichen Versorgung auch, setzt sich zunehmend die Erkenntnis durch, dass praktische Erfahrungen zwar wichtig sind, sie aber alleine nicht Grundlage für unser tägliches Handeln sein können. In einem sehr lesenswerten Buch von Petre Skrabanek und James McCormick »Follies and Fallacies in Medicine« heißt es treffend: *»Learning from experience may be nothing more than learning to make the same mistakes with increasing confidence.«* Dieses Buch ist eine Anleitung zum Hinterfragen dessen, was täglich auf unseren Stationen praktiziert wird, ganz im Popper'schen Sinne.

Fragen müssen aber auch beantwortet werden. Von der Formulierung einer beantwortbaren Fragestellung über die systematische Literatursuche und -bewertung liefert dieses Buch eine hervorragende Anleitung. Allzu oft müssen wir aber feststellen, dass wir befriedigende Antworten von der so genannten externen Evidenz nicht bekommen, weil die Evidenzlage schwach ist. Dies muss als Aufforderung verstanden werden, sich selbst um die Erzeugung von Evidenz zu kümmern. Hier bietet das Buch ebenfalls Lösungen zur Durchführung qualitativer und quantitativer Studien in der Diagnostik/Prognose und Therapie. Besonders der qualitativen Forschung wird ein breiter Raum eingeräumt – ein Feld, in der die Pflegeforschung sicher eine Vorreiterrolle hat. Qualitative und quantitative Forschung bilden keine Gegensätze, sondern sie ergänzen einander – die Fragestellung bestimmt die Methode und nicht umgekehrt.

In einigen Leitbildern von Kliniken oder Klinikverbünden heißt es so oder ähnlich: »Der Mensch steht im Mittelpunkt unseres Handelns.« Alle an der Versorgung Beteiligten, so auch Ärzte und Pflegende, sind nicht isoliert, sondern als Team in ihren jeweiligen Verantwortungsbereichen gefordert, sich für den Patienten zu verwenden. Auch evidenzbasierte Pflege muss sich integriert in den Gesamtbehandlungsprozess verstehen und Schnittstellenprobleme überwinden helfen. Die Schmerztherapie oder auch die Intensivtherapie sind nur zwei Beispiele. Für den Patienten ist nicht wichtig, wer ihm hilft seine Krankheit zu überwinden – Hauptsache es wird ihm geholfen. Evidence-based Nursing muss deshalb integrierter Bestandteil des Gesamtbehandlungspfades sein. Das vorliegende Buch möge dazu beitragen, evidenzbasierte ärztliche Entscheidungen mit der evidenzbasierten Pflegepraxis zum Wohle der Patienten zu verbinden.

Univ.-Prof. Dr. Edmund A. M. Neugebauer

Lehrstuhl für Chirurgische Forschung an der Universität Witten/Herdecke
Direktor des Instituts für Forschung in der Operativen Medizin (IFOM) der Univ. Witten/Herdecke
Prodekan Forschung
Stellvertretender Vorsitzender des Deutschen Netzwerks Evidenzbasierte Medizin e. V.

Vorwort zur 2. Auflage

Liebe Leserin, lieber Leser,

früher als erwartet ist eine zweite, stark erweiterte Auflage fällig geworden. Die erste Auflage wurde nicht nur freundlich aufgenommen, sondern zu unserer freudigen Überraschung von vielen auch von der ersten bis zur letzten Seite gelesen – also alle sechs Schritte und sogar das Kapitel G (= Grundlagen). Manchen Rezensenten erschien es als zu anspruchsvoll, wo es doch nur wissenschaftliche Argumentationen als Spezialfall ganz alltäglichen Probehandelns und menschlicher Selbstvergewisserung in der Begegnung zwischen Professionsangehörigem und einzigartigen Klienten verständlich diskutieren sollte.

Schon der Setzer in der Druckerei hatte Bedenken gehabt und im letzten Augenblick den Untertitel der ersten Auflage »Vertrauensbildende Entzauberung der ›Wissenschaft‹« völlig eigenmächtig geändert, wie uns der Verlag schrieb. Der Setzer der Druckerei konnte sich nicht vorstellen, dass jemand etwas so unbestritten Autoritatives wie die Wissenschaft in Anführungszeichen setzen könnte, und weil er im Verlag am Wochenende niemanden erreichen konnte, löschte er die Anführungsstriche eigenmächtig.

Leider hatte der Setzer nicht recht. Wissenschaft kann – und tut es gar nicht selten – zur »Wissenschaft« verkommen, zu einer für die Klienten undurchschaubaren und unkontrollierbaren Lehre von Expertokraten. Aus ihr leiten Experten unkontrollierbar Schlüsse ab, die gerade nicht auf nachprüfbarerer Evidence, sondern auf Eminenz gründen. Eminenz tritt den Leuten wie Zauberherrschaft gegenüber. Gegen diese eminenzbasierte »Wissenschaft« eminenter Expertokraten hilft die Entzauberung durch Wissenschaft, also das Selbstvertrauen und der Anspruch, selber zu wissen und nachzuprüfen – wozu an unserer Universität vor 500 Jahren Melanchthon jeden (Christen-)Menschen mit einem Zitat aus einem römischen Liebeslied ermutigte: »Sapere aude!« = Trau' Dich zu wissen!

Für die Haltung des *Sapere aude* ist nicht nur Kant hilfreich, sondern auch manches Kinderlied gegen die eminenz-basierte »Wissenschaft« der Expertokraten: »Die Wissenschaft hat festgestellt, dass Margarine Fett enthält...«.

Unsere Leserinnen und Leser haben sich nicht zweimal *Sapere aude* sagen lassen und diese Haltung auch unserem Buch gegenüber ernst genommen. Mehr als 50 verbesserungswürdige Stellen sind ihnen aufgefallen. Besonders dankbar sind wir denen, die uns dies in Seminaren gesagt oder sogar von weither geschrieben haben: aus Australien (Kate Cameron), aus Indien (Shiney Franz), aus Italien (Markus Badstuber, Elisabeth Gamper, Bernhard Oberhauser, Martin Pflanzer, Klara Ploner, Monika Zihl), aus Österreich (Dr. Susanna Schaffer, Christine Uhl,

Richard Weiß), aus der Schweiz, aus den Niederlanden – und aus Dänemark besonders ausführlich (Prof. Dr. Gunnar Haase Nielsen).

Durchaus bewährt und als anschlussfähig erwiesen haben sich dabei unsere sechs Schritte von der internen Evidence zur externen Evidence und zurück, vor allem der erste Schritt, die Auftragsklärung zum Aufbau interner Evidence in der Begegnung zwischen Ihnen und Ihren einzigartigen Klienten. Dieser erste Schritt erschien zunächst etwas ungewohnt und gewöhnungsbedürftig. Aber er hat sich als unverzichtbar erwiesen. Denn ohne diesen ersten Schritt verliert Evidence-based Nursing leicht den entscheidenden Bezug zur Verständigung über individuelle Bedürfnisse und Ziele. Ohne diese Verständigung fehlt der Maßstab für die Beurteilung externer Evidence. Ohne sie wird externe Evidence ein im Einzelfall irrelevantes Sammelsurium klinischen Wissens, das allenfalls noch für Referate taugt. Alle weiteren Schritte des Evidence-based Nursing hängen ohne den ersten Schritt der individuellen Auftragsklärung, ohne interner Evidence in der Luft.

Denn externe Wirkungsevidence der Erfahrung Dritter liegt, weil Pflegende und Pflegebedürftige verschieden sind, fast immer nur als Häufigkeit für Gruppen, als »Wahrscheinlichkeit« einer Wirkung vor. Für die Beurteilung der Erfahrungen Dritter benutzen wir Methoden des Wirkungsvergleichs von Mitteln bei gegebenen Zielen. Deren Kenntnis ist aber nur relevant, wenn wir uns über die individuellen Ziele mit unseren einzigartigen Klienten verständigt haben. Auch für das kommunikative Handeln der Verständigung über Ziele bedarf es der Methode. Denn der einzelne Mensch ist kein Mittel, sondern, wie Kant gesagt hat, Zweck. (Nur für Viehzüchter und bevölkerungspolitisch-viehzüchterisch denkende Könige ist das Individuum ein Mittel.)

Daher: Auch wenn die externe Wirkungsevidence der Erfahrungen Dritter in der Regel nur als gruppenbezogene Wirkungshäufigkeiten vorliegen, beschränkt sich das Ziel von Evidence-based Nursing nicht auf den größten Nutzen für eine Gruppe (kollektiver Utilitarismus), sondern bezieht sich gerade auf den Nutzen für den einzigartigen individuellen Klienten. Die Vermittlung zwischen gruppenbezogenen Wahrscheinlichkeiten und individuellen Entscheidungen einzigartiger Individuen ist die Methode der sechs Schritte des Evidence-based Nursing von der internen Evidence zur externen Evidence und zurück. (Man könnte im gewissen Sinne sagen: Sie vermitteln die Traditionen des Utiltarismus und der Romantik (Goethes) in der Heilkunde.)

Der erste Schritt von Evidence-based Nursing, die Auftragsklärung zum Aufbau interner Evidence in der Begegnung zwischen Ihnen und Ihren einzigartigen Klienten, erlaubt auch, die unsinnige Entgegensetzung von *Nursing* und *Caring* zu berichtigen. Zu den Schönheiten der deutschen Sprache gehört, dass das Wort »Pflegen« nicht zwischen *Nursing* und *Caring* unterscheidet. Für das Kümmern wie für das Behandeln benutzen wir dasselbe Wort »Pflegen«. Unsere schöne deutsche Sprache schert sich nicht einmal darum, wer sich kümmert und behandelt, ob geschulte Fachkräfte und Professionen oder Eltern, Kinder, Freunde: Sie alle pflegen. Das stört einige Fachkolleginnen, die gerne schon im Verb herausgestellt sähen, ob es eine examinierte *Nurse* ist oder nicht und ob sie Behandlungspflege macht oder Grundpflege. Kluge Soziologen fürchten, aus der Pflege könne nie etwas werden, solange sie nicht ein neolateinisch-griechisches Kunstwort wie *Physiotherapie* oder ein anglizistisches wie *Care/Case Manager* als Berufsbezeichnung zur Betonung der feinen Unterschiede zu den Laien und Quacksalbern wählte.

Wir sind mit dieser Diffusität des Wortes *Pflegen* recht glücklich. Nicht nur, weil ein *Nursing* ohne *Caring* schnell inhuman würde. In unserer Berufsbezeichnung ist beides enthalten. Auch nicht nur, weil das *Caring* genauso kritischer Reflexion bedarf wie das *Nursing*, weil auch im *Caring* viel vermeidbares Leid zugefügt wird. Vor allem erscheint es uns als ein Vorteil des diffusen Begriffs *Pflege*, dass der in der Tat entscheidende Unterschied zwischen Pflege als Profession und Pflege als Familienmitglied immer genau herausgearbeitet werden muss und nicht schon in der Berufsbezeichnung selbstverständlich ist (vgl. Behrens, 2005b). Pflege als Beruf leitet sich in weiten Teilen Europas offenbar von der Zauberin und dem Kreuzritter-Mönch ab. Aber gerade dieses gilt es zu reflektieren. Deswegen hat dieses Buch Evidence-based Nursing und *Evidence-based Caring* zum Gegenstand.

Nach dem Erscheinen der ersten Auflage unseres Buches haben einige Kritiker, die die Argumentation durchaus originell und weiterführend fanden, bezweifelt, dass unser Buch überhaupt etwas mit Evidence-based Nursing zu tun habe. Es sei so originell, dass es sich weit weg von dem entwickelt habe, was evidencebasierte Praxis im Alltag ausmache. Sie fragten sich, ob das Buch überhaupt noch Evidence-based Nursing sei oder nicht vielmehr eine Kritik an ihr.

Wir können Sie beruhigen. Vielleicht waren einige Positionen, als das Buch geschrieben wurden, wirklich durchaus originell, kontrovers und zum Teil sogar etwas abweichend randständig. Nach zwei Jahren Verteidigung unserer Position in vielen einschlägigen Gremien dürfen wir jede Originalität dementieren. Was Sie in diesem Buch lesen, ist *Mainstream* geworden – oder doch kurz davor. Wie auch der Pflegeforschungsverbund Mitte-Süd gezeigt hat, in dem dieses Buch erarbeitet wurde, ist unsere Position ganz normal geworden.

Vorwort zur 1. Auflage

Evidence-based Nursing and Caring ist etwas Selbstverständliches, was alle unsere Klienten und Patienten erwarten, nämlich die Integration der derzeit besten wissenschaftlichen Belege in die tägliche Pflegepraxis unter Einbezug des theoretischen Wissens und der praktischen Erfahrungen der Pflegenden, der Vorstellungen des Patienten und der vorhandenen Ressourcen.

Wenn wir uns als Pflegebedürftige überhaupt an Mitglieder der Pflegeprofession wenden, vertrauen wir weniger in ihre Zauberkraft als in ihre wissenschaftlich erwiesenen Verfahren, die uns überflüssige Qual ersparen sollen. In einem langen Prozess der Entzauberung hat sich der Pflegeberuf aus dem Urberuf der Zauberin entwickelt. Aber tritt uns nicht auch Wissenschaft, die an die Stelle der Zauberei trat, doch wie Zauberei gegenüber – nicht nachprüfbar, apodiktisch, Berufsgeheimnis einer Gruppe, deren Interessen verborgen bleiben? EBN ist ein Programm zur Entzauberung und zur Demokratisierung von Wissenschaft – zur Nutzung nachprüfbarer fremder Erfahrung in Respekt für den jeweils einzigartigen Klienten.

Dieses Buch führt nicht nur in so genannte quantitative, sondern auch in »qualitative« Verfahren bei alltäglichen Pflegeentscheidungen ein. Diese »qualitativen« Methoden hat die Pflege zuerst in den Kreis der evidence-based Zeitschriften eingebracht. Das Buch ist elementar und einfach: Es nimmt seinen Ausgang bei alltäglichen Pflegeentscheidungen unter Zeit- und Entscheidungsdruck, die die Professions-Angehörigen im Arbeitsbündnis mit ihren individuierten Klienten fällen. Es bedarf keiner besonderen wissenschaftlichen Vorkenntnisse, um dieses Buch zu verstehen. Es setzt nicht bei der Wissenschaft, sondern bei der Unterscheidung von zwischenmenschlich nachprüfbarem Wissen und individueller Offenbarung ein. Es folgt keinem naiven Induktivismus: ohne Theorie keine Erfahrung, und ohne Erfahrung keine gegenstandsbezogene, situationsspezifische Theorie.

Das vorliegende Buch versteht sich als ein Handbuch für Pflegende und ist für den täglichen Gebrauch konzipiert. Die Idee für dieses Buch entstand aus einem einstündigen Vortrag, der bei der Jahrestagung der Deutschen Vereinigung für Pflegewissenschaft 1998 an der Fachhochschule Fulda und erweitert im Mai 1999 bei der Eröffnung des 1. Workshops des gerade international anerkannten deutschsprachigen »German Centers«im internationalen Network of Centers for Evidence-based Nursing, dem Institut für Gesundheits- und Pflegewissenschaften der Medizinischen Fakultät der Martin-Luther-Universität Halle-Wittenberg, zur Diskussion gestellt wurde. So wenig Zeit seit 1998/1999 vergangen ist, so viel hat sich in der Aufnahme der Ideen von Evidence-based Nursing seitdem geändert – mit zum Teil bedenklichen Nebenwirkungen:

Damals noch galt Evidence-based Nursing und allgemein wissenschaftlich zergliederndes Vorgehen manchmal als eine eher abseitige, dem Wesen der Pflege durchaus fremde Handlungsweise. Pflege solle besser auf Glauben, Intuition und dem Mitgefühl mit dem ganzen Menschen zu begründen sein denn auf Wirkungsnachweisen aus komplizierten klinischen Studien, die den eigenen Erfahrungen widersprachen. Mit solchen Studien habe sich doch gerade die Medizin vom Patienten weg bewegt und sei in ihre Akzeptanzkrise geraten. Außerdem zeigten die widersprüchlichen Ergebnisse der vielen Studien, dass man mit Studien beweisen könne, was man wolle. Warum sollte nun ausgerechnet die Pflege, statt die von den Medizinern dankenswerterweise gelassene Lücke ganzheitlicher menschlicher Zuwendung auszufüllen, der Medizin auf ihrem Irrweg folgen oder gar den gesundheitsökonomischen Sparkommissaren in die Hände arbeiten, die im »Managed Care« oder »Disease Management« mit »Critical Pathways« die individuelle Entscheidungsfreiheit unter Druck setzten?

Diese kritischen Vorbehalte kamen keineswegs nur aus der Pflege. Unvergessen ist uns der eindrucksvolle Auftritt des Dekans einer medizinischen Fakultät auf einer Tagung zu Pflegeforschung und Pflegewissenschaft. Er unterstrich zwar vehement die Notwendigkeit von Pflegeforschung; mit derselben Vehemenz gab er aber seiner Überzeugung Ausdruck, dass für Pflegeforschung Pflegende prinzipiell ungeeignet und nur Ärzte und Ärztinnen geeignet seien. Ärztinnen und Ärzte nämlich würden sich in ihrem beruflichen Werdegang den analytischen Blick und das kalte Herz antrainieren, die für kritische Entscheidungen und für die wissenschaftliche Arbeit nötig seien. Sache der Pflege seien hingegen Warmherzigkeit, Mitgefühl, Ganzheitlichkeit und Mitleiden. Wissenschaft, Entscheiden und Patientenführen seien mit diesen Haltungen unvereinbar. Als LeserInnen mögen Sie vermuten, aus dieser Rede des Dekans spräche auch das Interesse, seiner Berufsgruppe ein Monopol zu erhalten. Aber bedenkenswert ist seine Ansicht trotzdem.

Zweieinhalb Jahre später sind solche Stimmen – leider – kaum noch zu hören. Überall will die Pflege ›ihre Leistungen evidence-basiert unter Beweis stellen‹. Florence Nightingale höchstselbst wird – selbstverständlich zu recht – als eigentliche Begründerin von Evidence-based Nursing entdeckt. Evidence-based Nursing wird geradezu als der Kern der von Florence Nightingale neu begründeten beruflichen Identität der Pflege, als zeitgemäß berufliche Form der alten *Caritas*, herausgestellt (vgl. McDonald, 2001). Seit dem Gutachten des Sachverständigenrates der konzertierten Aktion im Gesundheitswesen von 2001 scheint es keine Pflegestation mehr zu geben, die die langfristige Anpassung an Evidence-based Nursing– was immer das heißen mag – nicht für notwendig hält. Zwei Jahre vorher galt Evidence-based Nursing noch als Spielwiese von TheoretikerInnen.

Das ging uns dann doch zu schnell. Vor allem ist uns die Bedeutung sehr suspekt, die das Argument der notwendigen Einsparungen bei dieser schnellen Anpassung spielte. Ein unbegründeter neuer Dogmatismus entwickelt sich. Die beliebte Wendung, die Pflege müsse ihre Leistungen in der ökonomischen Konkurrenz nach außen sichtbar machen, geht an Evidence-based Nursing eigentlich völlig vorbei. Evidence-based Nursing hat im Kern keineswegs die Aufgabe, nach außen das zu präsentieren, was die Pflege ohnehin tut. Es geht Evidence-based Nursing darum, individuelle Pflegebedürftige in deren Auftrag in ihren einzigartigen pflegerischen Entscheidungen besser als bisher zu unterstützen. Wenn etwas eingespart werden soll, dann sind es zuerst überflüssige Nebenwirkungen, Leid durch unwirksame Verfahren und überflüssige Kosten für die Pflegebedürftigen.

Zum Thema »Entscheidungen im individuellen Arbeitsbündnis zwischen Pflegenden und Pflegebedürftigen« boten die skeptischen Fragen vor fünf Jahren einen weit besseren Zugang als die heutige Bereitschaft, fraglos zu lernen, was in der Statistik als Goldstandard zu gelten hat. Fraglose Anpassungsbereitschaft führt zu einer besonders dogmatischen Spielart des Opportunismus. Deswegen wenden wir uns an die kritischen LeserInnen und halten dieses Buch so elementar, wie wir können. Es setzt nichts voraus außer Neugier und Konzentration. Insbesondere verlangt dieses Buch nicht von Ihnen, dass Sie sich vorab auf einen bestimmten wissenschaftstheoretischen Standpunkt stellen und dort treu verharren. Auch für LeserInnen, die meinen, wissenschaftlich zergliederte Studien vertrügen sich nicht mit den Aufgaben der Pflege und in der Pflegepraxis hätten ganz andere Wissensquellen Relevanz als die zwischenmenschliche Nachprüfung, soll dies das richtige Buch sein.

Sie müssen sich auch keineswegs vorab entscheiden, ob Sie qualitative Studien nach den gleichen Gütekriterien für vertrauenswürdig halten wie quantitative Studien. Auch in einer anderen Hinsicht soll dieses Buch elementar sein. Sie müssen nicht bereits wissen, wie Sie eine Literaturabfrage im Internet durchführen und wie Sie dabei Geld sparen. Dies Buch enthält zahlreiche Tipps dazu. Da solche Tipps schnell veralten, halten wir auf der Homepage des German Centers for Evidence-based Nursing[1] jederzeit Aktualisierungen zu diesen Teilen des Buches für Sie bereit.

Aus diesen Gründen ist das Buch folgendermaßen aufgebaut: Dem einführenden Grundlagenkapitel »Evidence-based Nursing und die Entzauberung der Wissenschaft« folgen die sechs Schritte von der internen zur externen Evidence und zurück, die wir Ihnen bei Ihrer mit Ihrem Klienten gemeinsamen Entscheidungspraxis anraten:

1. Nach der Klärung der *Aufgabenstellung* oder genauer des Auftrags folgt die

2. Formulierung einer beantwortbaren *Fragestellung*, die die Grundlage bildet für die

3. *Literaturrecherche*, deren Ergebnisse

4. *kritisch beurteilt* und anschließend in die

5. Praxis *implementiert* werden, wobei eine abschließende

[1] `http://www.ebn-zentrum.de/`

6. *Evaluation* erfolgt.

Aber worauf beruht diese berufliche Fähigkeit? Was ist das spezielle Berufswissen? Lassen Sie uns einen kurzen Blick zurückwerfen auf die lange Geschichte des Pflegeberufs. Wie alle Berufe leitet sich der pflegerische Beruf von einem Urberuf her, und an der Pflege ist dieser Urberuf auch noch gut erkennbar: die mit außeralltäglicher Zauberkraft befähigte Zauberin, die weise Frau (vgl. Seyfarth, 1973; Weber, 1976).

Heute vertrauen wir nicht mehr hauptsächlich und ausschließlich auf zauberische Fähigkeiten (nur noch ein bisschen). Das ist nicht nur ein befreiender Fortschritt, sondern auch ein Verlust: Wie oft wünschten wir uns, wir könnten zaubern! An die Stelle des Vertrauens in Zauberkraft trat das Vertrauen in die durch jedes Mitglied der Gesellschaft jederzeit nachprüfbare Wissenschaft. Das lässt sich an den Gesetzen ablesen, die sich die Deutschen gaben. Darin besteht der Gewinn an Freiheit, an Selbstbestimmung, an Vernunft und an ständiger Verbesserung unserer Handlungschancen durch Erkenntnisfortschritt, der durch Entzauberung bewirkt wird.

So gut das klingt, trifft es auch zu? Ist Wissenschaft wirklich nachprüfbar? Tritt sie uns nicht vielmehr entgegen in Gestalt einer Professorenherrschaft, in Gestalt von Normen, Vorschriften, Standards, Leitlinien usw., die uns von unseren eigenen Erfahrungen als Pflegende trennen und enteignen, ohne durch uns selber nachvollziehbar und überprüfbar zu sein? Daher: Tritt uns nicht die Wissenschaft entgegen wie der alte, durch sein Berufsgeheimnis geschützte Zauberer, dem gegenüber nur Anpassung, Glaube und blinder Gehorsam, aber kein kritisches Nachvollziehen möglich sind?

Die Entzauberung der Pflegepraxis durch Wissenschaft kann ihre Vorteile nur verwirklichen, wenn gleichzeitig die »Wissenschaft« entzaubert wird. Das ist das – längst nicht erfüllte – Programm von Evidence-based Nursing. Deswegen hat sich das an der Universität Halle-Wittenberg beheimatete deutschsprachige Zentrum im internationalen Netzwerk der Centers for Evidence-based Nursing den lateinischen Namen *sapere aude* (»Trau' dich zu wissen«) gegeben. Vor annähernd 500 Jahren forderte Melanchthon in seiner Antrittsvorlesung an unserer Universität mit diesem Horaz-Spruch jeden einzelnen dazu auf, sich nicht auf die Vermittlung von Priestern, Bischöfen und Kardinälen zu verlassen, sondern selber nachzuprüfen.

Immer noch verdankt sich vieles an Hoffnung, das die Klienten auf uns richten, dem Bedürfnis nach einer nur uns Pflegenden eigenen Fähigkeit, die es im Alltag der Pflegebedürftigen und ihrer Angehörigen nicht gibt, die einem entscheidend weiter hilft. Diese Fähigkeit basiert heute auf Wissen und Erfahrung und nicht mehr auf Zauberei oder übernatürlichen Kräften. Insofern könnten wir die Geschichte des Pflegeberufs mit Max Weber zusammenfassen als die *Geschichte der Entzauberung der ursprünglichen Zaubererberufe*.

Evidence-based Nursing ist nur ein – wenn auch typischer – Schritt in diesem Prozess der Entzauberung oder der Aufklärung. Vertrauen wird umgestellt von Vertrauen in zauberische Kräfte auf Vertrauen in empirisch begründete Verfahren und Fähigkeiten. Daher haben wir diesem Buch den Titel gegeben »Evidence-based Nursing and Caring«, und den Untertitel »Interpretativ-hermeneutische und statistische Methoden für tägliche Pflegeentscheidungen«.

Noch ein Hinweis für die LeserInnen, die viele evidence-basierte Bücher gelesen haben und wissen wollen: *Was ist anders an dieser Einführung in Evidence-basierte Praxis?*

- Die Konzentration auf das Arbeitsbündnis Pflege in Kenntnis der Professionsgeschichte der Pflege, die die Geschichte der vertrauensbildenden, aber auch ent-täuschenden Entzauberung eines Zauberinnenberufes ist.
- Die Orientierung an der Geschichte der Wissenschaft als Entzauberung einer autoritativen Lehrstuhl-Offenbarung.
- Der Nachweis, dass der Aufbau interner Evidence in der Begegnung zwischen individuellen Pflegebedürftigen und Professionsangehörigen vorrangige Voraussetzung dafür ist, externe Evidence aus Erfahrungen Dritter nutzen zu können.
- Die Orientierung am *Problem-Solving* im Sinne von Simon (1960) im Unterschied zum bloßen *Decision-Making*.
- Die Vorgängigkeit »qualitativer« Ansätze, auf deren Basis »quantitative« Studien erst Sinn machen.
- Die Berücksichtigung der multivariaten Verlaufs-Analyse als ein Beobachtungsverfahren, das Vorteile gegenüber experimentellen Randomisierten kontrollierten Studien bietet.
- Sechs statt der üblichen fünf Schritte der Evidence-basierten Praxis, um den Nutzen für die Praxis zu erhöhen.

Daher tragen wir für dieses Buch, trotz des äußerst schmeichelhaften Geleitwortes der Koordinatorin des internationalen Netzwerkes der Centers for Evidence-based Nursing, Donna Cilisca von der McMaster University in Kanada, und unserer Arbeit als Gast-Professor bzw. Visiting Scolar an dieser Universität sowie der aufmerksamen und kritischen Diskussion unserer KollegInnen in Österreich, der Schweiz und Deutschland allein die Verantwortung. Sie lesen kein offizielles Bulletin. Wie Sie an allen Lehrbüchern zu Evidence-basierter Praxis sehen können, werden diese von Auflage zu Auflage immer besser. Das hoffen wir auch für dieses Buch.

Kontakt:
Martin-Luther-Universität Halle-Wittenberg
Institut für Gesundheits- und Pflegewissenschaft
German Center for Evidence-based Nursing »sapere aude«
Magdeburger Str. 8
D – 06097 Halle/Saale
E-Mail: info@ebn-zentrum.de
Internet: http://www.ebn-zentrum.de/

G Evidence-based Nursing und die Ethik professionellen eingreifenden Handelns

G.1 Evidence-based Nursing in alltäglichen pflegerischen Entscheidungen

Evidence-based Nursing (EBN) ist spätestens seit Florence Nightingale etwas ganz Selbstverständliches, was alle unsere Klienten und Pflegebedürftigen bei uns erwarten und was bisher trotzdem schwer und nur selten im Alltag zu erreichen war. Evidence-based Nursing ist eine Pflegepraxis, die

- die pflegerischen Interessen der individuellen Pflegebedürftigen
- im Auftrag der einzelnen Pflegebedürftigen und in Zusammenarbeit mit ihnen
- auf der Basis eines durch beständige zwischenmenschliche Nachprüfung ständig verbesserten Wissens (derzeit beste Belege)
- im pflegerischen und pflegerisch beratenden Entscheidungshandeln

zu erfüllen sucht.

Eine kurze Definition für Evidence-based Nursing lautet demnach:

> **Evidence-based Nursing ist die Nutzung der derzeit besten wissenschaftlich belegten Erfahrungen Dritter im individuellen Arbeitsbündnis zwischen einzigartigen Pflegebedürftigen und professionell Pflegenden.**

An dieser kurzen Definition ist wesentlich: Keineswegs beschränkt sich die Aufgabe von Evidence-based Nursing auf die statistische und hermeneutische Beurteilung von Forschungsarbeiten. Vielmehr stellt Evidence-based Nursing die Frage, ob und wie fremde, wissenschaftlich überprüfte Erfahrung in das eigene Arbeitsbündnis zwischen einem einzigartigen Pflegebedürftigen und einem professionell Pflegenden einbezogen werden kann.

Unter den »besten wissenschaftlichen Belegen« versteht man Forschung mit einem möglichst hohen Grad an externer Validität (☞ Kapitel 4.4.1 auf Seite 183), die in der Praxis am Pflegebedürftigen durchgeführt wurde, mit sehr gutem Design und nur einem geringen Einfluss von verfälschenden Faktoren (Bias). Hierbei ist natürlich die praktische Erfahrung der Pflegenden, also die Fähigkeit, die Probleme und Ressourcen des Pflegebedürftigen richtig einzuschätzen und die Pflegehandlungen adäquat zu planen, die Kunst der Pflege also, Voraussetzung. Genauso wichtig sind die Vorstellungen des Pflegebedürftigen, seine Erwartungen und Bedenken hinsichtlich seines gesundheitlichen Problems, und die eigenen vorhandenen Ressourcen, die sowohl die persönlichen Fähigkeiten der Pflegenden als auch die von der Institution bereit gestellten Mittel umfassen.

Evidence-based Nursing ist nicht nur seit Florence Nightingale eine Forderung der Pflege, sondern wurde auch in der Gesetzgebung geregelt. So wird sowohl in § 12 Abs. 1 Satz 1 SGB V als auch in § 4 Abs. 3 SGB XI eine »wirksame und wirtschaftliche Pflege« gefordert, die laut §§ 135 ff. SGB V auf »wissenschaftlichen Erkenntnissen« beruhen soll. Dies wird ebenfalls im neuen Krankenpflegegesetz deutlich, denn die Ausbildung soll demnach »entsprechend dem allgemein anerkannten Stand pflegewissenschaftlicher, medizinischer und weiterer bezugswissenschaftlicher Erkenntnisse fachliche, personale, soziale und methodische Kompetenzen [...] vermitteln« (Abschnitt 2: Ausbildung, §3 Ausbildungsziel, KrPflG).

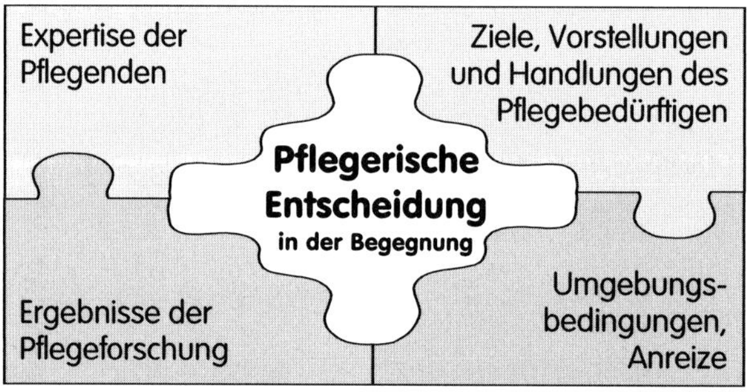

Abbildung G.1: Komponenten einer pflegerischen Entscheidung

Wie in Abbildung G.1 gezeigt, die in Abbildung G.2 auf Seite 30 konkretisiert wird, besteht jede pflegerische Einzelfall-Entscheidung aus mehreren Komponenten: der Expertise der Pflegenden, den Vorstellungen des Pflegebedürftigen, den Umgebungsbedingungen und den Ergebnissen aus der Pflegeforschung, wobei jeder dieser Teile bei jeder Entscheidung in unterschiedlich starkem Ausmaß herangezogen wird. In der ambulanten Pflege scheinen vielleicht alle Elemente gleich stark vertreten, auf einer Intensivstation sind die Vorstellungen des Pflegebedürftigen gezwungenermaßen manchmal deutlich weniger erkennbar. Entscheidend sind immer die Ziele der Pflegenden.

Bisher basiert die Pflegepraxis zu einem sehr großen Teil auf der Expertise der Pflegenden und nur zu einem geringen bis gar keinem Teil auf Ergebnissen der Pflegeforschung – dies kann aber sehr gefährlich sein (☞ Kapitel G.1.1)

Wenn man die Methode Evidence-based Nursing direkt am Bett anwendet, deckt sich die Definition von Evidence-based Nursing weitestgehend mit den Komponenten der pflegerischen Entscheidung aus Abbildung G.1 auf der vorherigen Seite; Evidence-based Nursing kann aber auch abstrakter gesehen werden, wie im nachfolgenden Kapitel beschrieben wird.

Was Evidence-based Nursing ist, lässt sich nur verstehen, wenn Sie Evidence-based Nursing auf die alltäglichen pflegerischen Entscheidungssituationen in der Interaktion zwischen professionell Pflegenden und ihren Klienten beziehen. Daher beginnen wir dies Buch mit der Analyse dieser Entscheidungssituation (☞ Kapitel G.1.2 auf der nächsten Seite).

Begännen wir dieses Buch nicht mit der Analyse alltäglicher pflegerischer Entscheidungen, verkäme Evidence-based Nursing schnell zu einem Klippschulkurs in einige statistische und hermeneutische Methoden. Würden wir dabei noch die beliebten Rangfolgen von Evidence auflisten, würde unser Kurs vollends anti-wissenschaftlich, nämlich dogmatisch. Was aber zwischenmenschlich (»intersubjektiv«) nachprüfbares und durch Nachprüfung beständig verbessertes Wissen ist, davon handelt dieses ganze Buch.

G.1.1 Vertrauen in Zauberkraft, Vertrauen in Wissenschaft: Ist Wissenschaft Zauberei?

Worauf vertrauen Pflegebedürftige, die sich an uns Pflegende wenden? Diejenigen Pflegebedürftigen, die sich überhaupt durch ausgebildete professionell Pflegende pflegen lassen wollen (und das sind bekanntlich längst nicht alle!) tun dies, weil sie darauf vertrauen, dass wir sie nicht unnötigen Qualen und gefährlicher Pflege aussetzen. Aus demselben Grund vertrauen wir, wenn wir der Pflege anderer Professioneller bedürfen, diesen Pflegeprofessionellen. Wir vertrauen also nicht nur den verständnisvollen Augen und den großen und warmen Händen der uns Pflegenden, sondern wir vertrauen dem, was wir hinter diesen verständnisvollen Augen und den warmen und sicheren Händen vermuten: eine spezielle berufliche Fähigkeit verbunden mit einem speziellen beruflichen Wissen. Denn viele Menschen sehen uns verständnisvoll an und haben schöne warme Hände. Wir schätzen sie hoch und manche lieben wir, aber wir vertrauen ihnen nicht in exakt derselben Weise, in der wir Pflegeprofessionen vertrauen.

Wenn Pflegebedürftige überhaupt darauf vertrauen, dass wir sie nicht unnötigen Qualen und gefährlicher Pflege aussetzen, dann vertrauen sie, so lässt sich zusammenfassen, auf die beständige Nachprüfung unseres Wissens. Sie vertrauen keineswegs nur auf unsere guten Absichten. Sie vertrauen darauf, dass wir unser Wissen wirklich beständig nachprüfen. Es ist keine Frage, dass wir diesem

Vertrauen nicht immer gerecht wurden und auch nicht immer gerecht werden. Dekubituskranke sind – in allerbester Absicht! – gefönt und geeist worden, obwohl dies eine besonders quälende Form der Körperverletzung ist. Das macht für unsere Klienten das Programm der Wirksamkeitsprüfung um so dringlicher.

In diesem Grundlagenkapitel werden wir uns der Frage widmen, was nachprüfbares Wissen für die Pflegepraxis ist (☞ Kapitel G.2 auf Seite 57). Dies ist zu klären, bevor wir auf die Fülle von Methoden und Techniken kommen, die die Vorstellung nachprüfbaren Wissens umsetzen sollen (☞ Schritt 2 ab Seite 73 bis Schritt 6 ab Seite 285). Man kann über dieses Wissen nicht reden, ohne sich zuvor die Situation pflegerischer Problemlösung und Entscheidungen zu vergegenwärtigen, in der dieses Wissen ein »externer« Bestandteil ist (☞ Kapitel G.1 auf Seite 27). Gingen wir nicht in diesem ganzen Buch von der grundsätzlichen Entscheidungssituation der Pflegepraxis aus, lieferten wir vielleicht einen kurz gefassten Überblick über Forschungsmethoden, aber trügen keineswegs zum Konzept von Evidence-based Nursing bei.

G.1.2 Ethik pflegerischer Problemlösungen und Entscheidungen, interne Evidence und externe *Evidence*

G.1.2.1 Die Grundsituation

Evidence-based Nursing versteht man am besten, wenn man die pflegerische Entscheidung und ihre idealen und auch ihre realen Bestimmungsgründe versteht, wie sie in Abbildung G.2 aufgeführt werden.

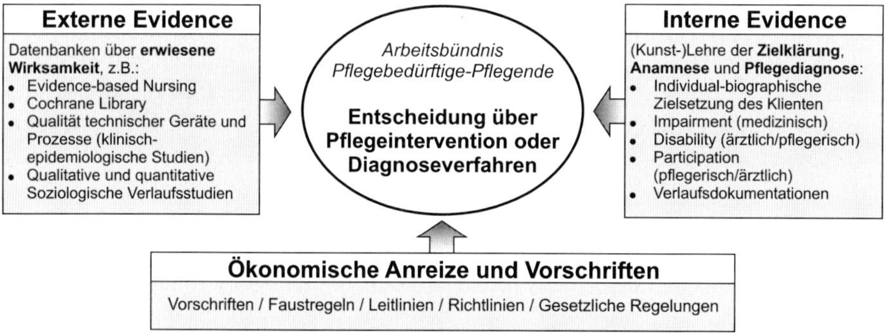

Abbildung G.2: Evidence-basierte pflegerische professionelle Praxis: interne und externe Evidence, moralische und ökonomische Anreize bei pflegerischen Entscheidungen

Vielleicht erwarten Sie von diesem Buch, dass es Sie weitgehend in die Lektüre und Beurteilung von Studien einführt, für die wir gleich das Wort der »externen

Evidence« erklären. Die Erwartung ist natürlich berechtigt, und wir wollen sie nach Kräften zu erfüllen versuchen. Aber diese Erwartung trifft nicht das, was Evidence-based Nursing eigentlich soll. Daher ist es wichtig, dass Sie sich zu Beginn klar machen, dass sich das ganze Unternehmen Evidence-based Nursing ausschließlich von der gemeinsamen pflegerischen Entscheidungshandlung her begründet. Diese Situation schematisiert Abbildung G.2 auf der vorherigen Seite, auf die wir uns auf den folgenden Seiten beziehen.

Unter »pflegerischer Entscheidungshandlung« verstehen wir in Anlehnung an Herbert A. Simon (1960) *Problem-Solving* (= Problemlösung). Mit Problemlösung ist jede Handlung gemeint, die ein Problem erkennt (das heißt konstruiert) und Lösungsalternativen sucht, über die dann entschieden wird. *Problem-Solving* ist also mehr als die Entscheidung zwischen bekannten Alternativen. Der als *Decision-Making* bezeichnete Schritt der Entscheidung zwischen bekannten Alternativen ist so einfach, dass er automatisierbar ist, wie Simon mit Recht betont. Schwieriger und entscheidender ist die Aufbereitung einer Situation, die Bewertung verschiedener Alternativen für die Entscheidung.

Dabei ist, wie Sie aus vielfältiger eigener Erfahrung wissen, für unsere praktischen Lebensentscheidungen als *Problem-Solving* typisch, dass wir sie unter Ungewissheit der Folgen unserer Entscheidung treffen müssen. Müssen meint: Wir können die Entscheidung nicht beliebig aufschieben, weil auch eine Nicht-Entscheidung eine Entscheidung ist. Während der Aufschiebung einer Entscheidung kann sich der Zustand erheblich verschlechtern. Insofern stehen wir unter einem unabweisbaren Entscheidungsdruck unter Ungewissheit.

Eine Problemlösung kann – im Moment der Entscheidung – nicht aus vollständig bekannten Randbedingungen abgeleitet werden wie ein Beweis in der Mathematik. Ob die Entscheidung richtig war, zeigt sich erst hinterher, wenn die Folgen der Entscheidung eingetreten sind. Im Moment der Entscheidung können wir noch nicht wissen, ob sie richtig sein wird.

Das berechtigt uns aber keineswegs, auf gut Glück zu entscheiden. Wir bleiben begründungspflichtig für unsere Entscheidungen. Wir begründen unsere Entscheidungen mit Erwartungen. Wir entscheiden uns zum Beispiel für eine pflegerische Maßnahme, weil sie anderen in vergleichbaren Situationen geholfen hat. Diese Erwartung kann sich als falsch erweisen. Dass eine Maßnahme anderen geholfen hat, heißt nicht notwendiger Weise, dass sie uns oder unseren Klienten hilft.

Viele hilfreiche Wirkungen werden auch zufällig entdeckt, als Nebenwirkungen ganz anders geplanter Handlungen. Aber wir stehen unseren Klienten gegenüber in der Pflicht, ihre Ziele und das überhaupt Erwartbare so sorgfältig abzuklären, wie es die Zeit erlaubt. Diese Pflicht ist nicht dann verletzt, wenn sich eine Entscheidung nachträglich als falsch herausstellt. Sie ist schon dann verletzt, wenn wir nicht sorgfältig genug Probleme und Ziele und das überhaupt verfügbare externe Wissen vorab prüften. Im Alltagsdeutsch gibt es dafür zwei präzise Wendungen, die täglich millionenfach gebracht werden, sobald uns die Folgen von Entscheidungen sichtbar werden: »Ich hätte es eigentlich wissen müssen« und »Damit hat niemand rechnen können«.

In Entscheidungsmodellen der neoklassischen Ökonomie und manchen psychologischen Modellen wird oft, um überhaupt zu ableitbaren Ergebnissen zu kommen, die Ungewissheit der Zukunft getilgt durch bewertete Erwartungen und Risikopräferenzen. Dann werden rationale Entscheidungen ableitbar und von irrationalen Entscheidungen abgrenzbar. Solche Modelle sind hilfreich für Klausuren und als Checklisten für Gesichtspunkte eigener Entscheidungen.

Durch ihre Umdeutung von »Ungewissheit« in »Unsicherheit« (als eine bekannte und berechenbare Risikokonstellation) treffen diese Modelle die lebenspraktische Situation der Entscheidung unter Ungewissheit aber gerade nicht (vgl. Behrens, 1982; Oevermann, 1991). Lebenspraktische Entscheidungen zeichnen sich gerade dadurch aus, dass Probleme durch Infragestellen von Routinen (an)erkannt und Entscheidungen unter Ungewissheit und trotzdem bei Begründungspflicht getroffen werden müssen. Oevermann (1991) nennt deshalb die Lebenspraxis eine widersprüchliche Einheit von Entscheidungszwang und Begründungsverpflichtung.

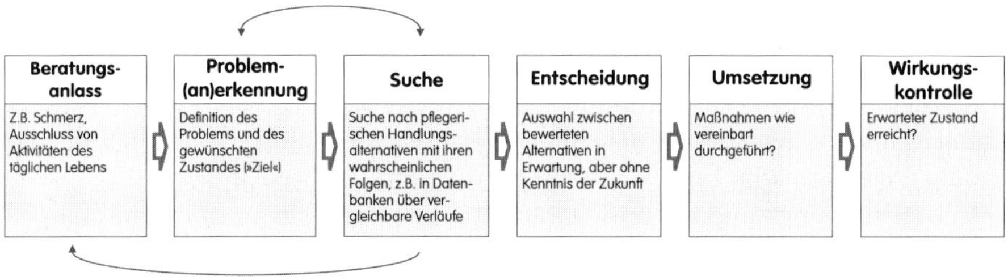

Abbildung G.3: Das Pflegemodell – Pflegerische Entscheidungen als Phase pflegerischer Problemlösungen

Die Abbildung G.3 verdeutlicht drei grundlegende Erkenntnisse:

1. Die pflegerische Entscheidung als Auswahl zwischen bewerteten Alternativen ist ein spätes und ziemlich automatisierbares Stadium im Problemlösungsprozess.

2. Die (Literatur-)Suche nach pflegerischen Handlungsalternativen folgt der Problem(an)erkennung nicht nur, Literaturergebnisse wirken auch auf die Problemanerkennung zurück. Denn entdeckte Möglichkeiten spezifizieren Bedürfnisse und präzisieren Problemsichten.

3. In der Literatur (Illustrierte, Internet) entdeckte Möglichkeiten können dazu führen, sich an einen bestimmten Adressaten mit der Bitte um Beratung zu wenden.

Im Kern dieser Situation steht in der Pflege typischerweise die Kommunikation zwischen zwei Personen, nämlich dem professionell Pflegenden auf der einen Seite und dem sich selber als pflegebedürftig ansehenden Klienten auf der anderen Seite.

Selbstverständlich kann die Klientin auch eine Gruppe sein bis hin zum Bundestag. Da die Pflegeprofession nicht Organe behandelt, sondern Personen unterstützt, ist für die Wirksamkeit der Pflege einschließlich der pflegerischen Beratung ein Arbeitsbündnis zwischen Professionsangehörigen und Klienten in der Regel unerlässlich.

Im Folgenden gehen wir zunächst kurz darauf ein, in welcher Eigenschaft sich die beiden hier begegnen und kooperieren. Vor diesem professionstheoretischen Hintergrund führen wir die entscheidende Unterscheidung zwischen externer *Evidence* und interner Evidence ein.

Externe *Evidence* liegt in Datenbanken über erwiesene Wirksamkeit von Interventionen oder diagnostischen Verfahren vor, also in Aussagen, welche Wirkung eine Intervention auf eine bestimmte Population wahrscheinlich hatte. Extern nennen wir diese *Evidence*, weil sie unabhängig von der pflegenden Person und ihrer Klientin existiert. Dieses Wissen existiert auch außerhalb (= extern) von deren Kommunikation (☞ Kasten links in Abbildung G.2 auf Seite 30).

Das Gegenteil gilt für die interne Evidence. Sie umfasst die Überzeugungen, die an die kommunizierenden Personen und ihre Kommunikation gebunden sind (☞ Kasten rechts in Abbildung G.2 auf Seite 30). Das gilt nicht nur für die persönlichen Erfahrungen beider, sondern auch für die individuell-biographische Zielsetzung und die individuelle Diagnose in den Dimensionen des *Impairments*, der Aktivitäten des täglichen Lebens und der individuellen Realisierung der gewünschten Partizipation an den individuell bedeutsamen sozialen Zusammenhängen, wie sie die internationale diagnostische Klassifikation der Weltgesundheitsorganisation (»ICF«) erfasst.

Zwar können die Kategorien und die Methoden der Diagnose allgemein verbreiteten Regeln folgen, aber das Ergebnis der Diagnose ist an die Personen gebunden. Auch die persönliche Erfahrung, die Intuition, die »Nase« sind möglicherweise nichts anderes als individuell angeeignete, zur Selbstverständlichkeit (*tacit knowledge*) herabgesunkene externe *Evidence*. Aber als eben schweigendes Wissen sind sie an die Person gebunden.

Daraus wird klar: Niemals kann die externe *Evidence* die persönliche pflegerische Entscheidung, die persönliche Zielsetzung und Problemstellung ersetzen. Immer sind eine Bedarfserhebung und eine pflegerische Entscheidung unter Rest-Unsicherheit vorzunehmen. Dass Pflegebedürftige wie im Blutanalyse-Labor automatisch diagnostiziert und automatisch unter die richtigen Pflegeinterventionen gemäß Stand der externen *Evidence* subsumiert werden, ist – selbst wenn es überhaupt wünschenswert wäre – ausgeschlossen. Aber je mehr sich pflegerische Problemlösungen auf externe *Evidence* stützen können, um so mehr überflüssiges Leid und überflüssige Qual können vermieden werden.

Evidence-based Nursing stellt sich also nicht die Frage »Wie kriege ich Datenbanken mit externer *Evidence* voll und wie zapfe ich sie an?«. Vielmehr ist Evidence-based Nursing eine Methode der Verknüpfung von externer *Evidence* und interner Evidence im einzigartigen Einzelfall meines Klienten, bei dem eine pflegerische Entscheidung unter Unsicherheit nicht beliebig bis zur endgültigen Klärung aufgeschoben werden kann. Im Unterschied zur Obduktion in der Gerichtsmedizin, die sich alle notwendige Zeit für die Wahrheitsfindung nehmen kann, stehen wir in der Pflege unter Handlungsdruck – auch eine Unterlassung ist eine Handlung.

Auf das Verhältnis von externer *Evidence* zu interner Evidence gehen wir auf den folgenden Seiten knapp ein, bevor wir in Kapitel G.2 auf Seite 57 die Besonderheiten *Evidence*-basierten, wissenschaftlichen, also vor allem zwischenmenschlich nachprüfbaren Wissens herausarbeiten. Denn auf das Verhältnis von externer *Evidence* und interner Evidence werden wir in diesem Buch immer wieder zurückkommen müssen.

Im Schaubild G.2 auf Seite 30 finden Sie im dritten Kasten jene Einflüsse, die auf Problemdefinitionen und Entscheidungen wirken, ohne in jedem Fall auf die Bedürfnisse der Klienten oder externe *Evidence* zurückführbar zu sein. Das sind Kosten und Entgelte oder Erträge pflegerischer Maßnahmen, also ökonomische Anreize. Das sind Anerkennung und Reputation, die mit bestimmten pflegerischen Handlungen verbunden sind. Und das sind gesetzliche und organisationsinterne Vorschriften, ungeschriebene, aber wirksame Faustregeln, Richtlinien und Empfehlungen, die unser Handeln tatsächlich – man mag das bedauern oder nicht – auch dann leiten, wenn sie nicht *Evidence*-basiert und durch Prioritäten der Klienten begründet sind. Auch diese Wirkkräfte bedürfen des theoretischen Verständnisses in einer soziologischen Theorie ökonomischer und moralischer Anreize und der Entstehung von Leitlinien und Vorschriften.

Es wäre naiv, diese Anreize aus den Organisationsformen pflegerischer Arbeit zu vernachlässigen. Die Welt besteht nicht nur aus Pflegenden, die einem Pflegebedürftigen gerecht werden wollen und dazu ausschließlich auf interne biographische und externe *Evidence* aus Studien zurückgreifen. Die Pflegenden sind zugleich – um ihre Existenz zu sichern – in arbeitsteiligen Strukturen organisiert. Das gilt für die auf sich gestellte Gemeindeschwester nicht weniger als für die Pflegenden in großen Kliniken. Wenn Evidence-based Nursing für die Praxis relevant sein soll, dann muss sie sich in diesen Organisationsstrukturen bewegen und sie verändern können (☞ die Schritte des EBN-Vorgehens in Kapitel G.1.3.1 auf Seite 42).

Auf welche Theorien können wir zum Verständnis der für Evidence-based Nursing typischen Problemlösungssituation zurückgreifen? Für die externe *Evidence* ist Erkenntnis- und Wissenschaftstheorie, für die interne Evidence die Professionstheorie und für die arbeitsteiligen Strukturen, in denen Arbeitsbündnisse zur Problemlösung organisiert sind, ist eine soziologische Theorie ökonomischer und sonstiger Anreize hilfreich. Diese drei theoretischen Ansätze durchdringen sich wechselseitig.

G.1.2.2 Das professionstypische Arbeitsbündnis: Zauberinnen, Dienerinnen, Pflegeprofessionelle: Qualitätssicherung

Dies Arbeitsbündnis zwischen Pflegenden und Pflegebedürftigen ist in jedem einzelnen Fall einzigartig. Eine Wiederholung ist extrem unwahrscheinlich. Die Konstellation unterscheidet sich von der kommunikativen Situation eines Pflegebedürftigen mit seinen Angehörigen. Allein dadurch, dass die Pflegende als *berufsmäßig* Pflegende ihm entgegen tritt, ergibt sich eine veränderte Situation. Diese hat zwei hauptsächliche alternative Ausprägungen, die aus der Geschichte der Verberuflichung der Pflege resultieren:

Eine Dienstleistung gegen Geld kann nämlich zum einen eine Leistung sein, die vom jeweiligen Auftraggeber präzise vorgeschrieben werden kann. Diese Art der Dienstleistung wird typischerweise von Dienern erbracht, wenn die Herrschaft mindestens so gut wie die Diener selber beurteilen kann, was die wesentlichen Qualitätsmerkmale einer Leistung sind. In diesem Sinne sind die meisten von uns in der Lage, selber beurteilen zu können, wie die Reinigung ihrer Wohnung erfolgen sollte oder Essen gekocht werden sollte, auch wenn sie es nicht selber tun.

Von dieser Dienstleistung unterscheidet sich zum anderen die Dienstleistung, die sich vom ersten Beruf herleitet. Diese erste Vorform der späteren Berufe ist der »Beruf« des Zauberers oder Zaubererpriesters. Das heißt, der Dienende verfügt über Fähigkeiten und ein Wissen, das dem Klienten gerade nicht zur Verfügung steht. Genau aus diesem Grunde setzen Klienten geradezu charismatische Erwartungen in den professionell Handelnden.

Es kann hier leider nicht in der nötigen Ausführlichkeit dargestellt werden, warum sich die Pflege diesen Berufen des Zauberers und der späteren weisen Frau in ihrer Geschichte verdankt. Deutlich hervorheben möchten wir aber, dass das zauberische Wissen (zum Beispiel das der weisen Frau) gerade vor der zwischenmenschlichen Mitteilbarkeit und Nachprüfbarkeit aus Gründen der Verheimlichung geschützt wurde, um Erwerbschancen für die Zauberer und weisen Frauen zu monopolisieren. So hieß es beispielsweise im frühen hippokratischen Eid, dass derjenige, der sein Wissen an Berufsfremde verrät, umgebracht werden soll.

Angehörige der Pflegeprofession hingegen berufen sich nicht auf nur ihnen offenbarte Geheimlehren, sondern auf zwischenmenschlich nachprüfbares Wissen. Im Unterschied zu Dienern tun sie andererseits auch nicht so, als wüssten sie nicht mehr als die einzelnen Pflegebedürftigen und diese seien als auftragserteilende Kunden selbst schuld, wenn sie ihnen den falschen Auftrag gäben (wie in der DIN ISO 9000–9002).

Diese Verantwortung für die Durchführung können Professionen nicht auf ihre Klienten abwälzen wie etwa Diener auf ihre Herrschaft. Deshalb haben wir große Bedenken, Pflegebedürftige umstandslos als »Kunden« zu bezeichnen. Ein Kunde ist für seinen Kauf selbst verantwortlich. Der Verkäufer kann sich daher über den Verkauf freuen und ist keineswegs dazu verpflichtet, den Kunden darauf hinzuweisen, wenn der die Ware in dieser Ausführung nach Meinung des Verkäufers gar nicht unbedingt braucht. Genau zu diesem Hinweis sind Angehörige der Pflegeprofession aber verpflichtet. Sie sind nicht nur Verkäufer und Diener, sondern vor allem Angehörige einer Profession.

Denn wenn Pflegebedürftige auch in zahlreichen Situationen wie Kunden handeln können, die die Eignung und Beschaffenheit einer Ware genau beurteilen können, so können sie das doch nicht immer. Sie bedürfen der uneigennützigen Information und Beratung durch die Angehörigen der Pflegeprofession. Es gehört zu den Schwächen der Diskussion über personale soziale Dienste, dass in ihr die Unterscheidung zwischen Dienern und Professionen nicht von den Arbeitsbündnissen mit Klienten (nicht Kunden!) her getroffen wird. Daher ist die Qualitätsdefinition der ISO 9000–9002 für Professionshandeln nicht einfach übertragbar, weil in der ISO-Norm der Kunde die Verantwortung für die Qualitätsdefinition hat.

Dass aber die Pflege als Beruf ihren Ursprung in dem Zaubererberuf der weisen Frauen hat, wird uns in unserer ganzen Arbeit begleiten als gelegentliche Hoffnung der Pflegebedürftigen auf unsere geradezu überirdischen Fähigkeiten. So sind Pflegebedürftige in der Regel verunsichert, eine berufsmäßig Pflegende oder einen Arzt zu sehen, der sich bei ihrem Anblick am Kopf kratzt und erst mal Bücher wälzt. Es besteht eine Erwartung in ärztliche und pflegerische Eleganz (vgl. Behrens, 2000), die darin besteht, dass jemand ohne langes Grübeln sofort weiß, was zu tun ist.

G.1.2.3 Interne externe *Evidence* im Arbeitsbündnis: Qualität und ihre Sicherung

Was ist der Inhalt dieser Kommunikation zwischen Pflegeprofessionen und ihren Klienten? Das lässt sich gut an der pflegerischen Diskussion über Qualitätssicherung und dem Pflegeprozess mit seiner Ausführung in *Critical Pathways* erörtern, die durch Evidence-based Nursing sich mehr am einzigartigen Patienten oder Pflegebedürftigen orientieren. Inhalte der Kommunikation zwischen Pflegeprofession und den jeweils einzigartigen Klienten sind die Erarbeitung

- erstens des Pflegeziels;
- zweitens des Einverständnisses über den Prozess, mit dem es zu erreichen ist, und daher

- drittens die Ableitung der Strukturen aus dem Prozess, die für einen Pflegeprozess nötig sind.

Diese Entscheidungsthemen lassen sich sehr gut darstellen an dem durch uns um eine vierte Stufe erweiterten Donabedian-Schema (vgl. Behrens, 1999)

- der Strukturqualität,
- der Prozessqualität,
- der Qualität des Prozessoutcomes (Prozessergebnisqualität)
- und dem Zusammenhang von Prozessoutcome zu dem eigentlich angestrebten, aber nicht allein durch den Prozess erreichbaren begründenden Ziel (Zielerreichungsqualität) (☞ Abbildung G.4).

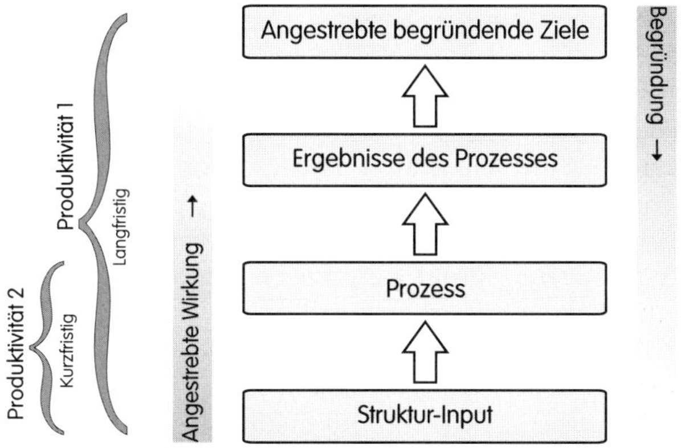

Abbildung G.4: Der Zusammenhang der vier Ebenen der Qualität

So liegt das letzte, zu pflegerischen Maßnahmen motivierende Ziel der Pflegebedürftigen häufig im Wunsch nach Teilhabe am für sie biographisch relevanten sozialen Leben. Dieses Ziel kann durch eine pflegerische Maßnahme, zum Beispiel dem Ausgleich von Mobilitätseinschränkungen durch Training oder Kompensation, nicht direkt erreicht werden, die das Outcome im Sinne Donabedians sind. Aber ohne das angestrebte begründende Ziel brächten Pflegebedürftige gar nicht die Kraft auf, sich auf die anstrengenden und schmerzhaften pflegerischen Maßnahmen einzulassen.

In Abbildung G.4 geht die Begründung der vier Ebenen der Qualität von der obersten Ebene zurück zur ersten, der Struktur-Qualität. Ich muss die Beiträge der Ergebnisse des Pflegeprozesses zu meinem angestrebten Ziel kennen, um mich überhaupt dafür zu interessieren, welche Prozesse für das Erreichen des Prozess-Outcomes nötig sind. Ich muss die für das Erreichen der Prozess-Ergebnisse nötigen Pflegeprozesse in Wirkungsanalysen genau erkannt haben, um die Prozess-Qualität definieren zu können. Ich muss die für diesen Pflegeprozess unbedingt erforderlichen strukturellen Voraussetzungen (Personalqualifikation, Arbeitsbedingungen) genau kennen, um die Anforderungen an die Strukturqualität definieren zu können.

Manchmal erweisen sich diese Strukturen und Prozesse als so wenig mit meinem letzten, alles begründenden Ziel vereinbar, dass ich lieber auf den Prozess und seine Strukturen verzichte. Aber immer bleibt die Tatsache, dass ich nichts über die notwendige Strukturqualität sagen kann, bevor ich die Wirkungen der Prozesse kenne. Ohne Wirkungsanalyse ist keine Aussage über Strukturqualität möglich. Wie Sie als LeserIn jetzt zu Recht einwenden mögen, ist diese Bedingung keineswegs erfüllt. Vielmehr werden häufig Struktur-Qualitäten definiert (zum Beispiel Prozentanteil des examinierten Personals in einer Einrichtung), ohne die Wirkung dieser Struktur auf den Prozess, seine Outcomes und die letztlich angestrebten Ziele überhaupt zu kennen.

Im Gesundheitswesen lassen sich die Strukturen häufig viel leichter beschreiben als die Prozesse und ihre Ergebnisse, und daher sind wir versucht, Struktur-Qualitäten zu definieren, bevor wir die Wirkungskette bis zu den Prozessergebnissen und der Zielerreichung kennen. Das ist zweifellos eine Schwäche. Aber immer ist in solchen Äußerungen über Strukturqualität eine Erwartung über die Wirkung unterstellt und geistig vorweggenommen. Diese Unterstellung muss in Wirkungsanalysen einer Bewährungsprobe unterzogen werden, um als Begründung zu taugen (vgl. Behrens, 1994).

An der Abbildung G.4 auf der vorherigen Seite lassen sich zwei Produktivitäten unterscheiden, deren Unterschied wir 1994 (Behrens, 1994, 1999) in die Diskussion einführten. Die kurzfristige Produktivität 2 bezeichnet das Verhältnis der Kosten des Struktur-Inputs zum Prozess. Sie misst zum Beispiel, wie viel Pflegepersonal erforderlich ist, um bestimmte Pflegemaßnahmen durchzuführen. Diese kurzfristig und leichter erhebbare Produktivität 2 ist letztlich nur sinnvoll, wenn wir die langfristige Produktivität 1 abschätzen können. Sie setzt die Struktur- und Prozesskosten ins Verhältnis zu den Prozessergebnissen und letztlich angestrebten Zielerreichungen.

Ein entscheidender Bestandteil der Prozessqualität besteht in der Ersparnis überflüssiger Qual, überflüssigen Leides und auch überflüssigen Ärgers für den Klienten, der mit einer falschen Prozessbestimmung verbunden ist. Wir müssen uns immer klar darüber sein, dass auch pflegerische Interventionen ungewollte negative Nebenwirkungen haben können, die es dem Klienten zu ersparen gilt.

Diese Entscheidungen sind für die Pflegebedürftigen sehr schwer, manchmal auch für die Pflegenden. Es sind häufig schmerzhafte Entscheidungen. Sie werden keineswegs in einer lockeren Abfrage getroffen, sondern in einem professionstypischen Kommunikationsprozess.

Dabei ist eines offensichtlich: Um die Entscheidung über die angemessenen Pflegeprozesse zu führen, reicht das Wissen der Pflegebedürftigen keineswegs immer aus (dass Pflegebedürftige sich niemals über die angemessenen Pflegeprozesse hinreichend Kenntnis verschaffen können, ist allerdings genauso auszuschließen – die Bewegung »selbständig leben« zeigt dies). Hier sind häufig, wenn nicht in der Regel, die Pflegebedürftigen auf eine wahrheitsgemäße Darstellung der Pflegeprofessionen angewiesen. Genau auf dieses Mehr an wissenschaftlich begründetem Wissen vertrauen die Pflegebedürftigen, nachdem sie nicht mehr auf überirdische Fähigkeiten der weisen Zauberinnen vertrauen.

Aber woher haben die Pflegeprofessionen eigentlich dieses Wissen? Sie können es offenbar nicht mehr aus der Kommunikation mit den Pflegebedürftigen in diesem Augenblick selber beziehen. Aus der Kommunikation kann man, aber nur vor dem Hintergrund der Kenntnis der Möglichkeiten, in einer biographischen Perspektive Pflegeziele vereinbaren, nicht aber die Möglichkeiten des Pflegeprozesses selber darlegen.

G.1.3 Problem(an)erkennung und Evaluationsspirale: Die Probleme des Pflegeprozesses und die sechs Schritte der Methode Evidence-based Nursing and Caring

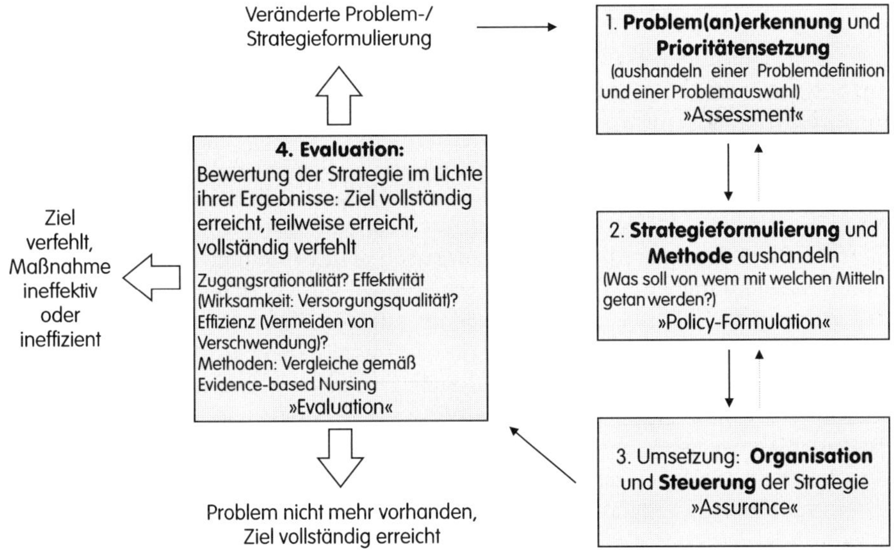

Abbildung G.5: Problem(an)erkennung und Evaluationsspirale

Abbildung G.5 auf der vorherigen Seite[1] gibt den – begrifflich von uns leicht präzisierten – Pflegeprozess wieder, nach dem viele von uns täglich arbeiten oder zumindest zu arbeiten vorgeben. Weil der Pflegeprozess mit und ohne externer *Evidence* abläuft, können Sie an ihm gut erkennen, was externe *Evidence* ihm eigentlich hinzufügt.

Von den vier Schritten ist der erste der schwierigste und folgenreichste, obwohl die Strategieformulierung, die Umsetzung und auch die Evaluation mehr Aufwand verlangen. Denn mit dem ersten Schritt, der Problemerkennung oder besser gesagt, der Problem*an*erkennung sind die entscheidenden Weichen und Erfolgskriterien gestellt. Das können Sie sich leicht klarmachen an EDV-unterstützten *Critical Pathways*. Wenn der erste Schritt, das Problem-Assessment, abgeschlossen oder beschlossen ist, ergeben sich daraus nur wenige angemessene Strategien und Umsetzungen (Schritt 2 und 3), und mit der Problemdefinition sind zugleich die Erfolgskriterien bestimmt, die bei der Evaluation (Schritt 6) abzufragen und zu erheben sind.

Wie kommt es zur Problem(an)erkennung? Sie ist das Ergebnis eines Aushandlungsprozesses zwischen Ihren Klienten und Ihnen, bei dem die Definitionsmacht und die Informationen keineswegs zwischen Klienten und Ihnen gleichverteilt sein muss, sondern faktisch durchaus überwiegend auf Ihrer Seite liegen kann. Der Aushandlungsprozess geht vom Klienten aus, der zu Ihnen kommt in der Erwartung einer Unterstützung. Ohne dass ein Klient kommt, beginnt der Prozess in der Regel gar nicht – mit Ausnahme von Unfällen, auf der Intensivstation und allen anderen Bereichen, in denen Sie einen Bewusstlosen stellvertretend für ihn selber zu Ihrem Klienten machen. Den Klienten treibt eine Krise in seiner Teilhabe an den für ihn biographisch relevanten Alltagsbereichen zu Ihnen – sei diese Krise auf Schmerz, Enttäuschung, Fähigkeitsverlust, Ausschluss, Wut oder Ähnliches zurückzuführen.

Was machen Sie als Professionsangehörige mit diesem Wust an Erwartungen und Hoffnungen, die Sie keineswegs alle erfüllen, und Beschwerden, denen Sie keineswegs allen abhelfen können? Die Versuchung liegt nahe, dass wir diejenigen Beschwerden herausgreifen und diagnostisch als Problem anerkennen, die wir beeinflussen können. Für alle anderen erklären wir uns als fachlich nicht zuständig. Wir untersuchen den Klienten im Lichte unseres Problemverständnisses und schlagen ihm eine Behandlungsstrategie vor – unabhängig von der Relevanz, die der Klient dieser Problemdefinition beimaß. Dieses Vorgehen steht offensichtlich klar im Gegensatz zum Modell des Pflegeprozesses und zum diesem zugrunde liegenden Management-Zyklus: Nicht der 1. Schritt, die Problemanalyse, bestimmt den 2. Schritt, die Strategieauswahl. Sondern umgekehrt bestimmt der 2. Schritt, die von uns beherrschte Strategie, die Definition des Problems.

[1]vgl. hierzu den Pflegeprozess, den *Public Health Action Cycle* der U.S. National Academy of Sciences von 1988 und Max Webers Wissenschaftsverständnis im Werturteilsstreit

Aber diese Umkehrung, dass die gekonnten Handlungen die Problemdefinitionen bestimmen, ist nicht nur menschlich verständlich, sondern auch wahrnehmungspsychologisch und systemtheoretisch verankert. Professioneller, aber auch schwieriger ist es, stattdessen zunächst mit dem Klienten dessen Relevanzen abzuklären, wie wir es in Abbildung G.4 auf Seite 37 mit der Unterscheidung von Prozessergebnissen und angestrebten begründenden Zielen vorschlugen. Bei der Problem(an)erkennung geht es also um einen Auswahlprozess, bei dem die unterschiedliche Macht von Klienten und Professionen sich ebenso auswirken wie unterschiedliche Kenntnisse von dem, was als pflegerische Behandlung möglich ist. Diese Phase der Problem(an)erkennung ist die Phase, in der Einflüsse außerhalb der Klientenbeziehung und – wie wir noch sehen werden – außerhalb der Wissenschaft die größte und nur schwer zu kontrollierende Wirkung auf den Pflegeprozess haben.

Auch beim 2. und 3. Schritt, der Strategieformulierung (Was soll getan werden – von wem und mit welchen Mitteln?) und der Umsetzung, sprechen wir von Aushandeln statt von bloßer Ableitung aus der Problemformulierung. Das hat zwei schon erwähnte Gründe. Generell pflegen wir keine vom Klienten unabhängigen Werkstücke, sondern Pflege ist nur als gemeinsames Handeln des Klienten mit uns möglich. Vor allem aber werden für die Klienten Prioritäten von Problemen häufig erst dann klar, wenn sie die pflegerischen Strategien am eigenen Leibe erleben, die zu ihrer Bewältigung beabsichtigt sind. Denn der Pflegeprozess kann nur funktionieren, wenn im 1. und 2. Schritt bei Klienten wie Pflegenden Vorstellungen über die Umsetzungen und die angestrebten Ziele sehr konkret vorhanden sind, die Mühen der Umsetzung und die Ergebnisse geistig vorweggenommen (»antizipiert«) werden können. Sonst ginge der Pflegeprozess völlig an der Realität der Klienten vorbei (vgl. Behrens & Müller, 1989).

Die Prioritäten können sich während des Pflegeprozesses ändern. Der Manipulation der Erfolgsmessung wäre Tür und Tor geöffnet, wenn in der Evaluation eine Verfehlung des Ziels umgedeutet werden könnte in eine Veränderung des Ziels. Um überhaupt denkbar zu machen, dass der 1. Schritt des Pflegeprozesses zeitlich vor dem 2., 3. und 4. liegt, muss im 1. Schritt schon der gesamte Kreis geistig vorweggenommen (»antizipiert«) werden können. Nur dann ist der 1. Schritt von allen anderen zu trennen. Das erklärt aber auch die Unverzichtbarkeit des 4. Schritts, der Evaluation. Hier werden unsere Klienten und wir uns klar, ob der Prozess das Problem gelöst hat oder eine veränderte Problem- und/oder Strategieformulierung nötig wird. Deswegen sprechen wir von einer Evaluationsspirale, um den Prozess der kurzfristigen Korrekturen deutlich zu machen.

Woher beziehen wir professionell Pflegenden das Wissen über die Wirkung von Pflegehandlungen, das wir unseren Klienten mitteilen, um ihnen bei der Entscheidung über eine Pflegestrategie zu helfen? Grob lassen sich drei Wissens-Quellen unterscheiden:

1. Versuche, die wir *direkt mit dem von uns beratenen Klienten* durchführen. (Beispiel: Wir schauen mal, wie bei seinem Dekubitus Fönen und Eisen hilft, und sehen dann weiter.) Offenbar schätzen unsere Klienten diese Wissensquelle, die sich natürlich nie ganz vermeiden lässt, nicht besonders. Ihnen ist es lieber, wir verfügen über ein Wissen, das schmerzhafte Versuche an ihnen vermeidbar macht.

2. Eine zweite Quelle dieses Wissens – allerdings immer noch eine gefährlich beschränkte – könnte die ausschließlich *alleinige Erfahrung der Pflegeprofessionellen* sein. Diese eigene Erfahrung, mit Raspe (2001) als *interne Evidence* zu bezeichnen, ist unerlässlich, aber begrenzt: Die eigene Erfahrung umfasst nie so viele Jahre, wie die gesamte Profession ausmacht; sie kann nie methodisch so viele Irrtümer falsifiziert haben, wie ein Überblick über alle Pflegehandlungen zusammen; sie ist aus diesem Grunde besonders anfällig für vorurteilsbehaftete Habitualisierungen, wie wir sie bereits an Fönen und Eisen bei Dekubitus sahen.

3. Genau an dieser Stelle wird die *externe Evidence (also das Lernen aus Untersuchungen und Studien, die man nicht selber durchgeführt hat)* entscheidend. Sie sind ganz links in Abbildung G.2 auf Seite 30 verzeichnet. Diese externe *Evidence* hat also eine genau zu bezeichnende kleine Rolle innerhalb des Pflegeprozesses Evidence-based Nursing. Sie soll viele schmerzhafte und vergebliche Versuche direkt an unseren Klienten vermeidbar machen. Weil das Leben begrenzt ist, ist nämlich keineswegs zu erwarten, dass allein unsere Erfahrung, geschweige denn unsere Erfahrung mit einem einzigen Klienten, noch zu seinen Lebzeiten zur richtigen Pflege führt. Wie finden und bewerten Sie externe *Evidence*? Sie finden und bewerten sie in sechs Schritten, die an den Pflegeprozess angepasst sind und die wir in den folgenden Kapiteln erörtern werden.

G.1.3.1 Die sechs Schritte Evidence-basierter Pflege (*Nursing* und *Caring*)

Evidence-based Nursing ist eine Methode, die aus sechs Schritten besteht, wobei jeder Schritt spezielle Fertigkeiten verlangt, die in aller Regel erst erlernt werden müssen. In Abhängigkeit von der Komplexität der Fragestellung und der Verfügbarkeit der Originalstudien kann es meist eine Stunde bis hin zu Wochen und Monaten dauern, bis man zu einem umsetzbaren Ergebnis kommt.

Die sechs Schritte der EBN-Methode (☞ Abbildung G.6 auf der nächsten Seite) umfassen:

1. die (gemeinsam mit dem Klienten erfolgende) *Klärung des pflegerischen Auftrags*, in dessen theoretischem Zusammenhang sich ein Problem überhaupt erst (an-)erkennen lässt und eine spezielle Fragestellung ihren Sinn erhält (☞ Schritt 1 ab Seite 73)

2. die *Formulierung einer klaren, beantwortbaren Frage* auf der Basis der benötigten Informationen (☞ Schritt 2 ab Seite 93)

3. die *Literaturrecherche*, durch die relevantes Forschungswissen gefunden werden kann (☞ Schritt 3 ab Seite 103)

4. die *kritische Beurteilung* des gefundenen Wissens hinsichtlich Glaubwürdigkeit, Aussagekraft und Anwendbarkeit (☞ Schritt 4 ab Seite 133)

5. die *Implementierung* des besten verfügbaren Wissens, zusammen mit der eigenen Erfahrung und den Wünschen des Pflegebedürftigen, in einen individuellen Pflegeplan bzw. die *Adaptation der Arbeitsorganisation* zur Applikation von Evidence-based Nursing (☞ Schritt 5 ab Seite 259)

6. die formative und summative *Evaluation* der Wirkung (☞ Schritt 6 ab Seite 285)

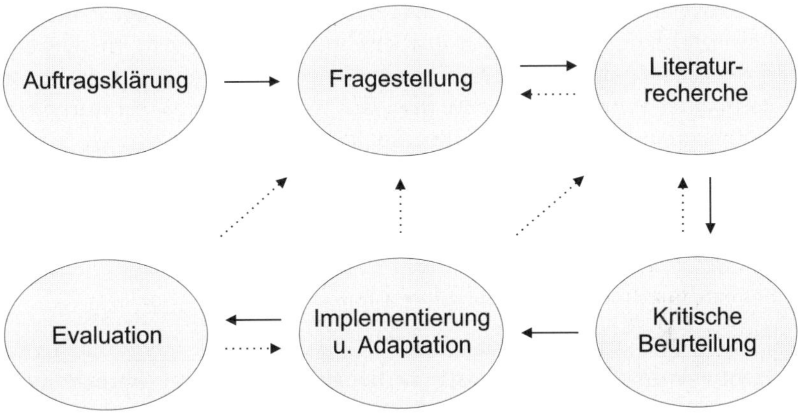

Abbildung G.6: Die sechs Schritte der EBN-Methode

Den ersten Schritt, die Auftragsklärung, finden Sie in Lehrbüchern der Evidence-based Medicine in der Regel nicht. Dieser erste Schritt erscheint uns aber als Merkposten aus mehreren Gründen unerlässlich, damit die Recherche nicht in der Luft hängt und dort zum Spielball aller möglichen unreflektierten Interessen wird. (Der entscheidende, scheinbar »außerwissenschaftliche« Einfluss auf wissenschaftliche Ergebnisse, so hatten wir in Kapitel G.1.3 auf Seite 39 in Anschluss an Max Weber gesehen, liegt in der Auswahl und finanziellen Unterstützung von Fragestellungen. Darüber sollten Sie Rechenschaft geben.)

Den zweiten Teilschritt bildet die Formulierung einer beantwortbaren Frage, die das Problem beschreibt, für das man eine Lösung sucht. Das hört sich leichter an, als es in Wirklichkeit ist; führt doch die Notwendigkeit einer gut durchdachten Frage oftmals dazu, sich Klarheit über das eigentliche Problem zu verschaffen und das bisherige Verhalten zu reflektieren.

Der dritte Schritt besteht darin, verwertbare und wissenschaftlich fundierte Informationen zu sammeln, die eine Antwort auf die gestellte Frage geben könnten.

Im vierten Schritt werden die Ergebnisse der Recherche kritisch bewertet *(Critical Appraisal)*, das heißt die gefundenen Studien werden unter Berücksichtigung der eigenen Pflegebedürftigen, der Umgebung, der Situation und des vorher definierten Problems gelesen und analysiert.

Als fünftes werden die gefundenen Erkenntnisse in die eigene Praxis umgesetzt, es wird eine Entscheidung über die Veränderung der eigenen Interventionen getroffen, die dann im sechsten Schritt hinsichtlich ihrer Wirksamkeit evaluiert werden.

Schon aus der Abbildung G.2 auf Seite 30, die das pflegerische Entscheidungshandeln analysierte, wurde eines klar: Die Existenz externer *Evidence* muss keineswegs automatisch dazu führen, dass in Einrichtungen von diesem Wissen auch Gebrauch gemacht werden kann. Dazu reicht es selbstverständlich überhaupt nicht, wenn es in einer Einrichtung Leute gibt, die am Computer Literatur-Abfragen machen können und externe *Evidence* erkennen und bewerten können. Schließlich sind in den meisten Einrichtungen Verantwortungen und damit auch Anweisungsbefugnisse hierarchisch geordnet. Das ist nicht nur in der Pflege so. Auch in der Medizin muss der PJler den Stationsarzt fragen, der Stationsarzt den Oberarzt, der Oberarzt den Chefarzt. Was hat es zu sagen, wenn die Pflegeschülerin oder der PJler externe *Evidence* aus der Literatur vorzubringen weiß?

Es muss eine Schnittstelle geben, über die dieses Wissen sich in die Hierarchie der Verantwortung einbringen lässt. Es bedarf – technisch gesprochen – einer Adaptation der Organisation zur Applikation der externen *Evidence* (Adaptation bezeichnet in der Physiologie die Veränderungsanpassung eines Systems an ein anderes. Ein Teil der Welt wird mit dieser Anpassung zur Umwelt, mit der ein System umgehen kann). Für diese Adaptation sind Einrichtungen des Gesundheitswesens natürlich »im Prinzip« gut gerüstet: Die Spitzen der Hierarchie berufen sich auf Wissenschaft – und zwar alle ohne Ausnahme, gerade auch die religiös geprägten Häuser (wie wir in Kapitel 5.2 auf Seite 263 zu zeigen versuchen werden).

Auf diese sechs Schritte gehen wir in diesem Buch ein. Aber an dieser Stelle sind schon die sieben in unseren Augen wichtigsten Erkenntnisse zur Bewertung und Erzeugung externer *Evidence* für pflegerische Entscheidungen herauszustellen, um Missverständnissen vorzubeugen. Denn Evidence-based Nursing beschränkt sich keineswegs auf eine allgemeine Bewertung externer *Evidence*, sondern betrachtet externe *Evidence* immer für den Einzelfall des einzigartigen Klienten.

G.1.3.2 Sieben Grenzen externer *Evidence*, die im Arbeitsbündnis zwischen Pflegebedürftigen und Pflegenden zu beachten sind

1. Die Klärung, ob *mein Klient hinreichend ähnlich* den in einer Studie untersuchten Personen ist, ergibt sich nicht aus Studien. Diese Entscheidung ist als typische Entscheidung, unter Unsicherheit professionell zu beraten, und im Arbeitsbündnis mit dem Klienten zu treffen. In den Studiengruppen, über die wir in Untersuchungsberichten Auskunft erhalten, sind nie alle möglichen Klienten enthalten. Für diese Klärung, ob die Personen in den Studiengruppen hinreichend unserem Klienten ähnlich sind, ist es entscheidend, die genauen Ein- und Ausschlusskriterien der Studiengruppen zu kennen. Hieraus ergibt sich auch der hohe Wert von Zufallsauswahlen, weil hier eine Verzerrung durch Auswahlen des Forschers selber kontrolliert und damit verringert werden kann.

2. Es muss uns klar sein, dass die Ergebnisse von Studien *Häufigkeits-*, bestenfalls *Wahrscheinlichkeitsaussagen* über die wahrscheinlichen Verläufe während und nach einer pflegerischen Intervention oder die Richtigkeit einer Diagnose sind. Wir erhalten nie absolutes Wissen, sondern in der Regel nur Häufigkeits- oder Wahrscheinlichkeitsaussagen. Wir verlieren die Gewissheit des Dogmatikers und müssen unser professionelles Handeln auf Häufigkeiten und Wahrscheinlichkeiten einstellen. Insofern nimmt Evidence-based Nursing einen Probabilismus[2] hin.

Es ist die gemeinsame Entscheidung von uns als Pflegeprofessionellen und den Klienten, was wir mit dieser als Wahrscheinlichkeit interpretierten Häufigkeit anfangen: Es ist nie ganz ausgeschlossen, dass unser Klient zu den Ausnahmen von der Regel gehört oder zu den Abweichungen innerhalb des wahrscheinlichen Verlaufs.

Diese Zuordnung kann eine selber *Evidence*-gestützte Diagnostik erleichtern. Allgemein gilt, wie Raspe (vgl. 2001, S. 46) auch für die »ärztliche Therapiefreiheit« ausführt: Je stärker eine vorliegende *Evidence* ist, um so geringer wird der Spielraum einer verantwortlich zu nutzenden Therapiefreiheit sein, das heißt je stärker die *Evidence* aus Studien, um so sorgfältiger wird man eine Abweichung von der Empfehlung begründen müssen, die sich aus einer Studie ergibt.

In unseren Augen ist aber die Reichweite der Entscheidung so groß, dass sie vom Klienten immer im Lichte seiner ihm eigenen biographischen Ziele und Umstände mit getroffen werden muss. Evidence-based Nursing sagt wie Evidence-based Medicine nämlich nie mehr als den mittleren Behandlungserfolg, das Wahrscheinliche für ausgewählte Studiengruppen, voraus. Nicht die Entscheidung, sondern nur Indikationsregeln können aus Studien abgeleitet werden.

3. Unaufschiebbare Entscheidungen unter Ungewissheit. Die eben genannten Argumente führen zusammen zu einem Dritten: Entscheidungen, die handlungswissenschaftlich begründet sind, sind immer *Entscheidungen unter Unge-*

---

[2] probabilistisch = Wahrscheinlichkeitsaussage

wissheit (vgl. Behrens, 1982, 1994). Einfach ausgedrückt, Professionelle können nicht so lange warten, bis alle Fragen im Zusammenhang eines Pflegeprozesses oder einer Behandlung abschließend wissenschaftlich geklärt sind, weil der Zustand des Klienten sich möglicherweise bis dahin entscheidend verschlechtert hat. Es müssen manchmal Entscheidungen getroffen werden, bevor sie völlig abgesichert sein können, weil auch eine Nichthandlung (das heißt eine unterlassene Handlung) eine äußerst folgenreiche Handlung sein kann. Erst wenn wir gestorben sind kann zum Beispiel in der Gerichtsmedizin ohne jeden Interventions- bzw. Handlungsdruck alleine nach dem Kriterium der vollständigen Aufklärung unseres Falls vorgegangen werden.

Das ist, wie Raspe (vgl. 2001, S. 47) ausführt, keineswegs ein Problem von Evidence-based Nursing und Evidence-based Medicine, sondern im Gegenteil ein Verdienst, »diese alten Fragen nach der Theorie und Ethik der Humanmedizin als Handlungswissenschaft wieder aktualisiert und neu zur Diskussion gestellt zu haben«. Sie greift Probleme auf, die Bochnik als das »Fallregelproblem« einmal zusammengefasst hat (vgl. Bochnik, 1987).

4. Weder interne Evidence noch externe *Evidence*, aber höchst wirksam: Anreize und Vorschriften. Abbildung G.2 auf Seite 30 zur pflegerischen Problemlösungs- und Entscheidungssituation beschränkte sich aber, weil wir nicht ganz naiv sind, keineswegs nur auf die Komponenten der Kommunikation mit dem Klienten und des Heranziehens externer und interner *Evidence*. Wir sind nicht so naiv, nicht zur Kenntnis zu nehmen, dass faktisch Entscheidungen sich häufig aus ganz anderen Quellen speisen. Häufig sind unsere Entscheidungen im Gegenteil durch *Routine*, durch *Herkommen*, durch unsere *eigenen Erfahrungen*, durch naturwissenschaftliche oder geistes- und sozialwissenschaftliche *Grundkonzepte* oder aber auch ganz einfach durch *Vorschriften* und *Vorgesetzte*, durch keineswegs *Evidence*-basiertes Wissen begründete *Leitlinien* und schließlich durch *finanzielle Anreize* und *finanzielle Rücksichten* bestimmt. Diese sollen nun kurz durchgegangen werden.

Anreize von außerhalb der Klientenbeziehung sind keineswegs per se fehlleitend, sondern nur dann, wenn sie das Handeln auf etwas anderes orientieren als das, was aus der Kommunikation mit den Klienten und aus externer *Evidence* und interner Evidence folgen würde. Insofern bedarf es einer Theorie des richtigen Setzens von Anreizen, wie sie in der Gesundheitsökonomie ansatzweise diskutiert wird (vgl. z. B. Behrens, 2000, sowie Kapitel 5.2 auf Seite 263). Auch sich nach Vorschriften, Vorgesetzten, Standards und Leitlinien zu richten, ist nicht per se verwerflich und unethisch. Verwerflich ist Gehorsam allerdings *nur* dann nicht, wenn Vorschriften, Standards und Leitlinien selber durch nachprüfbares Wissen begründet sind.

5. Theoretische Ableitungen ersetzen nie Wirksamkeitsnachweise. Am meisten wird es Sie als Leser überraschen, dass hier auch naturwissenschaftliche und geistes- bzw. sozialwissenschaftliche Konzepte als möglicherweise missleitende Entscheidungsgründe genannt sind. Der Grund ist der, dass Evidence-based

Nursing *strikt »konsequenzialistisch«* ist. Mit anderen Worten, Evidence-based Nursing lebt von der Überzeugung, dass es bei Pflegeprozessen allein auf die *Folgen für den Klienten* ankommt: Die Herleitung aus naturwissenschaftlichen, geistes- und sozialwissenschaftlichen Konzepten, so notwendig sie für die Entdeckung von Phänomenen sind, kann niemals den nachvollziehbaren Nachweis ersetzen, dass eine Handlung tatsächlich die erhofften Wirkungen hat.

Dafür ist ein – wenn auch nicht optimales – Beispiel das viel zitierte Fönen und Eisen bei Dekubitus: Diese Praxis leitete sich durchaus von naturwissenschaftlichen Modellen her. Es gibt in der Medizin und in der Pflege genug Beispiele für aus richtigen Theorien »abgeleitete« Interventionen, die nicht die erhoffte Wirkung zeigen, wie es umgekehrt Wirkungen gibt, die wir bisher natur- oder auch sozial- und pflegewissenschaftlich gar nicht zu erklären vermögen. Einer evidence-based Pflege ist die Grundüberzeugung eingeschrieben, dass wir unseren Klienten nur diagnostische und Pflegeprozessinterventionen als wahrscheinlich erfolgreich darstellen dürfen, bei denen Wirkungskontrollen vorliegen. In diesem »Konsequenzialismus« (= es kommt auf die Konsequenzen, auf die Wirkungen an) kann eine naturwissenschaftliche oder sozialwissenschaftliche Begründung nie den Wirkungsnachweis ersetzen.

Jede evidente Erkenntnis ist theoretisch begründet, aber erst der Wirksamkeitsnachweis erzeugt *Evidence*.

6. Wissenschaft versus Erfahrung? Die Beschränkung unserer Entscheidung auf die ausschließliche Begründung mit unserer eigenen Erfahrung ist oben schon kritisch analysiert worden. Evidence-based Nursing lässt sich bestimmen als Überzeugung, dass pflegerische Entscheidungsprozesse ausschließlich auf kontrollierte Erfahrungen zu gründen sind. Kontrollierte Erfahrung meint durch systematische Beobachtung oder experimentell erzeugte und geprüfte Erfahrung. Sie stellt also nicht Erfahrung dem Experiment gegenüber, sondern sie akzeptiert alle Erfahrung, auch unsere eigene, in dem Maße, in dem sie nachprüfbare Erfahrung ist.

Insofern kann es keinen Gegensatz geben zwischen *Evidence*- und erfahrungsbegründeter Pflegepraxis: *Evidence*-begründete Pflegepraxis ist auf kontrollierte empirische Erfahrung begründete Pflegepraxis. Dieser Hinweis ist nötig, weil in der Medizin der Begriff »Erfahrungsmedizin« manchmal Verfahren zusammenfasst, die eben nicht auf kontrollierte Erfahrung begründet sein sollen.

7. Klinische Entscheidungen und Entscheidungen auf den Makroebenen des Gesundheitssystems. Dieses Kapitel analysierte pflegerische Problemlösungen und Entscheidungen im Arbeitsbündnis zwischen Pflegebedürftigen, deren Angehörigen und therapeutisch Pflegenden (☞ Abbildung G.2 auf Seite 30). Einflüsse der Einrichtung, in der eine therapeutisch Pflegende arbeitet, und der Makroebene des Gesundheitssystems wurden in unserer Abbildung in einem dritten Kasten »Umweltanreize« untergebracht, der Anreize, Vorschriften, Faustregeln, Leitlinien und gesetzliche Regelungen umfasste. Das mag Ihnen etwas komisch vorkommen. Zweifellos üben diese Umweltanreize eine erhebliche Wirkung aus.

Vielleicht meinen Sie, diese Umweltanreize, also zum Beispiel Vorschriften, seien stärker als die in Studien verfügbare externe *Evidence* und die im Arbeitsbündnis aufgebaute interne Evidence. Dennoch halten wir an unserer Darstellung fest, die das Arbeitsbündnis zentral setzt. Denn die einzelne Pflegende ist es, die verantwortlich bleibt für den Aufbau der internen Evidence und die Nutzung der externen *Evidence* – trotz aller Vorschriften. Im Zweifel können sich Pflegende auf keinen Befehlsnotstand berufen. Unsere Ansicht kommt uns auch nicht besonders idealistisch vor. Sie deckt sich mit geltendem Recht. Die von Pflegenden in ihrer Verzweiflung manchmal gewählte Formulierung in Schreiben an die Einrichtungsleitung »angesichts der Arbeitsbedingungen lehne ich jede Verantwortung ab« ist nicht rechtens. Wir sind verpflichtet, auf Mängel hinzuweisen – aber unsere Verantwortung gegenüber unseren jeweiligen Klienten können wir nicht ablehnen.

Wenn wir diesen Punkt klar darlegen konnten, können wir jetzt darauf eingehen,

- dass es Klientenbeziehungen und damit Evidence-based Nursing auch auf der Makro-Ebene des Gesundheitssystems gibt und
- dass Einzelschritte des EBN-Verfahrens (z. B. Literaturabfragen) in einer arbeitsteiligen Einrichtung auch an besonders geübte Kollegen delegiert werden können, wenn die Verantwortung trotzdem bei den einzelnen Pflegenden bleibt (vgl. Guyatt et al., 2000, S. 954).

Beide Punkte sind ausgesprochen knifflig und können hier nur angedeutet werden. Klinische Entscheidungen und Entscheidungen in Gesundheitssystemen unterscheiden sich, obwohl sie beide evidence-based gefällt werden können, in einigen Dimensionen grundlegend, so dass sie in der folgenden Tabelle G.1 auf der nächsten Seite gegeneinander gestellt werden.

Die Unterschiede entstehen allein dadurch, dass klinische Entscheidungen im Einzelfall getroffen werden müssen, Entscheidungen im Gesundheitssystem aber für Populationen – also für Gruppen gleich Pflegebedürftiger oder für Gruppen ähnlichen gesundheitlichen Risiken Ausgesetzter. Diese beiden Bezüge machen Entscheidungen in genau entgegengesetzten Bereichen schwierig oder plausibel.

Auf Populationen sind Studienergebnisse leichter zu übertragen als auf Einzelpersonen (vgl. Aggregation von Rawls, 1971). Dass in einer Studie von allen gesundheitlich gleich belasteten Pflegebedürftigen, die sich einer schmerzhaften pflegerischen Maßnahme unterwarfen, sich 10%, 30% oder 60% danach einer definierten Verbesserung ihres Zustandes erfreuten – ein solches Studienergebnis lässt sich plausibler in eine Prognose für eine Gruppe umformulieren als in eine Prognose für den Einzelfall. Für die Gruppe lässt sich nämlich ziemlich plausibel sagen, dass sich vermutlich zum Beispiel 100 einer Dekubitus-Prophylaxe unterziehen müssen, damit 30 keinen Dekubitus bekommen. Für den Einzelfall ist es aber fast unmöglich vorherzusagen, ob der einzelne Pflegebedürftige zu den 70% gehört, die nichts von der Maßnahme haben, oder zu den 30%, die von ihr profitieren.

Tabelle G.1: Klinische Entscheidungen und Entscheidungen im Gesundheitswesen

	Klinische Entscheidungen	**Entscheidungen im Gesundheitssystem**
1.	Einzelfall Auf den Einzelfall sind relative Häufigkeiten selbstverständlich nicht als individuelle Wahrscheinlichkeiten übertragbar, aber sie können im Arbeitsbündnis zwischen Klienten und Professionen als Anregungen genommen werden.	Population Für Populationen sind Angaben über relative Häufigkeiten möglich. Sie geben an: Wie viele müssen sich einer wie schmerzhaften Behandlung unterziehen, damit einer einen Nutzen daraus zieht? (= Effektivität verschiedener Maßnahmen innerhalb einer Population)
2.	Kosten-Nutzen-Vergleich (individuell plausibel durch die Klienten zu bestimmen)	Kosten-Nutzen-Vergleich (für Kollektiv kaum möglich – was ist ein kollektiver Nutzen anderes als die Aggregation von Einzelnutzen?)
3.	*Entscheidung über die Anwendung von Mitteln/Diensten*	*Entscheidung über die Bereitstellung von Mitteln/Diensten*

In der Umgangssprache hören wir oft, dass diese gruppenbezogenen Häufigkeiten in eine individuelle Wahrscheinlichkeit umformuliert werden. »Ich habe eine Wahrscheinlichkeit von 30%, dass mir die Maßnahme hilft.« Abgesehen davon, dass diese Umrechnung einer Häufigkeit statistisch inkorrekt ist (vgl. Rohwer & Pötter, 2001), wieso soll das für Sie persönlich relevant sein? Stellen Sie sich vor, eine Maßnahme hilft einem von 1000, die sich ihr unterziehen. Wenn Sie denken, Sie sind dieser eine, warum sollen Sie dagegen sein, sich dieser Maßnahme zu unterziehen?

Das ist nicht nur im Gesundheitswesen so. Gruppenbezogene Häufigkeiten verhelfen Versicherungen zu plausiblen Kalkulationen, wie viele nächstes Jahr einen Unfall bauen oder einen Einbruch erleiden und wie hoch daher Versicherungsprämien für die Hausrats- oder Unfallversicherung angesetzt werden müssen. Dennoch weiß die Versicherung natürlich nicht, ob Sie es sind, der nächstes Jahr einen Unfall bauen oder bei dem eingebrochen wird (wüsste sie das von Ihnen, käme es gar nicht zu einer Versicherung).

Entsprechend können Sie aus gruppenspezifischen Häufigkeiten plausibel abschätzen, wie vielen Mitgliedern der Gruppe die Bereitstellung einer pflegerischen oder medizinischen Technologie helfen könnte. Die Entscheidung über die Anwendung dieser Maßnahme im Einzelfall ist damit nicht getroffen und muss im Arbeitsbündnis mit den individuellen Pflegebedürftigen im Einzelfall getroffen werden.

Goethe bemerkt in *Maximen und Reflexionen 815*, »Glaube ist … Vertrauen aufs Unmögliche, Unwahrscheinliche«. Das Unwahrscheinliche ist aber gar nicht unmöglich: es ist durchaus möglich, kommt nur selten vor. Deswegen ist der »Glaube« nicht irrational, irrational wäre dagegen der Versuch, eine Pflegeentscheidung quasi automatisch durch die gefundenen Durchschnittswerte treffen zu lassen.

Eine Entscheidung ist vielmehr vom individuellen Klienten im Arbeitsbündnis zu treffen – wobei die Kenntnis von Häufigkeiten als wertvolle Anhaltspunkte herangezogen werden können und ethisch von Pflegenden keinesfalls einfach hoffnungsvoll verheimlicht werden dürfen. Denn die meisten Erfahrungen Dritter lassen keine deterministischen, sondern nur wahrscheinliche (»probabilistische«) Zusammenhänge erkennen.

Daraus ergibt sich auch die Vertrauenswürdigkeit von Einzelfallstudien im Vergleich zu randomisierten Verlaufsstudien mit vielen Teilnehmerinnen: Wenn Sie der Überzeugung sind, alle Behandler handelten in ziemlich gleicher Weise und alle Pflegebedürftigen mit gleicher Diagnose reagierten in gleicher Weise auf diese gleichen Behandlungen, dann genügen Ihnen Einzelfallstudien. Wenn Sie dagegen der Überzeugung sind, jeder Pflegende handele durchaus einzigartig und auch kein Pflegebedürftiger reagiere wie der andere, dann setzen Sie auf randomisierte Verlaufsstudien mit vielen Teilnehmern, um überhaupt eine Wirkung zu erkennen.

Also: Einzelfallstudien wählt, wer von standardisierbaren deterministischen Wirkungen ausgeht und alle Pflegenden und Pflegebedürftigen mit gleicher Diagnose für weitgehend gleich hält. Randomisierte Verlaufsstudien mit großen Teilnehmerzahlen wählt, wer von der Einzigartigkeit jeder Begegnung zwischen Pflegebedürftigen und Pflegenden überzeugt ist, so dass nur probabilistische Zusammenhänge zu erwarten wird.

Wenn Sie zur letztgenannten Gruppe gehören, werden Sie – das ist eigentlich trivial – selbstverständlich nie von probabilistischen Ergebnissen Dritter (der externen Evidence) auf die Bedarfe, Betroffenheiten und Bedürfnisse Ihres Klienten schließen. Diese sind nur in der Erarbeitung der internen Evidence wahrnehmbar. Wenn Sie zur erstgenannten Gruppe gehören, erscheint Ihnen stattdessen die Erarbeitung der internen Evidence mit Ihrem individuellen Klienten eher überflüssig: Sie sind ja ohnehin der Meinung, dass sich ihr »Fall« nicht wesentlich von dem unterscheiden kann, der in Ihrer Einzelfallstudie untersucht wurde.

Nicht einmal die Entscheidung ist aus der gruppenspezifischen Häufigkeit abzuleiten, ob die entsprechende pflegerische oder medizinische Technik bei knappen finanziellen und anderen Ressourcen überhaupt entwickelt und für die Population bereitgestellt werden soll. Um diese Entscheidung treffen zu können, brauchen Sie zusätzlich zur Kenntnis über die gruppenspezifische Häufigkeit (zum Beispiel der *Number-Needed-to-Treat*) noch eine Gerechtigkeits-Regel und eine Menge Ausführungs-Regeln. Eine solche Regel ist zum Beispiel die Regel des »Glücks für die größte Anzahl«. Wenn die Mittel nicht für alle Maßnahmen reichen, besagt diese Regel, dann sollen sie für die Maßnahme aufgewandt werden, die voraussichtlich den meisten Menschen hilft. Von selbst versteht sich eine solche Regel keineswegs (vgl. ausführlicher die Literatur bei Behrens, 1982).

Die Entwicklung pflegerischer und therapeutischer Technologien verlangt oft weit größere Investitionen, als sie der einzelnen pflegerischen oder medizinischen Einrichtung zur Verfügung stehen. Als Trend scheint sich abzuzeichnen, dass die Frage, worin investiert wird, populationsbezogen im Gesundheitssystem entschieden wird. Mit anderen Worten: Die Entscheidung, welche Technologien überhaupt entwickelt und bereitgestellt werden, fällt weniger die einzelne Praxis. Diese Bereitstellungsentscheidungen fällen die aggregierten Akteure wie Zulassungsstellen, also Kassenärztliche Vereinigungen, Träger der Krankenversicherung und die sie beratenden wissenschaftlichen Fachgesellschaften. Da sich deren Entscheidungen auf Populationen beziehen, sind relative Häufigkeiten in Studien schon auf den ersten Blick passgenau für diese Entscheidungen. Auf die vermutlich zu erwartenden Entscheidungen dieser populationsbezogenen Träger können sich antizipierend die anbietenden Unternehmen bei ihren Investitionsentscheidungen beziehen, wie nicht nur an der pharmazeutischen Industrie deutlich wird (☞ Tabelle G.1 links, Seite 49).

Die einzelnen Praxen hingegen entscheiden im Arbeitsbündnis mit den Pflegebedürftigen, welche der bereitgestellten Technologien zur Anwendung kommen. Sie sind von der Entscheidung entlastet, ob eine Technologie überhaupt entwickelt und bereitgestellt werden soll. So entlastet, können sie sich auf den Einzelfall konzentrieren. Wie sehr sich diese Einzelentscheidungen auf das gesamte Wirtschaftssystem auswirken, können Sie daran ermessen, wie häufig die Einrichtungen von Pharmareferenten besucht werden und wie sehr sich Kassenärztliche Vereinigungen darum bemühen, sie zu beraten.

Für diese Ansiedlung der Anwendungsentscheidung auf der Mikroebene der einzelnen Pflegebedürftigen spricht auch eins: Während die Übertragung von Studienergebnissen, die immer in gruppenspezifischen Häufigkeiten bestehen, plausibler für Populationen als für Einzelne gelingt, sind »Nutzen« viel plausibler bei einzelnen Pflegebedürftigen zu erkennen als bei Populationen. Wenn Sie zu den Rauchern unter unseren Leserinnen und Lesern gehören, können Sie sich das leicht klarmachen. Für Raucher stellt sich im Alter manchmal die sehr schwere Nutzenabwägung, ob sie sich ein Bein amputieren lassen oder lieber bald sterben. Solange Sie diese schwierige Nutzenabwägung für sich selber durchführen, ist die Entscheidung zwar schwer, aber, wie immer sie auch ausfällt, für Sie legitim.

Aber stellen Sie sich vor, Sie würden gar nicht gefragt, sondern diese Entscheidung würde für Sie getroffen – und zwar nach Aggregation der Nutzenschätzungen von 100 zufällig ausgewählten Rauchern mit etwa Ihrem Gesundheitszustand. Aggregation der Nutzenschätzungen könnte technisch unschwer so vorgenommen werden: Einhundert zufällig ausgewählte Raucher in der genannten Entscheidungssituation würden gefragt, ob sie sich eher für Amputation entscheiden würden oder eher für den baldigen Tod. Wenn 95% der befragten Raucher sich eher für das eine entschieden hätten, würde nach dieser Mehrheitsentscheidung auch bei Ihnen verfahren – Ihre eigene Entscheidung wäre gar nicht mehr gefragt. Fänden Sie das legitim?

Jeder Schluss von einer Mehrheitsmeinung bei Nutzenabwägungen auf den individuellen Nutzen ist nicht nur unplausibel, sondern für viele Menschen auch illegitim. Die Information hingegen, bei wie viel Prozent der Amputierten die Amputation die erwartete Wirkung hatte, ist für jeden individuell Entscheidenden relevant.

Weniger fundamental als diese Unterscheidung zwischen klinischen Entscheidungen und Entscheidungen im Gesundheitssystem ist die Frage, ob sich Einzelaufgaben in der Evidence-based Nursing delegieren lassen. Der ursprüngliche Gedanke von Evidence-based Nursing basierte ja auf der Leitvorstellung, dass alle therapeutisch Tätigen bei auftretenden Fragen rasch in Datenbanken nach passenden Studien suchen und ihre Handlungen entsprechend gestalten. Dieser ursprüngliche Gedanke ist nach unserer Meinung immer noch insofern der Realität angemessen, als Verantwortung vom einzelnen therapeutisch Tätigen nicht nach oben delegiert werden kann. Aber die von Guyatt et al. (vgl. 2000, S. 954) aufgeworfene Frage, ob nicht Literaturrecherchen delegiert werden können, stellt sich trotzdem.

Nur unter der Voraussetzung, dass die Pflegenden auf der Mikroebene die Verantwortung für Assessment, Formulierung der Fragestellung, die Maßnahme und die Evaluation behalten, erschiene uns eine Implementierung der Methode Evidence-based Nursing in den drei Ebenen des Gesundheitssystems wie in Abbildung G.7 auf der nächsten Seite angedeutet möglich.

Allerdings ist bei deren Diskussion zu beachten: Jede Delegation zur Zeitersparnis beinhaltet die Gefahr, dass die Delegierenden sich erst von Wissen und dann von der Verantwortung und der Beherrschbarkeit des Prozesses enteignen. Auf der Mikroebene, wo einzelne therapeutisch Pflegende mit alltäglichen Problemen konfrontiert werden, ist wahrscheinlich nur wenig Zeit für die erläuterten sechs Schritte der EBN-Methode. Hier scheint es sinnvoll, Pflegeprobleme an eine zentrale Stelle in der Institution weiterzugeben, die sie anhand der EBN-Methode bearbeitet und Möglichkeiten der Implementierung und Adaptation an die Pflegenden »am Bett« zurück gibt. Dieses Vorgehen kann in den Pflegeprozess integriert werden, und die Pflegenden benötigen nur ein Grundlagenwissen über EBN: was die Methode leisten kann und welche Fragen beantwortet werden können. Dann können Sie die Verantwortung für die Zielvoraussetzung, die Formulierung der Fragestellung, die Maßnahme und die Evaluation behalten.

Auf der Mesoebene, zum Beispiel in einer Institution, werden Pflegeprobleme in Form von Pflegestandards aufgegriffen und Handlungsanweisungen für die Mitarbeiter formuliert. Diese Standards sollten auf alle Fälle auf Ergebnissen aus der Pflegeforschung beruhen – so, wie vom Gesetzgeber gefordert.

Bundesweit, also auf der Makroebene, wären *evidence-based* Pflegeleitlinien denkbar, die eine Empfehlung als Grundlage für Pflegestandards darstellen können, und auf dieser Ebene werden Bereitstellungs- und Entwicklungsentscheidungen getroffen, die mehr Ressourcen erfordern, als sie die einzelnen Therapeuten haben. Wichtig ist auch hier, dass Probleme aus der Praxis in die Fragestellung einfließen und die Empfehlungen wieder an die Praktiker gerichtet werden.

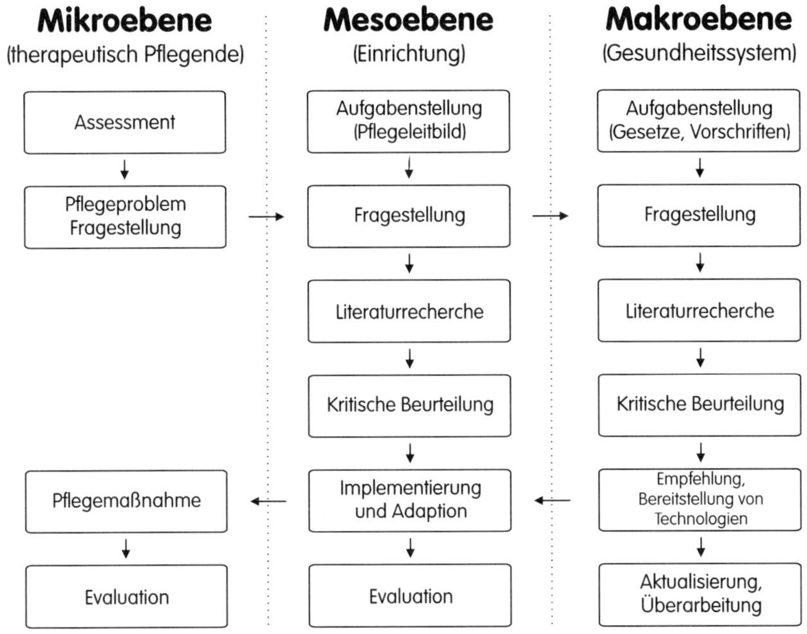

Abbildung G.7: Evidence-based Nursing in den Ebenen des Gesundheitssystems

G.1.3.3 Florence Nightingale als historische Begründerin der Evidence-based Practice

Evidence-based Nursing und Evidence-based Medicine gehören zu dem Konzept der Evidence-based Practice, einem methodischen Ansatz, dessen Grundgedanke erstmals im England des 18. Jahrhunderts bei den *Medical Arithmetics* auftaucht (vgl. Kunz et al., 2001, S. 44) und der in den 80er Jahren des vorigen Jahrhunderts vor allem von David Sackett übernommen wurde und der fordert, die »individuelle klinische Erfahrung mit den besten zur Verfügung stehenden externen Nachweisen aus der systematischen Forschung zu integrieren« (Sackett et al., 1999, S. 2) – neuerdings zu Recht unter Betonung der *patient values* (Sackett et al., 2000, S. 1).

In der Pflege sind Mitte des 19. Jahrhunderts erste Schritte durch die Pionierarbeit von Florence Nightingale erkennbar, die erste Instrumente zur Beobachtung entwickelte und Daten in Form von farbigen Balken- und Tortendiagrammen graphisch präsentierte. Sie tat das zu einer Zeit, als wissenschaftliche Berichte gerade anfingen, überhaupt Tabellen zu enthalten. Sie arbeitete eng mit Statistikern zusammen und forderte die Sammlung einheitlicher Krankenhaus-Statistiken, um Krankenhäuser, Gebiete und Länder vergleichen zu können – diese Forderung wurde angenommen und wird als die Basis des heutigen ICD-Schlüssels[3] angesehen (vgl. McDonald, 2001, S. 68).

Nightingale kämpfte auch für die Ausbildung der Pflegenden: Sie verglich die Mortalitätsraten von Pflegebedürftigen in Krankenhäusern, die von ausgebildeten Pflegenden betreut wurden, mit denen, die von Laienpflegenden betreut wurden – übrigens ohne einen Unterschied festzustellen.[4] Später vertrat sie öffentlich die Ansicht, dass staatliche Vorschriften durch Statistiken geleitet sein sollten (vgl. McDonald, 2001, S. 69).

G.1.3.4 Schlussbemerkung und Überleitung

Die skizzierte Analyse der pflegerischen Entscheidung und Problemlösung wird uns im ganzen vorliegenden Buch leiten – in ihrem Licht werden wir Studien und Methoden beurteilen.

Abbildung G.2 auf Seite 30 zeigt Ihnen zugleich, dass die verschiedenen Bestimmungsgründe dieser pflegerischen Entscheidungsbildung und Problemlösung in ganz unterschiedlicher Weise untereinander vernetzt sein können.

Zuvor sind wir darauf eingegangen, dass auch Anreizsysteme, Vorschriften und Leitlinien ganz unterschiedlich zu beurteilen sind, je nachdem, ob sie die Entscheidung in die Richtung befördern, die durch den Klienten und das nachprüfbare Wissen alleine bestimmt worden wären oder nicht. Es ist durchaus möglich, dass auch Entscheidungen und Leitlinien einen Bezug zu *Evidence*-basiertem Wissen haben (in Abbildung G.2 auf Seite 30 links dargestellt durch einen schrägen Pfeil). Gerade Leitlinien und Vorgesetztenvorschriften beanspruchen in der Regel, in dieser Weise auf *Evidence*-basiertem Wissen zu beruhen. Hier müssen wir uns bewusst bleiben, dass es, wie eben unter Probabilismus begründet, absolut sicheres Wissen in Handlungswissenschaften eher selten in dem erforderlichen Ausmaß gibt und insofern jede Leitlinie und jede Vorgesetztenvorschrift mit einem Verfallsdatum versehen sein muss, an dem diese Vorschrift spätestens einer erneuten Prüfung unterzogen wird.

Auch von externer *Evidence* zu dem Klienten kann in einigem, heute noch nicht die ganze Bevölkerung betreffenden Ausmaß eine Verbindung gezogen

[3] *International Classification of Diseases*, internationale Klassifikation der Krankheiten

[4] Allerdings wurden die Gruppen nicht randomisiert, so dass die Vermutung nahe liegt, dass die pflegebedürftigeren Patienten den ausgebildeten Pflegekräften zugeteilt wurden.

werden (vgl. auch hier den verlaufenden Pfeil), es gibt durchaus Klienten und Pflegebedürftige, die – zum Teil zum Schrecken ihrer Pfleger und Ärzte – sich als *e*-Patienten präsentieren, indem sie sich im Internet selber mit Informationen über ihr Krankheitsbild oder ihr Pflegeproblem versorgen und mit diesen Informationen ihre Pflegenden und Ärzte ansprechen. Diese Pflegebedürftigen und Klienten mögen ein Schreckensbild sein, sie sind auch Vorboten einer allgemeinen Verhaltensänderung bei chronischen Krankheiten.

Wir erwarten, dass ein entscheidender Einfluss zur Verbreitung von *Evidence*-basierter Pflege von Pflegebedürftigen, von Patienten und deren Familienmitgliedern und Freunden ausgehen wird, die Zugang zum Internet haben und Professionsangehörige mit dem dort gefundenen Material konfrontieren werden. Diese Klienten haben ein Interesse an Entscheidungen, die ihrem einzigartigen Einzelfall gerecht werden – das Interesse an störungsfreien, schnellen und kostengünstigen Organisationsabläufen, das sie indirekt mit den behandelnden Einrichtungen durchaus teilen mögen, steht bei ihnen zunächst nicht im Vordergrund.

Wir erwarten allerdings nicht, dass sich das Verhältnis zwischen Professionen und Klienten grundsätzlich dadurch ändern wird, dass das Wissen übers Internet den Klienten genauso schnell verfügbar ist wie den Professionen. Die Differenz zwischen Professionen und Klienten liegt nämlich im Wesentlichen nicht im Wissen über externe *Evidence*, sondern in der persönlichen Betroffenheit: Bei der Bewältigung von Angst und Betroffenheit und der Moderation von Entscheidungen sind Professionsangehörige auch dann hilfreich und oft unerlässlich, wenn sie nicht mehr wissen als ihre Klienten. Davon kann jeder Angehörige eines Gesundheitsberufes ein Lied singen, der einmal auf der anderen Seite der Spritze stand (vgl. Behrens, 2000, 2002d, sowie Schritt 6 ab Seite 285).

Chronische Krankheiten unterscheiden sich von akuten, unvorhergesehenen Krisen dadurch, dass sie Patienten zu Experten ihrer Krankheit machen, wenn sie auch selber aus Angst die Augen manchmal lieber verschließen würden. Je mehr das Krankheitspanorama durch chronische Krankheiten bestimmt wird, um so mehr haben wir es mit Kranken zu tun, die uns als Experten entgegen treten. Damit werden sie aber keineswegs für ihre Käufe alleine verantwortliche Kunden, die unsere Haltung im Sinne des Bedienens, wie wir es oben in Abgrenzung zur Erwartung zauberischer Fähigkeit dargetan haben, ändern (vgl. Behrens, 1994) – die Beratungspflicht durch die Profession bleibt.

Mit diesem Kapitel G.1 verbanden wir das Ziel, Sie auf wenigen Seiten mit einigen grundlegenden Eigenschaften der pflegerischen Problemlösungssituationen vertraut zu machen, die die Aufgabe von Evidence-based Nursing sind. Auf diese Andeutungen werden wir im ganzen Buch immer wieder vertiefend zurückkommen müssen. Nur dieser Bezug auf die pflegerische Entscheidungssituation bewahrt Evidence-based Nursing davor, als erschreckende Utopie einer mechanischen Unterordnung individueller Fälle unter Schema-F-Rezepte ohne Berücksichtigung der Autonomie der Lebenspraxis der Klienten missverstanden zu werden. Diese Art der subsumierenden Zuordnung ist mit professionellem wissenschaftlichen Handeln unvereinbar.[5]

Im folgenden Kapitel G.2 widmen wir uns ebenso kurz den Besonderheiten wissenschaftlichen Wissens. Das ist aus zwei ganz unterschiedlichen Gründen sehr nötig. Häufig kommt – erstens – nichts so unwissenschaftlich, so unnachprüfbar daher wie die hehre »Wissenschaft«, die dann dem autoritären vernebelnden Hokuspokus des Zauberers zum Verwechseln ähnlich wird. Statt von *Evidence*-basierter Pflege ist dann von »Eminenz-basierter« Pflege zu reden (vgl. Isaacs & Fitzgerald, 1999).

Zweitens nehmen wir jene heute immer leiser werdenden Stimmen sehr ernst, die eine pflegerische und eine wissenschaftliche Haltung für nahezu unvereinbar halten. Pflege basiere vielmehr auf Gefühl, auf Einfühlung, auf persönlicher, eigentlich nicht in Worte zu fassender Erfahrung (auf »Tacit knowledge« = schweigendem Wissen). Der Druck, alles wissenschaftlich hinterfragen und begründen zu müssen, könne nur zur Enteignung der Pflegenden von ihren Fähigkeiten und zur Ablenkung von ihren pflegebedürftigen Klienten hin zu bürokratischen Dokumentationsaufgaben führen (vgl. Behrens, 2001a).

Und wenn die Pflege nicht umhin käme, sich der Wissenschaft zu öffnen, dann doch eher »qualitativen« im Sinne von subjektiven, gefühlsnäheren, die Klienten ungefiltert zu Wort und zu ihrem Recht kommen lassenden Methoden. Zahlenmäßig quantifizierende, standardisierte, Hypothesen testende statistische Verfahren seien der Pflege doch eher wesensfremd. »Qualitative« und »quantitative« Verfahren hätten unterschiedliche Gütekriterien.

Daher gehen wir in diesem 2. Teil des Grundlagenkapitels auf diese Fragen so kurz, aber doch auch so klar wie möglich ein. Wir hoffen damit, Ihre Fragen zu treffen. Wir müssen Sie ehrlicherweise darauf hinweisen, dass unsere Antworten keineswegs mit der gesamten Literatur übereinstimmen. Insofern kommt es auf die Argumente an. So ist zum Beispiel unser Argument noch keineswegs Allgemeingut, dass »quantitative« Forschungen letztlich denselben erkenntnistheoretisch zu begründenden Gütekriterien unterliegen wie »qualitative« und sich nur in den Techniken unterscheiden, welche unterschiedlichen Gefährdungen dieser Gütekriterien vorbeugen sollen.

Aber auch, wenn Sie alle diese Fragen genauso beantworten würden wie wir und wir bei Ihnen nur offene Türen einrennen: Werfen Sie trotzdem einen Blick auf diese Argumente, weil sich aus ihnen die Gütekriterien ergeben, nach denen später Studien auf externe *Evidence* hin sortiert werden können.

[5] Manchmal wird diese Auffassung als »szientifischer Subsumtionsautomat« bezeichnet.

G.2 Was ist durch Nachprüfung beständig verbessertes Wissen?

G.2.1 Evidenz versus *Evidence*

Gibt es denn überhaupt Wissen, das nicht nachprüfbar ist und nicht im Hinblick auf seine beständige Nachprüfung geäußert und genutzt wird? Allerdings. Nachprüfbar ist ein Wissen, das eine zweite Person selber prüfen kann. Es ist ein zwischen zwei Personen prüfbares, das heißt intersubjektives Wissen. Intersubjektiv überprüfbar sind nicht Evidenzerlebnisse und Offenbarungen, die ein anderer mir nur glauben, aber nicht überprüfen kann. Intersubjektiv überprüfbar ist es nicht, wenn mir der rauschende Bachlauf mitteilt, wie ich meine Klienten zu behandeln habe. Derartige Offenbarung kann meine Kollegin zwar mir glaubend abnehmen, aber nicht selber überprüfen. Sie muss mir glauben und kann nicht wissen.

Diesen Charakter von offenbartem, gläubig hinzunehmendem und nicht nachprüfbarem Wissen hat übrigens auch Wissen, das ich vom Katheder unter Berufung auf meine Professur in einer Vorlesung dartue, ohne die empirischen Studien anzugeben, aus denen ich das Vorgetragene eigentlich weiß. Ob ich mich vor meine Studenten auf höchstpersönliche Mitteilungen durch den murmelnden Rio del Ponte in Premosello oder auf einen Stand der Wissenschaft berufe, beides kann für Zuhörer gleichermaßen wenig nachprüfbar sein.

Im Deutschen ist ganz im Unterschied zum Angelsächsischen mit dem Begriff Evidenz ein Wissen bezeichnet, das mehr der nicht nachprüfbaren und nicht der Nachprüfung bedürftigen Glaubensgewissheit entspricht, wie es uns die Stimme aus einem murmelnden Bach gewähren mag. Der englische Begriff von *Evidence* hingegen hat die Bedeutung von empirisch, also zwischenmenschlich intersubjektiv nachprüfbarem Wissen. Da der englische Begriff »*evidence*« korrekt mit »Beweis« oder »Beleg« übersetzt wird (vgl. Duden-Oxford, 1999), im Gegensatz dazu aber das deutsche Wort »Evidenz« als »vollständige, überwiegende Gewissheit« und »einleuchtende Erkenntnis« verstanden wird (Duden, 2001), also etwas, das so augenscheinlich, klar und auf der Hand liegend ist, dass es nicht mehr bewiesen werden muss, und somit fast das genaue Gegenteil der ursprünglichen Verwendung im anglo-amerikanischen Sprachraum darstellt, sollte man »evidence-based« auf keinen Fall mit »evidenz-basiert« übersetzen. Um mit dem Phänomenologen Alfred Schütz zu sprechen, setzt Evidence-based Nursing den schmerzhaften Abschied von der Illusion der Gewissheit voraus.

Eine mögliche Alternative ist »wissenschaftlich fundiert«, wobei die Assoziation mit »evidence-based « sowie die Möglichkeit der Abkürzung »EBN« auf der Strecke bleibt. Mangels anderer sinnvoller Übersetzungen wird daher der englische

Begriff »*Evidence-based Nursing*«[6], der deutschen Großschreibung angepasst, vorgeschlagen.

G.2.2 Was heißt wissenschaftlich begründet?

Häufig wird evidence-basiertes Wissen gleich meinend mit wissenschaftlichem Wissen übersetzt. Dies ist nicht falsch, bedarf aber der Klärung. Was ist wissenschaftliches Wissen? Was bei unseren Umfragen unter Erstsemestern und Praktikern als wissenschaftliches Wissen bezeichnet wurde, war in der Regel das Unwissenschaftlichste, was man überhaupt über Wissen sagen kann – wissenschaftliches Wissen wurde fälschlich durch eminente soziale Stellung der Autoren und Publikationsart definiert: das Wissen, das Professoren in anerkannten Fachzeitschriften veröffentlichen.

Diese Definition ist offensichtlich falsch. Wie zahlreiche Beispiele zeigen, haben auch hochmögende Professoren in allerbester Absicht den gefährlichsten Unsinn in renommierten Zeitschriften veröffentlichen können. Daher liest man es lieber umgekehrt: Wissenschaft ist die Gesamtheit von Methoden, Wissen beständig nachzuprüfen, und deren immer vorläufige Ergebnisse. Es kommt auf die Nachprüfbarkeit von Wissen an, nicht darauf, ob es bezahlte Wissenschaftler waren und welche Gehaltsgruppe oder hierarchische Stellung sie erreicht haben, als sie etwas als Wissen ausgaben. *Wissenschaft ist antiautoritär, Evidence ist unabhängig davon zu haben, ob Eminenzen zustimmen.*

G.2.3 Gibt es einen Unterschied zwischen wissenschaftlicher und alltäglicher Nachprüfung?

Grundsätzlich nein: Wenn wir im Alltag etwas wirklich nachprüfen und nicht bloß glauben oder auch nur ohne eigene Verantwortung »nachschwätzen« wollen, benutzen wir prinzipiell dieselben Methoden wie die Wissenschaft.

Nur kann niemand im Alltag immer alles nachprüfen. Die meisten unserer Entscheidungen treffen wir so,

- wie wir sie auch schon vorher getroffen haben,
- wie sie unser Chef oder unser Vorbild uns gesagt hat,
- wie sie uns am meisten Geld bringen oder
- wie sie die Klienten gerne hätten,

[6] Dass es sich hier um ein englisches Wort handelt, ist bei den vielen englischen Wörtern in der deutschen Umgangssprache kein Hinderungsgrund. So gerate ich als gebürtiger Hamburger keineswegs in Todesangst, wenn jemand ankündigt, jetzt einen Hamburger essen zu gehen: Ich kann darauf vertrauen, dass Anglizismen korrekt verwendet werden.

also nach den in Abbildung G.2 auf Seite 30 als Anreize dargestellten Einflüssen.

Das ist keineswegs vorschnell moralisch zu verurteilen. Wie Husserl (1962) und in seiner Folge Schütz (1971) gezeigt haben, ist im Alltag ein Leben gar nicht möglich, das beständig jede Entscheidung auf Alternativen hin durchprüft. Wir leben, als würden wir uns auskennen und alles wäre so wie immer bewährt. Schütz hat das mit den beiden Fiktionen »und so weiter und so fort« und »ich kann immer wieder« bezeichnet. Nur in einer Krise unserer Routinen fangen wir im Alltag an, nachzuprüfen, zu zweifeln und systematisch Alternativen zu prüfen.

Hauptsächlich ist das genau der Unterschied zwischen Alltag und Wissenschaft: Im Alltag ist der Zweifel und die sich aus ihm ergebende Nachprüfung von Alternativen die Ausnahme, in der Wissenschaft ist der Zweifel und die Nachprüfung die Normalität (vgl. Oevermann, 1991). Man kann sagen, Wissenschaft ist (mit der Kunst vielleicht) derjenige Ausschnitt menschlichen Handelns, der sich mit der beständigen Nachprüfung immer nur vorläufig gültigen Wissens beschäftigt (vgl. Popper, 1973; Peirce, 1976; Gadamer, 1986).

Da Wissenschaftler auch Menschen sind, handeln auch sie selbstverständlich nicht immer wissenschaftlich alle Entscheidungen anzweifelnd und Alternativen prüfend. Im Gegenteil verhalten auch sie sich, wenn sie nicht forschen, also im Wirtshaus, auf Cocktailparties und zu Hause, als hätten sie die Gewissheit mit Löffeln gefressen.

Wissenschaftliche und alltägliche Nachprüfung folgen denselben Regeln. Die Forderung, alles Handeln permanent nachzuprüfen, lässt sich wegen Zeitmangels nicht verwirklichen. Aber: Auch für unsere Routinehandlungen beanspruchen wir, dass wir sie prinzipiell mit Wirkungskontrollen begründen könnten, dass wir unser implizites Wissen wenn nötig explizit machen könnten. Wenn wir diesen Anspruch aufgeben, verlangen wir von unseren Mitmenschen, dass sie sich unserem unbegründbaren Offenbarungswissen (☞ Kapitel G.2.1 auf Seite 57) in gläubigem Gehorsam unterwerfen müssen.

G.2.4 Macht es für die Nachprüfbarkeit einen Unterschied, ob ich mit hermeneutisch-interpretativen oder quantitativen Untersuchungsergebnissen argumentiere?

Auch diese Frage ist grundsätzlich zu verneinen, obwohl das ein großer Teil der Literatur anders sieht. Quantitative Ergebnisse sind immer nur im Kontext hermeneutisch-interpretativer Forschungen sinnvoll (vgl. Behrens, 2002d).

Wie die Hirnforschung zeigt, gilt das nicht nur für Menschen (vgl. Singer, 2002). Wahrscheinlich arbeiten Hirne nach den Regeln des geisteswissenschaftlichen Konstruktivismus schon bei elementarsten Sinneswahrnehmungen. Sie bilden Hypothesen und Erwartungen. Und wenn die Erwartungen in eine Krise geraten, werden neue Hypothesen gebildet (vgl. Maturana & Varela, 1987).

Sicherlich erinnern Sie sich noch an die beliebten Unterscheidungen zwischen induktiv naturwissenschaftlich-objektiven Erkenntnissen, die sich dem Wirken der Natur auf unsere Sinnesorgane verdanken, und sozialwissenschaftlich-subjektiven Erkenntnissen, die nur in geisteswissenschaftlichen Konstruktionen bestehen können. Dieser Streit der Fakultäten ist, falls er nicht immer ein Missverständnis war, zu Ende oder steht unmittelbar vor seinem Ende. Welche Seite gewonnen hat, wird Sie überraschen. Wer ist zu wem übergetreten?

Nicht die sozialwissenschaftlichen Konstruktivisten sind zu den induktiven Objektivisten übergetreten, die vertraten, dass sich objektive Erkenntnis dem Wirken der Natur auf unsere Sinnesorgane verdankt. Im Gegenteil – die meisten Naturwissenschaftler vertreten heute mit guten Gründen eher einen erkenntnistheoretischen Konstruktivismus (vgl. Maturana & Varela, 1987).

Alle Gehirne, nicht nur das menschliche, arbeiten wahrscheinlich konstruktivistisch, das heißt nach einem herleitenden, methodisch konstruierenden Vorgehen. Da haben es naturwissenschaftliche Induktivisten, das heißt Forscher, die vom Einzelnen auf das Allgemeine schließen, nicht leicht, ihre Meinung zu begründen. Aber auch Forscher, die »qualitative« Forschung nicht als Erwartungen und Hypothesen testendes, sondern im Gegenteil als induktives Vorgehen darstellen, verwickeln sich in logische Widersprüche.

Auch die Naturwissenschaft ist in folgender Hinsicht eine Sozialwissenschaft: Wissen unterliegt dem hermeneutischen Zirkel, und statistische sowie auch naturwissenschaftliche Untersuchungen haben Handlungsrelevanz immer nur im Kontext dieses hermeneutischen Zirkels.

Diese prinzipielle Ähnlichkeit wissenschaftlichen Vorgehens sei an einem trivialen Beispiel einleitend erläutert. Das beste Beispiel wäre zweifellos eines, das wir alle erlebt haben, woran wir uns aber kaum noch erinnern. Wir alle sind als Barbaren auf die Welt gekommen und mussten sehr viele Untersuchungen unternehmen, bis wir uns in der Welt zurecht fanden. Während wir diese Zeit weitgehend vergessen haben, ist es jedem geläufig, wie es ist und was er tut, um sich in einer fremden Umgebung zurecht zu finden.

G.2.5 Zusammenfassung: Haben wir einen privilegierten Zugang zum fremden Innersten?

Manche Pflegende nehmen gegenüber der Medizin in Anspruch, dass sie sich auf den ganzen Menschen einlassen und ihn verstehen, während Mediziner nur den jeweiligen Ausschnitt ihres Fachgebiets sehen und den Menschen in seinen Bedürfnissen und Zielen gerade nicht verstehen. An dieser Vorstellung ist, wenn sie methodisch begründet werden kann, sicher etwas dran.

Nicht begründbar ist aber die Vorstellung, wir hätten durch Mitgefühl und Einfühlungsvermögen die Fähigkeit, einen unmittelbaren Zugang zum fremden Innersten des Pflegebedürftigen zu haben. Wir sind nicht Gott. Wir sind, auch wenn das manchmal sowohl für uns als auch für unsere Klienten schmerzlich ist, keine Zauberer. Alle unsere Erfahrung beruht darauf, dass wir mit einem Rüstzeug von Deutungsmustern an eine Situation herangehen und uns, wenn es gut geht, durch Eigenschaften der Situation belehren lassen, unsere Deutungen anzupassen. Wir sehen, was unser Vorverständnis und unsere Vorkenntnisse uns zu sehen erlauben, und wenn es gut geht, wissen wir hinterher mehr als vorher und haben uns nicht einfach unsere Vor-Urteile bestätigen lassen. Aus diesen dem Menschen prinzipiell eigenen Erkenntnis- und Erfahrungsbildungsprozess folgen die Regeln der Wissenschaft:

- Erkenntnis ist ein Prozess, in den wir mit Vorerfahrungen hineingehen. Nur wenn wir der Realität die Chance dazu geben, folgt auf unsere Vorerfahrungen ihre Berichtigung. Dieser Prozess drückt sich aus in dem Modell von orientierenden, heuristischen Alltagstheorien, denen wir unsere Erwartungen verdanken und aus denen wir prüfbare Hypothesen (manchmal eher ungern) bilden.

- Die Orientierung unserer erfahrungsbegründenden Strategien an der Widerlegung, nicht an der Bestätigung unserer Vorverständnisse, das heißt an dem Versuch, unserer widersprechenden Meinung dieselbe Chance zu geben wie unserer Meinung.

Welche Art von »Messinstrumenten« wir dabei benutzen, ändert an diesem Vorgang selber nichts. Jedes Messinstrument muss selber begründet sein. Auch das, was wir im Alltag oft als Einfühlungsvermögen, Intuition oder Empathie kennen, ist ein solches Messinstrument.

Wie wir oben gesehen haben, sind auch unsere Gefühle gegenüber unseren Klienten Reaktionen auf diese Klienten, aus denen wir und die Klienten etwas über die Pflegebedürftigen selber schließen können. Beispiel dafür sind die Reaktionen des Psychoanalytikers auf den Analysanden, seine Gefühle der Wut, der Verachtung, des Hasses, des Mitleids usw. gegenüber diesem. Diese Gefühle sind nicht nur und nicht einmal überwiegend zu erklären aus den persönlichen Erlebnissen des Psychoanalytikers in seiner Welt, sondern sind hinreichend auf den Analysanden zurückzuführen, so dass diese Gefühle als »Gegenübertragung« etwas über den Analysanden sagen.

Beweis für unsere Ansicht ist, dass zwei Analytiker unabhängig voneinander und damit auch unabhängig von ihren jeweils persönlichen Erlebnissen und Erfahrungen beim selben Analysanden die selben Gefühle als Gegenübertragungen haben und für ihre Erkenntnisse über diesen Klienten in der selben Weise nutzen (die technische Bezeichnung dafür, dass zwei Personen unabhängig voneinander dasselbe wahrnehmen, ist »Interraterstabilität«). Die ganze Ausgestaltung der Psychoanalyse ist als eine Versuchsanordnung zu verstehen, die die Analytiker befähigt, nicht nur ihre eigenen Vorurteile zu reproduzieren, sondern ihre Reaktionen als Gegenübertragungen zu lesen und für den Prozess der Diagnose und der Intervention für ihre Klienten zu nutzen.

Alles Verstehen anderer, aber, wie Husserl gezeigt hat, auch unserer eigenen Person lässt sich auf dieses Einstellen von Beobachtung in Deutungsschemata zusammenfassen (vgl. Husserl, 1962; Behrens, 1980).

Die Art des Schließens, die wir am Beispiel der Nutzentheorie der Pflegehandlung oben gesehen haben, ist zuerst von Peirce diskutiert worden. Für diejenigen unter Ihnen, die dieses ausführlicher nachlesen wollen: Es handelt sich um den Vorgang des abduktiven Schließens (vgl. Peirce, 1976).

In diesen letzten Abschnitten hoffen wir, Ihnen gezeigt zu haben, worin sich wissenschaftliches Vorgehen von Alltagsvorgehen unterscheidet und worin es ihm gleicht.

- Wissenschaftliches und Alltagswissen unterscheidet sich vor allem darin, dass wir im Alltag (insbesondere in Berufen, die sich aus dem Beruf des Zauberers historisch entwickelt haben) gelernt haben, vorzuspiegeln und selber zu glauben, dass uns »alles klar« ist, wir seit langem Bescheid wissen und sich unsere Klienten uns nur anvertrauen müssen, weil wir alles besser wissen.

  Diese Haltung ist keineswegs als überheblich zu kritisieren, sondern sie entspricht vielen Bedürfnissen. Wenn wir jeden Morgen abwägen würden, ob mehr dafür spricht aufzustehen oder mehr dafür im Bett liegen zu bleiben, wären wir womöglich bis mittags mit unseren Überlegungen nicht fertig und die Frage hätte sich erübrigt. Nur in den Krisen unserer Erfahrung sind wir auch im Alltag bereit, alle Varianten der Erklärung und Deutung eines Sachverhalts gegeneinander zu prüfen. Was im Alltag die Erfahrungskrise und also das Außergewöhnliche ist, das ist für den wissenschaftlich Arbeitenden das Normale, der Alltag. Es muss hinterfragt und geprüft werden, selbst wenn der Wissenschaftler glaubt, seine Lösung würde sich schon als die richtige erweisen.

- Kein Unterschied zwischen Wissenschaft und Alltag besteht hingegen in den prinzipiell angewandten Methoden der Überprüfung, nämlich der Widerlegung falscher bzw. nicht tragbarer Erklärungen und Deutungen. Dies mag verblüffen. Die von Popper »Falsifikationismus« genannten Verfahren, die Erwartungen ihrer Berichtigung und Widerlegung bewusst auszusetzen versuchen, sind uns auch im Alltag vertraut, wenn wir unsere Erfahrung in eine Krise geraten sehen. Sie ergeben sich einfach daraus, dass wir erkennen müssen, dass wir nicht allwissend sind.

- Daher ist die entscheidende erste Unterscheidung, die wir bei der Sichtung der Literatur mit Evidence-based Nursing-Verfahren treffen können, ob der Verfasser Evidenz-Erlebnisse präsentiert, die er nur ganz persönlich hatte und die von anderen nicht geprüft, sondern nur geglaubt werden können. Oder aber, ob eine Behauptung beansprucht, nicht geglaubt, sondern – weil nachprüfbar – gewusst werden zu können.

- Wissenschaftlich kontrollierter Erfahrung und Alltagserfahrung ist gemeinsam, dass beide mit orientierenden Heuristiken (»Alltagstheorien«) arbeiten, die selber nie ganz empirisch überprüfbar sind. Um so wichtiger ist, aus diesen orientierenden »Alltagstheorien« Hypothesen zu bilden und Messinstrumente zu begründen, die eine Chance haben, widerlegt zu werden.

- Aus diesem Zusammenhang von Vorwissen und sich daraus ergebenden Hypothesen, die widerlegt werden können, ergibt sich auch die Grundbehauptung dieses Buches, die wir weiter ausführen werden, dass nämlich »quantitative« Studien nur Sinn machen als Bestandteile »qualitativer« Studien. Um eine quantitative Studie durchführen zu können, muss ich wissen, welche Qualitäten ich eigentlich zählen und messen will, das heißt in welchem Kontext meine Untersuchung überhaupt von Bedeutung ist und Sinn macht. Insofern gehen hermeneutisch-interpretative Verfahren quantitativen nicht nur voraus, sondern sie sind auch bei der Deutung quantitativ gewonnener Ergebnisse unverzichtbar.

  Das verbreitete Abfolgemodell, dem zufolge hermeneutisch-interpretative Verfahren für die Hypothesenbildung und quantitative für deren Tests geeignet sind, teilen wir nicht. Die grundlegenden Argumente gelten nicht nur für Gegenstände, die durch menschliches Handeln beeinflusst sind, sondern dem Anspruch von Husserl und Mead folgend für alle Gegenstände, soweit sie Gegenstände unseres Bewusstseins sind, also auch zum Beispiel für die Astronomie.

Eine Frage haben wir uns dabei für das folgende Kapitel 4 ab Seite 133 aufgehoben, die Ihnen sicher schon auf der Zunge liegt: Das ist die alltägliche Frage nach der Objektivitätssicherung der Wissenschaft, der Sicherung gegen alle möglichen Verzerrungen. Diese Sorge um Verzerrungen macht in der Tat die Evidence-based Nursing-Techniken aus, die den Gegenstand des vierten Kapitels dieses Buches bilden, des 4. Schrittes der EBN-Methode.

G.2.6 Wissenschaftliche Haltung

Beim Nach-dem-Weg-Fragen fällt jedem die wissenschaftliche, also zweifelsoffene Haltung leicht, da das Eingeständnis von Nichtwissen keine Schande ist. Diesen Zustand kennen wir in unserer klinischen Praxis genau nicht. Die Pflegebedürftigen sind irritiert, wenn wir uns unschlüssig und suchend zeigen (vgl. Behrens, 2000). Kollegen in unseren Teams halten uns für unschlüssig und umständlich und unsere Vorgesetzten halten uns für wenig durchsetzungsfähig oder wenig bereit, gehorsam ihre Meinung zu übernehmen.

In der Tat ist die wissenschaftliche Haltung in unserem Alltag äußerst selten. Wissenschaftliche Haltung besteht darin, alles zu tun, damit sich die Falschheit der von uns propagierten Ansichten und Projekte selber zeigen kann. Wir müssen unsere Fragestellungen und Untersuchungen so bilden, dass die unserer Meinung widersprechende Ansicht eine möglichst große Chance hat, sich als berechtigt zu erweisen. Wer tut denn so etwas von sich aus?

Wir sind umgeben von Leuten, die durchsetzungsfähig und rhetorisch geschickt neue Pflegemodelle in die Tat umsetzen wollen. Fast niemand kennt jemanden, der sein eigenes fortschrittliches Pflegemodell, zum Beispiel die Bezugspflege, selber Testbedingungen aussetzt, die es widerlegen könnten. Im Gegenteil beginnen wir neue Pflegemodelle immer mit den begeistertsten und fähigsten Kolleginnen und Kollegen – so wird eine mögliche Widerlegung unwahrscheinlich.

Wenn ich aber erkannt habe, dass alles Wissen nur vorläufig ist und einer Nachprüfung unterliegt, dann respektiere ich Leute besonders, die ihre eigenen Annahmen einem rigorosen Test unterziehen. Sie tun es im Interesse der Pflegebedürftigen und der Kollegen. Die Haltung, die man dafür braucht, ist aber nur langfristig zu erwerben. Sie verlangt eine hohe Toleranz gegenüber der kränkenden Erfahrung, dass man selber nicht Recht hatte. Deswegen sprach man im alten Rom von Untersuchungen, die ohne Zorn und Eifer (»sine irae et studio«) durchgeführt werden müssen. Für den schmerzhaften Prozess, in dem wir uns eine solche Haltung aneignen, ist das Wort »Läuterung« keinesfalls zu hoch gegriffen.

Als wir klein waren, hofften wir, dass sich die Welt nach uns richte. Seitdem wir unseren Narzismus überwunden haben, können wir uns auf eine wissenschaftliche Haltung einlassen. Denn nur eine solche Haltung sichert es, dass wir uns bei der Beurteilung einer pflegerischen Intervention auf Untersuchungen beziehen, die unseren eigenen Erfahrungen und unseren naturwissenschaftlichen oder geisteswissenschaftlichen Konzepten und Modellen widersprechen. Nur die wissenschaftliche Haltung ermöglicht es uns, dass wir der Versuchung widerstehen, durch Gehorsam gegenüber Vorgesetzten und kleinen und großen Autoritäten uns der Verantwortung zu entledigen und diese Verantwortung an jene Autoritäten zu delegieren. Erst diese Haltung ermöglicht uns, auszuhalten, dass wir nur zu wahrscheinlichen Erkenntnissen, in der Regel aber nicht zu absoluten Gewissheiten in unseren praktischen Handlungen in der Lage sind und dass jedes praktisch relevante Wissen nur ein vorläufiges Wissen ist, das der Nachprüfung bedarf.

G.2.7 Alle »quantitativen« Verfahren machen nur Sinn als Teile hermeneutisch-interpretativer Untersuchungen

Insbesondere in der Pflege sind hermeneutisch-interpretative Ansätze quantitativen gegenübergestellt worden. Die Pflege bezieht sich dabei auf eine alte sozialwissenschaftliche Diskussion, die hier nur in wenigen wichtigen Argumenten aufgenommen werden kann (vgl. Behrens, 1980, 1983a; Kelle & Kluge, 2001).

Wie häufig, ist es instruktiv, was beide Gruppierungen einander vorwerfen. Die Anhänger quantitativer Verfahren werfen den hermeneutisch-interpretativ Forschenden häufig vor, dass sie an einen dem Menschen gar nicht möglichen Induktionismus und Naturalismus glauben. Sie strebten gar nicht an, ihre Wahrnehmungen durch Sampling und Standardisierung von Messverfahren kontrollieren zu können. Anhänger hermeneutisch-interpretativer Verfahren werfen den Anhängern quantitativer vor, sie wüssten gar nicht, was sie eigentlich messen.

Die Einsicht, dass alle sozialen Phänomene immer abhängig sind von signifikanten sozialen Gesten und Symbolen, die ihren Sinn aus kulturellen Kontexten beziehen und unabhängig von ihrem Kontext gar nicht erschlossen werden können, erzeugt die Notwendigkeit, diese kulturellen Kontexte hermeneutisch zu erschließen und zu verstehen. Bevor ich standardisierte Befragungs- oder Beobachtungsinstrumente schaffe, muss ich mir klar werden, was ich beobachte und erfrage. Und auch bei der Interpretation des Ergebnisses einer Messung muss ich wieder auf diesen kulturellen Kontext rekurieren.[7]

Die hermeneutischen Verfahren sind als theoriekonstituierende und -konstruierende heranzuziehen, welche Gültigkeitsprobleme aufgrund falscher Strategien der Sicherung der Gültigkeit zu verringern trachten. Statistisch hypothetisch arbeitende Ansätze dagegen sind heranzuziehen, wenn es mir bereits gelungen ist, die mich interessierenden Phänomene in angemessener Weise quantitativ messbar zu machen.

Quantitative und hermeneutisch-interpretative Studien, das ist die Position unseres Buches, unterscheiden sich letztlich weniger in den Gütekriterien als in den Validitätsbedrohungen und den Strategien der Validitätssicherung, die die jeweiligen Verfahren im Auge haben. Insofern vertreten wir die oben schon genannte These, dass alle quantitativen Verfahren nur sinnvoll sind im Kontext hermeneutisch-interpretativ, also hermeneutisch arbeitender Theoriebildungs- und Untersuchungsstrategien (vgl. Behrens, 1980, 1983a, 2002d; Lakatos, 1982; Heinz & Behrens, 1991; Feinstein & Horowitz, 1997; Corbin & Hildenbrand, 2000; Kelle & Kluge, 2001).

Eine (falsche, aber durchaus weit verbreitete) Übersicht liefert Tabelle G.2 auf der nächsten Seite (vgl. LoBiondo-Wood & Haber, 1996, S. 288). Diese Entgegensetzung ist, wenn Sie unseren bisherigen Argumenten folgen, in allen genannten Dimensionen unzutreffend (vgl. ausführlicher Behrens, 1983a, 2002a,b,d).

Falsch ist übrigens die auch innerhalb von Evidence-based Nursing häufig vertretene Ansicht, dass für Erleben, Bedeutung, Gefühle und Erfahrung von Personen eher nicht quantitative Designs in Frage kommen und geeignet seien. Es gibt gerade für die Erhebung von Gefühlen und Erleben zahlreiche gut getes-

[7] Hier ist an Lakatos (1982) für sowohl quantitative als auch hermeneutisch-interpretative Forschungen anzuknüpfen.

tete psychologische Instrumente, die auf Ordinal- oder Intervallskalenniveau zu messbaren Ergebnissen kommen. Ängste und Depressionen lassen sich sowohl in Skalen körperlicher Reaktionen (zum Beispiel Hautwiderstand) als auch in psychologischen Befragungsskalen messen. Insofern besteht überhaupt kein Unterschied zwischen körperlichen Reaktionen und psychologischen Gefühlen und Einstellungen. Allerdings setzen Messungen und die Ergebnisinterpretation dieser mit Skalen erreichten Messungen immer Theorien voraus, die hermeneutisch aus Kontexten entwickelt wurden.

Tabelle G.2: Falsche Entgegensetzungen zwischen »qualitativen« und »quantitativen« Studiendesigns

	»Qualitative« Designs	»Quantitative« Designs
Fragestellung	Erleben, Gefühle und Erfahrungen von Personen	Messung, wie viele Pflegebedürftige wie reagiert haben
Ziel	Individuen in ihrer Umgebung verstehen	Ergebnisse finden, die auf möglichst viele Menschen übertragbar sind
Stichprobe	theoretische oder zielgerichtete Auswahl einer relativ kleinen Gruppe von Personen	möglichst zufallsverteilt, um eine repräsentative Stichprobe einer größeren Population zu erhalten und Verzerrungen (Bias) zu minimieren
Datensammlung	(halb-)strukturierte Interviews; Methoden und Inhalte können durch neue Erkenntnisse während der Untersuchung verändert werden	systematische Datensammlung, Verblindung
Auswertung	während der Datenerhebung; Einheiten sind Muster, Konzepte oder Kategorien und Themen von Gedanken und Gefühlen; Daten werden interpretiert und eine Hypothese aufgestellt	immer nach der Datensammlung; Einheiten sind Zahlen, die kombiniert, statistisch aufbereitet und abschließend interpretiert werden
Beurteilung	Glaubwürdigkeit, Folgerichtigkeit, Übereinstimmung	Reliabilität und Validität
Präsentation	Erzählstil mit vielen Zitaten, manchmal mit Diagrammen oder theoretischen Modellen ergänzt	statistische Fachbegriffe und Kenngrößen

G.2.8 Handeln nach Gefühl und *Tacit Knowledge*: Habitualisierung und Empathie

In der Pflege werden viele Problemlösungen, Entscheidungen und generell Handlungen nach dem Gefühl getroffen. Das ist allerdings keineswegs nur in der Pflege so, sondern überall. Sind diese Problemanalysen, Lösungsentscheidungen und generellen Handlungen nach dem Gefühl eher mit der ersten Sorte Wissen, nämlich dem persönlichen, zwischenmenschlich nicht überprüfbaren Offenbarungswissen vereinbar oder eher mit der zweiten Sorte Wissen, nämlich dem zwischenmenschlich überprüfbaren Wissen?

G.2.8.1 Habitualisierung

Häufig wird Handeln aus dem Gefühl heraus als nicht objektivierbar, nicht empirisch begründbar, zwischenmenschlich nicht nachprüfbar, sondern als individuelles Evidenzerlebnis angesehen. Es wird also Handeln aus dem Gefühl leicht dem ersten Wissenstyp, der zwischenmenschlich nicht prüfbaren Offenbarung, zugeordnet.

Wir sind anderer Meinung: Handeln aus dem Gefühl kann sehr wohl – muss aber freilich nicht – auf nachprüfbaren Grundlagen beruhen. Dann ist »Handeln aus dem Gefühl« in Fleisch und Blut übergegangenes nachprüfbares Wissen, das zu einer, wie es im Deutschen schön heißt, »guten Nase« führt, aber gleichwohl auf Befragen jederzeit in seinen Komponenten wieder ausgesprochen, das heißt bewusst gemacht und einer Überprüfung zugeführt werden kann. Diese zwischenmenschliche Überprüfbarkeit wird immer beansprucht, auch wo diese Überprüfung konkret nicht durchgeführt wird. Das unterscheidet *Tacit Knowledge* von Offenbarungswissen, das zwischenmenschlich nicht überprüft werden kann, sondern geglaubt werden muss.

Patricia Benner hat in ihrem berühmten Buch über die Sozialisation Pflegender – und dies lässt sich auf alle Berufe und Tätigkeiten übertragen – beobachtet, dass die Anfängerinnen nach Lehrbuch entscheiden und die »Expertinnen« im dritten Jahr nach Gefühl (vgl. Benner, 1984). Dieses Gefühl sehen wir als habitualisiertes, in Fleisch und Blut übergegangenes Wissen.

Sehr einfache Beispiele auch außerhalb der Pflege zeigen uns das Gemeinte. Wenn Sie Ihren Kindern Schwimmen oder Fahrradfahren beizubringen versuchen, werden Sie merken, dass diese sehr einfachen, in drei Sätzen beschreibbaren Handlungen für Sie sehr schwer so falsch auszuführen sind, wie Sie dies bei Ihren Kindern beobachten. Sie können fast gar nicht mehr so falsch schwimmen, dass Sie untergehen, wie das Ihre Kinder noch sehr gut können. Und Sie können gar nicht mehr so Fahrrad fahren, dass Sie mit dem Fahrrad umfallen. Obwohl Sie wissen und sehen, was Ihr Kind noch falsch macht, ist es Ihnen selber nur mit großer Anstrengung möglich, diesen Fehler zu wiederholen, um die Falschheit der Abläufe besser analysieren zu können. Dieses Wissen, wie man Fahrrad fährt oder schwimmt, ist Ihnen in Fleisch und Blut übergegangen. So etwas beobachten wir bei jedem Wissen.

Entscheidend für die Zuordnung ist aber, ob Sie dieses Wissen jederzeit analysieren und auf Regeln zurückführen können und dieses auch beanspruchen. Die Notwendigkeit lässt sich wieder an den extrem einfachen Beispielen des Schwimmens und Radfahrens deutlich machen. Gerade unsere lebenserhaltende Neigung zu habitualisieren führt nämlich dazu, dass wir uns oft beim Lernen einer neuen Aktivität Haltungen angewöhnen, die ergonomisch oder sonstwie ungünstig sind. Jeder Sportler kann davon berichten. Es bedarf einer genauen Analyse der einzelnen Handlung im Licht empirisch gestützter Regeln, um die Fehler der habitualisierten Handlung zu erkennen und sich – in einem sehr mühsamen Prozess – abzugewöhnen.

G.2.8.2 Empathie

Im Handeln nach Gefühl steckt aber noch eine zweite Beobachtung: In allen auf Kommunikation begründeten Handlungen wie der Pflege anderer wird unter Handeln nach Gefühl häufig verstanden, dass wir uns, während wir einen anderen pflegen, von unseren Gefühlen der Wut, der Sympathie, des Mitleids und so weiter nicht frei machen können. Das ist auch gut so und keineswegs ein Widerspruch zu der von uns behaupteten als objektiv beanspruchten Perspektive und ihrer Nachvollziehbarkeit.

So nutzen in der Psychoanalyse AnalytikerInnen und in entsprechenden Balintgruppen auch Pflegende ihre Gefühle der Wut, des Mitleids, des Ärgers gegenüber ihren Klienten als Informationen über diesen Klienten, die sie dazu befähigen, eine bessere Diagnose und eine bessere Dosierung ihrer Interventionen im Interventionsprozess durchzuführen. Vereinfacht gesagt, Pflegende, Ärzte und Analytiker nutzen hier ihre eigenen Gefühle, wie sie in anderen Situationen Thermometer benutzen, um die Körpertemperatur zu messen. Ist das nicht höchst subjektiv?

Gerade nicht. AnalytikerInnen, Pflegende und Ärzte nutzen nämlich Einrichtungen und Supervisionsgruppen wie zum Beispiel das Kolloquium bei AnalytikerInnen und die Balintgruppe bei Ärzten und Pflegenden. Alle diese Supervisionsgruppen erheben den Anspruch, aus den Darstellungen der jeweils Behandelnden so gut auf den Fall zurückschließen zu können, dass Dritte Fehler der Behandlung oder der Pflege erkennen können. Sowohl die diagnostische als auch die Prozessqualität kann, das ist der Anspruch, zwischenmenschlich aus diesen Darstellungen der Gefühle (als Gegenübertragungen) objektiviert werden. Die Bewertung einer Analyse im Kolloquium beschränkt sich nicht darauf, nur das Ergebnis festzustellen, sondern den Prozess selber objektiv zu beurteilen und zu bewerten. Insofern sind Gegenübertragungen zumindest dem analytischen Anspruch nach genau so objektiv wie Fiebermessungen mittels eines Thermometers.

G.2.9 Ist Wissenschaft objektiv? Über die Bedeutung von Geld, Verblendung, Verbohrtheit, Größenwahn und Karrierismus in der Wissenschaft

Ist Wissenschaft objektiv? Gibt es objektives Wissen? Nicht nur so unterschiedliche Gruppen wie Erstsemester und Ministerialbeamte vertraten uns gegenüber häufig die Ansicht, dass ein richtiger Professor in der Wissenschaft doch beweisen könne, was immer er in seiner Besserwisser- und Rechthaberei beweisen wolle oder für ihn finanziell günstig sei. Auch unsere eigenen Abschnitte G.2.1–G.2.7, die die Vorläufigkeit des Wissens und den Konstruktivismus der Wahrnehmung betonten, lesen Sie vielleicht so, dass wir Wissenschaft nicht für besonders objektiv halten und Wissen für subjektiv.

Das ist ein falscher Eindruck: Perspektiven halten wir für objektiv und Ergebnisse für zwischenmenschlich nachprüfbar. Um das zu begründen, brauchen wir die Seiten dieses Buches. Aber es dient der Klarheit, wenn wir unsere Argumente zu Anfang wenn nicht begründen, dann doch wenigstens nennen. Unsere Argumente erläuterten wir oft an Abbildung G.8. Sie soll den Einfluss zeigen, den Geld, Verblendung, Verbohrtheit, Größenwahn, Karrierismus und ähnliches auf die wissenschaftliche Produktion nachprüfbaren Wissens haben.

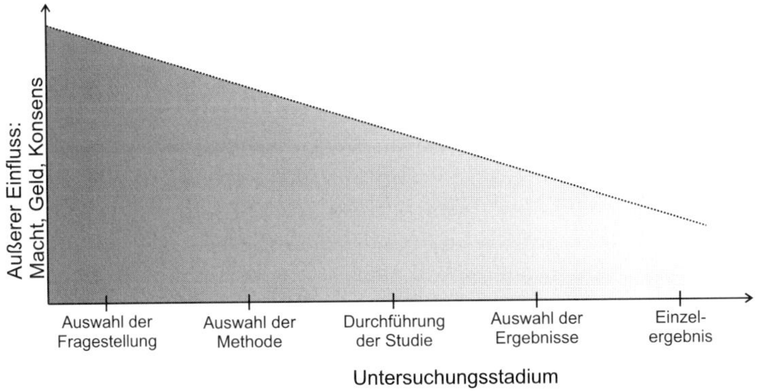

Abbildung G.8: Außerwissenschaftliche Einflüsse auf wissenschaftliche Studien

Der größte Einfluss beginnt nicht bei der Fälschung der Ergebnisse (auch das gibt es, ist aber zu entlarven), sondern bei der Formulierung von Fragestellungen (☞ Kapitel 2 ab Seite 93). Hier sehen wir mindestens zwei Einflüsse: Erstens kostet klinische Forschung Geld – viel mehr, als Papier, Bleistift und Zeit, die ein Mathematiker zum Beispiel braucht. Es ist eine Entscheidung des Gemeinwesens, privater Sponsoren oder privater Auftraggeber und keine rein innerwissenschaftliche Entscheidung, für welche Fragen Forschung finanziert wird, für welche nicht (vgl. Feinstein & Horowitz, 1997).

Das ist ein enormer Einfluss auf die Entstehung wissenschaftlicher Ergebnisse. Daher versuchen Wissenschaftler-Gremien in allen Ländern, durch Beratung und Begutachtung selber Einfluss auf die Verteilung öffentlicher Mittel und privaten Sponsorings zu bekommen. Mit anderen Worten: Den Einfluss des Geldes in der Forschung müssen Sie sich nicht so vorstellen, dass ein Wissenschaftler einen Scheck dafür bekommt, dass er bestimmte Forschungsergebnisse unterdrückt oder – in Laboruntersuchungen – seine Proben mit Aquarellfarben auffrischt. Das gibt es auch. Aber der wichtigste Einfluss des Geldes liegt bei der Auswahl der Fragestellungen, deren Erforschung überhaupt finanziert wird.

Zweitens haben nicht alle Fragestellungen dieselbe Aussicht auf eine mittelfristige Antwort. Kaum beantwortbare Fragestellungen lohnen sich aber für Forscher nicht besonders – auch ein Forscherleben währt nicht ewig. Im Zweifel lohnt sich für einen Forscher eine nicht ganz so spannende, aber beantwortbare Fragestellung mehr als eine hoch spannende, aber unbeantwortbare Forschungsfrage. Nicht nur für das Streben des Forschers nach einem auskömmlichen Arbeitsplatz, sondern auch gesellschaftlich: Als Gutachter stand einer von uns Autoren oft vor der Situation, welchem Projektantrag knappe Mittel zugesprochen werden sollten: dem mit der relevantesten Frage, aber undurchführbarem Forschungsplan, oder dem mit durchführbarem Forschungsplan, aber nicht höchst relevanter Frage. Wie würden Sie entscheiden?

Die Bearbeitbarkeit einer Fragestellung ist in der Regel Voraussetzung für die Förderung. Das kann auch in Evidence-based Nursing zum Problem werden. Wie Sie noch sehen werden, sind randomisierte kontrollierte Verlaufsstudien besonders aussagekräftig bei der Wirkungsanalyse pflegerischer und therapeutischer Interventionen. Ihre Veröffentlichung vermittelt Reputation. Aber nicht alle Fragen lassen sich mit einem solchen Forschungsplan bearbeiten. Die Versuchung für Forscher liegt nahe, sich auf solche Fragen zu werfen, die sich mit randomisierten kontrollierten Studien bearbeiten lassen (vgl. Behrens, 1998). Das ist zweifellos ein außerwissenschaftlicher Einfluss auf die Entstehung wissenschaftlicher Erkenntnisse.

Der nächstgrößere außerwissenschaftliche Einfluss kann bei den methodischen Entscheidungen einfallen: Wer wird für die Untersuchung nach welchen Kriterien ausgewählt und mit welchen Instrumenten untersucht? Auch hier spielen Geld, Zeit und Konventionen eine Rolle, weil nicht alle Untersuchungsmöglichkeiten dasselbe kosten und denselben Erfolgsrisiken unterliegen. Aber der außerwissenschaftliche Einfluss scheint etwas weniger Ansatzpunkte als bei der Fragestellung zu haben, weil sich einige methodische Entscheidungen eben doch aus der Fragestellung ergeben.

Allerdings müssen fast alle Untersuchungen methodische Kompromisse eingehen. Eine ordentliche Untersuchung unterscheidet sich hauptsächlich dadurch von einer schlechten, dass in ihr diese Kompromisse und Überlegungen zur Methode offengelegt werden. Dann können Sie sie als Leser nachvollziehen und prüfen und müssen nicht einfach der Beteuerung glauben, dass alles hochwissenschaftlich, randomisiert und repräsentativ ist.

Im letzten Stadium, wenn die Entscheidungen zur Fragestellung und zur Methode gefallen sind und die Durchführung ordentlich dokumentiert wurde, wird der außerwissenschaftliche Einfluss auf das Ergebnis ziemlich gering. Die Ergebnisse ergeben sich fast unaufhaltsam. Die Forscher und Auftraggeber, denen die Ergebnisse nicht gefallen, haben jetzt nur noch zwei Möglichkeiten: entweder plumpe Fälschung oder – was häufiger vorkommt – keine Veröffentlichung der unerwünschten Ergebnisse.

Darauf kommen wir in Schritt 3 ab Seite 103 bei der Erörterung der Suche nach der besten Evidence sowie in Schritt 4 ab Seite 133 bei der kritischen Beurteilung von Studien zurück.

G.2.10 Schlussbemerkung

Mit diesem Grundlagenkapitel ist eigentlich alles gesagt, was man über die Methode evidence-basierter Entscheidungen in der Pflegepraxis wissen muss. Alles Weitere ergibt sich aus der doppelten Grundanforderung, dass das in solchen Entscheidungen herangezogene Wissen *zwischenmenschlich nachprüfbar* und auf die biographischen Teilhabebedürfnisse der individuellen, uns beauftragenden Klienten *anwendbar* sein muss. Mit diesen Grundanforderungen haben Sie die Kriterien, nach denen Sie Studien sichten können – der große Rest dieses Buches sind Ausführungen zu diesen Grundanforderungen, den sechs Schritten der EBN-Methode.

1. Schritt: Auftrag klären in der Begegnung: *Shared Decision Making*

1.1 Der Auftrag Ihrer Einrichtung

Die meisten Mitglieder der Pflegeprofession arbeiten in Einrichtungen. Die Einrichtungen sollen es ihnen ermöglichen, ihren Klienten zu dienen. Nicht selten fühlen sich die Pflegenden allerdings in einer Art Sandwichposition: Oben die Einrichtungsleitung, unten die pflegebedürftigen Klienten, und dazwischen Sie. Einige erinnert diese Position weniger an einen Sandwich als vielmehr an einen Schraubstock. Bei allem Leiden am Schraubstock hat diese Position auf den ersten Blick aber oftmals auch etwas Entlastendes. Allzu belastende Entscheidungsverantwortungen lassen sich gegenüber den Pflegebedürftigen und gegenüber einem selbst abwehren mit dem Spruch zur Klientin: »Ich verstehe Ihr Problem gut. Aber ich habe meine Vorschriften – und Sie haben Ihre Präferenzen!«.

Beide Teile des Abwehrspruchs verdienen es, genauer angesehen zu werden – die »Vorschriften« ihrer Einrichtung und die »Präferenzen« ihrer Klienten. Fangen wir bei Ihren Vorschriften an, beim Auftrag Ihrer Einrichtung. Dazu können wir auf das im Grundlagenkapitel G Erörterte zurückgreifen. Denn dieses Grundlagenkapitel zeigte oder sollte zeigen, dass die pflegerische Auftragsklärung der entscheidende, aber auch riskante Schritt für den gemeinsamen Aufbau interner und für die Nutzung externer Evidence in der Begegnung mit der Klientin, für die Verknüpfung von *Nursing* und *Caring* ist.

Woher wissen Sie, was Ihr Auftrag ist? Viele Pflegeprozesse gehen daneben, weil die Aufgabenstellung nicht erarbeitet, sondern verhudelt wurde. Da ist es unverständlich, dass in vielen Darstellungen der Schritte evidence-basieter Pflege und Medizin ausgerechnet der erste Schritt, die Aufgabenklärung, fehlt – als sei diese ganz unproblematisch gegeben.

Viele Pflegende fühlen sich zwischen ihrer Chefin, den wirtschaftlichen Überlebensinteressen der Einrichtung, den Versichertengemeinschaften einerseits und den Pflegebedürftigen und Patienten andererseits von zwei Seiten eingezwängt. Diese Zwangslage, so belastend sie ist, erlaubt manchmal auch bequeme Abwehrantworten. So hören Pflegebedürftige und Patienten von uns oft: »Ich verstehe Sie ja so gut, aber ich kann da leider nichts machen, die Kasse zahlt nicht und die Einrichtung erlaubt es mir nicht.« Das ist natürlich falsch. Es wird aber daran klar, dass die meisten von uns mit zwei Seiten die Aufgabenstellung klären müssen: Mit der Einrichtung und mit den individuellen Pflegebedürftigen.

Von diesen beiden Seiten ist für die Einrichtung die Seite der Pflegebedürftigen die wichtigere – weil die Pflege der Pflegebedürftigen der Zweck der Einrichtung ist. Viele Pflegende empfinden das aber nicht so. Sie fühlen sich eher in einer Schraubstockposition wie in einem Sandwich, in dem sie die Einrichtung von oben drückt und die Pflegebedürftige von unten.

Von wem und wie bekommen Sie eigentlich Ihren Auftrag?

- Von einer Pflegebedürftigen, die sich mit weitgehenden Hoffnungen oder präzisen Präferenzen (Franzbranntwein) an Sie wendet
- von Ihrer Berufsgruppe, die ein bestimmtes Angebot der Krisenintervention macht
- von Ihrem Gelübde
- von Ihrer Einrichtung, die ein Leistungsangebot macht
- von der Versichertengemeinschaft, die Ihre Rechnung zahlt
- von der lokalen Gemeinschaft, die Pflegebedürftige nicht hilflos in der Öffentlichkeit sehen will, sondern wohlversorgt hinter Mauern?

Was ist Ihre Aufgabe

- als Mitglied der Pflegeprofession, das überdies
- von der Versichertengemeinschaft mit Bedarfsprüfungen betraut ist (in Diagnosen zum Beispiel)
- und überdies häufig in Einrichtungen eingestellt ist und eine Chefin hat?

Die bisweilen auftretende Spannung zwischen methodischer Absicherung und Relevanz lässt sich produktiv wenden, wenn Sie als ersten Schritt von Evidence-based Nursing sich Ihres Auftrags, also Ihrer Perspektive vergewissern. Jede pflegerische Praxis ist theoriebasiert – gleichgültig, ob diese Basisperspektiven stillschweigend in unsere Arbeit eingehen oder ob wir sie uns bewusst machen.

Die Klärung des pflegerischen Auftrags, der erste unter den sechs Schritten der EBN-Methode, ist noch aus einem zweiten Grund unerlässlich: Berufsmäßige Pflege ereignet sich in der Regel in vielgliedrigen arbeitsteiligen Zusammenhängen, in denen auch die Pflegebedürftigen ihren Part zu erfüllen haben (vgl. Literaturverzeichnis zu Behrens & Müller, 1989). Solche arbeitsteiligen Zusammenhänge individuieren sich zu Systemen mit einem gewissen Beharrungsvermögen. Als relevante Umweltinformation nehmen sie wahr und suchen, was zu ihnen passt (generell untersuchen das Maturana & Varela, 1987).

Keineswegs passt jede neue in der Literatur berichtete wissenschaftliche Erkenntnis in automatischer Harmonie zu den eingewöhnten Routinen, Grundüberzeugungen und Vorurteilen eines Hauses. Ein »Haus« hat zwei Möglichkeiten:

Entweder stellt es nur solche Fragen, deren Antworten gut zu ihm passen. Oder es unterzieht sich der zuweilen erheblichen Mühe, seine Praxis an Erkenntnisse anzupassen, die nicht zu seinen bisherigen Erfahrungen, Überzeugungen und Routinen passen. Damit ein »Haus« sich überhaupt der erheblichen Mühe unterzieht, diese letztere Anpassung zu beginnen, müssen Sie sich auf die Hauptaufgabe der Einrichtung, die *Primary Task*, berufen können. Wenn ein wissenschaftliches externes Ergebnis eine Praxis begründet, die die Hauptaufgabe besser zu erfüllen hilft als die bisherigen Routinen, kann keine Einrichtung mehr begründet am Hergebrachten festhalten.

Daher heißt der erste Teilschritt der sechs EBN-Schritte keineswegs: »Machen Sie sich klar, welche Fragen und Antworten zu den Routinen und Grundüberzeugungen Ihrer Einrichtung passen«, sondern der erste Schritt heißt: »Machen Sie sich klar, was die Hauptaufgabe Ihrer Einrichtung ist«. Die Aufgabe geht den Routinen und Überzeugungen vor. Und auf diesen ersten Schritt müssen Sie beim zweiten Teilschritt, bei der Auswahl der beantwortbaren Fragestellung ebenso zurückkommen können wie beim fünften Schritt, der Adaptation und Applikation der Einrichtung an die gefundenen Erkenntnisprozesse.

Sie können sich das immer noch an der Abbildung G.2 auf Seite 30 klarmachen, die die pflegerische Problemlösungs- und Entscheidungssituation aufführte. Außer durch die interne Evidence der Pflegeanamnese und die externe *Evidence* aus Forschungsergebnissen wirken auf Entscheidungen noch die im unteren Kasten genannten Vorschriften, Faustregeln, Richtlinien, Routinen, ökonomischen und moralischen Anreize und gesetzlichen Regelungen ein. Wie sollten diese sich immer schon im Einklang mit den neuesten Forschungsergebnissen befinden können? Wessen unsichtbare, aber allwissende Hand könnte das bewirken?

Um aber Vorschriften, Faustregeln, Richtlinien, Routinen, ökonomische und moralische Anreize sowie gesetzliche Regelungen (die häufig geringere Hindernisse bieten als die vorher genannten) ändern zu können, müssen Sie sich auf die primäre Aufgabe Ihrer Einrichtung berufen können. Und selbst dann wird es, worauf wir beim sechsten Schritt zurückkommen, nicht leicht. Dabei sind gesetzliche Regelungen oft deswegen die geringsten Hindernisse, weil Gesetzgeber sich mit »unbestimmten Rechtsbegriffen« flexibel gegenüber neuen Erkenntnissen zu halten versuchen. Durchführungsvorschriften und Anreizstrukturen sind viel härteres Gestein.

Wo finden Sie die Hauptaufgabe Ihrer Einrichtung, damit Sie sich auf sie berufen können? Jede Organisation, auch der Ein-Personen-Pflegedienst, hat einen Zweck, der ihre Existenz rechtfertigt. Dieser primäre Zweck ist nicht die standesgemäße Entlohnung ihrer Mitglieder, das ist nur ein Mittel zum Zweck der Versorgung der Bedürftigen mit guter Pflege oder, zum Beispiel bei Bäckereien, mit Brötchen.

Dieser Zweck ist neuerdings manchmal in Leitbildern formuliert, häufiger in Handelsregistern, Vereinsregistern, bei Kammern, in Ordnungen und Gesetzbüchern. Sie können sicher sein: Im Unterschied zu Liebespaaren, die diffus für alles zuständig sein und sich alles ständig neu ausdenken können, haben Organisationen einen Organisationszweck. (Auf diesen Unterschied werden wir noch häufiger zurückkommen müssen, weil unsere Pflegebedürfnisse nicht selten dazu tendieren, diffus und von Liebesbedürfnissen nur schwer unterscheidbar zu werden.) Und Sie werden, wenn Sie es nicht schon wissen, freudig überrascht sein von dem, was Sie da an Zweckbestimmungen lesen können. Kaum werden Sie als Zweck geschrieben finden, nur solche Pflegebedürftigen und Patienten zu versorgen, bei denen die Kosten geringer sind als die Vergütungen. Bei Einrichtungen des Gesundheitswesens werden Sie auch sehr selten Gewinnmaximierung oder die Erzielung hoher Löhne und Gehälter als einzigen Zweck genannt finden.

Der erste Schritt, die Aufgabenklärung, ist ein Merkposten. Wenn Sie dreimal die Woche eine Literaturabfrage starten, müssen Sie sich selbstverständlich nicht dreimal die Woche neu über die pflegerische Aufgabe Ihrer Einrichtung klar werden. Das führte nur zu Gebetsmühlen-ähnlichen Wiederholungen von bereits Geklärtem. Es genügt häufig, dass Sie sich daran erinnern, wie Sie sich das letzte Mal über diese Aufgabe klar geworden sind. Aber als ein Merkposten sollte der erste Schritt stehen bleiben, auch wenn er keine drei Sekunden Zeit beansprucht. Denn ein entscheidender Grund, warum Forschungsergebnisse *nicht* Eingang in die Praxis fanden, liegt zweifellos darin, dass die professionelle »Aufgabenklärung« als erster Schritt der EBN-Methode nicht durchgeführt wurde.

Erlauben Sie uns ein Beispiel aus unserer Universität Halle-Wittenberg. Martin Luther hatte, wie Sie vielleicht gehört haben, oft Ärger mit seinen Vorgesetzten über seine Arbeit. Dann bot ihm, wie er selber oft betonte, ein Blick in seine Anstellungs- und Doktorurkunde, in seinen Diensteid, Halt und Orientierung. Es lohnt sich vielleicht auch für Sie, Ihre Aufgaben in Ihrem Arbeitsvertrag und in den Leitbildern Ihrer Organisation nachzulesen.

1.2 Die Auftragsklärung mit Ihrem pflegebedürftigen Auftraggeber: der Aufbau interner Evidence

1.2.1 »... – und Sie haben Ihre Präferenzen«

Nun können wir endlich zur Aufgabenklärung mit Ihrem individuellen pflegebedürftigen Auftraggeber kommen. Denn soviel sollte jetzt eindeutig geworden sein: Ihr Auftraggeber ist letztlich Ihr individueller Klient, nicht Ihre Einrichtung. Ihre Einrichtung sorgt für die Infrastruktur, damit Sie Ihrem Auftraggeber gerecht werden können. Das geht aus der von Ihnen nachlesbaren Selbstbeschreibung Ihrer Einrichtung hervor. Um Infrastruktur bereitstellen zu können, braucht Ihre Einrichtung zwar Einnahmen, wie Sie Einnahmen brauchen, um pflegen zu können. Ihre Einrichtung freut sich (wie Sie) daher über pflegebedürftige Menschen, weil sie ja sonst nichts zu tun hätte. Aber dennoch hat Ihre Einrichtung (ausweislich ihrer Selbstbeschreibung) nicht das Ziel, die Pflegebedürftigen zur Abnahme möglichst vieler Dienstleistungen zu bewegen: Im Gegenteil möchte Ihre Einrichtung nur diejenigen Dienste leisten, die die Pflegebedürftigen wirklich brauchen – selbst wenn Ihre Einrichtung durch diese professionstypische Selbstbeschränkung ihre kurzfristigen Einnahmen nicht maximiert.

Zusammenfassend: »Ich habe meine Vorschriften« reicht als Handlungsaufgabe so gut wie nie. Die Vorschriften sind nie hinlänglich konkret für den Einzelfall (siehe Kapitel G auf Seite 27). Die Pflegebedürftigen sind nicht Fälle, an denen Pflegende vorgeschriebene Programme abzuspulen haben. Die einzelnen Pflegenden sind es, die allein die Einrichtung zur Wirkung bringen.

Aber auch der zweite Teil des Satzes ist weniger als halb wahr: »Sie haben Ihre Präferenzen«. Kunden haben Präferenzen, die an ihrem Einkaufsverhalten zu sehen sind. Pflegebedürftige sind gerade, woran nun zu erinnern ist, keineswegs nur Kunden: Zwei entgegengesetzte Haltungen vernebeln Ihnen den Blick auf Ihre individuellen Klienten. Die eine Haltung heißt: Die Klientin weiß oder muss selber wissen, was sie will. Sie hat klare Präferenzen, die Sie nur mitschreiben müssen. Die entgegengesetzte Haltung ist die fürsorglich bevormundende: Nicht Ihre Klientin, nur Sie wissen, was wirklich gut für Ihre Klientinnen ist – ob als Ersatzmutter, Ersatzvater oder als Viehzüchter-Königin (vgl. Behrens, 2005a,b). Beide Vernebelungen haben, wie so oft im Leben, ihre Gründe.

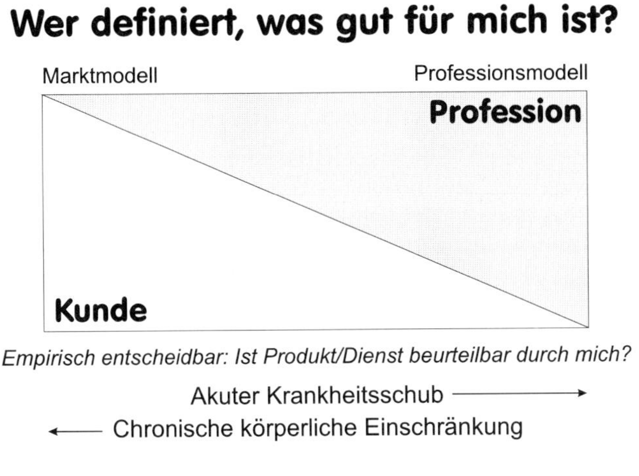

Abbildung 1.1: Kontinuum: Wer definiert, was gut für mich ist?

In Abbildung 1.1 sind beide Interpretationen als die Extrema eines Kontinuums pflegerischer Behandlung aufgeführt, wobei links das Marktmodell steht (Pflegebedürftige wissen selber genau, was gut für sie ist) und rechts ein Professionsmodell für den Extremfall, dass Pflegebedürftige in völliger Ohnmacht gar nicht mehr wissen können, was gut für sie ist. Für pflegerische, beraterische und allgemein therapeutische Tätigkeit kann gezeigt werden, dass sie in der Regel nur erfolgreich sind, wenn sie die Eigenpflege, die Selbstheilung, die eigene Zielsetzung unterstützen. Versteht man das reine Marktmodell und die reine stellvertretende Entscheidung durch die Professionsangehörigen als Endpunkte eines Kontinuums, so befindet sich der Klient therapeutischer, beratender oder pflegerischer Dienste dazwischen (vgl. ausführlicher Behrens, 1994, S. 155–159). Allerdings bleibt die Beurteilungsfähigkeit zwischen Klienten und Professionsangehörigen immer asymmetrisch. Die Unterscheidung zwischen perfekter Stellvertretung und anbieterinduzierter Nachfrage ist fast nicht möglich (vgl. Behrens, 1994, S. 158–160).

Nun ist unsere These, dass chronisch Kranke sich im Durchschnitt eher auf dem Kontinuum nach links bewegen und die Abhängigkeit vom Urteil der Profession, die für akute existenzbedrohende Krisen typisch ist, sich durch Lernprozesse subjektiv bei ihnen eher verliert. Sie werden zu Laien-Experten ihrer Erkrankung oder Behinderung.

1.2.2 Patientinnen und Pflegebedürftige haben Präferenzen – ausreichende?

In vielen Büchern lesen Sie, Sie sollten die individuellen »Präferenzen der Pflegebedürftigen« beachten. Präferenzen sind Vorlieben, die jemand hat. Zweifellos gibt es so etwas, zum Beispiel eine Vorliebe für Franzbranntwein oder für eine Lieblingshaarfarbe. Und um es gleich zu betonen: Das Falscheste, was Sie machen können, ist, eine geäußerte Präferenz einfach fürsorglich zu missachten, weil Sie es besser wissen. Eine solche Missachtung ist enorm kränkend. Diese Kränkung ist so häufig, dass die schwer behinderten und pflegebedürftigen Menschen der Bewegung »Selbstständig Leben« möglichst keine ausgebildeten Pflegekräfte mehr zu ihrer Pflege zulassen, sondern nur »Assistenten«, die sie selber anlernen. Gerade chronisch Kranke und Pflegebedürftige entwickeln durch die Dauer ihrer Pflegebedürftigkeit eine Expertise über das, was ihnen hilft, die sie an die linke Seite des Kontinuums der obigen Abbildung 1.1 auf der vorherigen Seite bringt: Sie haben in der Tat klare Präferenzen und können präzise Aufträge geben. Das unterscheidet sie von erstmalig und akut von einer Pflegebedürftigkeit betroffenen Menschen (vgl. Behrens, 2000, 2002c).

1.2.3 Bewältigung der Informationsasymmetrie oder Bewältigung der Angst – was wir beim *Shared Decision Making* teilen

Aber in vielem sind sich Pflegebedürftige nicht so sicher, weil sie sich noch nicht hinreichend mit Möglichkeiten und Bedürfnissen beschäftigt haben oder einfach, weil sie verständlicherweise Angst haben und manchmal am liebsten gar nicht über ihre Lage nachdenken, sondern alle Hoffnung auf Sie als Professionsangehörige richten und Sie entscheiden lassen wollen. Diese letztere Situation der Angst kennen auch die Kranken und Pflegebedürftigen, die keinerlei Informationsdefizit haben. Würden Sie bei Informations- und Angstasymmetrie allein nach abzuhakenden Präferenzen fragen, wäre das ein Zeichen dafür, dass Sie gefühllos Ihre Klienten in ihrer Situation nicht ernst nähmen. Weil in der Literatur, auch der zum *Shared Decision Making*, viel öfter von der Informationsasymmetrie zwischen Klienten und Professionsangehörigen die Rede ist als von der Angstasymmetrie, gehen wir zuerst auf die Informationsasymmetrie ein.

Informationsasymmetrie

Pflegebedürftige müssen von Ihnen informiert werden, was für Möglichkeiten sie haben, um sich entscheiden, also um Alternativen präferieren zu können. Man kann sich nur entscheiden, wenn man die Alternativen kennt. Über diese Alternativen informieren Sie aus Ihrer Kenntnis der externen Evidence – und zwar nicht nur einmal, zu Beginn der pflegerischen Behandlung, sondern immer wieder neu, wenn der Verlauf etwas zu entscheiden gibt. Alles, was wir im Kapitel G zur Nutzung externer Evidence erörterten, ist hier einschlägig.

Kenntnis der Alternativen reicht aber zur Entscheidung, zur Bildung von Präferenzen allein nicht. Erst im Licht der individuell angestrebten begründenden Ziele (☞ Abbildung G.4 auf Seite 37) gibt es überhaupt ein Kriterium, unter dem Behandlungsbedürftige zwischen Alternativen wählen können. Diese angestrebten begründenden Ziele ergeben sich, wie wir im Kapitel G bereits an der Abbildung G.2 auf Seite 30 erörterten, nie aus externer Evidence, auch nicht aus Studien zu den Lebensqualitäts-Präferenzen der Bevölkerung. Diese Ziele können nur individuell erarbeitet werden. Sie sind entscheidend – zumal externe Evidence, wie wir in G sahen, immer nur häufige Verteilungen von Nutzen und Leid einer Behandlung vermuten lassen, nicht das Ergebnis im Einzelfall unseres Auftraggebers.

Angstasymmetrie

Das eben Gesagte verliert nicht an Relevanz, wenn keine Informationsasymmetrie zu bewältigen ist. Im Gegenteil. Das zeigt fast jedes Beispiel einer medizinischen Kapazität, die an der Krankheit erkrankt, für die sie selber Spezialistin ist. Niemand hat mehr Informationen über diese Krankheit als die erkrankte Kapazität selbst. Es ist keinerlei Informationsasymmetrie zu bewältigen. Dennoch besteht häufig ein Bedarf nach Entscheidungs- und damit Zielklärung mit Ihnen oder einem anderen Professionsmitglied. Es geht um die Bewältigung nicht der Informationsasymmetrie, sondern der Angst.

Auf der anderen Seite der Spritze sieht die Welt auch für die Kapazität ganz anders aus. Hier ist Ihre Kompetenz als Gesprächspartnerin beim Aufbau interner Kompetenz gefragt. Wenn Sie sich hier nur als Bereitstellerin von Informationen, also als wandelndes Internet-Lexikon verstünden, machten Sie sich einer schweren professionellen Verfehlung des Bedarfs schuldig. Die angelsächsische sprachliche Unterscheidung von *Nursing* und *Caring* erweckt manchmal den Eindruck, diese Kompetenz als Gesprächspartnerin beim Aufbau interner Evidence gehöre mehr dem *Caring* zu als dem *Nursing*. Der Eindruck trügt. *Nursing* ohne *Caring* ist nicht professionell. Gerade die Kompetenz als Gesprächspartnerin beim Aufbau interner Evidence gehört zu den Kernkompetenzen der Pflegeprofession. Diese Kompetenz ist, wie wir im Folgenden zu zeigen versuchen, durchaus erwerbbar.

Wir haben den Eindruck, dass die Betonung der Bewältigung des Informationsdefizits in der Literatur und die viel seltener erwähnte Bewältigung von Angst selber ein Ausdruck von Angstverdrängung ist. Das kommt auch in der Rede über das *»Shared Decision Making«* zum Ausdruck. Denn nicht die Entscheidung wird geteilt. Der Pflegende stellt die Pflegediagnose, die Ärztin die weitere Indikation, sie entscheiden nicht: Der Behandlungsbedürftige entscheidet. Was im *Shared Decision Making* geteilt wird, ist die Bewältigung von Angst und Unsicherheit und der gemeinsame Aufbau interner Evidence.

1.2.4 Präferenzen und Ziele klären sich in der Begegnung

Deshalb unsere These: **Für viele Pflegeprozesse sind Präferenzen nicht einfach vorhanden, sondern sie entstehen in Abwägungs- und Klärungsprozessen. Noch präziser: Sie klären sich in der Begegnung, oft in der Begegnung mit Ihnen, den Professionsangehörigen.**

Manchen Pflegenden, denen wir das vortrugen, war das nicht recht. Der Einfluss der pflegenden Person war ihnen zu groß. Hieße gemeinsamer Aufbau interner Evidence nicht, dass dieselben Pflegebedürftigen bei einem Mitglied der Pflegeprofession andere Ziele, Bedürfnisse und Entscheidungen erarbeiteten als bei einem anderen Mitglied der Pflegeprofession?

Ja, das kann es durchaus heißen. Interne Evidence ist ein Produkt der Begegnung. Allerdings dienen Supervisionen wie Balint-Gruppen (vgl. auch Elzer, 1997; Welter-Enderlin & Hildenbrand, 2004) dazu, Pflegende zu befähigen, sich selber eher als Instrument zu begreifen, mit dessen Hilfe die Pflegebedürftigen ihre Bedürfnisse und Situationen klären, als ihre eigenen Bedürfnisse am Pflegebedürftigen zu befriedigen.

Zum Verständnis kann es hilfreich sein, Sie vergegenwärtigen sich, als was Sie den Pflegebedürftigen begegnen. Dazu kann wieder ein Blick in die Geschichte der Pflege nützlich sein:

1.2.4.1 Pflegearbeit geht im rollenförmigen Handeln nicht auf: *Nursing* ohne *Caring* ist keine Pflege

Die Grundlage jeder Pflege ist eine einzigartige personale Beziehung. Als Professionelle erfüllen Sie nicht einfach Arbeitsrollen, aber Sie sind andererseits auch nicht die Lebenspartner, als die Sie die einen oder anderen Pflegebedürftigen gerne hätten. Das ist kurz zu beweisen. Woran erkennen Sie jeden Tag beweiskräftig, dass Sie keineswegs in Ihrer Arbeitsrolle aufgehen, bestimmte Verrichtungen der Behandlungs- oder Grundpflege am Pflegebedürftigen durchzuführen? Die Pflegebedürftigen erzählen Ihnen ihr Leben und ihre Sorgen, deren Kenntnis für Ihre Einzelleistung oft keineswegs erforderlich wäre. Das allein ist noch nicht Beweis genug. Die Pflegebedürftigen könnten sich ja einfach im Ton vergriffen haben und die Grenzen Ihrer Rolle falsch einschätzen.

Ein schlagender Beweis dafür, dass Ihre Arbeit nicht nur rollenförmig ist, liegt aber darin, dass Sie den Pflegebedürftigen nicht zurechtweisen (dürfen), er erzähle Sachen, die nicht zur Sache gehörten. Würden Sie Pflegebedürftige so in die Schranken weisen, die Umstehenden einschließlich Ihrer Vorgesetzten würden Sie für eine schlechte Pflegerin halten. In der Pflegebeziehung gibt es wie in der Freundschaft kein Thema, für das sich Pflegebedürftige entschuldigen müssten, sprächen sie es an. Wie in der Freundschaft wollen auch viele in der Pflege als Personen anerkannt werden und nicht einfach als Anlässe für Maßnahmen. Das ist die Nähe und Diffusität, die im *Caring* wirkt.

Andererseits wissen die meisten Pflegebedürftigen – manchmal zu ihrem Bedauern, oft zur therapieförderlichen Entlastung –, dass Pflege Ihr Beruf ist und Sie sie nicht pflegen, weil Sie mit ihnen ein eheähnliches Verhältnis eingehen wollen. Sie vertrauen sogar auf Ihre Distanz, die Ihnen die Übersicht über Symptome, Literatur, Erfahrungen ermöglicht: eine Übersicht und Fähigkeit, die die Pflegebedürftigen nicht erworben haben oder in der Angst der akuten Krise verloren haben.

Berufsrolle und personale Beziehung widersprechen sich daher nach unserer professionstheoretischen Auffassung nicht, sondern ergänzen sich. Erst beide zusammen erlauben Ihnen, in der Beziehung die interne Evidence aufzubauen und dafür externe Evidence zu nutzen. Einfach gesagt, was schwer zu erreichen ist:

Pflegebedürftige sollen sicher sein können, dass sie Ihnen gegenüber alles Persönliche zum Thema machen können, und Sie trotzdem nicht aus der Rolle fallen. Das schafft eine spezifische Sicherheit, wie sie nur Professionen, nicht Familien und Freunde herstellen können.

Zu dieser Kombination von Nähe und Distanz verhilft die Profession. Sie darf durch tröstende Bagatellisierungen und hektische Hilfeleistungen nicht gefährdet werden. Denn erst aus diesen beiden Eigenschaften erwächst die Produktivität der Zielklärung und der Auftragsklärung in schweren pflegerischen Situationen: Einfühlung, zuverlässige Anwesenheit einerseits, Wissen, Können, Überblick und

Distanzfähigkeit andererseits erwarten die Pflegebedürfigen von uns – zu Recht, denn anders kann ein Arbeitsbündnis nicht entstehen.[1]

1.2.4.2 Wen pflegen Sie eigentlich? Ihre Liebsten, Gott in Ihren Nächsten oder Ihre Auftrag gebenden Klientinnen?

Gerade Pflege geht also nicht in der Berufsrolle auf. Aber berufliche Pflege ist andererseits nicht dasselbe wie Pflege durch Freunde und Verwandte. Wie ähnlich bei allen Professionen kommt es also in der Pflege darauf an, dass die Pflegebedürftigen Ihnen gegenüber grenzenlos alles Persönliche zum Thema machen können und sich dennoch darauf verlassen dürfen, dass Sie nicht aus Ihrer Berufsrolle fallen. Denn wen pflegen Sie eigentlich?

Blicken Sie für eine Sie überzeugende Antwort, die das Verhältnis der *Caritas* von Ihnen als Professionsangehörige zu Ihren einzigartigen Klienten deutlich macht, wieder zurück in Ihre Geschichte. Sie fingen, wie Sie wissen, an als Zauberin. Aber dann kam das Problem Ihrer nicht immer wirksamen Zauberkraft. Misserfolge fielen auf alle therapeutisch Tätigen, auch die christlichen Gemeinschaften und Orden zurück, in denen bis 1130 Pflege noch nicht von medizinischer Behandlung unterschieden war. Im Edikt von Clermont zog der Papst 1130 die Notbremse und verbot den Mönchs-Orden eine praktische Betätigung in der Medizin. Das war der Beginn der Pflege als einer nicht nur von der Zauberei, sondern auch von der medizinischen Heilkunst strikt getrennten Tätigkeit. Die ersten nur Pflegenden waren daher nicht etwa Frauen, sondern Männer, genauer: Mönche und Kreuzritter.[2]

Wen aber pflegten die Kreuzritter, die Johanniter, Templer, die Mönche und dann Nonnen? Sie pflegten ihre Nächsten – gemeint war damit Jesus, dessen Leid im Leid der Armen und Kranken zu ehren war. Deshalb hatten Kranke Anspruch auf die Anrede »Herr« und auf das standesgemäß den Herren vorbehaltene gute Essen. Da sie aber nicht als konkrete Personen gemeint waren, konnten sie ermahnt werden. Bei Beschwerden mahnten die Mönche und Kreuzritter die konkreten Pflegebedürftigen zur Bescheidenheit: Benedict von Nursia hatte den Benediktinern wie einst Origines die Konsequenzen der Unterscheidung zwischen konkretem Pflegebedürftigem und dem eigentlich gemeinten Nächsten klargelegt: »Die Kranken sollen bedenken, dass man ihnen dient, um Gott zu ehren. Sie sollen ihre Brüder, die ihnen zur Verfügung stehen, nicht durch übertriebene Ansprüche traurig machen« (Benedict von Nursia zitiert nach Bergdolt, 2004, S. 72). Nicht die konkreten Pflegebedürftigen meinten sie mit ihrer Pflege, sondern Jesus. In dieser

[1] Evidence für Maßnahmen in solchen kommunikativ schwierigen pflegerischen Situationen zu erarbeiten, das ist das Ziel des Pflegeforschungsverbundes Mitte-Süd mit seinen mehr als 30 Projekten, siehe `http://www.medizin.uni-halle.de/pflegewissenschaft/index.php?id=355`

[2] Das war kein Zufall, dass die ersten ausdifferenzierten Pflegenden Männer waren (vgl. Behrens, 2006).

spezifischen Form der *Caritas* lag eine spezifische Missachtung der konkreten Person, des mangelnden Respekts vor der internen Evidence.

(Die Missachtung ist nachvollziehbar. Sie erinnern vielleicht noch aus Ihrer Kindheit, wie kränkend und oberflächlich es war, für etwas das Lob Ihrer Eltern und Lehrer zu finden, wovon Sie selber wussten, dass es misslungen war: ein Gedicht, dessen Verse Sie vergaßen, ein Lied, das Sie falsch sangen. Sie durften es nicht noch einmal wiederholen, die Erwachsenen klatschten und sagten, hast Du doch toll gemacht. Vielleicht kann für uns nur das Anerkennung sein, wofür wir uns selber anerkennen können. Nächstenliebe, die eigentlich jemanden anders meint, hat auch etwas Kränkendes. Klar ist das – seit der Romantik – in der Liebe: Was würden Sie von Ihrem Liebhaber denken, der Ihnen sagt, er liebte weniger Sie mit Ihren konkreten Eigenschaften, sondern diente in Ihnen vielmehr Jesus oder Maria? Bei unseren Liebsten ist uns klar, dass wir als konkrete Person geliebt werden wollen – so sehr die Regeln der wechselseitigen Achtung in überindividuellen Normen und religiösen Überzeugungen wurzeln und zu sichern sind. Aber was wollen wir als Patientinnen und Pflegebedürftige, die wir offensichtlich nicht die Geliebten der Pflegenden sind? Wollen wir als konkrete Personen gemeint sein oder als bloßer Anlass, einem anderen Liebesdienste zu erweisen, die uns gar nicht meinen (vgl. ausführlicher Behrens, 2002c)? Wir wollen wohl als konkrete Person gemeint sein und dabei die Sicherheit haben, dass wir alles ansprechen können, weil die Pflegenden nicht aus ihrer Rolle fallen.)

1.2.4.3 Pflege, Psychotherapie und Selbstpflege

Bevor wir auf die typischen Gefährdungen dieses Arbeitsbündnisses durch die Pflege selber eingehen (und darauf, wie diese Gefährdungen zu erkennen und zu vermeiden sind), setzen wir uns kurz mit einem Einwand auseinander, den wir häufig hörten: Ziel- und Auftragsklärung, der Aufbau interner Evidence sei eine Aufgabe der ärztlichen oder psychologischen Psychotherapie, nicht der Pflege. Unsere beiden Gegenargumente greifen zum ersten auf Logik und Beobachtung des pflegerischen Alltags zurück, zum zweiten auf das in der Pflege verbreitete und häufig missverstandene Konzept der Selbstpflege in Anlehnung an Orem.

1.2.4.4 Psychotherapie oder Pflege?

Der Erfolg der meisten Pflegehandlungen hängt von einem Arbeitsbündnis ab, weil ohne Mitwirkung der Pflegebedürftigen die volle Wirkung nicht zur Geltung kommen kann. Dieses Arbeitsbündnis können andere Berufsgruppen nicht hinlänglich für die Pflege aufbauen. Das Verhältnis der Pflege zur Psychotherapie ist darum sehr ähnlich dem Verhältnis der Pflege zur Physiotherapie, zur Ergotherapie und anderen Mitgliedern des multiprofessionellen therapeutischen Teams. Wie die alltagsumspannende Pflege durch falsche Handlungen die kurzzeitigen physiotherapeutischen Behandlungen konterkarieren, durch angemessene sie zur Wirkung bringen kann, so kann sie auch psychotherapeutische Behandlungen zur Wirkung bringen oder konterkarieren. Psychotherapeuten und Physiotherapeuten verfügen über spezielle Behandlungstechniken, zu denen die Pflege weder berechtigt noch befähigt ist. Aber die Pflege muss physiotherapeutische und psychotherapeutische Interventionen hinreichend verstehen, um im multiprofessionellen Team pflegen zu können. Manche Psychotherapeuten sprechen deshalb von niedrigschwelliger psychotherapeutischer (Mit-)Behandlung durch die Pflege, zu der die Pflege gerade deshalb besonders befähigt ist, weil sie mehr als alle anderen Berufsgruppen Zeit und Alltag mit den pflegebedürftigen Patienten teilt. Viele Pflegende verfügen auch über psychotherapeutische Grundausbildungen. Aber die Rede von der niedrigschwelligen psychotherapeutischen Mitbehandlung verunklart etwas die Tatsache, dass der Aufbau des pflegerischen Arbeitsbündnisses und der individuellen internen Evidence eine genuine Aufgabe der Pflege ist und nicht ohne Schaden für die Pflegebedürftigen an andere Berufsgruppen delegiert werden kann.

1.2.4.5 Selbstpflege: Selbsterkennen, Selbstbestimmen, Selbsttun

Zur Zeit beziehen sich meisten Pflegenden auf das Konzept der Selbstpflege von Orem. Selbstpflege beinhaltet drei Komponenten, von denen unzulässigerweise häufig nur die dritte gesehen wird, obwohl die ersten beiden viel wichtiger sind:

Autonomie oder Autarkie?

Selbstpflegefähigkeit beinhaltet:

1. die eigenen Gefühle, Bedürfnisse und Ziele wahrnehmen zu können
2. die pflegerischen Handlungen selber bestimmen zu können (Autonomie)
3. pflegerische Handlungen selber durchführen zu können (Autarkie)

Selbstwahrnehmung und Selbstbestimmung machen die Autonomie aus, Selbsttun Autarkie. Autonomie ist entscheidender als Autarkie. Autarkie ist eines unter mehreren Mitteln, Autonomie zu erlangen. (Es fällt mir anscheinend leichter, eine Handlung zu bestimmen, die ich selbst verrichten kann, als eine Handlung, für die ich jemanden brauche. Aber ich leide nicht unter dem Selbstpflegedefizit, etwas nicht selbst tun zu können (zum Beispiel Haareschneiden), so lange ich es bin und nicht der Friseur, der bestimmt, wann ich zum Friseur gehe. Erst wenn der Friseur bestimmt, wann ich die Haare geschnitten bekomme, und zwar nach einheitlichen Frisurvorgaben, die die Friseurinnung für meinesgleichen als bedarfsgerecht verordnet hat, beginne ich unter dem Selbstpflegedefizit Haareschneiden wirklich zu leiden.)

Nicht nur die dritte, allein unwichtigste Komponente der Selbstpflegefähigkeit ist durch Krankheit und und krisenhafte Pflegebedürftigkeit gefährdet, sondern in diesen Krisen auch die beiden ersten, die Selbstwahrnehmung der eigenen Bedürfnisse/Ziele und die Selbstbestimmung. Daher geht es an den Pflegebedürftigen vorbei, wenn die Pflege allein die dritte Komponente misst und erhebt, welche bedeutsamen Alltagsverrichtungen die Pflegebedürftigen allein oder nur mit Hilfe ausführen können – so, als seien Pflegeziele und Selbstbestimmung immer schon gesichert. In Wirklichkeit ist es Aufgabe der Pflege, bei der Selbstklärung zu assistieren und Selbstbestimmung zu fördern.

1.2.5 Beziehungen zum Aufbau interner Evidence – und ihre Gefährdungen

1.2.5.1 Kein *Nursing* ohne *Caring*

Eine elementare Voraussetzung zum Aufbau interner Evidence ist *Caring*. Im angelsächsischen Sprachraum wird *Nursing* (als berufliche Verrichtungen der Behandlungspflege und auch Grundpflege) häufig dem *Caring* gegenübergestellt, der Sorge für jemanden. Das deutsche Wort *Pflege* kennt diese Unterscheidung (erfreulicherweise) nicht. In der Tat kann *Nursing* ohne *Caring* auch kein *Nursing* sein. Es ist eine elementare Voraussetzung zum Aufbau des pflegerischen Arbeitsbündnisses, dass Sie auch dann für die Pflegebedürftigen da sind, wenn Sie ihnen nicht mit einer Einzelverrichtung helfen können.

Sie bauen einen Rahmen auf, Sie kümmern sich, Sie sind da. Viele Handlungen, die wir ausführen, sollen einfach nur symbolisieren, es ist jemand da, wir werden nicht einfach alleingelassen. Selbst wenn Ihre Handlungen keinerlei Wirkung haben: sie symbolisieren, es ist jemand da, der sich kümmert. Diese symbolischen Handlungen kennt die Soziologie der Politik von staatlichem Handeln. Sie spricht bei vielen staatlichen Maßnahmen von »symbolischer Politik«. Die Alternative zu diesen symbolischen Handlungen wäre ein Alleinlassen der Klienten mit einem Schulterzucken: Wir sind nicht zuständig, warten Sie es ab. Mit unserem Kümmern symbolisieren Sie, wir lassen Dich nicht allein. Das ist die Kraft des *Caring*. Oder wie der Hypochonder Voltaire über die Ärzte sagte, sie lenken uns ab, während die Natur ihr Werk tut. Oder über die Pflege: Zu sehen, so schön, so gebildet, in unser Elend. Noch viel schmeichelhafter ist Voltaires Argument zum *Caring* der Krankenpflegerinnen. Dass so schöne, häufig so gebildete Frauen sich zu den Kranken begäben und ihnen in ihrem Elend Gesellschaft leisteten, nahm er als Trost und Wunder wahr.

Dies »Gesellschaft leisten im Elend« *(Caring)* darf keineswegs durch die Reduktion nur aufs *Nursing* gefährdet werden, soll *Nursing* nicht Humanität und Wirkung verlieren.

1.2.5.2 Gefährdungen des warmherzigen Respektes

In der Pflege ist die Haltung des warmherzigen Respektes, in dem Sie für jemanden da sind, wohl am meisten dadurch gefährdet, dass diese Haltung nur pflichtgemäß aufgesetzt wird. Es kommt aber auf affektiv eindeutige und ehrliche Signale an. Gerade Pflegebedürftige haben ein feines Gespür für falsche Töne, für die Nichtübereinstimmung von Worten und Körpersprache. Hören Sie auf sich selber. Nehmen Sie Ihre eigenen Gefühle der Wut, der Hilflosigkeit, der Genervtheit an als wichtige Mitteilungen über die pflegerische Beziehung. Nehmen Sie die körpersprachlichen Signale der Pflegebedürftigen wahr, die ihre Reden begleiten. Nehmen Sie an Ihren eigenen Gefühlen die charismatisierenden Bedürfnisse wahr, die die Pflegebedürftigen an Sie richten, die Erwartungen an Ihre Omnipotenz. Dann erst können Sie sie mit den Pflegebedürftigen authentisch klären.

Geben Sie Pflegebedürftigen Gelegenheit zu klagen, ohne dass Sie ihre Not gleich tröstend bagatellisieren. Pflegebedürftige könnten sich nicht ernstgenommen fühlen. Bagatellisieren müssen Pflegebedürftige schon genug im Privatleben.

Überdecken Sie Sorgen nicht mit hektischen Hilfsangeboten. Die Hand nehmen, am Bett sitzen vermittelt mehr als ein Feuerwerk von Verrichtungen.

Sie können gelassen auf Beschuldigungen reagieren.

Kommen Sie den Aufträgen der Pflegebedürftigen nicht mit lauter eigenen Handlungen zuvor. Die Pflegebedürftigen müssen Zeit haben, Ihnen deutlich machen zu können, was sie wollen. Sie müssen sich Ziele gesetzt haben, mit Ihrer Hilfe bei Informationen und Bedürfnisklärungen, aber nicht Ihre Ziele. Es kann (sehr häufig) sein, dass sie die geplanten Handlungen nicht durchhalten, die sie sich selber vornahmen. Aber es macht einen entscheidenden Unterschied, ob es ihre eigenen Ziele sind, die sie nicht erfüllen, oder Ihre Ziele als Pflegende. Als Pflegende brauchen Sie den Auftrag, auf den Sie sich beziehen können – sonst stürzt Ihr Arbeitsbündnis in die bekannte Adherence-Falle.

1.2.5.3 Mangelnde Adherence als mangelnder Aufbau interner Evidence

An mangelnder Adherence ist nicht nur bezeichnend, dass Pflegebedürftige ihre Medikamente nicht nehmen oder ihre geplanten Handlungen nicht verfolgen – bemerkenswert ist zusätzlich, dass sie häufig vor Ihnen so tun, als hätten sie sie genommen und durchgeführt. Nicht selten führt das bei Medikamenten zu einer Erhöhung der Dosis. Dass die Pflegebedürftigen sich nicht an Verschreibungen und pflegerische Handlungen halten, kann gute Gründe haben. Dass sie Ihnen gegenüber aber nicht selbstbewusst ihre Handlungsweise vertreten, sondern sie im Gegenteil zu verbergen suchen, wirft ein schlechtes Licht auf das Arbeitsbündnis. Erst in diesem Verbergen und falschem Vorgeben ist ein Mangel an Vertrauen, ein Mangel am Arbeitsbündnis, ein Mangel an Aufbau interner Evidence eindeutig.

Dieses Verhalten ist weit verbreitet – in allen Bereichen der Pflege. Viele Pflegende, mit denen wir darüber sprachen, überrascht es gar nicht mehr. Sie vermuten, dass Pflegebedürftige und Patienten Angst vor den Vorhaltungen der Pflegenden und Ärzte hätten, käme ihr Verhalten heraus. Sie vermuten, sie hätten zu große Scham- und Schuldgefühle gegenüber den Pflegenden und Ärzten. Wahrscheinlich trifft diese Vermutung zu. Aber sie beweist, dass diese Pflegebedürftigen Sie nicht als Auftragnehmer anerkennen, denen sie alles sagen können, ohne dass Sie aus der Rolle fallen. Sie verwechseln Sie mit ihren Erziehungsberechtigten und anderen Mitgliedern ihres Lebens, denen sie etwas vormachen müssen.

1.2.5.4 Warum »Pflegeedukation« in die Irre führt

Vor diesem Hintergrund ist ein Sprachgebrauch keinesfalls auf die leichte Schulter zu nehmen, der sich in der deutschsprachigen Pflege in den letzten Jahren verbreitet hat. Pflegeberatung, Pflegeinformation, *Coaching* werden merkwürdigerweise zusammengefasst unter dem Oberbegriff »Pflegeedukation«. Wer ist denn der Erziehungsberechtigte dieser Pflegeedukation? In welchem Gerichtsverfahren wurden die Pflegebedürftigen entmündigt, in ihre Kindheit zurückversetzt und die Pflegenden zu ihren Erziehungsberechtigten bestellt?

Der deutsche Begriff der »Edukation« kann sich auch nicht auf den englischen *Education* berufen, weil der durchaus etwas anderes meint als Edukation. Wer Beratung von Pflegebedürftigen als Erziehung plant, kann sich nicht darüber wundern, dass Pflegebedürftige ihm etwas vorzumachen versuchen (zu professionstheoretisch ausführlicheren Belegen vgl. Behrens, 1983b; Behrens & Zimmermann, 2004; Behrens, 2005b).

Als Pflegende sind Sie in großen Aufgaben von Ihren pflegebedürftigen Klienten gefordert: als Professionspartner zur Klärung ihrer Bedürfnisse, Ängste, Ziele und Aufträge beim Aufbau interner Evidence, als Experten bei der Nutzung externer Evidence, als Lotsen, Vermittler (*»Broker«*), Türöffner (*»Gatekeeper«*) und advokatorische Vertreter im Gesundheitssystem, als pflegerische Behandler, Berater und Trainer. Aber alle diese Aufgaben sind nur erfüllbar, wenn der erste Schritt, die Klärung des Auftrags, gelingt und möglichst schriftlich fixiert wird.

Die Aufgabe der Auftragsklärung, das sollte dieser Abschnitt zeigen, ist nicht ein- für alle mal am Anfang der Pflegebeziehung erledigt. Während der gesamten dynamischen Pflegeprozesse wird immer wieder um die Klärung des Auftrages und die Weiterentwicklung des Arbeitsbündnisses gerungen werden.

1.3 Ein Beispiel: Zielklärung in der onkologischen Pflege

Das Ende dieser Erörterung des entscheidenden ersten Schrittes von Evidence-based Nursing soll ein Beispiel aus der Zielklärung onkologischer Pflege und Medizin bilden.

In der Onkologie sind in den letzten Jahren Merkmale der Lebensqualität als Zielgrößen (Endpunkte) neben so genannte »harte« Erfolgskriterien wie Überleben, Responserate, Toxizität usw. gestellt worden. Eine große Zahl von Assessmentverfahren ist entwickelt worden, die die Lebensqualität von onkologisch erkrankten Menschen erfassen, häufig mit Bevölkerungsdurchschnitten vergleichen und auf diese Weise therapeutische Entscheidungsprozesse im Einzelfall auf eine vernünftige Grundlage stellen sollen.

In diesen beiden Entwicklungen, die noch keineswegs abgeschlossen sind, ist ein Fortschritt zu sehen, der keinesfalls in Abrede gestellt werden kann. Der knappe Raum dieses Kapitels soll aber genutzt werden, um auf zwei grundlegende Verwechslungen hinzuweisen, die in diesen Entwicklungen vermieden werden sollten. Im Nebeneinander von Lebensqualität-Zielgrößen (Outcomes) und so genannten »harten« Outcomes ist eine Verwechslung von Zielen und Mitteln zu sehen. Und in der Praxis, durchschnittliche Werte der Lebensqualität bei der Entscheidung über die Behandlungsbedürftigkeit im Einzelfall heran zu ziehen, liegt die Gefahr der Verwechslung von interner und externer Evidence. Werden diese beiden Verwechslungen vermieden, kann sich die Entwicklung der Lebensqualität-Forschung sehr positiv für den einzelnen Patienten auswirken.

1.3.1 Die Verwechslung von Mitteln und Zielen: Vier Stufen der Qualität

Das gleichberechtigte Nebeneinander von Endpunkten wie der Überlebensrate, der Rezidivfreiheit in der Zeit und der Remission (Rate, Dauer) einerseits mit Lebensqualitäts-Eigenschaften wie zum Beispiel körperlicher Belastbarkeit, Belastbarkeit im Alter, Beschwerden im Armbereich, Körperbild, Schmerzen, Emotionen, Konzentration/Erinnerung, Müdigkeit und Familienleben/Soziale Unternehmungen stellt eine Verwechslung von Zielen und Mitteln dar: Die erstgenannten traditionell medizinisch erhobenen Endpunkte sind nämlich Zwischenziele, genauer gesagt Mittel für die Erreichung einer Lebensqualität, die der eigentliche Grund für Patienten ist, sich einer Behandlung zu unterziehen. Ziele und Mittel können logisch nicht gleichberechtigt nebeneinander stehen. Die Lebensqualität ist das letztlich begründende Ziel medizinischer Behandlungen. Und welche Komponenten der Lebensqualität für die einzelnen Patientinnen und Patienten relevant sind, kann nur jede und jede einzelne von Ihnen für sich selbst entscheiden und mitteilen.

Von Lebensqualität, also vom *qualis*, dem Wie des Lebens, sprechen wir in der Onkologie vor allem deswegen, weil Überlebenswahrscheinlichkeiten nicht alles sind. Es ist eine traurige Tatsache, dass es Zustände des Lebens gibt, die für viele Menschen schlimmer sind als der Tod. Und lange vor dieser Wahl zwischen Leben und Tod ist das Wie des Lebens besonders relevant, wenn Behandlungen einerseits mit Schmerzen und anderen Nebenwirkungen verbunden sind, ihr Nutzen aber andererseits nicht bei allen Behandelten eintritt. Dies Verhältnis gibt die *Number Needed-To-Treat* wieder: Sie zählt die Menschen, die sich einer Behandlung unterziehen müssen, damit einer unter ihnen einen Nutzen von dieser Behandlung hat. Diese Zahl ist im Rückblick auf viele Behandlungsverläufe einigermaßen gut zu erheben. Aber im Voraus, prospektiv, können wir im Einzelfall nie wissen, ob ein erkrankter Mensch zu denen gehören wird, denen eine Behandlung wirklich nützt. Hier ist unter unaufhebbarer Unsicherheit eine Entscheidung im Einzelfall zu treffen, die nur vom wohl informierten kranken Menschen selbst getroffen werden kann. Es ist eine Entscheidung unter Unsicherheit, keine Ableitung aus gesichertem Wissen. In der Abwägung zwischen Behandlungsalternativen kann für den Einzelnen das Wie des Lebens eine entscheidende Relevanz einnehmen.

Wie kommt es überhaupt zu der Verwechslung von Mitteln und Zielen? Ein Grund mag darin bestehen, dass das berühmte Donabedian-Schema, mit der wir uns die Qualität in der Medizin klarzumachen gewöhnt haben, nur drei Stufen enthält. Donabedian kennt Ergebnisqualität, Prozessqualität und Strukturqualität. Der Zusammenhang zwischen diesen drei Größen ist einfach (☞ Abbildung 6.2 auf Seite 287). Ich muss die Ergebnisse eines Prozesses kennen, um zu wissen, welcher Prozess der angemessene ist. Und ich muss den Prozess kennen, um die Anforderung an die Struktur ableiten zu können, die dieser Prozess nötig macht. Bei der Beurteilung der Ergebnisqualität empfiehlt es sich aber, zwischen solchen Ergebnissen zu unterscheiden, die durch den Prozess direkt mit ziemlicher Sicherheit erreicht werden können, und solchen, die die Patienten als letztlich die Behandlung erst begründenden Ziele anstreben. Häufig ist das Prozessergebnis nur ein Beitrag zum angestrebten begründenden Ziel des Patienten. Gleichwohl ist es nur dieses letztlich angestrebte begründende Ziel, das einen Patienten eine Behandlung überhaupt erst wünschen lässt. Daher ist vorgeschlagen worden (vgl. Behrens, 1999), zur besseren Klarheit das Donabediansche dreistufige Schema durch eine vierte Stufe zu erweitern: Dadurch kann zwischen den unmittelbaren Prozessergebnissen und dem angestrebten begründenden Ziel klarer unterschieden werden (☞ wiederum Abbildung 6.2 auf Seite 287).

Diese Unterscheidung bewährt sich darin, dass der Beitrag der Ergebnisse des Prozesses zu den angestrebten begründenden Zielen einer Behandlung reflektiert werden kann. Die angestrebten begründenden Ziele, die die Wahl zwischen Behandlungsalternativen erst entscheidbar machen, sind immer solche der Lebensqualität. Das Verdienst der Lebensqualitätsforschung liegt darin, dass sie den Zusammenhang von Prozessergebnissen zu angestrebten begründenden Zielen aufklären und lange Wirkungsketten retrospektiv prüfen will und kann. Je mehr wir über den Zusammenhang von Ergebnissen therapeutischer Prozesse und den eigentlich angestrebten begründenden Zielen wissen, um so besser können Menschen in schwierigen Entscheidungssituationen sich für Behandlungen entscheiden.

Das gilt nicht nur für die Wahl zwischen Behandlungsoptionen, die aktuelle Leitlinien für die Verbesserung der Lebensqualität nennen (in der aktuellen Leitlinie für die Therapie des Mammakarzinoms zum Beispiel sind fünf Therapieoptionen auf die Lebensqualität von Brustkrebspatientinnen bezogen: Schmerztherapie, Physiotherapie und Lymphdrainage, Psychotherapie, soziale Beratung und Rehabilitation und, zur Steigerung körperlichen Leistungsvermögens, Sport und Ernährung). Das gilt auch für alle anderen Therapieoptionen in der Behandlung an Krebs erkrankter Menschen. Die Entscheidung zwischen Behandlungsoptionen kann allerdings immer nur eine individuelle sein. Das auszuführen ist Zweck des nächsten Abschnittes.

1.3.2 Verwechslung von interner und externer Evidence

Die unaufhebbare Unterscheidung zwischen externer und interner Evidence ist die Schlüsselunterscheidung sowohl von *Evidence-based Medicine* als auch von Evidence-based Nursing als Kunstlehren der patientenorientierten klinischen Entscheidung (vgl. Kapitel G).

Die Unterscheidung ist sehr einfach: Externe Evidence bezeichnet alles bestmöglich gesicherte Wissen, das wir aus der Erfahrung Dritter ziehen können. Interne Evidence dagegen bezeichnet alles Wissen, das wir nur in unserer Kommunikation mit unserer jeweiligen einzigartigen Patientin oder unserem Patienten erarbeiten können. Externe Evidence, also Erfahrungen Dritter, liegen uns typischerweise als Folgen von Behandlungen innerhalb von Gruppen vor, also in gruppenspezifischen Häufigkeiten. Diese Ergebnisse unterrichten uns darüber, zu welchen Folgen eine Behandlung bei Dritten geführt hat. Von gruppenspezifischen Wirkungs-Häufigkeiten lässt sich keine Wirkung im Einzelfall einfach ableiten. Solche Häufigkeiten als Wahrscheinlichkeit in unserem Einzelfall zu interpretieren, wie es häufig geschieht, ist eine gewisse Mogelei und auch nicht unmittelbar entscheidungsrelevant, weil der einzelne immer nur ganz betroffen ist oder gar nicht.

Selbst im Grenzfall einer Behandlungsoption mit einer *Number Needed-To-Treat* von 1000 zu 1 kann jeder einzelne dieser 1 000 hoffen, dieser eine zu sein. Die Übertragung einer gruppenspezifischen Wirkungshäufigkeit auf den Einzelfall ist keine Ableitung, sondern eine Bewertung, die eine unausweichliche Entscheidung unter Ungewissheit darstellt.

Externe Evidence informiert uns also bestenfalls darüber, was bei anderen wie geholfen hat. Nicht aus externer Evidence ableitbar ist hingegen, was mein Patient will und wessen er bedarf. Welche Aspekte der Lebensqualität für meinen Patienten relevant sind, kann nur im Gespräch mit diesem selbst als »interne« Evidence erarbeitet werden. Deswegen kann eine Erhebung der Relevanz von Komponenten der Lebensqualität für den Durchschnitt einer Bevölkerung oder auch einer Gruppe von erkrankten Personen prinzipiell nicht die Erhebung dieser Relevanz im einzigartigen Fall meines Patienten ersetzen. (Jeder, der von seinem Zahnarzt schon einmal gehört hat: »das kann doch gar nicht weh tun«, kennt diese Verwechslung von interner und externer Evidence. Die zahnärztliche Meinung (sie mag fachlich so gut begründet sein wie sie will), es könne etwas gar nicht weh tun, ändert natürlich an unserem Schmerz gar nichts. Sie ist allenfalls relevant, um die Gründe für Schmerzen weiter zu explorieren.)

Die sechs Schritte in den Kunstlehren von *Evidence-based Medicine* und Evidence-based Nursing stellen nichts anderes dar als die Schritte, die nötig sind, um in einem iterativen Prozess aus vorläufiger interner Evidence Fragen an die externe Evidence formulieren zu können und dann externe Evidence für den Aufbau interner Evidence nutzen zu können.

Nachdem die beiden Verwechslungen, die Verwechslung von Zielen mit Mitteln und die Verwechslung von interner und externer Evidence allgemein dargestellt wurden, können nun auf der Grundlage dieser – hoffentlich geradezu trivial gewordenen – Argumentation komplexere Assessmentinstrumente ansatzweise erörtert werden.

1.3.3 Assessmentinstrumente

In der Lebensqualitätsforschung ist das Verhältnis von interner und externer Evidence faktisch, ohne es so klar in diesen Begriffen zu diskutieren, im SEIQoL-Verfahren zur Bestimmung individueller Lebensqualität reflektiert worden. SEIQoL ist die Abkürzung für *Schedule for Evaluation of Individual Quality Life* (vgl. Waldron et al., 1999). Deren Autoren wenden sich gegen die verbreiteten standardisierten Fragebögen zu Lebensqualität, zum Beispiel den generischen SF-36 (*Short-Form Health Survey*, Ware et al. (1992)), oder Fragebögen wie den EORTC, den *Functional Living Index Cancer* (FLIC), das *Nottingham Health Profille* (NHP), das *Profile of Mood States* (POMS), das *Sickness Impact Profile* (SIP),das *Multidimensional Fatigue Inventory* (MFI), den *Spitzer Quality of Life Index* und andere standardisierte Fragebögen, die außer der generellen auch die tumorspezifische Lebensqualität messen sollen.

Da die Dimensionen der Lebensqualität in den Antwortmöglichkeiten und die Gewichte dieser Dimensionen in der Regel vorgegeben seien, werde die individuelle (»subjektive«) Bedeutung der Dimensionen für den einzelnen Krebskranken systematisch vernachlässigt. (Ihr Grundargument beziehen Waldron et al. (1999) auf Krebspatienten in fortgeschrittenen Krankheitsstadien. Das Argument ist aber nicht auf diese Gruppe beschränkt, weil es sich eigentlich allgemein auf die irreduzible Differenz von interner und externer Evidence bezieht.) Aus ihrem Argument ziehen Waldron et al. (1999) den Schluss, die individuelle, von ihnen subjektiv genannte Lebensqualität mit einem halbstrukturierten Interview zu erfassen. Das Interview soll drei Fragen behandeln, die in der Tat nur als interne Evidence erarbeitet werden können:

1. Welche fünf Bereiche (*»cues«*) sind den Befragten am wichtigsten für ihr Leben? Diese Bereiche sollen die Befragte frei formulieren und nicht aus einer Liste heraussuchen.

2. Wie zufrieden sind sie gerade mit ihrer Befindlichkeit in diesen Bereichen (ausgedrückt in *Levels* von »schlechtester Zustand, den ich mir vorstellen kann« bis »bester Zustand, den ich mir vorstellen kann«)?

3. Welches Gewicht messen sie dem einzelnen Bereich für ihre gesamte Lebensqualität zu?

Die Unterscheidung zwischen diesen drei Bereichen ist in der »Subjektive-Indiktoren-Forschung« mehr als 30 Jahre alt, ebenso alt sind die Argumente, die für eine freie Formulierung oder – genauer gesagt – für eine Strukturierung der Formulierung durch den Interviewten sprechen (siehe als Überblick zum Beispiel Behrens, 1983a).

Als Heuristik bei der gemeinsamen interaktiven Erarbeitung interner Evidence für therapeutische Ziele ist das Verfahren wenig umstritten. In Frage steht, ob diese offenen Formulierungen sich auch dazu eignen, Zielgrößen (»Endpunkte«) in prospektiven randomisierten klinischen Verlaufsstudien zu definieren und zu operationalisieren. Das kann durchaus sein, wenn die selbststrukturierten Ausführungen der Interviewten sich hinreichend ähneln.

Die Vorstellung der »Sättigung« in der *Grounded Theory* von Anselm Strauss, Barney Glaser und Juliet Corbin erwartet solche Ähnlichkeiten bei steigender Fallzahl. Aber was wäre, wenn das Verfahren keine hinreichende Spezifizierung primärer oder auch sekundärer Endpunkte der Lebensqualität für Prüfpläne lieferte? Es spräche nicht unbedingt gegen die Eignung des Verfahrens für die interaktive Erarbeitung interner Evidence.

Da die Verständigung über die Ziele einer Therapie ohnehin nur im Einzelfall eines Patienten sinnvoll ist, können sich Verfahren zur Erzeugung externer und interner Evidence durchaus unterscheiden. Bei der externen Evidence geht es darum, Erfahrungen Dritter möglichst präzise auf Wirkungen von Therapien hin analysieren zu können. Wieweit dieses Wissen in die Entscheidung für die eigene Therapie einzubeziehen ist, ist selber eine Entscheidung. Sie mag leichter sein, wenn die Dritten, deren Erfahrungen dokumentiert sind, in ihren Zielen einem selbst ähneln.

Die Verwechslung von interner und externer Evidence führt einerseits zu einer Standardisierung der Behandlung über das Maß hinaus, das im Interesse des einzelnen Patienten liegt. Andererseits werden durch die Verwechslung von interner und externer Evidence Leitlinien so unglaubwürdig, dass die Ergebnisse externer Evidence gar nicht mehr zur Kenntnis genommen werden. Erst die Unterscheidung von interner und externer Evidence stellt klar, warum keine therapeutische Entscheidung ohne sorgfältige Prüfung der externen Evidence vertretbar ist – wenn sie auch nie aus dieser einfach abzuleiten ist.

2. Schritt: Problem formulieren

2.1 Fragen als Geburtshelferinnen interner Evidence und Fragen an die externe Evidence

Aus der mit unseren pflegebedürftigen Klienten erarbeiteten internen Evidence entwickeln wir im zweiten Schritt Fragen an die externe Evidence. Wir wollen ja keine Referate über Literaturstände schreiben, sondern die Fragen unseres Klienten klären, um sie bei ihren individuellen Entscheidungen zu unterstützen. Ohne präzise Fragen an die externe Evidence ist diese gar nicht für unsere alltäglichen Pflegeentscheidungen, für den schrittweisen Ausbau interner Evidence mit unseren Klienten zu nutzen. Ohne unsere zielgerichteten Fragen bleibt das in Literaturdatenbanken gesammelte Wissen ein Sammelsurium ohne jede Relevanz für uns.

Aber auch beim Aufbau der internen Evidence helfen, wie wir gerade am Schritt der Auftragsklärung erörterten, Fragen. Fragen haben eine Hebammenfunktion: Sie helfen Menschen, ihre eignen, ihnen manchmal selbst noch nicht ganz klaren Vorstellungen zur Welt und zur Sprache zu bringen. Deswegen verglich sich der Philosoph Sokrates vor mehr als 2300 Jahren stolz mit einer Hebamme und seine philosophische Fragetechnik mit der Hebammenkunst. Das Kind, bei dessen Geburt die Hebamme der Mutter hilft, ist nicht das Kind der Hebamme, sondern allein der Mutter. So bestand auch Sokrates darauf, dass er keine Weisheiten als Produkt seiner Überlegungen lehrte, sondern dass die gefundenen (Zwischen-) Ergebnisse allein das Produkt seiner Gesprächspartner waren. Bei deren Geburt hatte er ihnen lediglich durch Nachfragen nach ihren allgemeinen Ansichten und Nachfragen bei logischen Widersprüchen geholfen.

Deshalb ist uns Sokrates nicht durch ein Lehrbuch, sondern ausschließlich durch die mehr oder weniger genaue Mitschrift von Dialogen bei Trinkgelagen, Spaziergängen und anderen Anlässen überliefert, die Platon angefertigt hat – aus dem Gedächtnis, weil er noch keine Tonbandprotokolle solcher Interaktionen aufnehmen konnte. Auf diesen Ursprung in der Hebammenkunst ist die Hermeneutik bis heute stolz (vgl. Gadamer, 1986). Gerade für den Aufbau interner Evidence und unserer professionellen geburtshelferischen Rolle bei diesem Aufbau können wir entscheidend von der Methode der sokratischen Dialoge lernen.

Solche geburtshelferischen Fragen, die unseren pflegebedürftigen Klienten bei der Klärung ihrer Entscheidungen helfen können, sind, das diskutierten wir am Ende des 1. Schrittes, zwar als Leitfäden denkbar und haben dann etwa die folgende Form. Aber wir empfehlen solche Leitfäden nicht, ohne zugleich vor ihnen zu warnen: Denn die Klärung geschieht in der Begegnung zwischen Ihnen und Ihren einzigartigen Klienten. Ein Leitfaden beinhaltet immer die Gefahr, dass Sie bei Zeitknappheit ihn einfach als Formular benutzen und gemeinsam ausfüllen oder von Ihren Klienten ausfüllen lassen. Ein Formular ersetzt kein Gespräch. Sokrates hat keine Fragebögen verteilt, das hätte nicht hinreichend geburtshelferisch gewirkt. Die von Plato aufgezeichneten Dialoge des Sokrates sind keine Sammlung ausgefüllter Fragebogen.

Leitfaden-Beispiel als Hilfe beim Aufbau interner Evidence durch den individuellen Pflegebedürftigen
(Vorsicht: Begegnung klärt, nicht der Fragebogen!)

Stufe I

1. Welche Entscheidung ist zu treffen – welche mir bereits bekannten alternativen Optionen habe ich?
2. Wann habe ich diese Entscheidung zu treffen?
3. Wieweit bin ich mit dieser Entscheidung?

Stufe II

4. Was zeigt die Forschung zu Erfahrungen Dritter, also die externe Evidence zu diesen und weiteren Optionen?
5. Welche positiven, welche negativen Wirkungen hat eine Maßnahme bisher bei mir ähnlichen Personen mit welcher Häufigkeit gezeigt?
6. Wie wichtig sind mir persönlich die häufigen Hauptwirkungen, wie wichtig die Nebenwirkungen?

Stufe III

7. Mit wem möchte ich die Entscheidung treffen?
8. Möchte ich, dass ein anderer diese Entscheidung für mich trifft – wer? Geht das?

Stufe IV

9. Was setzt mich bei dieser Entscheidung unter Druck?
10. Wem will ich mit dieser Entscheidung Gutes tun?
11. Auf wen ich baue ich bei dieser Entscheidung?
12. Was sind die persönlichen Ziele, an denen ich die Entscheidungsoptionen messe?

An diesem Beispiel können Sie erstens erkennen, dass einfache Fragen am Beginn (Stufe I) schnell zu schwierigen Beziehungsfragen führen (Stufen III und IV), ohne die auch scheinbar einfache Fragen oft nicht zu beantworten sind. Viele dieser Fragen sind wirklich schlecht ohne Gespräch zu klären.

Und Sie erkennen zweitens, dass schon die Kenntnis von Entscheidungsoptionen von externer Evidence abhängt, die Sie als Professionsangehörige finden müssen (Stufe II, Frage 4 und 5). Externe Evidence ist ein wichtiger Baustein des Aufbaus interner Evidence für eine Entscheidung, aber auch nicht mehr. Wenn wir uns im Folgenden überwiegend mit Fragen an die externe Evidence beschäftigen, behalten wir immer im Kopf, dass diese Fragen aus der internen Evidence kommen und die Antworten wieder in sie eingehen müssen, um für Entscheidungen unserer Klienten zu ihrem *Nursing/Caring* überhaupt relevant zu sein.

2.2 Wie kommen wir zu Fragen, die sich auch beantworten lassen?

Da der zweite Teilschritt in Evidence-based Nursing sich zu Recht auf Fragestellungen konzentriert, die beantwortbar sind, besteht immer ein kleiner oder großer Anreiz dafür, Fragen danach auszuwählen, wie klar sie beantwortbar sind, und nicht danach, wie weit sie den geäußerten Bedürfnissen und Prioritäten der Pflegebedürftigen und anderer Klienten entsprechen. Das gilt aus verständlichen Gründen sogar für berufsmäßige Forscher. Forscher kommen schneller zu Ergebnissen, wenn sie in einem schon gut erforschten Bereich mit bewährten Methoden entscheidbare Fragen beantworten, als wenn sie erst Felder erschließen, Methoden entwickeln und begründen und noch gar nicht entscheidbare Fragen entscheidbar machen müssen.[1]

2.2.1 Wie wir verlernten, zu fragen

Das Schwierigste für entscheidungsfreudige, zupackende, erfahrene, gut ausgebildete Berufstätige im Gesundheitswesen ist es, Fragen zu stellen. Das hat spezifische Gründe, die vor allem für Gesundheitsberufe gelten, und recht unspezifische Gründe, die für alle Menschen gelten, die lange auf der Schule waren.

Zuerst kurz die unspezifischen Gründe: Während Kinder einem noch Löcher in den Bauch fragen können, lernen wir in den ersten zehn Schuljahren, dass »ich weiß nicht« keine besonders gute Haltung für einen Schulbesucher ist. Im Bildungssystem stellen häufig Lehrer die Fragen und gute Schüler beantworten sie wie aus der Pistole geschossen. Dabei sind selbst die Fragen der Lehrer eher rhetorische Fragen, die sozusagen die Stelle bezeichnen, in die die richtige Antwort der Schüler treffen soll. In Wirklichkeit kennen die Lehrer die richtige Antwort. Diese allgemeine Erziehung zur aufgeweckten routinierten Haltung, der alles immer schon klar ist, gilt in Gesundheitsberufen in spezifischer und verstärkter Weise. Wie wir bereits bei der Analyse der Situation pflegerischer Entscheidungen

[1] So befürchtete der Soziologe Adorno vor 50 Jahren glücklicherweise nicht ganz zu Recht, dass Forschung »methodisch« immer besser, die Ergebnisse aber immer irrelevanter würden.

nachvollziehen konnten, steht am Anfang der Professionalisierungsgeschichte der Pflege die Zauberin und weise Frau. Gerade unsere Klienten, wie zum Beispiel Pflegebedürftige, erhoffen von uns, dass wir nicht irren und grübeln, sondern auf einen Blick das für sie Richtige erkennen und ihnen vorschlagen.

Die Demonstration von Unsicherheit auf pflegerischer oder ärztlicher Seite gilt selber als Gesundheitsrisiko für Pflegebedürftige, die sich dadurch tief verunsichern lassen. Wie die Placebo-Forschung zeigt, kann der Glaube an die Kraft der Pflege oder der Medizin Berge versetzen, auch da, wo sich kein Wissenschaftler die Heilung naturwissenschaftlich erklären kann. Daher gibt es in allen Professionen einen Begriff der »Eleganz«, der die Fähigkeit meint, ohne viel Umwege und Grübelei gleich das Richtige zu erkennen und, ohne den Pflegebedürftigen überflüssigerweise mit quälenden Fehlversuchen Schmerzen zu bereiten, gleich das Richtige zu tun (vgl. Behrens, 2000).

Da es bei Professionen in der Tat, wie wir oben bei der Analyse der Situation pflegerischer Entscheidungen dargestellt haben, um die Entscheidung unter Handlungsdruck geht, ist das Ideal der Eleganz auch keineswegs fehlleitend. Es kommt nur darauf an, dass die Eleganz nicht gespielt, sondern evidence-basiert begründet ist.

2.2.2 Subjektive Fragen – objektive Antworten

Fragen zu stellen ist nicht nur das Schwierigste, sondern auch das Wichtigste und Folgenreichste. Viele von Ihnen werden (wie zahlreiche unserer Studierenden, denen wir diese Überlegungen vortrugen) zunächst keineswegs darauf vertrauen, dass Wissenschaft objektiv ist und nicht persönliche Interessen und Entscheidungen von Wissenschaftlern die Ergebnisse entscheidend beeinflussen. Häufig haben wir von Erstsemestern, aber auch von Ministerialbeamten gehört, dass man doch mit der Wissenschaft alles beweisen könne was man wolle; man brauche nur den richtigen Professor dafür.

Wir sind dagegen der hier zu belegenden Auffassung, dass die äußere Beeinflussung von Wissenschaft nicht hauptsächlich bei den Ergebnissen anzusetzen ist (obwohl wir natürlich zugeben, dass es gerade in den Gesundheitswissenschaften und in der Medizin auch zahlreiche recht plumpe Fälschungen von Ergebnissen gegeben hat).

Die wertende Beeinflussung in der Wissenschaft (☞ Abbildung G.8 auf Seite 69) findet unserer Einschätzung nach viel stärker bei der Stellung und der Auswahl von Fragen statt, die erstens überhaupt für bearbeitungswürdig gehalten und die zweitens für deren Bearbeitungen bezahlt werden. Hier ist ein eminenter außerwissenschaftlicher Einfluss auf die Wissenschaft möglich.

Sodann wird das, was überhaupt wissenschaftliches Ergebnis werden kann, durch die Auswahl der Zielgrößen und der Messinstrumente innerhalb von Untersuchungen beeinflusst. Diese hängen aber schon so eng mit der Frage zusammen, dass sie nahezu Bestandteil einer sauber gestellten Frage sind. Wenn Fragestellung, Messverfahren und Ergebnisdefinitionen festliegen, dann, so unsere in diesem Buch nach und nach zu begründende These, ergeben sich Ergebnisse vom Eingreifen des Forschenden relativ unabhängig, quasi wie von selbst.

Deswegen: Achten Sie auf die Fragestellungen! Mit der Fragestellung ist schon sehr viel im Problemdefinitions- und Problemlösungsprozess vorentschieden. Wenn sie das Einfallstor übler Interessenvertreter suchen wollen, bei der Fragestellung, ihrer Formulierung und Auswahl finden sie es.

Abbildung G.8 auf Seite 69 zeigt – in Anknüpfung an den »Werturteilsstreit« – die Einflüsse von außen auf wissenschaftliche Studien. Es soll klar erkennbar sein, dass der Einfluss auf wissenschaftliche Ergebnisse

- erstens über die zugelassene oder finanzierte Fragestellung und
- zweitens die akzeptierten Forschungsmethoden geht.

Wenn Fragestellung und Methode gegeben sind, ergibt sich das Ergebnis ziemlich zwingend. Wenn einem das Ergebnis dennoch nicht gefällt, bleibt nur Auswahl bei der Veröffentlichung (das heißt die Geheimhaltung unwillkommener Ergebnisse) und zuletzt – die plumpe Fälschung. Fälschungen sind aber sehr gut aufdeckbar im Vergleich zu den Einflüssen, die sich auf die Auswahl von Fragestellungen und zum Beispiel Forschungspopulation richten.

Hier wird auch eine Gefahr für Evidence-based Nursing deutlich: nicht alle pflegerisch relevanten Fragen sind gleich einfach zu erforschen. Forscher neigen aus verständlichen, auch arbeitsorganisatorisch durchaus vernünftigen Gründen dazu, sich vorwiegend auf solche Fragen zu stürzen, bei denen man in absehbarer Zeit zu einem Ergebnis kommt. Darauf ist in Meta-Analysen zu achten, auf deren Technik wir in Kapitel 4.9 auf Seite 236 kommen.

2.2.3 Gütekriterien von Frageformulierungen

Wenn Fragen so entscheidend sind und gleichzeitig so ungewohnt zu stellen, kann man lernen, sie zu formulieren? Ja – allerdings ist der gewöhnliche Universitäts- und Schulbetrieb nicht gerade eine gute Gelegenheit, Fragen stellen zu lernen. Schon das einfachste Merkmal einer Frage, nämlich dass sie ein Verb enthält und ein Fragezeichen, findet man recht selten; typisch sind Überschriften wie »Der Franzbranntwein in seiner Bedeutung für die Pflege und die Seele des Menschen« bei akademischen und schulischen Texten.

Es hilft auch nicht viel, eine solche Überschrift einfach in einen Fragesatz umzuformulieren: »Welche Bedeutung hat der Franzbranntwein für die Pflege und die Seele des Menschen?« Wenn man gute Fragen stellen will, muss man sich festlegen auf das, was man erwartet und prüfen will. Insofern ist jede Frage sehr begrenzt und führt meistens zu weiteren Fragen. Konkret: »Führt das Einreiben des Rückens mit Franzbranntwein im Vergleich zu Wasser zu einem tieferen Einatmen und ist dies eine wirksame Maßnahme zur Pneumonieprophylaxe?«

Wenn bei dieser Frage herauskommt, dass Franzbranntwein nicht geeigneter ist (vgl. Döschel, 1995), ergibt sich daraus eine durch diese Antwort überhaupt noch nicht beantwortete Frage: Sieht eine Pflegebedürftige die Verwendung von Wasser verglichen mit dem ebenso ›wirkungsvollen‹ Franzbranntwein als Ausdruck der persönlichen Geringschätzung?

Beide Fragen sind so unterschiedlich, dass es sich lohnt, ihre Beziehung zueinander zu untersuchen. Denn die Beantwortung der ersten Frage (Einreiben mit Franzbranntwein ist zur Pneumonieprophylaxe nicht besser als Einreiben mit Wasser) ergibt erst dann hinreichende Evidence für die pflegerische Entscheidung, wenn auch die zweite Frage geklärt ist. An diesem einfachen Beispiel wird schon klar, dass es sich lohnt, präzise Fragen zu stellen, weil nur präzise Fragen die Chance eröffnen, dass unser eigenes Vorverständnis geklärt und widerlegt werden kann.

Es fällt weiterhin auf, dass viele Projekte in der Pflege, an denen Studierende beteiligt sind oder die sie durchführen, nicht der Beantwortung einer Frage dienen, sondern eher der Einführung einer Veränderung. Solche Projekte heißen zum Beispiel typisch »Einführung eines theoriegeleiteten Pflegemodells in die so-und-so Station«. Wenige Projekte haben eine entsprechende Frageformulierung, zum Beispiel »Ist die Intervention nach Pflegemodell a besser geeignet als die Intervention nach Pflegemodell b, um das Pflegeergebnis x bei den Pflegebedürftigen N_1 bis N_{100} zu erreichen?« Und höchst selten ist diese Untersuchung so angelegt, dass beide Interventionen dieselbe Chance haben, sich als besser geeignet zu erweisen.

Daher kann man durchaus davon reden, dass viele Projekte in der Pflege – auch wenn sie sich mit Pflegeforschung verbinden – eigentlich eher missionarische als nachprüfende Projekte sind. Es sind von einer pflegerischen Interventions- oder Diagnosemethode Begeisterte, die andere von der Machbarkeit und Nützlichkeit ihrer Idee überzeugen wollen. Die Begeisterung ist sehr wichtig! Ohne sie geschähe das Meiste nicht. Ebenso wichtig ist aber, die Prüfbedingungen möglichst rigoros zu gestalten, damit unsere Begeisterung nicht den Pflegebedürftigen schadet. Die Prüfbedingungen müssen der Ansicht, die unserer widerspricht, die Chance geben, sich als die Bessere zu erweisen. Den wenigsten Forschern ist es gleichgültig, welche Ansicht sich als die weniger widerlegte erweist. Um so mehr müssen wir uns auf die Untersuchungsbedingungen verlassen können (vgl. Oevermann, 1991, unter Hinweis auf Popper).

2.3 Elemente einer Frage

Erst wenn man sich seiner pflegerischen Aufgabe bewusst ist und das zu lösende Problem wirklich zu den Aufgaben der Pflege zählt, kann man dazu übergehen, eine Frage zu formulieren. Diese Frage besteht je nach Problem aus unterschiedlichen Komponenten: Für Interventionen empfiehlt sich zum Beispiel ein Aufbau nach dem PIKE-Schema wie in Abbildung 2.1, für Diagnosestudien würden die »Interventionen« zum Beispiel durch »diagnostische Tests« ersetzt.

PFLEGEBEDÜRFTIGER

INTERVENTION

KONTROLLINTERVENTION

ERGEBNISMASS

Abbildung 2.1: Elemente einer Frage

Der Sinn dieses Schemas ist, sich zum einen des Problems bewusster zu werden, indem man es von mehreren Seiten beleuchtet; zum anderen erleichtert eine klare Fragestellung die anschließende Recherche, da die Frage nach dem PIKE-Schema in der Regel die zentralen Schlüsselworte schon enthält.

Doch nun zu den vier Elementen im Einzelnen: sie umfassen den Pflegebedürftigen oder die Personengruppe, die eine Intervention erhält und die mit einer Kontrollintervention verglichen und an bestimmten Ergebnismaßen (Outcomes) gemessen wird (☞ Abbildung 2.1). Wenn man sich dieses Schema einprägt, hat man schon eine gute Gliederung für die Frage und die wichtigsten Aspekte des Pflegeproblems berücksichtigt.

In Tabelle 2.1 sind zur Veranschaulichung einige beispielhafte Fragen nach dem PIKE-Schema aufgeführt.

Tabelle 2.1: Beispiele für Fragestellungen nach dem PIKE-Schema

Pflegebedürftiger	**Intervention**	**Kontrollintervention**	**Ergebnismaß**
Bettlägerige Pflegebedürftige ohne Dekubitus	zweistündliche Lagerung	vierstündliche Lagerung	Dekubitusrate
Kann bei bettlägerigen Pflegebedürftigen ohne bestehenden Dekubitus durch einen zwei- im Vergleich zu einem vierstündlichen Lagewechsel die Entstehung von Dekubitus reduziert werden?			
Demente in einem Krankenhaus	Einrichtung eines Nachtcafés	(Pflegeheime ohne Nachtcafé)	Werte beim Mini Mental Status
Haben demente Pflegebedürftige in einem Krankenhaus durch die Einrichtung eines Nachtcafés verbesserte Werte beim Mini Mental Status Test nach Folstein?			
Pflegebedürftige in einem Pflegeheim	Einsatz von Pflegehelfern	Einsatz von Altenpflegekräften	Zufriedenheit der Angehörigen
Hat der Einsatz von Pflegehelfern anstelle von Altenpflegekräften in einem Pflegeheim einen Einfluss auf die Zufriedenheit der Angehörigen?			

Der erste Teil der Frage beschreibt den Pflegebedürftigen bzw. eine Gruppe von Pflegebedürftigen oder ein Problem, das im Mittelpunkt der Frage steht wie zum Beispiel ein Pflegebedürftiger mit einem bestehenden Dekubitus an der rechten Ferse, Kinder im Grundschulalter mit Leukämie, die Kosten für die Pneumonieprophylaxe durch Atemübungen oder die mangelnde Versorgung alleinstehender älterer Menschen. Wie wir bereits im Grundlagenkapitel zeigten, sollten Sie sehr auf die Fragestellung achten. Bei der Auswahl von Fragestellung und Methode wird – oft nahezu unbemerkt – ein nicht zu unterschätzender Einfluss darauf ausgeübt, was überhaupt wissenschaftliches Wissen werden kann.

Die Intervention ist die Pflegemaßnahme, die von Interesse ist; in der Regel wird diese Maßnahme mit einer anderen Maßnahme verglichen (Kontrollintervention). Man kann generell sagen, dass Interventionen in kontrollierten Studien immer verglichen werden, und zwar entweder mit einer neuen Intervention oder eben mit keiner Intervention, falls eine Maßnahme neu eingeführt werden soll. Bei diagnostischen Tests wird analog ein neuer Test mit dem bisherigen Standardtest (»Goldstandard«) verglichen. Beispiele dazu sind der Einsatz von Validation, die Oberkörperhochlagerung nach dem Essen zur Pneumonieprophylaxe, der Vergleich zwischen Funktionspflege und Bereichspflege oder die bewusste Waschrichtung zur Aktivierung des Pflegebedürftigen im Vergleich zur herkömmlichen Waschmethode.

Das Ergebnismaß ist der Effekt, an dem gemessen werden soll, ob ein bestimmtes Ergebnis eingetreten ist oder nicht. Häufig wird die Forderung eines Ergebnismaßes stiefmütterlich behandelt, obwohl es eine elementare Rolle spielt, ob Angst mit einem Fragebogen oder mit physiologischen Parametern gemessen wird oder ob man die Qualität einer Bettdecke auf ihr Gewicht oder ihre Farbe oder ihre Wärmekraft oder ihre Waschbarkeit hin beurteilt (vgl. auch unser Beispiel der Bewertung des Franzbranntweins ab Seite 97). Ein Ergebnismaß kann zum Beispiel ein Score auf einer Schmerzskala, die Behandlungsdauer im Krankenhaus, eine Mortalitätsrate oder ein HbA_{1c}-Wert bei Diabetikern sein.

Wir empfehlen das Ergebnismaß Ihrer besonderen Aufmerksamkeit vor allem aus zwei Gründen:

1. Die Irrtumsmöglichkeit durch ein unangemessenes Ergebnismaß wird in der EBM-Literatur unterschätzt im Vergleich zur Irrtumsmöglichkeit durch nicht-zufällige Zuordnung von Personen zur Interventions- und zur Kontrollgruppe. Auch die beste Kontrollmöglichkeit für eine verzerrende Zuordnung zu Interventions- und Kontrollgruppe (zum Beispiel durch randomisierte kontrollierte Studien, auf die wir noch zurückkommen) kann keinesfalls den Fehler kompensieren, der durch ein unangemessenes Ergebnismaß entsteht. Das sollte eigentlich trivial sein (vgl. Behrens, 2002b,a).

2. Häufig wird als Ergebnis nur gemessen, was zeitlich deutlich nach der pflegerischen Intervention liegt. Das verletzt die Logik. Pflegerische Interventionen haben auch Ergebnisse, die fast gleichzeitig mit der Intervention auftreten, zum Beispiel Schmerz, Ärger, Angst. An einem Beispiel dargelegt, das auf den ersten Blick für die ausschließliche Relevanz der Ergebnismessung deutlich nach dem pflegerischen Prozess spricht, die Geburtshilfe, heißt

das: Das Ergebnis nach der geburtshelferischen Intervention ist das glücklich zur Welt gebrachte Kind. Das Ergebnis, das während der Schwangerschaft und Geburtshilfe auftritt, ist der Zustand der Mutter mit ihrem ungeborenen Kind. Sind Pflegefehler, Erniedrigungen und vermeidbare Übel der Mutter in diesem Stadium irrelevant, wenn das Kind zur Welt kam?

Achten Sie auch auf Interventionsergebnisse, die während der Intervention auftreten. Auch die Ergebnisse während des Interventionsprozesses müssen verglichen werden, weil sie dazu führen können, eine pflegerische Maßnahme als schlechter als eine andere einzustufen (vgl. unsere Diskussion zur Qualitätssicherung im Kapitel G.1.3 auf Seite 39 sowie die Abbildungen G.4 auf Seite 37 und G.5 auf Seite 39).

2.4 Beispiel: Schlucktraining bei Apoplexie

Lesen Sie das Szenario aufmerksam durch, und versuchen Sie anschließend, die vier Elemente einer Frage nach dem PIKE-Schema zu finden und eine beantwortbare Frage zu formulieren!

Szenario: Sie arbeiten als Krankenschwester auf einer internistischen Station in einem kleineren Krankenhaus der Regelversorgung. Bei der Dienstübergabe sprechen Sie auch über Frau A., die vor drei Tagen einen Schlaganfall erlitten hat; gemeinsam mit Ihren Kollegen überlegen Sie, was Sie gegen die Schluckstörungen von Frau A. tun könnten.
Um die Zeit, bis Frau A. wieder normales Essen zu sich nehmen kann, zu verkürzen und um eine Aspirationspneumonie zu vermeiden, schlägt ein Kollege vor, mit Frau A. ein Schlucktraining zu beginnen. Ihre Stationsschwester wendet ein, dass für so etwas im Moment keine Zeit wäre, zumal der Nutzen eines Schlucktrainings fraglich sei.
Da Sie ein wenig Englisch sprechen und ab und zu Pflegestudien aus Fachzeitschriften an die Pinnwand hängen, bittet Ihre Stationsschwester Sie, nach Studien auf diesem Gebiet zu recherchieren.

Da das Szenario auch weiterhin verwendet wird, werden Sie mögliche Elemente einer beantwortbaren Frage in den folgenden Abschnitten finden. Für die ganz Neugierigen hier ein Vorschlag:

Zuerst das PIKE-Schema: Pflegebedürftige sind hier Apoplektiker mit Schluckstörungen, die Intervention wäre ein Schlucktraining und eine Kontrollintervention gibt es keine, so dass das Schlucktraining mit herkömmlicher Pflege verglichen wird, und das Ergebnismaß könnte das Auftreten einer Aspirationspneumonie sein. Die Frage kann also lauten: »Kann bei Apoplektikern mit Schluckstörungen durch ein spezielles Schlucktraining eine Aspirationspneumonie vermieden werden?«

3. Schritt:
Literaturrecherche

Nachdem Sie das zu bearbeitende Problem glücklich in eine Fragestellung gepackt haben, können Sie voller Zuversicht zur Literaturrecherche übergehen. Hierbei ist vorab nicht nur von Bedeutung, dass man sich vorab überlegt, was überhaupt veröffentlicht wird (☞ Kapitel 3.1) – auch die Auswahl der Recherchequellen (☞ Kapitel 3.2 auf Seite 105 und Kapitel 3.4 auf Seite 112) und »Handwerkszeug« wie der sinnvolle Umgang mit Quellen (☞ Kapitel 3.5 auf Seite 120) und effektive Suchstrategien (☞ Kapitel 3.6 auf Seite 123) sind für den Erfolg wichtig.

3.1 Was veröffentlicht wird

Man findet in der natur- wie sozialwissenschaftlichen Literatur sehr viele Arten von Veröffentlichungen.

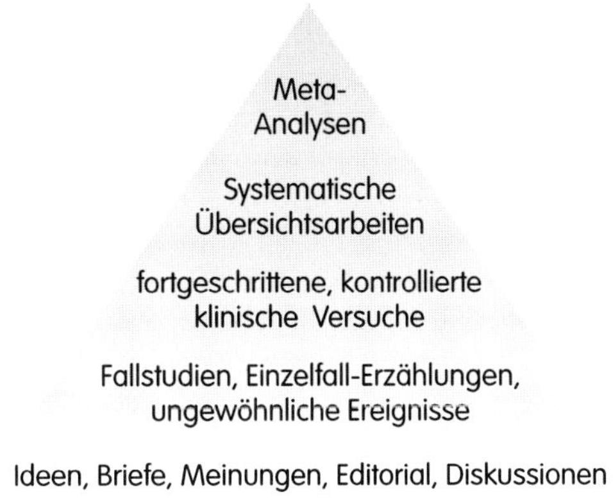
Meta-
Analysen
Systematische
Übersichtsarbeiten
fortgeschrittene, kontrollierte
klinische Versuche
Fallstudien, Einzelfall-Erzählungen,
ungewöhnliche Ereignisse
Ideen, Briefe, Meinungen, Editorial, Diskussionen

Abbildung 3.1: Publikationspyramide: Häufigkeit von Veröffentlichungen

In Abbildung 3.1 haben McKibbon et al. (1999) sehr selektiv die Struktur der Literatur über Interventionen dargestellt, wobei man die Art der Publikation und ihre relative Häufigkeit im Pool der gesamten Veröffentlichungen erkennen kann (vgl. McKibbon et al., 1999, S. 8).

Diese Übersicht ist nur ein Beispiel und beinhaltet viele wesentliche Veröffentlichungen, zum Beispiel Beobachtungsstudien zur Erfassung langfristiger Wirkungen im pflegerischen Alltag, Klärungen der Ergebniserfassung oder hermeneutisch-interpretative Studien gar nicht.

Diese Pyramide der Häufigkeiten ist (noch) nicht mit einer Pyramide der Qualität zu verwechseln. Unsere Analyse der seit 1998 viermal im Jahr im BMJ-Verlag erscheinenden Review-Zeitschrift *»Evidence-Based Nursing«* ergab, dass 25% der als externe Evidence erzeugend anerkannten Artikel mit »qualitativen« Methoden arbeiten.

Alle dargestellten Kategorien von Publikationen sind für den Prozess der Erforschung von biowissenschaftlichen Interventionen wichtig, aber nicht alle Kategorien sind für die konkrete Entscheidung für eine Intervention am Pflegebedürftigen von Nutzen. Je weiter man sich in den Kategorien nach oben bewegt bzw. an die Spitze der Publikationspyramide gelangt, um so konzentrierter wird das Wissen, und um so besser sollte die Qualität sein, da (hoffentlich) nur das beste jeder Kategorie in die nächsthöhere Ebene übernommen wird. Nur unter dieser Bedingung entspricht die Publikationspyramide auch einer »Qualitätspyramide«.

Die unterste Stufe sind Ideen, Briefe und Meinungen, die im Editorial, in Leserbriefen an eine Zeitschrift oder manchmal auch als kompletter Artikel zu finden sind. In der nächsten Kategorie werden Fallstudien vorgestellt, die oftmals als Idee für weitere Forschungen dienen, die dann zunächst unter Laborbedingungen oder gleich in Beobachtungsstudien getestet werden. Obwohl diese Informationen in einer höheren Kategorie sind, sind sie immer noch nicht das, was die Praktiker am Patientenbett umsetzen können. Vielversprechende Ergebnisse aus der Laborforschung können in die Stufe der Tierexperimente gelangen – hier wird auch deutlich, dass die Publikationspyramide auf die Medizin zugeschnitten ist.

Wohlgemerkt: Man ist immer noch weit von der klinischen Anwendung entfernt, bewegt sich aber durch den Evaluationsprozess stetig darauf zu. Die nächsten drei Stufen sind analog der Phasen I–III der klinischen Arzneimittelprüfung[1]: In Phase I wird die Intervention an einer kleinen Zahl von freiwilligen Probanden für eine kurze Zeit durchgeführt, wobei man bei Medikamenten vor allem auch auf die Nebenwirkungen achtet. Die zweite Erprobung einer Intervention am Menschen (analog der Arzneimittelprüfung Phase II) findet schon durch eine Intervention an sorgfältig ausgewählten Patienten im klinischen Umfeld statt, wobei immer noch keine Vergleichsgruppe gebildet wird.

Erst in der III. Phase der Arzneimittelprüfung führt man eine vergleichende Therapiestudie, die meist sehr arbeits- und kostenintensiv ist, durch, um eine Aussagekraft zu erhalten, die stark genug ist, die Vorteile, die wirklich auf die Intervention zurückzuführen sind, klar herauszustellen und somit eine zuverlässige Aussage für die spätere Anwendbarkeit in der täglichen Praxis treffen zu können. Es gibt noch eine IV. Phase der klinischen Arzneimittelprüfung, die routinemäßige Anwendung in der Praxis zur Anwendungsbeobachtung, die aber im Kontext der Veröffentlichung in Zeitschriften zunächst keine große Rolle spielt.

[1] vgl. §§ 21–37, 40–42 Arzneimittelgesetz

Sie spielt zu Unrecht keine Rolle. Für ihre klinische Nutzung ist es hochrelevant, ob eine Therapie unter Laborbedingungen von hochinteressierten und hochmotivierten Kollegen angewandt wurde und Ergebnisse zeigte oder im ganz normalen Alltag von Kollegen, die an den Patienten orientiert sind, aber nicht unbedingt ein missionarisches Interesse an gerade dieser Therapie verfolgen. Für die Praxis sind Studien unter Alltagsbedingungen relevanter. Daher sind Beobachtungsstudien (auf die Methode kommen wir im Kapitel 4.3.7 auf Seite 175) für die Beurteilung pflegetherapeutischer Interventionen unter Alltagsbedingungen relevanter als Studien unter experimentellen Laborbedingungen (vgl. Europarat, 2002, S. 28 f.).

Aus den vergleichenden Therapiestudien schließlich kann man Systematische Übersichtsarbeiten (☞ Kapitel 4.9 auf Seite 236) erstellen, die die Ergebnisse der methodisch besten Forschungsarbeiten zusammenfassen. Sind die Teilnehmer und die Interventionen der Studien, die in eine Übersichtsarbeit aufgenommen wurden, vergleichbar, kann man die Einzelergebnisse mit statistischen Methoden kombinieren und erhält so valide Aussagen für die Anwendung einer Intervention. Der gesamte Prozess, der in Abbildung 3.1 auf Seite 103 dargestellt ist, ist mit einer Raffination vergleichbar: Das Wissen wird immer konzentrierter, und nur die sicheren Erkenntnisse im Sinne externer Evidence (vgl. Kapitel G.1 auf Seite 27) werden in die nächsthöhere Stufe übernommen.

3.2 Woher man Wissen beziehen kann

Im Unterschied zu Pflegewissenschaftlern, die über die komplette Literatur in ihrem speziellen Forschungsgebiet informiert sein sollten, ist für Pflegende »am Bett« eher ein breit gefächertes Wissen erforderlich. Zudem haben Pflegende häufig weder die Ressourcen in Form von Bibliotheken noch die Zeit zum Lesen während ihrer Arbeit zur Verfügung, wohl aber einen Zugang zum PC.

Es wäre sehr einfach für Pflegende, auf dem Laufenden zu bleiben, wenn sie schnellen Zugriff auf eine einzige Datenbank, in der alles Wissen verständlich und griffbereit ist, hätten; leider ist dem nicht so, denn die meisten deutschsprachigen Pflegezeitschriften enthalten größtenteils Artikel der unteren Ebenen von Abbildung 3.1 auf Seite 103, was unter anderem auch daher kommt, dass die Pflegeforschung in den deutschsprachigen Ländern bisher wenige größere Studien hervorbringen konnte; so wurden zum Beispiel zwischen 1988 und 1997 nur fünfzehn deutschsprachige Randomisierte kontrollierte Studien publiziert, wobei bei keiner dieser Studien Pflegewissenschaftler Erstautoren waren (vgl. Schlömer, 1999).

3.2.1 Bücher

Bücher waren einst die wichtigsten Medien, in denen neues Wissen verbreitet wurde, aber seit es immer mehr Fachzeitschriften in immer spezielleren Gebieten gibt, werden Bücher hauptsächlich dazu genutzt, als Nachschlagewerke und somit als Quelle jenes Wissens zu dienen, das sich nicht allzu schnell verändert. Bücher sind zum Lernen geeignet und daher so konzipiert, dass sie einen Überblick über ein Stoffgebiet geben. Ist man auf der Suche nach einem Schema, das den fetalen Blutkreislauf darstellt, oder nach der Beschreibung einer Kohortenstudie, so wird man dies natürlich in einem Buch nachschlagen.

Das Wissen aus Büchern ist oft mehrere Jahre »alt«, denn von der Niederschrift durch den Autor über den Druck bis zum Verkauf im Buchladen vergeht Zeit – Zeit, in der neue Erkenntnisse gewonnen werden, die das in Büchern veröffentlichte Wissen widerlegen können; deshalb werden neuerdings (wie bei diesem Buch) Bücher mit Internet-Services kombiniert, indem über das Internet Ergänzungen und Aktualisierungen möglich sind. Ein weiteres Problem besteht darin, dass das Wissen aus Büchern häufig die Meinung des Verfassers widerspiegelt und selten durch fundierte Studien belegt ist.

Diese beiden Nachteile von Büchern kann man ausgleichen, indem man entweder das Wissen häufiger aktualisiert, zum Beispiel in Form von Loseblattsammlungen, wie sie in juristischen Kreisen üblich sind, oder durch häufigere Auflagen und indem man allgemein das Verständnis für die Relevanz von Wissen, das durch gute Studien gewonnen wurde, in das Bewusstsein von Autoren, Verlegern und Lesern bringt. Ein Beispiel für dieses Umdenken ist *Clinical Evidence* (Godlee, 2000), das für den praktisch tätigen Arzt in Form eines Jahrbuches die methodisch besten und geeignetsten Studien für eine medizinische Fragestellung zusammenfasst. Leider existiert zur Zeit noch kein vergleichbares Werk für die Pflege.

3.2.2 Zeitschriften

Zeitschriften eignen sich sehr gut, um sich über neue Entwicklungen, Gesetze und aktuelle Diskussionen zu informieren, denn sie sind meist aktuell und ihr Inhalt ist breit gefächert. Das Abonnement einer Zeitschrift will gut überlegt sein, denn jede Zeitschrift hat einen anderen Fokus und ein anderes Niveau. Eine Kombination aus einer eher allgemeinen Zeitschrift mit einer hohen Auflage (zum Beispiel *Pflege*, *Pflegezeitschrift*, *Dr. med. Mabuse*, *Die Schwester/Der Pfleger*), einer Fachzeitschrift für ein spezielles Gebiet (zum Beispiel *Kinderkrankenpflege*) und einer Zeitschrift, die Studien sehr guter Qualität veröffentlicht (zum Beispiel *Evidence-Based Nursing*) sollte ausreichen, um gut informiert zu bleiben. Möchte man überwiegend Antworten auf spezielle Fragestellungen bekommen, sollte man eher in Online-Datenbanken recherchieren und sich die gewünschten Artikel zusenden lassen.

Besonders zu empfehlen ist die Zeitschrift *Evidence-Based Nursing*[2], die 1998 ins Leben gerufen wurde und sich zum Ziel gesetzt hat, vierteljährlich eine Auswahl an Studien vorzustellen, die in pflegerelevanten Zeitschriften veröffentlicht wurden und sowohl von hoher Praxisrelevanz als auch von hoher methodischer Qualität sind (DiCenso et al., 1998). Die ausgewählten Artikel werden auf einer Seite zusammengefasst, anhand vorher definierter Qualitätskriterien beurteilt und von einem Experten aus der Praxis kommentiert.

3.2.3 Die eigene Sammlung

Es empfiehlt sich, abonnierte Zeitschriften zu archivieren, um Artikel für einen späteren Gebrauch im Volltext vorliegen zu haben. Weiterhin ist es sinnvoll, Fragestellungen, die schon recherchiert wurden, strukturiert abzulegen, damit sie bei Bedarf rasch aktualisierbar sind. Durch die Entwicklung jederzeit zugänglicher Datenbanken sowie die günstigen Liefermöglichkeiten der gewünschten Artikel im Volltext verlieren die eigenen Sammlungen allerdings immer mehr an Bedeutung, denn ihre Pflege ist sehr zeitintensiv, wenn eine sinnvolle und effiziente Nutzung möglich sein soll.

Unterstützung findet man durch den Einsatz spezieller Software, die die eigene Literatur in einer Datenbank verwaltet und ausgefeilte Suchoptionen bietet.[3] Eine andere – ebenfalls computergestützte – Möglichkeit besteht in der Verwendung von *Critically Appraised Topics (CATs)*: Das (mittlerweile kostenlose) Programm *CATmaker* zum Beispiel erlaubt es, zu bestimmten Bereichen Zusammenfassungen von Studien anhand von Kriterien aus der Evidence-based Health Care zu erfassen, zu verwalten und unkompliziert zu aktualisieren.[4]

3.2.4 Das Internet und seine Dienste

»Internet« ist die Bezeichnung für ein weltweites Rechnernetz, über das eine Fülle von Diensten angeboten werden: graphisch aufbereitete Informationen (*World Wide Web*), elektronische Post (*E-Mail*), Diskussionsgruppen (*Newsgroups*), Plauderecken (*Chatrooms*), elektronische Datenbanken und vieles mehr (vgl. Steinhaus, 1998, S. 176).

Das Internet entwickelt sich sehr schnell zu einer reichhaltigen Quelle für Pflegende, Pflegebedürftige und Angehörige, denn es bietet zahlreiche Möglichkeiten, um sich schnell und aktuell zu informieren. Zudem wird so der Bedarf vieler Pflegebedürftiger gedeckt, aktiv an der Behandlung ihrer Erkrankung mitzuarbeiten, sich selbst zu informieren, Gedanken zu machen und auseinander zu setzen – eine

---

[2] `http://www.evidencebasednursing.com/`
[3] Eine Übersicht findet man zum Beispiel unter `http://www.literaturmanagement.net/`
[4] `http://www.cebm.net/catmaker.asp`

nicht zu vernachlässigende Hilfe bei der Bewältigung und für den Erfolg ihrer Behandlung (☞ Seite 55, *e*-Patienten).

Weiterhin eignet sich das Internet hervorragend, um die Erstellung, die Verbreitung und die Diskussion von wissenschaftlichem Wissen zu unterstützen und um vielbeschäftigten Praktikern einen kostengünstigen, schnellen und effizienten Zugriff auf valides und relevantes Wissen zur richtigen Zeit, am richtigen Ort, in der richtigen Menge und im richtigen Format zu ermöglichen (vgl. Jadad et al., 2000).

Dem steht allerdings gegenüber, dass das Wissen im Internet meist nicht strukturiert vorliegt, dass die meisten Artikel (noch) nur in englischer Sprache publiziert werden und nicht nur schwer zu finden sind, sondern auch noch verstanden werden müssen – sowohl von Pflegebedürftigen als auch von Pflegenden. Außerdem kommt bei einigen potentiellen Nutzern noch eine Abneigung gegen »die Technik« hinzu: Selbstverständlich muss man zunächst Zeit investieren, um den Umgang mit dem Medium zu erlernen, egal ob Hard- oder Software.

Aufgrund dieser Faktoren ist es unwahrscheinlich, dass das Potential, das im Internet steckt, schon bald voll genutzt werden wird. Bis dahin werden einige Pflegende das Gefühl haben, dass das Internet eine Rolle in ihrer täglichen Arbeit spielen sollte, aber solange nicht wirksame Strategien entwickelt werden, um die Spreu vom Weizen zu trennen, muss man schon sehr viel Energie aufbringen, um das meiste für sich aus allen Möglichkeiten, die das Internet bietet, herauszuholen (vgl. Stewart, 1999).

3.2.4.1 Das *World Wide Web*

Das Auffinden von relevanten Informationen im *World Wide Web* ist aufgrund der unüberschaubaren Menge an Websites nicht einfach; noch schwieriger ist es allerdings, die gefundenen Informationen kritisch zu bewerten, denn jeder kann sein Wissen, Halbwissen oder Wunschdenken im *World Wide Web* veröffentlichen – qualitative Kriterien werden nicht zugrunde gelegt. Obwohl die Inhalte von Internetseiten ähnlich denen von Zeitschriftenartikeln sind, gibt es eben doch einige Unterschiede: Websites werden unkontrolliert publiziert, sind meist vor der Veröffentlichung nicht durch einen Begutachtungsprozess durch Experten gegangen (*Peer-Review*), und man muss oft sehr lange suchen, bis man überhaupt den Namen des Autors findet.

Die Nutzung des *World Wide Web* klingt komplizierter, als sie in Wirklichkeit ist. Alles, was Sie brauchen, sind ein Personal Computer mit Modem und Software (Browser, Programm für E-Mail und News) sowie einen Internet Provider, der Ihnen einen Zugang bietet (zum Beispiel T-Online, AOL, Arcor).

Genau wie bei allen anderen Arten von Informationen ist es wichtig, ihre Qualität zu beurteilen, bevor man sich dazu entscheidet, sie für die eigene Praxis zu benutzen. Neben den sonst üblichen Kriterien sollte man sein Augenmerk auch auf folgende Angaben richten:

- *Autor:* Ist er genannt? Einer oder mehrere Autoren?
- *Begutachtung:* Sind Veröffentlichungen vorher begutachtet worden? Wie und von wem?
- *Geldgeber:* Wer sponsert die Seiten oder die Forschungsarbeit?
- *Datum:* Wann wurde die Seite erstellt? Wie oft wird sie aktualisiert?
- *Quellen:* Sind überhaupt Quellen angegeben?
- *Bekanntheit:* Wird die Seite häufig aufgesucht (Counter)? Ist sie in Linksammlungen vertreten?
- *Eindruck:* Ist der persönliche Eindruck positiv? Ist die Seite insgesamt glaubwürdig?

Die Suche nach Informationen ist eine Fähigkeit, die, wie andere Fähigkeiten auch, erst erlernt werden muss, und der beste Weg dürfte sein, einfach loszulegen. Wenn die ersten Fragen auftauchen, findet man kompetente Hilfe in Newsgroups und Mailinglisten, Fachbüchern und auf Internetseiten.

Neben Internetseiten, die von einzelnen Autoren erstellt sind und relativ wenig Interaktion erlauben, gibt es aber auch Möglichkeiten, Diskussionen im *World Wide Web* zu führen: so bietet der *Internet Server für Pflege*[5] nicht nur tagesaktuelle Informationen und sehr viele interessante Beiträge zum Nachschlagen und Schmökern, sondern auch eine Pinnwand, an die man Anfragen anheften kann, auf die andere Leser antworten können.

Noch einen Schritt weiter in Richtung Interaktivität geht das *Pflegeboard*[6], das zu vielen pflegerelevanten Gebieten Plattformen für Diskussionen bietet und dessen hohe Besucherzahlen für den Bedarf der Pflegenden an solchen Diensten sprechen.

3.2.4.2 Mailinglisten

Eine Mailingliste ist eine Art elektronischer Verteiler: Zunächst muss man sich in den Verteiler *(listserver)* eintragen *(subscribe)* und bekommt dann eine E-Mail-Adresse genannt, an die man seine Diskussionsbeiträge schicken kann. Alle Mails an diese Adresse werden automatisch an alle Mitglieder verschickt, die sich ebenfalls in den Verteiler eingetragen haben. Mailinglisten haben ein festgelegtes Thema,

---

[5] `http://www.pflegenet.com/`
[6] `http://www.pflegeboard.de/`

um das sich die Diskussionen drehen sollten, und dementsprechend gibt es tausende von Listen mit vielen verschiedenen Themen und in vielen verschiedenen Sprachen. Für Evidence-based Nursing sind zu empfehlen:

- *NurseRes:*[7] englischsprachige Mailingliste zum Austausch über Pflegeforschung im Allgemeinen
- *EBN-L:*[8] Mailingliste des *German Center for Evidence-Based Nursing*, deutschsprachig; alle Themen rund um Evidence-based Nursing sind hier willkommen.
- *evidence-based-health:*[9] sehr empfehlenswerte englischsprachige Liste, in der man schnell kompetente Antworten rund um Evidence-based Health Care erhält

Zu beachten sind – sowohl bei Mailinglisten als auch bei Newsgroups oder anderen elektronischen Diskussionsforen – allgemeine Verhaltensregeln, die sich im Laufe der Zeit eingebürgert haben und als »Netiquette« bezeichnet werden.[10]

3.2.4.3 Newsgroups

Newsgroups sind Diskussionsforen, in denen jeder zu bestimmten Themen Beiträge verfassen kann; man benötigt keine Registrierung, sondern nur einen Newsreader und einen Internet Service Provider mit einem Newsserver. Die größeren Internet Service Provider führen um die 15 000 Newsgroups mit unterschiedlich langer Haltedauer. Evidence-based Nursing passt thematisch wohl am besten in die Newsgroup

```
de.sci.medizin.pflege
```

Hier werden Diskussionen über Pflegewissenschaft, Pflegeforschung, Pflegepädagogik und Pflegemanagement sowie die Umsetzung in die Praxis der Kranken-, Kinderkranken-, Fachkranken- und Altenpflege im ambulanten, stationären sowie häuslichen Bereich geführt (dana-Moderation, 2001). Im Unterschied zu Mailinglisten kann man jederzeit auch ältere Artikel laden sowie per Suchmaschine[11] gezielt nach Diskussionsbeiträgen suchen. Weiterhin können die meisten Newsreader Beiträge filtern, so dass man auf Wunsch nur bestimmte Nachrichten lädt, während man in Mailinglisten immer alle Mails erhält (vgl. Brühe et al., 1999, S. 155).

---

[7] http://listserv.kent.edu/scripts/wa.exe?SUBED1=nurseres&A=1
[8] http://www.listserv.gmd.de/listen/alpha_c.html#e
[9] http://www.mailbase.ac.uk/lists/evidence-based-health/
[10] http://www.kirchwitz.de/~amk/dni/netiquette/
[11] http://groups.google.com/

3.2.5 Online-Datenbanken

Große Datenbanken, in denen via Internet recherchiert werden kann, sind die Quelle der Wahl, wenn es darum geht, hochaktuelles Wissen schnell und effizient zu finden. Wichtig ist hierbei, die Datenbank nach der Fragestellung auszuwählen: Medline (☞ Kapitel 3.4.1 auf Seite 114) eignet sich sehr gut, um einen Überblick zu bekommen; Cinahl® (☞ Kapitel 3.4.3.2 auf Seite 119) ist für pflegerische Fragestellungen die erste Anlaufstelle, und um Systematische Übersichtsarbeiten oder Randomisierte kontrollierte Studien von bester Qualität zu finden, sollte man einen Blick in die Cochrane Library (☞ Kapitel 3.4.3.1 auf Seite 118) werfen. Diese Datenbanken decken einen Großteil aller Bereiche der Gesundheitswissenschaften ab, so dass man häufig auch Antworten auf ausgefallenere Fragen findet.

3.3 4S-Methode zum Auffinden bester externer Evidence

Brian Haynes (2005) schlägt die 4S-Methode zum Auffinden der am besten entwickelten Evidence vor (☞ Abbildung 3.2).

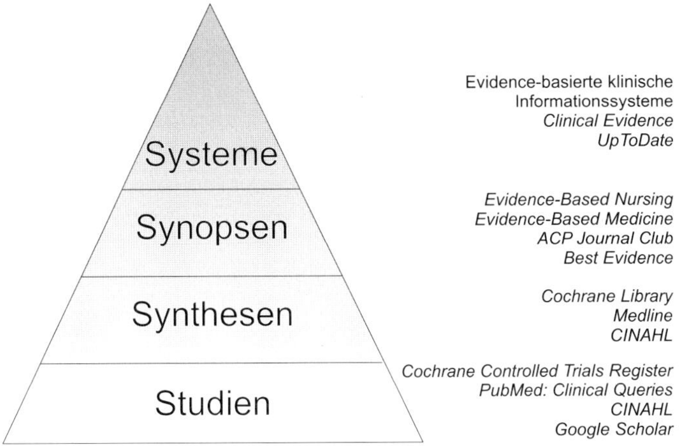

Abbildung 3.2: 4S-Methode (vgl. Haynes, 2005)

Hierbei geht es darum, sowohl Pflegebedürftigen als auch Professionellen eine Hilfestellung bei der Auswahl der erfolgversprechendsten Informationsquellen zu geben.

Es wird empfohlen, zunächst nach *Systemen* zu suchen: im Idealfall evidencebasierte klinische Informationssysteme, die computergestützt externe Evidence für konkrete Entscheidungssituationen vorschlagen, indem sie relevante Forschungsarbeiten zu einem Problem zusammenfassen (vgl. Abbildung 5.1 auf Seite 262). Momentan liegen solche Systeme noch nicht in der angestrebten Form vor, *Clinical Evidence*[12] und *UpToDate*[13] sind aber – zumindest für den medizinischen Bereich – ein wichtiger Schritt in diese Richtung.

Wird man im Bereich der Systeme nicht fündig, sollte man sich den *Synopsen* zuwenden: praxisrelevante Zusammenfassungen von Einzelstudien und Systematischen Übersichtsarbeiten; beispielhaft sind hier die Zeitschriften *Evidence-Based Medicine* und *Evidence-Based Nursing* zu nennen.

Auf der Ebene der *Synthesen*, qualitativ hochwertigen Zusammenfassungen von externer Evidence, empfiehlt sich die Cochrane Library[14] als erste Anlaufstelle; aber auch in Medline oder CINAHL kann man gezielt nach Systematischen Übersichtsarbeiten und Meta-Analysen recherchieren.

Hat man bis hierhin zu seinem speziellen Problem noch keine passende externe Evidence gefunden, bleibt als letzte Ebene der 4S-Methode die Suche nach *Studien*, also Originalarbeiten wie einzelne RCTs oder Beobachtungsstudien. Hierfür bietet sich zunächst das *Cochrane Controlled Trials Register*, eine Komponente der Cochrane Library, an. Auch die *Clinical Queries* von PubMed können eine fruchtbare Anlaufstelle sein. Weiterhin ist Google Scholar[15] noch eine Überlegung wert.

3.4 Welche Datenbanken sind wozu geeignet?

Hat man die Forschungsfrage klar formuliert, kann man gut gerüstet mit der Recherche beginnen. Hierfür stehen einige Datenbanken online zur Verfügung; für welche man sich entscheidet, hängt von persönlichen Vorlieben, von dem Schwerpunkt der Datenbank und natürlich vom Geldbeutel ab.

Da eine Vielzahl von Datenbanken zur Verfügung stehen, deren Vorstellung den Rahmen dieses Buches sprengen dürfte, wird hier nur auf die kostenlosen Medline-Oberflächen NLM Gateway, SLIM und PubMed sowie auf die in weiten Teilen ebenfalls entgeltfrei zugängliche DIMDI-Oberfläche detaillierter eingegangen. Daneben existieren für den Pflegebereich eine Vielzahl von zum Teil kostenpflichtigen Datenbanken, die sich teilweise auf Schwerpunkte spezialisiert haben, sowie Fachdatenbanken für die Grundlagenwissenschaften der Pflege.

Elektronisch zugängliche und auswertbare Datenbanken sind ein entscheidender Fortschritt in der Zugänglichkeit und Prüfbarkeit von Wissenschaftsvergleichen. Ihr Potential, das noch keineswegs vollständig genutzt wird, liegt darin, dass diese Datenbanken die Nachprüfbarkeit von Wissen für größere Teile der

[12] `http://www.clinicalevidence.com/`
[13] `http://www.uptodate.com/`
[14] `http://www.thecochranelibrary.com/`
[15] `http://scholar.google.de/`

Bevölkerung erleichtern können. Bis vor kurzem war der Kreis derjenigen, die wissenschaftliches Wissen als wissenschaftlich statt als autoritäres Wissen aufnehmen, also zwischenmenschlich überprüfen konnten, auf die sehr kleine Schicht derjenigen beschränkt, die persönlich Spezialbibliotheken, Institute und Labore aufsuchen konnten. Alle anderen mussten in unwissenschaftlicher Weise glauben, was »die Wissenschaft festgestellt hat«, wie es im bekannten Spottlied heißt.

Der damit notwendige »Glauben an die Autorität der Wissenschaft« unterscheidet sich aber zu wenig vom »Glauben an die Autorität der Vorschriften« oder dem »Glauben an die Autorität der Offenbarung des murmelnden Baches«, um wissenschaftlich statt szientifisch zu sein – insofern vergrößern elektronische, allgemein und schnell zugängliche Datenbanken für große Teile der Bevölkerung die Chance zum *sapere aude* Melanchthons, also die Chance, selbst nachzulesen und zu urteilen.

Datenbanken setzen eine Entscheidung der Demokratisierung fort, die vor 500 Jahren mit dem Buchdruck begann. Um diese Chance zu nutzen, bedarf es freilich der Kulturtechnik der Durchsicht und schnellen Beurteilung großer Informationsmengen, sonst wird die schiere Menge des Veröffentlichten zum Grund dafür, dass es nicht zur Kenntnis genommen wird (vgl. Behrens, 1998). Auch bei diesen Durchsichten und Beurteilungen leisten Datenbanken für den, der mit ihnen umgehen kann, große Dienste (Abstract, Verknüpfungen usw.).

Selbstverständlich findet keineswegs alles, was veröffentlicht wird, Eingang in Datenbanken. Man wird auch sicher nicht sagen können: »Was nicht in Datenbanken steht, taugt auch nichts«, denn außer der *Qualität*, die unter Umständen zur Aufnahme eines Artikels in eine Datenbank führt, ist noch entscheidend: der Wille und die Energie des Autors, überhaupt in einer Zeitschrift zu veröffentlichen, die in einer Datenbank erfasst wird, und nicht in einer im Extremfall privat gedruckten Monographie. Der Wille und die Energie, in eine Datenbank zu kommen, ist von Fach zu Fach und von Region zu Region unterschiedlich ausgeprägt; in der deutschen Pflege zum Beispiel viel weniger als in der angelsächsischen. Für die deutsche Pflegeliteratur hat deshalb Schlömer (vgl. 1999) neben Datenbank- auch Handsuchen durchgeführt – wenn auch in ihrem Fall mit dem Ergebnis, dass die Handsuche für ihre sehr spezielle Fragestellung wenig mehr erbrachte als die Datenbanksuche.

Also: Nicht alle relevante Literatur finden Sie über Datenbanken. Aber das ist kein Grund, nicht wenigstens die Literatur zur Kenntnis zu nehmen, die Sie in Datenbanken finden. Da dieses Buch Ihren erkennbaren praktischen Bedürfnissen dienen soll, haben wir uns im Folgenden auch um möglichst konkrete Tipps bemüht, wie Sie Zeit und Geld sparen können bei der Datenbank-Recherche. Diese Tipps können freilich noch schneller veralten als die übrigen Teile des Buches.

3.4.1 Medline

Medline ist die bibliographische Hauptdatenbank der U. S. National Library of Medicine (NLM) und umfasst mehr als 16 Millionen Einträge auf dem Gebiet der Biowissenschaften mit dem Fokus auf medizinische Themengebiete wie Humanmedizin, Zahnmedizin, Veterinärmedizin, Pharmazie, Pflege und viele mehr.

Seit 1966 werden Zeitschriften ausgewertet; insgesamt sind es zur Zeit 4 800 Zeitschriften aus aller Welt in momentan 30 verschiedenen Sprachen. Ungefähr 48% der erfassten Artikel wurden in den U.S.A. veröffentlicht, insgesamt sind nahezu 88% der Quellen in Englisch und 76% aller Einträge mit englischen Abstracts, die von den Autoren der Artikel verfasst wurden. Medline wächst jede Woche um ungefähr 10 000 komplette Verweise, das sind weit mehr als 500 000 neue Einträge pro Jahr (National Library of Medicine, 2005a).

Über die Homepage der NLM[16] hat man kostenlosen Zugriff auf Medline, ohne sich registrieren lassen zu müssen; daneben bieten zahlreiche Bibliotheken und teilweise auch kommerzielle Anbieter über eigene Benutzeroberflächen einen Zugriff auf die Datenbank. Die U. S. National Library of Medicine selbst stellt mehrere Benutzeroberflächen zur Verfügung, unter anderem NLM Gateway, SLIM und PubMed.

Medline kann nach Stichworten, Autoren, Begriffen in Titel oder Text, Zeitschriften oder Kombinationen aus diesen durchsucht werden; automatisch werden die eingegebenen Suchbegriffe mit der Medline-Verschlagwortung (*MeSH-Terms*) verglichen und bei Bedarf für die interne Suche passend eingebaut. Zum Beispiel wird aus der Eingabe

```
pressure sore
```

automatisch die Abfrage

```
"decubitus ulcer"[MeSH Terms] OR pressure sore[Text Word]
```

generiert.

Als Ergebnis erhält man eine Liste, die Autor, Titel, Quelle und meistens auch ein Abstract enthält (☞ Abbildung 3.3 auf der nächsten Seite). Anhand dieser Informationen muss man dann die Entscheidung treffen, ob der gefundene Artikel relevant ist und man ihn im Volltext bestellen oder ob man die Suche vielleicht modifizieren möchte.

Sie werden sich sicherlich fragen, welche Oberfläche denn die beste ist, um in Medline zu recherchieren – nun, das ist vor allem eine Frage des persönlichen Geschmacks und der Funktionen, die man nutzen möchte. Als Richtlinie könnte man sagen, dass für Einsteiger ohne Englischkenntnisse (die allerdings spätestens bei der Sichtung der Ergebnisse auf weitere Hilfestellungen angewiesen sein werden) DIMDI zu empfehlen ist (☞ Kapitel 3.4.2 auf Seite 117); für Einsteiger mit

[16] `http://www.nlm.nih.gov/`

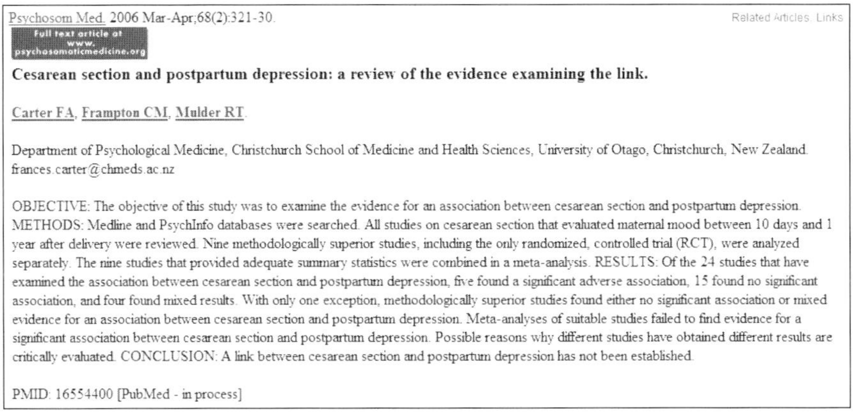

Psychosom Med. 2006 Mar-Apr;68(2):321-30. Related Articles, Links

Full text article at www.psychosomaticmedicine.org

Cesarean section and postpartum depression: a review of the evidence examining the link.

Carter FA, Frampton CM, Mulder RT.

Department of Psychological Medicine, Christchurch School of Medicine and Health Sciences, University of Otago, Christchurch, New Zealand. frances.carter@chmeds.ac.nz

OBJECTIVE: The objective of this study was to examine the evidence for an association between cesarean section and postpartum depression. METHODS: Medline and PsychInfo databases were searched. All studies on cesarean section that evaluated maternal mood between 10 days and 1 year after delivery were reviewed. Nine methodologically superior studies, including the only randomized, controlled trial (RCT), were analyzed separately. The nine studies that provided adequate summary statistics were combined in a meta-analysis. RESULTS: Of the 24 studies that have examined the association between cesarean section and postpartum depression, five found a significant adverse association, 15 found no significant association, and four found mixed results. With only one exception, methodologically superior studies found either no significant association or mixed evidence for an association between cesarean section and postpartum depression. Meta-analyses of suitable studies failed to find evidence for a significant association between cesarean section and postpartum depression. Possible reasons why different studies have obtained different results are critically evaluated. CONCLUSION: A link between cesarean section and postpartum depression has not been established.

PMID: 16554400 [PubMed - in process]

Abbildung 3.3: Darstellung eines Abstracts in PubMed

Englischkenntnissen eignen sich SLIM oder NLM Gateway und Fortgeschrittene werden sicher schnell die Vorzüge von PubMed zu schätzen wissen.

Im **NLM Gateway**[17] (☞ Abbildung 3.4) sind viele Suchfunktionen integriert, die automatisch aktiv werden und im Hintergrund bei der Suche unterstützen; zusätzlich können bei Bedarf per Klick weitere Funktionen zugeschaltet werden.

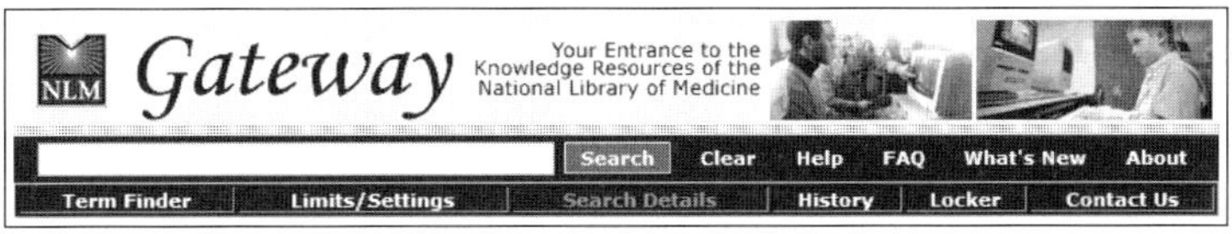

Abbildung 3.4: Benutzeroberfläche des NLM Gateway

Außerdem wird in verschiedenen Datenbanken gleichzeitig gesucht, und die Ergebnisse werden in Kategorien (Zeitschriftenartikel, Bücher, Videos, Verbraucherinformationen, Konferenzbände usw.) aufgeteilt präsentiert (vgl. National Library of Medicine, 2005c). Insgesamt ist die Bedienung von NLM Gateway selbsterklärend, der Benutzer wird nicht mit vielen unbekannten Funktionen abgeschreckt – für Einsteiger, die nicht wissen, was genau sie in Medline finden oder wie sie am besten in Medline suchen sollen, sicherlich eine gute Wahl.

In **PubMed** [18] (☞ Abbildung 3.5 auf der nächsten Seite) hat man ebenfalls nur eine Eingabezeile zur Verfügung, in die man seine Suchabfrage eingibt; analog zu NLM Gateway erhält man eine Liste von Titeln als Ergebnis der Suche und kann die zugehörigen Abstracts per Klick auswählen.

[17] `http://gateway.nlm.nih.gov/`

[18] `http://www.ncbi.nlm.nih.gov/pubmed/` bzw. `http://www.pubmed.gov/`

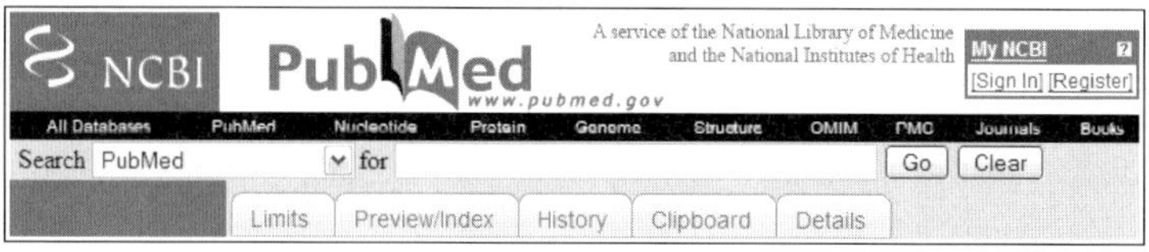

Abbildung 3.5: Eingabezeile von PubMed

Der große Unterschied zu NLM Gateway liegt in den erweiterten Suchmöglichkeiten: komplexe Suchabfragen, in denen die Felder, in denen ein Schlüsselwort vorkommen muss, genau angegeben werden können, sowie die Kombination verschiedener Suchbegriffe mit logischen Operatoren[19] (☞ Kapitel 3.5.3 auf Seite 122) und die Beschränkung von Suchbegriffen auf bestimmte Suchfelder.

Ferner stehen validierte Suchabfragen und Filter für die Suche nach Studien über die Diagnose, die Prognose sowie die Behandlung von Krankheiten zur Verfügung, die vor allem für den Evidence-based Health Care-Bereich sehr nützlich sein können. Die Ergebnisse der Suche in PubMed können in unterschiedlichen Formaten betrachtet und – zum Beispiel zur direkten Übernahme in eine Bibliographiesoftware – gespeichert werden (vgl. National Library of Medicine, 2005b).

Momentan noch in der Testphase befindet sich das ***Slider Interface for Medline Searches* (SLIM)**[20] (☞ Abbildung 3.6).

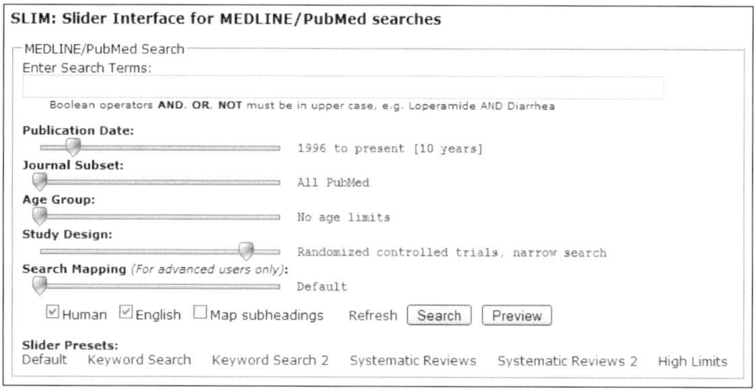

Abbildung 3.6: *Slider Interface for MEDLINE/PubMed Searches* (SLIM)

SLIM wurde entwickelt, um auch weniger erfahrene Nutzer mit fortgeschrittenen Möglichkeiten der Informationssuche unterstützen zu können. Durch interaktive Schieberegler kann man bequem, schnell und transparent einige wichtige

[19]Boole'sche Operatoren: AND, OR, NOT
[20]`http://pmi.nlm.nih.gov/slide/`

Suchparameter wie *Limits*, Filter und *MeSH-Terms* einstellen, wobei ähnlich mächtige Suchstrategien wie mit PubMed angewendet werden können (vgl. Muin et al., 2005). Sowohl die vordefinierten Einstellungen (*»Slider Presets«*) als auch die Darstellung der Ergebnisse der Recherche lassen den Fokus der Anwenderfreundlichkeit deutlich erkennen.

Die direkte Bestellung der gewünschten Artikel im Volltext ist bei der Suche in Medline über die beiden Oberflächen der *NLM* nicht empfehlenswert, da der Lieferdienst Loansome Doc® für die Lieferung ins Ausland saftige Preise verlangt. Es empfiehlt sich daher, die Ergebnisse der Recherche bei Bedarf zum Beispiel über Subito (☞ Kapitel 3.7 auf Seite 130) zu bestellen.

3.4.2 DIMDI

Anders verhält es sich, wenn man über die Benutzeroberfläche des Deutschen Instituts für Medizinische Dokumentation und Information (DIMDI)[21] (☞ Abbildung 3.7) in Medline oder auch in anderen Datenbanken recherchiert.

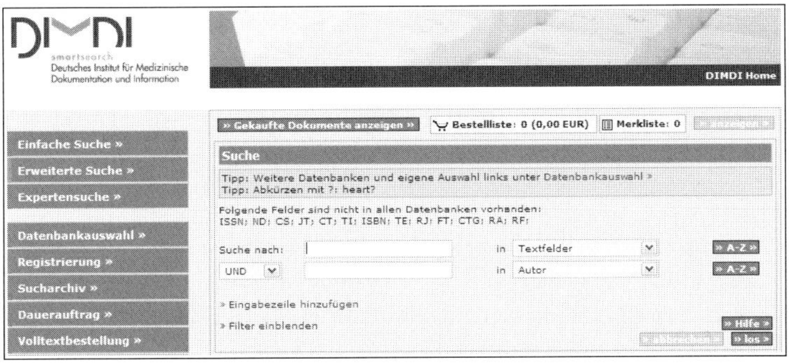

Abbildung 3.7: Oberfläche von DIMDI

Das DIMDI ist eine nachgeordnete Behörde des Bundesministeriums für Gesundheit und bietet den – teilweise kostenlosen – Zugriff auf ca. 70 Datenbanken aus den biowissenschaftlichen Disziplinen und den Sozialwissenschaften an. Man kann mit Hilfe einer deutschen Benutzeroberfläche und mit deutschen Suchbegriffen (wegen der deutschsprachigen Verschlagwortung mancher Artikel) in mehreren Datenbanken parallel recherchieren, die Suchergebnisse komfortabel verknüpfen, einschränken und exportieren oder direkt im Volltext bestellen.

Prinzipiell ist die alleinige Suche nach deutschsprachigen Veröffentlichungen aber wenig sinnvoll, da zum einen Studien mit signifikanten Ergebnissen eher in englischer Sprache veröffentlicht werden und zum anderen das Ziel der Recherche

[21] `http://www.dimdi.de/`

darin besteht, zunächst möglichst alle relevanten Veröffentlichungen zu einem Thema zu finden und diese anschließend anhand ihrer Qualität auszuwählen.

Insgesamt betrachtet ist über DIMDI eine komfortable Suche möglich, die durch eine integrierte Bestellmöglichkeit noch abgerundet wird; zudem dürfte so mancher Nutzer eine deutsche Oberfläche bevorzugen.

3.4.3 Andere Datenbanken

Die folgenden Datenbanken sind teilweise entgeltpflichtig, teilweise decken sie nur einen Randbereich der Pflege ab, weshalb sie hier nur kurz angesprochen werden sollen.

3.4.3.1 Cochrane Library

Die Cochrane Library[22] besteht aus mehreren Datenbanken, die parallel abgefragt werden können:

- die Cochrane Database of Systematic Reviews (CDSR), in der über 4 300 komplette Systematische Übersichtsarbeiten bzw. Meta-Analysen und Protokolle im Volltext vorliegen
- die Database of Abstracts of Reviews of Effectiveness (DARE), die über 6 000 strukturierte Abstracts und Bewertungen von anderen, qualitativ guten Systematischen Übersichtsarbeiten, die nicht in der Cochrane Library sind, enthält
- und das Cochrane Central Register of Controlled Trials (CENTRAL), das auf mehr als 470 000 kontrollierte Studien, die teilweise in keiner anderen elektronischen Datenbank erfasst sind, verweist.

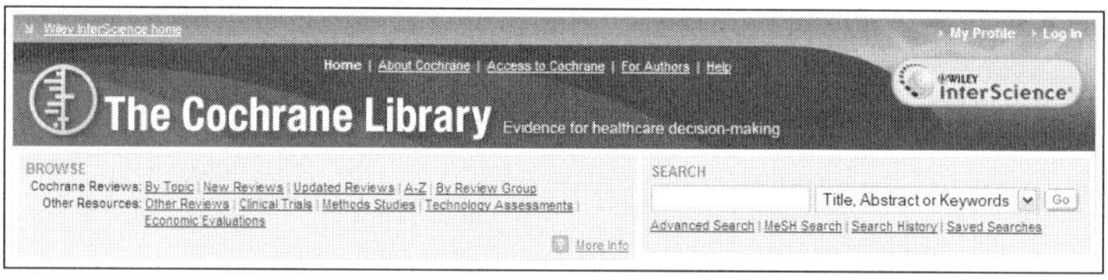

Abbildung 3.8: Suchmaske der Cochrane Library

Das Besondere an der Cochrane Library ist, dass nur Arbeiten aufgenommen werden, die klar definierten Kriterien entsprechen, die von der Cochrane Collaboration vorher festgelegt wurden, wodurch eine hohe Qualität der Inhalte

[22]`http://www.thecochranelibrary.com/`

gewährleistet ist. Leider ist die Cochrane Library (noch) sehr medizinlastig, so dass man auf der Suche nach Lösungen für Pflegeprobleme dort eher selten fündig wird.

Via Internet kann man in der kompletten Cochrane Library recherchieren und auch die Abstracts der Cochrane Reviews einsehen – für einen Zugriff auf die Volltexte muss man allerdings zahlen.

3.4.3.2 Cinahl®

Über die Oberfläche des Cinahl®*direct* Online-Services[23] hat man Zugriff auf Cinahl®, Medline und die CINAHL Current Awareness-Datenbank. Cinahl® steht übrigens für »Cumulative Index to Nursing and Allied Health Literature« und umfasst über 4,7 Millionen Einträge aus ungefähr 1 600 Zeitschriften, vor allem pflegerelevante Literatur aus Pflegezeitschriften, Pflegestandards, Forschungsinstrumenten und Empfehlungen; daneben werden 29 für die Pflege wichtige Disziplinen wie Alternativmedizin oder der Umgang mit gesundheitswissenschaftlicher Literatur abgedeckt. Leider ist die Nutzung von Cinahl® kostenpflichtig, und obwohl man in Cinahl® viele Quellen findet, die in Medline nicht erfasst werden, wird sich nicht jeder die $ 20 jährlich leisten können und wollen (vgl. Cinahl Information Systems, 2006).

3.4.3.3 Embase

Embase (Excerpta Medica DataBase) wird von Elsevier Science B. V. herausgegeben und umfasst mehr als 13 Millionen Dokumente aus dem Bereich der Humanmedizin, Pharmakologie und angrenzenden Gebieten wie Gesundheitsmanagement, Pflege und Psychiatrie, wobei pharmakologische Studien einen Schwerpunkt bilden. Eine kostenpflichtige Recherche ist über DIMDI (☞ S. 117) möglich.

3.4.3.4 PsycINFO

Die von der American Psychological Association betreute Datenbank PsycINFO beinhaltet mehr als 1,8 Millionen Quellen aus der psychologischen Literatur von 1887 bis heute und wird auch als CD-ROM (PsycLIT) vertrieben. Auch hier ermöglicht DIMDI (☞ S. 117) einen kostenpflichtigen Zugriff.

3.4.3.5 Internet-Suchmaschinen

Auch wenn das Internet mittlerweile mit einem riesigen Heuhaufen vergleichbar ist, in dem das gesuchte Wissen Stecknadeln gleich verborgen ist: Es ist oft vorhanden! Wenn die Recherche in den geeigneten Fachdatenbanken nicht von

---

[23] `http://www.cinahl.com/`

Erfolg gekrönt sein sollte, lohnt sich vielleicht eine Suche im Internet, zum Beispiel mit Google[24] oder FastSearch[25]. Noch in der Testphase befindet sich Google Scholar[26], womit man vor allem »wissenschaftliche« Literatur wie Seminararbeiten, Doktorarbeiten, Bücher, Zusammenfassungen und Artikel finden kann.

3.5 Was muss ich bei der Suche beachten?

Die in Kapitel 3.4 ab Seite 112 vorgestellten Datenbanken werden mit ähnlichen Techniken bedient, obwohl jede auch ihre eigenen speziellen Eigenschaften und besonderen Methoden hat, die man in den jeweiligen Handbüchern und Hilfedateien findet.

3.5.1 Schlüsselbegriffe

Jede Datenbank beinhaltet Verweise auf Zeitschriftenartikel und ähnliches Material wie Bücher, Software, Websites oder Videos. Die Suche kann nach Autoren, Wörtern oder Begriffen (= mehrere zusammenhängende Wörter) im Titel oder in der Zusammenfassung der Artikel erfolgen; zusätzlich ist (fast) jeder Artikel von den Betreibern der Datenbank mit standardisierten Schlagwörtern versehen worden.

Leider werden nicht in jeder Datenbank die gleichen Schlüsselwörter verwendet: Um Artikel über Dekubitus zu suchen, würde man eigentlich nach dem geläufigen Wort »bedsore« suchen, in Cinahl® aber nach dem Schlagwort »pressure sore«, in Medline nach dem *MeSH-Term* »decubitus ulcer« und in Embase nach »decubitus«; PsycINFO hat kein passendes Schlagwort.

Obwohl viele moderne Datenbanken wie zum Beispiel Medline einem eingegebenen Suchbegriff automatisch die jeweiligen Schlagwörter zuordnen, sollte man sich dieses Vorgehens bewusst sein, und man wird manchmal nicht umhin kommen, per Hand das entsprechende Schlagwort zu eruieren oder in speziellen Feldern wie im Titel oder im Text zu suchen. So sind Suchen im Textfeld dann angebracht, wenn es sich um einen *neuen* Begriff handelt, dem vielleicht noch kein Schlagwort zugeordnet wurde, zum Beispiel »Passivrauchen« oder »SARS«, während man bei der Suche nach klar definierten Begriffen wie »Pneumonie« oder »Pflegetheorie« eher in den Schlagwörtern fündig wird.

3.5.1.1 Schlüsselbegriffe ausdehnen oder eingrenzen

Wie und warum man Schlagworte benutzen, das heißt ausdehnen oder eingrenzen sollte, wird im Folgenden am Beispiel von »bedsore« in PubMed gezeigt. In der

[24] `http://www.google.de/`
[25] `http://www.alltheweb.com/`
[26] `http://scholar.google.de/`

linken Leiste der Oberfläche von PubMed befindet sich der `MeSH-Browser`. Im *MeSH-Browser* geben wir in die Befehlszeile

```
bedsore
```

ein und erhalten als Ergebnis Abbildung 3.9.

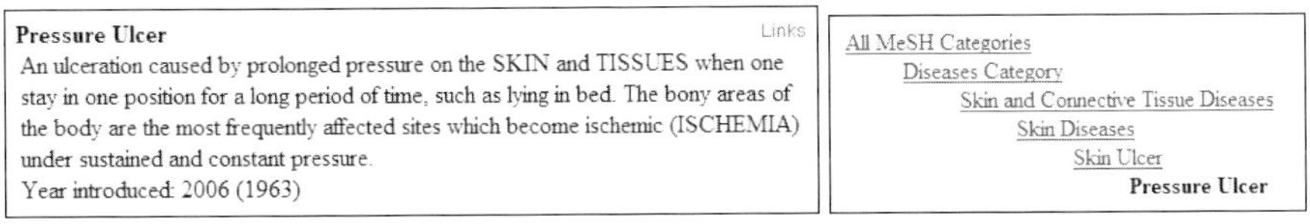

Abbildung 3.9: Ausgabe der Suche nach »bedsore« im *MeSH-Browser* von PubMed

Zunächst erfolgt eine Definition des Begriffes, wie er in Medline verwendet wird, und darunter sieht man die Einordnung des Suchbegriffes in die Hierarchie der *MeSH-Terms (MeSH-Baum)*. Weiterhin erhält man eine Übersicht über die möglichen Unterbegriffe, mit denen man den ursprünglichen *MeSH-Term* eingrenzen kann, zum Beispiel mit `prevention and control`, wenn man Artikel zur Dekubitusprophylaxe sucht (☞ Abbildung 3.10).

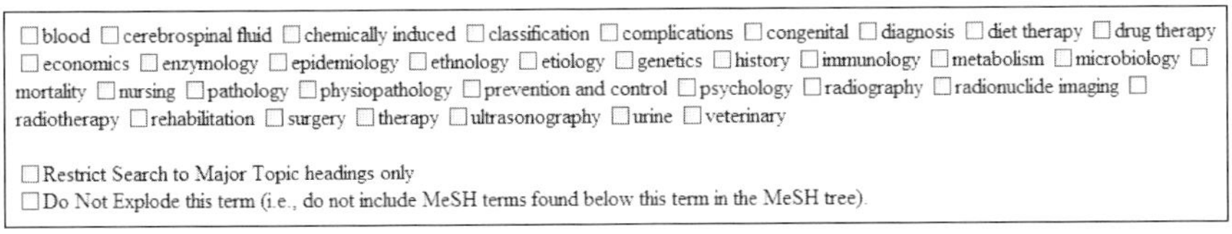

Abbildung 3.10: Einschränkungen der Suche im *MeSH-Browser* von PubMed

Ferner kann man die Suchabfrage auf Artikel eingrenzen, in denen der gewählte *MeSH-Term* ein Hauptbegriff ist, und man kann festlegen, ob PubMed auch in den nachfolgenden Abschnitten des *MeSH*-Baumes suchen soll. Schränkt man die Suche nur auf die Prophylaxe ein und klickt dann auf `Add`, erhält man automatisch folgende Formulierung in der Befehlszeile

```
"Decubitus Ulcer/prevention and control"[MESH]
```

und kann damit seine Suchabfrage starten.

3.5.2 Trunkierung

Um verschiedene Wortstämme gemeinsam in einer Suche einzuschließen, kann man nur nach dem Wortanfang suchen und den Rest des Begriffes mit einem *Joker* darstellen; in PubMed zum Beispiel durch Eingabe eines Sterns (*engl.* Asterisk, *), in DIMDI durch ein Dollarzeichen ($):

```
random*
```

findet dann zum Beispiel *random*, *randomly*, *randomized* und *randomised*. Aber Vorsicht:

```
car*
```

sucht beispielsweise nach *care* (Pflege, Fürsorge) und *caring* (Pflegen), aber auch nach *carefulness* (Sorgfalt), *caress* (Liebkosung), *car* (Auto) und *caretaker* (Hauswart).

3.5.3 Logische Operatoren

Für die logische Verknüpfung von Suchbegriffen bei der Datenbankabfrage werden so genannte *Boole'sche Operatoren* verwendet. Werden keine Operatoren angegeben, kontrolliert zum Beispiel PubMed zunächst, ob sich in der Suchabfrage bekannte Stichworte (*MeSH-Terms*) befinden; wenn nicht, werden alle eingegebenen Wörter mit einem `AND` verknüpft, das heißt alle eingegeben Begriffe müssen zwingend im Ergebnis vorhanden sein.

In Abbildung 3.11 wird deutlich, welche Ergebnisse bei den verschiedenen Verknüpfungen eingeschlossen werden.

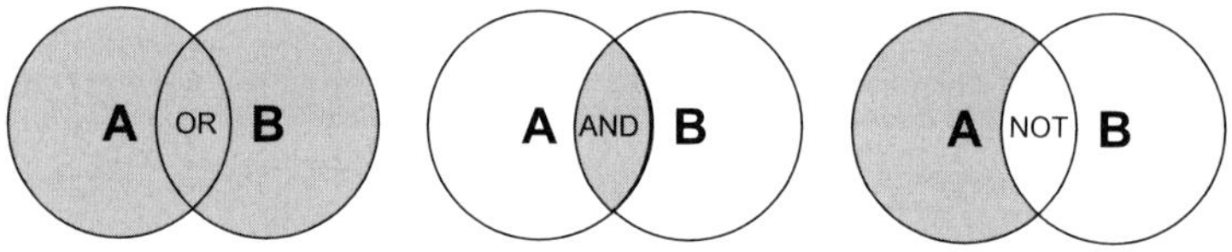

Abbildung 3.11: Die logischen Operatoren `OR`, `AND` und `NOT`

Zur Veranschaulichung ein Beispiel:

```
Wackelpudding AND Waldmeister
```

findet demnach Waldmeisterwackelpudding. Im Gegensatz dazu bewirkt eine `OR`-Verknüpfung, dass nur einer der beiden Begriffe vorkommen muss:

```
Wackelpudding OR Waldmeister
```

würde also Ergebnisse liefern, in denen entweder Wackelpudding (Himbeer-, Zitrone-, Kirsch- etc.) oder Waldmeister (-eis, -sirup, -lutscher etc.) oder Waldmeisterwackelpudding erwähnt werden. Zu beachten ist, dass `AND` immer nur die zwei umgebenden Begriffe direkt verknüpft – die Reihenfolge ist also, im Gegensatz zu den anderen Operatoren, bei der Verwendung wichtig.

```
Wackelpudding AND Waldmeister OR Himbeere
```

sucht daher nach Waldmeisterwackelpudding sowie allgemein nach Himbeeren.

Generell wird die Suche bei einer Verknüpfung mit `AND` eingeschränkt und somit präziser und bei einer Verknüpfung mit `OR` erweitert. Weiterhin gibt es noch die Möglichkeit, Begriffe explizit bei der Suche auszuschließen:

```
Wackelpudding AND Waldmeister NOT Vanillesauce
```

macht sich auf die Suche nach Waldmeisterwackelpudding ohne Vanillesauce. Die Operatoren `AND`, `OR` und `NOT` sind bei den meisten gängigen Online-Datenbanken und Suchmaschinen verwendbar; wichtig: Sie müssen groß geschrieben werden, damit die Datenbank sie auch als Operatoren erkennt.

3.5.4 Klammern

Ein weiteres Hilfsmittel für die Erstellung einer Suchabfrage sind Klammern, die bewirken, dass ihr Inhalt gemeinsam und vorrangig behandelt wird (ähnlich wie in der Mathematik).

```
Wackelpudding AND (Waldmeister OR Himbeere)
```

liefert als Ergebnis Waldmeisterwackelpudding und Himbeerwackelpudding. Klammern können sehr nützlich sein, um Synonyme gleichzeitig zu verwenden, wie zum Beispiel

```
risk AND (bedsore OR (pressure sore) OR (decubital ulcer))
```

oder wenn man mehrere Suchbegriffe ausschließen möchte:

```
pneumonia AND prophylaxis NOT (hiv OR aids OR ventilation)
```

3.6 Suchstrategien

Die richtige Suchstrategie ist sehr wichtig, da sie zum einen Zeit spart, die durch ergebnislose Suchen vergeudet werden würde, und zum anderen hilft, wirklich nur das zu finden, was man auch sucht.

Die Suche in Medline oder anderen Datenbanken ist in der Regel am Thema oder am Inhalt orientiert – man sucht nach Pflegemaßnahmen, Erkrankungen oder Autoren, die mit logischen Operatoren unterschiedlich verknüpft werden. Diese inhaltsbezogene Suchstrategie unterscheidet natürlich nicht nach den verschiedenen Kategorien von Publikationen (☞ Abbildung 3.1 auf Seite 103), so dass man immer Ergebnisse erhält, die aus allen Kategorien bunt gemischt sind. Diese Suchstrategie ist angemessen, wenn man im wissenschaftlichen Bereich arbeitet, aber für die Pflegenden »am Patienten« ist es hilfreicher, nur Ergebnisse zu erhalten, die einer oberen Kategorie der Publikationspyramide zuzuordnen sind, denn diese können in der Regel einfacher in die eigene Praxis übernommen werden. Hierbei bieten die meisten Datenbanken Unterstützung durch die Möglichkeit, spezielle Filterfunktionen einzusetzen.

3.6.1 Allgemeine Filter

Bei der allgemeinen Suche ist es von Bedeutung, in Abhängigkeit vom Hintergrund der Suche die Suchabfrage so zu formulieren, dass nur Studien mit bestimmten Merkmalen gefunden werden, die also zum Beispiel mit einer bestimmten Methodik durchgeführt wurden wie Randomisierte kontrollierte Studien (☞ Kapitel 4.3.1 auf Seite 169) oder Systematische Übersichtsarbeiten und Meta-Analysen (☞ Kapitel 4.3.8 auf Seite 181). Hat man sich diese grundlegende Methodik der Publikationen erschlossen, kann man weiter als die einfache Suche nach Titeln oder Inhalten gehen und Strategien nutzen, mit deren Hilfe Artikel gefunden werden, die »fertig für die Praxis« sind und weiter oben in der Publikationspyramide liegen.

Die Einschränkung auf die Art der Publikation erfolgt entweder mit einem fertigen *Filter*, wie ihn PubMed bietet, indem unter `Limits` für verschiedene Felder Vorgaben gemacht werden (☞ Abbildung 3.12), oder mit einem methodologischen Filter, wie er im nächsten Abschnitt vorgestellt wird.

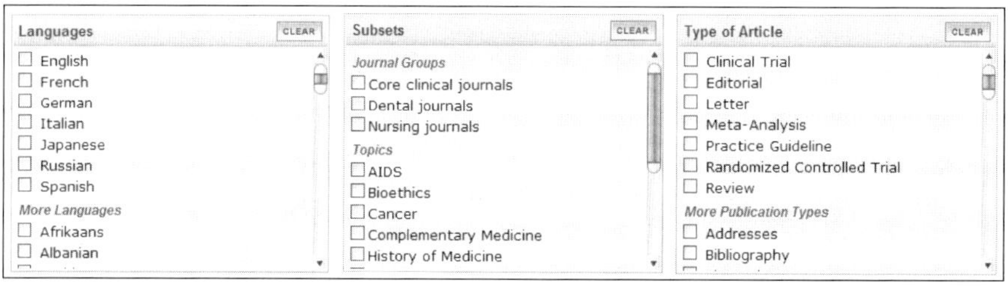

Abbildung 3.12: Auswahl möglicher Filter in PubMed

Auf die einzelnen Möglichkeiten, die Suche mit Hilfe von Filtern zu verfeinern, gehen die jeweiligen Handbücher der Datenbanken gezielter ein. Am häufigsten wird man in der Praxis wohl den Filter bei `Type of Article` auf »Randomized Controlled Trial« oder »Meta-Analysis« setzen.

3.6.2 Methodologische Filter

Generell muss man sich zwischen einer Suche mit hoher Sensitivität (= alle vorhandenen Quellen zu einem Thema werden gefunden, dafür sind auch »falsche« Treffer dabei) oder mit hoher Spezifität (= nur Artikel, in denen das Thema wirklich behandelt wird; es werden aber nicht alle Quellen gefunden) entscheiden.

In PubMed kann man für Gebiete wie Therapie/Intervention, Diagnose oder Prognose entweder eine eher sensitive Suche definieren, das heißt alle relevanten Artikel werden gefunden, aber auch ein paar irrelevante, oder man sucht mit maximaler Spezifität, also nach den relevantesten, wobei vielleicht ein paar übersehen werden.

In PubMed sind unter `Clinical Queries` solche methodologischen Filter zu finden (☞ Abbildung 3.13):

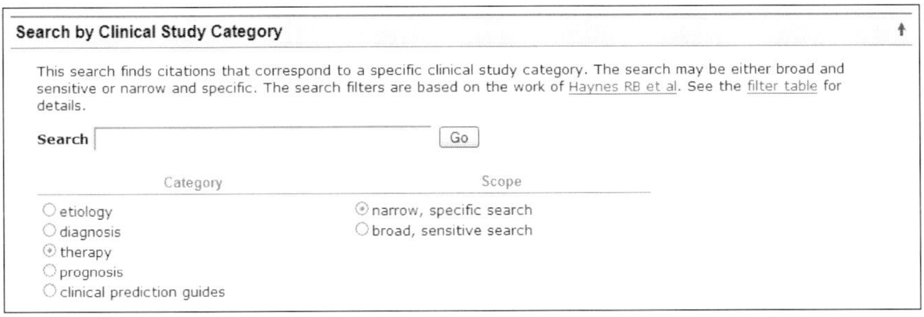

Abbildung 3.13: Methodologische Filter in PubMed

Man kann entweder auf »Clinical Study Categories« oder auf »Systematic Reviews« filtern, wobei die Suchanfrage beispielsweise wie folgt ergänzt wird:[27]

- Suche nach Therapiestudien mit maximaler Sensitivität (99%/70%):

  ```
  ((clinical[Title/Abstract] AND trial[Title/Abstract]) OR
  clinical trials[MeSH Terms] OR clinical trial[Publication
  Type] OR random*[Title/Abstract] OR random allocation[MeSH
  Terms] OR therapeutic use[MeSH Subheading])
  ```

- Suche nach Therapiestudien mit maximaler Spezifität (93%/97%):

  ```
  (randomized controlled trial[Publication Type] OR
  (randomized[Title/Abstract] AND controlled[Title/Abstract]
  AND trial[Title/Abstract]))
  ```

- Bei »Systematic Reviews« wird der Suchbegriff ergänzt mit

  ```
  AND systematic[sb]
  ```

Der große Vorteil dieser methodologischen Filter im Vergleich zu den »allgemeinen« Filtern ist, dass sie validiert (vgl. Haynes et al., 1994) und optimiert wurden[28] und dass sie eine Unterscheidung in spezifische und sensitive Suchen ermöglichen.

Die Pflegerelevanz dieser methodologischen Filter ist allerdings – man kann an Begriffen wie »drug therapy« unschwer die medizinische Orientierung erkennen – eingeschränkt, so dass sich diese Filter nur bedingt auf die Pflege übertragen

[27] Eine Übersicht findet man unter `http://www.ncbi.nlm.nih.gov/entrez/query/static/clinicaltable.html`

[28] `http://www.nlm.nih.gov/pubs/techbull/jf04/cq_info.html`

lassen. Pflegerelevante Filter werden zum Beispiel gerade von nLinks[29] entwickelt und validiert.

3.6.3 Ablauf der Suche

In Abbildung 3.14 ist der grundlegende Ablauf einer Suche in einer elektronischen Datenbank schematisch dargestellt.

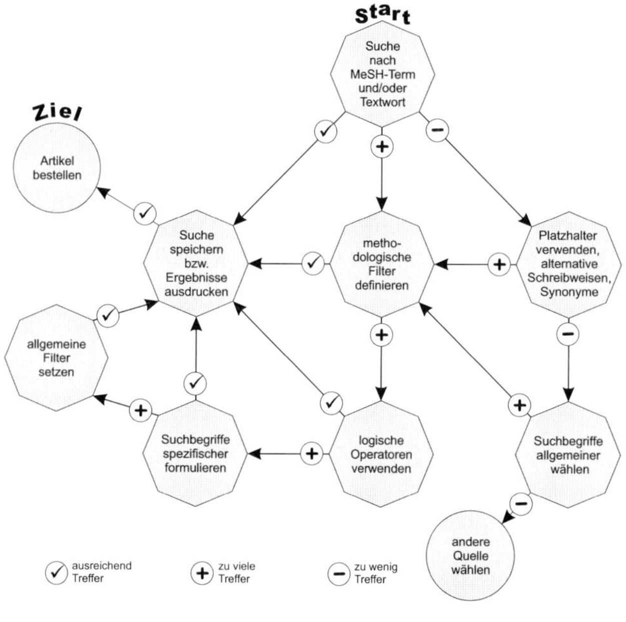

Abbildung 3.14: Ablauf einer Suche in einer elektronischen Datenbank

Zunächst empfiehlt es sich, nach einzelnen *MeSH-Terms* und Textwörtern zu suchen; später werden diese dann verknüpft, aber durch die separate Suchabfrage ist eine flexiblere Verknüpfung möglich als wenn man die verschiedenen Begriffe gleich zusammen eingibt.

Eine mögliche (sensitive) Suche nach Therapiestudien über Dekubitalulzera und Ernährung mit PubMed könnte beispielsweise folgendermaßen aussehen:

1. Suche nach dem ersten Suchbegriff, Synonyme werden mit `OR` verknüpft: `(bed sore) OR bedsore OR (pressure sore) OR (decubitus ulcer) OR (pressure ulcer) OR (decubital ulcer)`

[29] `http://www.nlinks.org/`

2. Suche nach dem ersten Suchbegriff als Schlagwort (MeSH-Term):
   `"Decubitus Ulcer"[MESH]`

3. Suche nach dem zweiten Suchbegriff, Synonyme werden mit `OR` verknüpft:
   `nutri* OR diet OR food`

4. Suche nach dem zweiten Suchbegriff als Schlagwort:
   `"Nutrition"[MESH] OR "Diet"[MESH] OR "Food"[MESH] OR "Nutritional Support"[MESH]`

5. Suche nach Studiendesigns, zum Beispiel mit maximal sensitiven methodologischen Filtern:
   `randomized controlled trial[PTYP] OR drug therapy[SH] OR therapeutic use[SH:NOEXP] OR random*[WORD]`

6. Suche nach weiteren Designs:
   `systematic[sb]`

7. Auswahl des Suchverlaufs (`History`) und Verknüpfung der vorangegangenen Suchschritte (#1 bis #6):
   `(#1 OR #2) AND (#3 OR #4) AND (#5 OR #6)`

Hat man sehr wenige Treffer gelandet, so ist es sehr wahrscheinlich, dass der Begriff falsch geschrieben wurde oder dass der eingegebene Begriff eher selten verwendet wird, aber ein gängigeres Synonym existiert. In beiden Fällen empfiehlt es sich, per `MeSH-Browser` nochmals nach diesem Begriff zu suchen. Wird man auch dann nicht fündig, kann man über die wenigen gefundenen Stellen versuchen, Synonyme zu finden, oder man schlägt in einem Wörterbuch nach. Online kann man dies bequem bei Leo[30], im Roche®-Lexikon Medizin[31] oder im Thesaurus von Merriam-Webster[32] tun. Ergibt eine erneute Suche wieder kaum Treffer, sollte man davon ausgehen, dass in der gewählten Datenbank keine Studien vorhanden sind, auf die die Suchabfrage passt, und eine geeignetere Datenbank aufsuchen.

Hat man jedoch durch die Verwendung von Synonymen oder durch Trunkierungen mehr Treffer erhalten, kann man dazu übergehen, methodologische Filter einzusetzen. Bei weniger als zehn Treffern ist es allerdings ratsam, sich die gefundenen Studien alle näher anzuschauen und geeignete auszudrucken bzw. zur späteren Verwendung abzuspeichern.

[30] `http://dict.leo.org/`
[31] `http://www.gesundheit.de/roche/`
[32] `http://www.m-w.com/`

Wie im vorangegangenen Kapitel schon erwähnt, ist der Einsatz von methodologischen Filtern sehr sinnvoll, da man nicht nur die Studien mit der wahrscheinlich größten Aussagekraft erhält, sondern die Ergebnisse auch direkt in der Praxis anwendbar sein dürften (☞ Abbildung 3.1 auf Seite 103). Die stärkste Aussagekraft zum Wirkungsvergleich von Interventionen haben Meta-Analysen, dann die Systematischen Übersichtsarbeiten und anschließend die Randomisierten kontrollierten Studien; trotzdem sollte man diese drei Designs, mit `OR` verknüpft, als Filter verwenden, denn in der Regel sind die Ergebnisse bei Suchen in pflegerelevanten Bereichen mit den einzelnen Filtern wenig ergiebig, so dass eine Oder-Verknüpfung der Begriffe zu mehr Treffern führt. Hat man ausreichend Treffer, kann man die Suche beenden und abspeichern.

Falls man immer noch zu viele Ergebnisse hat, kann man logische Operatoren zur Eingrenzung verwenden (`AND` und `NOT`). Ist man zum Beispiel auf der Suche nach pflegerischen Maßnahmen zur Pneumonieprophylaxe und stellt beim Überfliegen der Ergebnisse fest, dass bei den meisten Treffern die Wirkungen von Medikamenten untersucht wurden, weil die Anordnung von Medikamenten in anderen Ländern unter den Verantwortungsbereich der Pflegenden fällt, so kann man getrost Medikamente mit `NOT` ausschließen und so die Menge an Treffern reduzieren.

Wenn auch dadurch noch keine zu bewältigende Anzahl an Artikeln gefunden werden konnte, sollte man sich überlegen, ob man die Suchabfrage nicht generell enger fassen kann; also nicht allgemein nach »Ernährung« suchen, sondern nach parenteraler oder enteraler Ernährung untergliedert suchen oder nach Sondenkost oder Diätnahrung Ausschau halten.

Ist die Menge an Treffern immer noch unüberschaubar – was selten genug vorkommen mag – bleibt die Verwendung von allgemeinen Filtern als Ausweg. Durch die Eingrenzung der Sprache auf Englisch und Deutsch wird die Abfrage spezifischer, ohne wichtige Quellen auszulassen, da man die jetzt fehlenden Artikel wahrscheinlich sowieso nicht hätte lesen können. Zuletzt bleibt noch die Einschränkung des Publikationsjahres, so dass man beispielsweise nur die neueren Erkenntnisse erhält. Hierbei besteht allerdings die Gefahr, wichtige Quellen von guter Qualität von vorne herein auszuschließen.

3.6.4 Beispiel: Schlucktraining bei Apoplexie

Im Folgenden wird eine mögliche Suche beschrieben, die schematisch in Abbildung 3.14 auf Seite 126 dargestellt ist; als Beispiel soll das Szenario auf S. 101 verwendet werden.[33] Man gibt also in PubMed zunächst ein:

```
apoplexia
```

[33] Die Trefferquoten ändern sich natürlich und spiegeln die Ergebnisse im Mai 2006 wider.

und erhält 50 Treffer.[34] Da das sicherlich nicht alles ist, was in Medline über Schlaganfälle zu finden ist, schaut man sich die gefundenen Treffer näher an und versucht es dann mit dem Synonym

```
stroke
```

und bekommt 101 172 Treffer angezeigt. Weiterhin interessiert

```
dysphagia
```

worauf man 32 147 Treffer erhält. Über die `History`-Funktion sieht man den bisherigen Verlauf der Suche und kann die Schritte kombinieren:

```
(#1 OR #2) AND #3
```

Da die Anzahl der Ergebnisse mit 598 noch zu hoch ist und nur Studien mit hoher Aussagekraft zu Rate gezogen werden sollen, grenzt man die Ergebnisse auf Randomisierte kontrollierte Studien, Übersichtsarbeiten und Meta-Analysen ein, indem man die bereits erhaltenen Treffer über `Limits` und `Publication Types` mit `Randomized Controlled Trial`, `Review` und `Meta-Analysis` einschränkt. Hier finden wir jetzt also

#5 `#4` *Limits:* Meta-Analysis, Randomized Controlled Trial, Review

#4 `(#1 OR #2) AND #3`

#3 `dysphagia`

#2 `acute stroke`

#1 `apoplexia`

und es werden 105 Treffer angezeigt. Da es im konkreten Fall um den Einsatz von Schlucktraining geht, ist der letzte Schritt[35] die Eingabe von

```
swallowing therapy AND #8
```

was die Trefferanzahl auf 32 reduziert; bei diesen Artikeln sollten man sich nun die jeweiligen Abstracts genauer anschauen. Mit etwas Glück sind einige Studien im Volltext verlinkt – sonst müsste man die komplette Studie bei Bedarf bestellen; hierzu empfiehlt es sich, aus Kostengründen nicht direkt aus PubMed Artikel zu bestellen, sondern einen Dokumenten-Lieferdienst wie Subito zu beauftragen.

Noch ein kleiner Tipp am Rande: Falls die englische Sprache ein unüberwindliches Hindernis darstellt, sollte man – bevor man jedes Wort im Wörterbuch nachschlägt – eine Übersetzung des Abstracts mit dem *Babelfish* von Altavista[36]

[34] PubMed fragt freundlicherweise: »Did you mean *apoplexy* (36 877 items)?«, aber das überlesen wir aus pädagogischen Gründen geflissentlich.

[35] Diesen Schritt hätte man auch früher wagen können; er musste hier nur zu Demonstrationszwecken ans Ende weichen.

[36] `http://babelfish.altavista.com/`

in Erwägung ziehen. Hier kann man entweder Textpassagen oder ganze Seiten (einfach nur die Adresse eingeben!) auf Knopfdruck übersetzen lassen. Obwohl die Qualität der Übersetzung gerade bei fachsprachlichen Originaltexten meist optimierungsbedürftig ist, kann man doch einen ersten Eindruck über den Inhalt eines Artikels gewinnen.

3.7 Bestellung von Artikeln

Nach dem Login bei Subito[37] kann man zu `Sonstige` gehen und `Titelabkürzung` wählen, um den internationalen Kurztitel der gewünschten Zeitschrift direkt einzugeben. Alternativ kann man auch einzelne Bestandteile des Titels unter `Stichwort Titel` eingeben oder nach dem Kurztitel im `Journal Browser` von PubMed suchen, um den vollen Namen der Zeitschrift sowie die ISSN-Nummer für eine Bestellung zu erhalten (manchmal auch Informationen über eine kostenfreie Online-Verfügbarkeit der Zeitschrift, leider sehr selten!). Hat man die Zeitschrift in Subito gefunden, bekommt man eine Auswahl an Bibliotheken, die mit der Lieferung beauftragt werden können – die Auswahl der liefernden Bibliothek sollte am besten an den eigenen Lieferungswünschen orientiert sein.

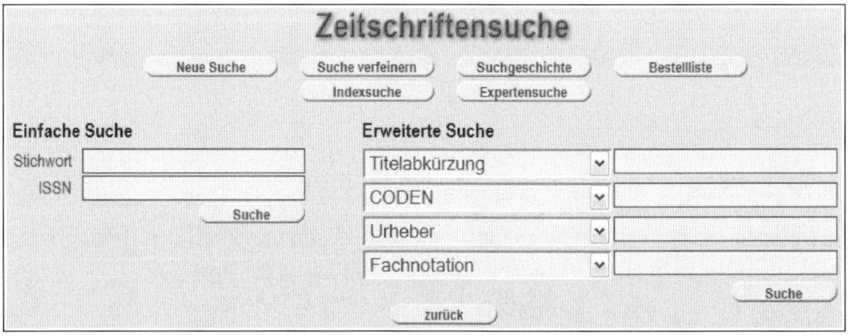

Abbildung 3.15: Benutzeroberfläche von Subito

So liefern manche Bibliotheken die gewünschten Artikel als PDF-Datei und andere als Graphik-Datei (TIFF), bei manchen Bibliotheken kann man sich die Dateien per E-Mail zuschicken lassen oder per FTP direkt von deren Servern herunterladen,[38] wobei eine Lieferzeit von maximal 72 Stunden angestrebt wird.

Steht man eher auf Kriegsfuß mit elektronischen Lieferformen, legt keinen Wert auf die elektronische Archivierung seiner Literaturquellen oder druckt sich die Dateien sowieso aus, ist es eine Überlegung wert, sich die Artikel gleich per Post

[37] `http://www.subito-doc.de/`

[38] Beim Versand per E-Mail werden die angehängten Dateien durch die E-Mail-Kodierung um ca. 30% vergrößert, was beim Download per FTP entfällt.

liefern zu lassen. Hat man sich für eine Bibliothek seines Vertrauens entschieden, braucht man nur noch die Quellenangaben in ein Formular einzugeben und bekommt den Artikel im Volltext zugesandt.

Merke

- Man sollte immer in mehreren Datenbanken suchen, da man in Medline zum Beispiel nur 30–80%[39] aller bekannten publizierten RCTs findet (vgl. Clarke & Oxman, 1999, S. 28) und bei einer Suchabfrage nur etwa 50% der Artikel gefunden werden, die dazu passend in der Datenbank enthalten sind.
- Man sollte immer mit einer Datenbank beginnen, die Studien bester Qualität enthält.
- In Subito recherchiert man nur nach Zeitschriften (und nicht nach den eigentlichen Artikeln), um eine Bibliothek zu finden, die die Zeitschrift führt und den Artikel liefern kann!

[39] je nach Fachgebiet

4. Schritt:
Kritische Beurteilung von Studien

Um Evidence-based Nursing in der Praxis anwenden zu können, kommt man für die kritische Beurteilung von Studien und für das Verständnis der Ergebnisse nicht umhin, sich mit den wichtigsten Grundlagen aus den Bereichen der Statistik und der angewandten Forschung zu beschäftigen. Erst mit einem minimalen Grundverständnis wird man in der Lage sein, zu erkennen, was Forschung überhaupt leisten kann und wie entsprechende Forschungsfragen formuliert sein können (☞ Kapitel G) – aber auch, wie Ergebnisse in Studien gezielt beschönigt werden können.

Nachdem man die ersten Hürden der Fragestellung und Recherche genommen hat und einige Studien im Volltext vorliegen, kann man sich an deren Beurteilung machen. Dies ist ein zentraler Punkt von Evidence-based Nursing, denn man sollte seine Interventionen nicht aufgrund einer Studie verändern, die starke Mängel im Design aufweist oder deren untersuchte Patientengruppe nicht auf die eigene Situation übertragbar ist.

Je nach Studientyp spielen andere Aspekte der Studie eine zentrale Rolle, weshalb unterschiedliche Beurteilungsbögen als Lesehilfe verwendet werden sollten. Diese Beurteilungsbögen stehen im Internet[1] als Arbeitsblätter in der jeweils aktuellen Fassung kostenlos zur Verfügung. Die Reihenfolge der Fragen auf den Beurteilungsbögen steht in keiner Beziehung zur Relevanz der jeweiligen Frage und die einzelnen Fragen sind nicht gleichermaßen wichtig für die Beurteilung der Studien, weshalb davon abzuraten ist, einen Scorewert aus den jeweiligen Beurteilungspunkten abzuleiten.

In diesem Kapitel wird zunächst kurz auf mögliche Forschungsfragen eingegangen, die mit Hilfe von Studien beantwortet werden können. Der Schwerpunkt liegt auf der Vorstellung verschiedener Studiendesigns, abgerundet durch die Diskussion der Unterschiede zwischen hermeneutisch-interpretativen und quantitativen Ansätzen. Soviel sei vorweggenommen: Beide Ansätze haben ihre Existenzberechtigung, ihre Vorteile und ihre Nachteile.

Um zu Beurteilungskriterien von Studien zu kommen, erinnern Sie sich an die Analyse pflegerischer Entscheidungs- und Problemlösungssituationen, wie wir sie im Kapitel G.1 im Anschluss an die Abbildung G.2 auf Seite 30 vornahmen. An dieser Analyse, insbesondere an unserer strikten Unterscheidung von externer *Evidence* und interner Evidence, wurde deutlich, dass es zwei Ebenen von Bewertungskriterien gibt:

[1] `http://www.medizin.uni-halle.de/pflegewissenschaft/index.php?id=351`

- **Bewertungsebene 1:** Ist eine Studie oder Meta-Analyse geeignet, externe *Evidence* zu erzeugen, das heißt möglichst viele Verzerrungen und Selbsttäuschungen auszuschließen?
- **Bewertungsebene 2:** Kann mir und meinen jeweils einzigartigen Klienten die gefundene externe *Evidence* helfen, im Hinblick auf deren biographische Ziele und Ressourcen zu einer angemessenen Entscheidung und Problemlösung zu kommen?

Offenbar ist, wenn Sie die Bewertung 1 abgeschlossen haben, die Bewertung 2 erst noch zu leisten. Und die Evidencestärken, die Sie auf der Bewertungsebene 1 gefunden haben, brauchen keineswegs allgemeinen Empfehlungsklassen zu entsprechen, sondern müssen neu diskutiert werden (vgl. für Leitlinien Europarat, 2002, S. 29, Abb. 3).

Aber unserer Meinung nach sollte die Bewertungsebene 1 angegangen werden, bevor Sie auf Bewertungsebene 2 kommen. Jede Mischung beider Ebenen, wie sie etwa Evans (2003) mit guten Argumenten vorschlägt, birgt eine Gefahr für die Klienten in sich: Wenn von vornherein die begrenzten finanziellen Ressourcen der Klienten leitend für die Bewertung von Effektstärken-*Evidence* würden, könnten wirksame pflegerische Maßnahmen systematisch übersehen werden.

In der Medizin finden wir zahlreiche Beispiele, dass Ressourcenmangel in mangelnden Bedarf umdefiniert und so der Rationierungsdiskussion ausgewichen wurde (vgl. Behrens & Rothgang, 2000; Behrens, 2001b). Allerdings betonen auch wir: Eine Effektstärken-Bewertung auf der Bewertungsebene 1 ist schlicht und einfach Verschwendung, wenn ihr nie auf der Bewertungsebene 2 die Beurteilung für die pflegerische Entscheidung folgt. In diesem 4. Schritt der EBN-Methode befinden Sie sich auf den Bewertungsebenen 1 und 2.

4.1 Verschiedenheit und Eignung von Studiendesigns

Bei 500 000 jährlich veröffentlichten Studien wäre es sicher überaus erstrebenswert, eine einfache Messlatte für die Güte von Studien zu haben, bei der Sie die überwiegende Anzahl von Studien gar nicht erst lesen müssten. Deswegen ist Evidence-based Nursing am populärsten wegen solcher angeblich zur Verfügung gestellter Messlatten geworden. In der Tat gibt es Messlatten, aber sie sind nicht einfach, sondern von Fragestellungen und Zwecken abhängig (vgl. Behrens, 2002a,b). Sicher ist es Unsinn, dass man nur RCTs zur Kenntnis zu nehmen braucht, wenn es zu einer Fragestellung RCTs gibt. Generelle, viele Fragestellungen übergreifende Regeln gibt es nur wenige.

Die oberste Regel für klinische Pflegeentscheidungen, sofern sie nicht nur auf Laborforschungen beruhen können, ist wohl, dass quantitative Untersuchungen in hermeneutisch-interpretative eingebettet sein müssen, um sinnvoll zu sein (☞ Kapitel 4.1.2 auf Seite 141 sowie Behrens, 2002d).

Ob eine Studie angemessen und geeignet ist, ergibt sich für Evidence-based Nursing aus dem Handlungskontext, in dem ihre Ergebnisse gefragt sind und genutzt werden sollen. Insofern gibt es keinen für alle Handlungsprobleme gleichmäßig geeigneten besten Studientyp.

Die methodischen Anforderungen an Studien lassen sich für Sie leicht danach ordnen, welche Irrtümer und Fehlschlüsse die jeweiligen Untersuchungsanlagen ausschließen sollen. Campbell hat eine solche Aufstellung für einige als »quantitative« bezeichnete Verfahren vorgenommen. Dies ist auch für hermeneutisch-interpretative versucht worden (vgl. Behrens, 1983a, 2002d; Kelle & Kluge, 2001). Für Sie als Leserinnen erleichtert es die Lektüre ungemein, wenn Sie sich immer klar machen, welche Selbsttäuschung das jeweilige Verfahren möglichst verhindern soll.

So sind zum Beispiel die in Kapitel 4.3.1 auf Seite 169 genannten RCTs aus der berechtigten Furcht entwickelt, dass Forscher das von ihnen insgeheim gewünschte Ergebnis durch die Auswahl der Untersuchten erzeugen können. Beobachtungsstudien, die multivariat ausgewertet werden können, kontrollieren dagegen besser die Gefahr, dass Effekte nur unter Experimentalbedingungen, nicht aber im Alltag auftreten. Hermeneutisch-interpretative Verfahren sind durch die berechtigte Furcht motiviert, dass die untersuchten Indikatoren, also die Zielgrößen der Untersuchungen und die Interventionen, an den Relevanzstrukturen und Weltsichten der Pflegebedürftigen vorbei gehen (unser triviales Beispiel oben war, dass die Antwort auf die Frage, ob Franzbranntwein Wasser als Mittel zur Pneumonieprophylaxe überlegen sei, noch nicht eine Antwort auf die Frage ist: Empfinden Pflegebedürftige Franzbranntwein als Zeichen der Achtung und Wasser als Zeichen ihrer Missachtung?).

Eine eindimensionale Rangfolge von Studientypen ist nur möglich, wenn es nur eine einzige Irrtumsgefahr gibt. Gibt es mehrere Irrtumsgefahren, so ergeben sich auch mehrere Rangfolgen, die offengelegt und gegeneinander abgewogen werden müssen. Die Rangfolge von Studientypen für Ursache-Wirkungs-Studien (zum Beispiel Interventionsstudien), die meist angegeben wird (☞ Tabelle 4.1 auf der nächsten Seite[2]), geht insgeheim davon aus, dass es nur eine, nämlich die folgende Irrtumsgefahr gibt und alle anderen nicht relevant sind: die Irrtumsgefahr durch verzerrende Auswahl der Untersuchten.

Wenn es nur diese Irrtumsgefahr gibt, ist es klar, dass eine Zufallsverteilung immer besser ist als eine nicht zufällige. Eine Randomisierte kontrollierte Studie bewältigt diese eine Irrtumsgefahr besser als eine Analytische Kohortenstudie, eine Analytische Kohortenstudie besser als eine Fall-Kontroll-Studie, eine Fall-Kontroll-Studie besser als eine Querschnittsstudie, eine Querschnittsstudie besser als eine Vorher-Nachher-Studie. So ergibt sich eine eindeutige Rangfolge – unter

[2] vgl. auch `http://www.cebm.net/levels_of_evidence.asp`

der äußerst unwahrscheinlichen Bedingung, dass alle anderen Irrtumsmöglichkeiten gebannt sind.

Tabelle 4.1: Stufen der *Evidence*

Grad	Interventionsstudie
1 a	homogene Systematische Übersichtsarbeit/Meta-Analyse von RCTs
1 b	einzelne RCT (mit engem Konfidenzintervall)
2 a	homogene Systematische Übersichtsarbeit/Meta-Analyse von Kohortenstudien
2 b	einzelne Kohortenstudie (inkl. RCT minderer Qualität, z.B. *Follow-up* < 80%)
3 a	homogene Systematische Übersichtsarbeit/Meta-Analyse von Fall-Kontroll-Studien
3 b	einzelne Fall-Kontroll-Studie
4	Fallserien und qualitativ mindere Kohorten- und Fall-Kontroll-Studien
5	Meinungen von Experten, Konsensuskonferenzen, Erfahrungen von Autoritäten

Mindestens so elementar wie die Irrtumsgefahr durch verzerrte Auswahl der Untersuchten ist aber zum Beispiel die Gefahr, nicht das angemessene Messinstrument für die Wirkung, die man messen will, zu haben. Man misst dann gar nicht das, was man messen will. Logischerweise kann dieser Fehler auch durch eine noch so schöne Zufallsauswahl nicht ausgeglichen werden.

Dasselbe gilt für die Messung der Intervention oder der »Ursache« – auch hier können Fehler nicht durch eine Zufallsverteilung ausgeglichen werden. Daraus folgt: Die Rangfolge von Interventionsstudien nach dem Kriterium der Zufallsverteilung kann nur unter der Voraussetzung vorgenommen werden, dass alle Studien die Wirkung und die Intervention in der gleichen Weise perfekt messen. Wenn die Studien unterschiedliche Wirkungen messen wollen oder dieselbe Wirkung in unterschiedlicher Weise, muss man sich entscheiden, ob einem das Wirkungsmaß wichtiger ist oder die Stichprobenauswahl.

Diese Entscheidungen müssen nicht für jede Fragestellung und jeden Studientyp gleich ausfallen. Wie die Auflistung von Fletcher et al. (1999) zeigt, ist für jede Fragestellung ein anderer Studientyp jeweils der angemessenste. Optimal ist eine Studie, die sowohl den Anforderungen interner *und* externer Validität genügt.

Abbildung 4.1 auf der nächsten Seite bringt Studien in eine Reihenfolge nach dem Kriterium, welche Fragen jeweils geklärt sein müssen, damit die nächste überhaupt sinnvoll angegangen werden kann. Die Stringenz dieser von uns entwickelten Reihenfolge ergibt sich also daraus, dass sie unumkehrbar ist. Kein zweiter Schritt kann vor dem ersten getan werden. Daher stehen Untersuchungen der Validität von Mess- und Beschreibungsinstrumenten vor den Randomisierten kontrollierten Studien, und hermeneutisch-interpretative Untersuchungen stehen an erster Stelle zwischenmenschlich überprüfbarer Studien überhaupt.

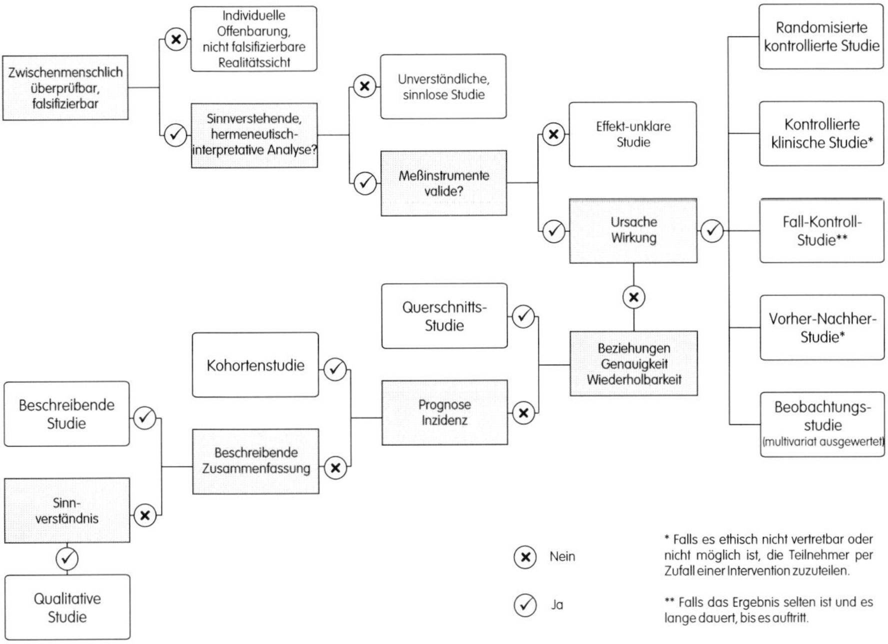

Abbildung 4.1: Forschungsdesigns zur Selbstkontrolle verschiedener Gefahren der Selbsttäuschung und für verschiedene Forschungsfragen

Die erste Frage ist die, ob eine Studie überhaupt zwischenmenschlich überprüfbare, falsifizierbare Ergebnisse präsentieren soll oder lediglich individuelle Offenbarungserlebnisse bzw. nicht falsifizierbare Realitätssichten.

Lincoln & Guba (1985) haben den bisher ausführlichsten Widerlegungsversuch unserer hier vertretenen Ansicht vorgelegt, hermeneutisch-interpretative und quantitative Verfahren haben dieselben Gütekriterien und nur stark unterschiedliche Vorgehensweisen, um Täuschungsmöglichkeiten zu kontrollieren. Sie vertreten die Ansicht, hermeneutisch-interpretative Forschung habe eigene Geltungskriterien.

> »There is no ultimate benchmark to which one can turn for justification – whether in principle or by a technical adjustment via the falsification principle [...] Reality is now a multiple set of mental constructions.« (Lincoln & Guba, 1985, S. 295)

Diese Position verwickelt sich in Selbstwidersprüche, die Kelle & Kluge (2001) und Behrens (2002d) herausarbeiten.

Die zweite Frage ist, ob eine Studie den gemeinsam geteilten, historisch durchaus unterschiedlichen Sinn (Wissensbestände und Relevanzstrukturen) erforscht hat, der es den Untersuchten, aber auch den Untersuchern ermöglicht, Erscheinungen überhaupt erst als Symbole und signifikante Gesten zu verstehen. Dies leisten sinnverstehende, also hermeneutisch-interpretative Studien.

Sie sind unerlässliche Voraussetzung von Analysen quantitativer Verteilungen von Qualitäten und ermöglichen auch erst die Interpretation der Ergebnisse quantitativer Studien. Insofern ist jede quantitative Studie nur sinnvoll als Teil einer hermeneutisch-interpretativen.

Wieso gibt es überhaupt Studien, die diesen sinnverstehenden Basis-Teil nicht enthalten? Eine mögliche Antwort ist einfach: Deren Studien-Autoren setzen diese Basis-Untersuchung als bereits geklärt und daher unproblematisch voraus. Möglicherweise gehen sie dabei zu sorglos mit den Grundlagen ihrer eigenen Studien um. Insbesondere in der Pflege kann dies gefährlich werden: Geht es doch in der Pflege in der Regel eher um die Pflege von Personen als nur um die Pflege von Organen. Ohne auf diese Grundlagen explizit oder implizit bezogen werden zu können sind Studien unverständlich und sinnlos.

Die dritte Frage ist, ob die Mess- und Beschreibungsinstrumente valide das messen und beschreiben, was sie nach dem Willen der Studienautoren messen und beschreiben sollen. Ist das nicht der Fall, sind Interventionen, sonstige Ursachen und Wirkungen ohnehin nicht zu erfassen, und man braucht sich mit Fragen der Zufallsauswahl gar nicht erst abzumühen.

Auch hier stellt sich die Frage: Wieso gibt es überhaupt Studien, die Mess- und Beschreibungsinstrumente nicht ausführlich diskutieren? Die Antwort ist wahrscheinlich dieselbe wie eben: Deren Studien-Autoren setzen die Validität von Mess- und Beschreibungsinstrumenten bereits als geklärt und daher unproblematisch voraus (zum Beispiel weil sie sie einem Handbuch entnommen haben). Auch dies kann zu sorglos sein und sich rächen.

Die vierte Frage ist die nach der Zuordnung von Beobachtungen zu theoretischen Ursachen und Wirkungen.

4.1.1 Unterschiedliche Goldstandards für unterschiedliche Studien, unterschiedliche Gegenmittel für unterschiedliche Verzerrungsgefahren

Nachdem begründet wurde, dass es eine Hierarchie von *Evidence*-Stufen nicht geben kann, die für alle Selbsttäuschungsgefährdungen gleichermaßen taugt, finden Sie im Folgenden eine Übersicht, die Ihren klinischen Fragen aus der Praxis und den Verzerrungen, die Sie jeweils vermeiden wollen, jeweils optimale Studientypen zuordnet (☞ Abbildung 4.2 auf Seite 140).

Pflege ist eine Handlungswissenschaft (Interventionswissenschaft), erst daraus ergeben sich ihre Anforderungen des Handlungsdrucks und des Begründungszwangs, die die Studienbeurteilung leitet: Unter Handlungsdruck muss in der Pflege entschieden werden (auch nicht zu handeln ist eine begründungsbedürftige folgenreiche Handlung), und zwar zusammen mit dem auftraggebenden Klienten. Unter Begründungszwang stehen diese Entscheidungen zu zwei Zeitpunkten: zum einen vor der Entscheidung als Abschätzung ihrer möglichen Folgen (»Ex-ante-Abschätzung«), zum anderen nach der Handlung als Beurteilung (Evaluation) der tatsächlich eingetretenen Folgen, um die Maßnahmen a) im Pflegeprozess im Lichte der gewonnenen internen Evidence neu anzupassen und b) der Solidargemeinschaft aller potentiell Pflegebedürftigen und Pflegenden als Erfahrungen Dritter, als externe Evidence, zur Verfügung zu stellen (»Ex-post-Beurteilung«).

Unter diesen genannten Anforderungen stehen Natur- bzw. Sozialwissenschaften, die keine humanen Handlungswissenschaften sind, typischerweise gerade nicht. Biologen, Soziologen, selbst die unter Handlungsdruck stehenden Tierärzte bilden mit ihren Forschungsgegenständen keineswegs notwendigerweise Arbeitsbündnisse. Ihre Forschungsgegenstände sind nicht ihre auftraggebenden Klienten, auch wenn sie ihre Arbeit »selbstverständlich« ethischen Normen unterwerfen (vgl. Behrens, 2005a,b; Kachler & Behrens, 2005).

Daher ist die Pflegewissenschaft ebenso wenig wie die Medizin (vgl. Raspe, 2005) eine Anwendung der Physiologie, Biologie oder Soziologie, sondern eigenständige klinische Handlungs- und Entscheidungswissenschaft für die eigenständigen Handlungsprobleme der humanen Pflegebedürftigkeit (»Pflege«, vgl. Behrens, 2003a) und der Krankheitsbewältigung und Krankheitsvorbeugung (»Heilkunde«).

Klinische Pflegewissenschaft und klinische Medizin nutzen biologische, soziologische und anderer Wissenschaften Erkenntnisse, die zum Teil mit in die externe *Evidence* eingehen, wenn sie zu den Determinanten und Folgen klinischer Urteile, Entscheidungen und Handlungen einen Beitrag leisten können (vgl. etwas anders Raspe, 2005, S. 8). Aber als eigenständige klinische Handlungs-Wissenschaften haben Pflege und Medizin Kriterien zu genügen, denen Biologie, Soziologie und andere Sozial- und Naturwissenschaften nicht zu genügen haben, nämlich die Verknüpfung von interner und externer *Evidence* für die individuelle Handlungsentscheidung mit ihren einzigartigen Klienten.

Die folgende Aufstellung berücksichtigt daher die beiden, im Pflegeprozess wie generell in klinischen Handlungswissenschaften ineinander greifenden und zeitlich schwer zu trennenden Aufgaben »Verständigung über Ziele« und »Auswahl von Mitteln bei gegebenen Zielen« (☞ Abbildung 4.3 auf Seite 146). Sie berücksichtigt auch, dass Ihre Fragen immer aus der internen Evidence kommen: Die externe *Evidence* soll die interne ausbauen und für den individuellen Verlauf (*Traject*) nutzbar machen.

Die Sie vielleicht enttäuschende Botschaft dieser folgenden Aufstellung ist, dass nicht eine Art von Studien (zum Beispiel RCTs) andere Studien ersetzen – nicht einmal in der Wirkungsforschung. Eine RCT ersetzt in der Wirkungsforschung keine Beobachtungsstudie und eine Beobachtungsstudie keine RCT. Sie kommen nicht umhin, auf mehreren Klavieren spielen zu können.

Um die Abbildung nicht so lang wie dies Buch werden zu lassen, haben wir nur beispielhaft einige häufige Studientypen einigen häufigen Fragen der klinischen Pflege zugeordnet.

Abbildung 4.2: Unterschiedliche »Goldstandards« für unterschiedliche klinische Studien

I. Verständigung über Ziele

a) Zielklärung mit individuellen Patienten
   - Erfahrungsberichte und Kunstlehren des Aufbaus interner Evidence in der Begegnung (Methoden siehe Schritt 1)
   - Narrative, ethnomethodologische und phänomenologische sequenzanalytische Studien von Entscheidungsprozessen als Anregung
   - Survey-Leitfäden nach ICF
   - Fragebögen individualisierter Lebensqualität (vgl. Behrens, 2004; O'Connor et al., 2005, S. 503 ff.) als Entscheidungshilfen

b) Zielklärung in der Gesellschaft und in der Einrichtung (Beispiel: Ausmaß zulässiger Sterbehilfe)
   - Rechtliche und philosophische Analysen
   - hermeneutische Sequenzanalyse von Entscheidungsprotokollen

II. Wirkungs-*Evidence*: Auswahl von Mitteln bei gegebenen Zielen (zweck-, nicht wertrational)

a) Sind die Outcomes nachvollziehbar und relevant?
   - externe *Evidence*: Pretests, Sequenzanalysen von Interaktionsprotokollen, Surveys
   - interne Evidence: Methoden der Zielklärung des Schrittes 1, offene Interviews und Narrationen, Leitfaden-Interviews und (teilnehmende) Beobachtung

b) Treffen Fragebögen und Skalen tatsächlich Patientenwahrnehmungen?
   - *Measurement Bias*: Pretests, Zielklärung in der Begegnung (vgl. Behrens, 1983a, 2002d; Campbell et al., 2003, sowie Schritt 1)

c) Sind die diagnostischen Maßnahmen und Interventionen klar beschrieben?
   - Externe *Evidence*: Abgleich mit Sequenzanalysen von Interaktionsprotokollen, Surveys, Beobachtungen
   - Interne Evidence: Wahrnehmung der Intervention vom einzelnen Pflegebedürftigen

d) Entsprach die untersuchte Intervention der Intervention, über deren Einsatz ich nachdenke?
   - Studiendokumentation

e) *Kann (!)* eine diagnostische oder therapeutische Intervention *im Durchschnitt* wirken (*Efficacy*)?
   - Goldstandard: RCT-Experiment zum Ausschluss des individuellen Sampling-Bias, aber Bias durch nicht-alltägliche hochartifizielle Studiensituation selber

f) *Hat (!)* eine definierte Intervention unter bestimmten Kontextbedingungen tatsächlich gewirkt (*Effectiveness*)?

  - Goldstandard für Effektivität: Beobachtungs- und Registerstudien (insbesondere nach einer RCT zur Frage 5), aber auch Sequenz-Analysen natürlicher Interaktionen)

g) Welche Langzeitwirkungen, welche erfreulichen und unerwünschten Nebenwirkungen hatte eine Intervention?
  - Verlaufbeobachtungsstudien und Registerstudien (Phase 4), weil RCTs aus Kostengründen und wegen der unalltäglichen Studiensituation keine realistischen Langzeit-Follow-ups enthalten

h) Gab es Unterschiede zwischen denen, bei denen eine Behandlung anschlug und nicht anschlug? Wie lassen sich die Untergruppen beschreiben, mit geringerer oder höherer als der durchschnittlichen Wirkung?
  - Subgruppenanalyse, auch beschreibende, aber beachte die Fallstricke von Subgruppenanalysen (vgl. DiCenso et al., 2005, S. 251–264)

i) Ist eine pflegerische Handlung wirtschaftlich?
  - Externe *Evidence*: Goldstandard Wirtschaftlichkeitsstudie (☞ Kapitel 4.8 auf Seite 228), die allerdings die Antworten auf die Fragen a–g voraussetzt
  - Interne Evidence: Entspricht der Verlaufs meines Klienten dem Verlauf in den Studien? Individuelle Wirtschaftlichkeitsstudie

j) Wie kann ich nach der Entscheidung für eine Grobrichtung die Behandlung an meinen Einzelfall im Pflegeprozess anpassen?
  - (Wenn-dann-Pfade zur iterativen Verknüpfung interner und externer *Evidence*, vgl. Schritt 5)

4.1.2 Hermeneutisch-interpretative und quantitative »Forschungsdesigns« – ein Ziel?

Ein Forschungsdesign ist die Planung, die einem Forschungsvorhaben vorausgeht. Das Design wird je nach Forschungsfrage und nach der Eignung verfügbarer Messinstrumente ausgewählt: Möchte man zum Beispiel versuchen, die gelebten Erfahrungen von Frauen mit Brustkrebs zu verstehen, wählt man eine eher hermeneutisch-interpretative Studie, zum Beispiel im Anschluss an die Phänomenologie. Geht es darum, zu erfahren, wie viele Frauen überhaupt an Brustkrebs erkranken, würde man ein quantitatives Design bevorzugen. Im Forschungsdesign wird also vorab die Methode festgelegt, wie die Studie geplant und durchgeführt wird. Je nach dem Hauptbereich der Forschungsfrage eignen sich verschiedene Designs, von denen jedes seine Vor- und Nachteile hat.

Da es bei der Anwendung von Evidence-based Nursing darum geht, das beste verfügbare Wissen auf eine spezifische Fragestellung aus der Pflegepraxis anzuwenden, ist es von Vorteil, zu erkennen, ob die jeweilige Fragestellung mit dem verwendeten Forschungsdesign oder vielleicht besser mit einem anderen Design beantwortet werden sollte. Im Idealfall geht eine hermeneutisch-interpretative Erhebung einer quantitativen Erhebung voraus, daher sollen im Folgenden zunächst die hermeneutisch-interpretativen Designs beschrieben und anschließend quantitative Designs vorgestellt werden.

Häufig werden interpretativ-hermeneutische (»qualitative«) Verfahren nur als Hypothesen erzeugend, statistische Verfahren dagegen für die Hypothesen-Testung als geeignet angesehen (vgl. als kritische Literatursichtung Kelle & Kluge,

2001). Diese Ansicht kann zurückgewiesen werden: Hermeneutisch-interpretative Verfahren stehen auch am Ende jeder quantitativen Untersuchung, wenn die Bedeutung des Ergebnisses für unser Vorverständnis diskutiert wird und neue Fragestellungen erzeugt werden. Der Zyklus der Forschung entspricht dem Pflegeprozess.

Das zeigen wir nicht nur für Fragestellungen, sondern auch für Methoden: Das Urteil über die Angemessenheit einer Methode verlangt selber eine Theorie, die falsifizierbar sein muss. Allerdings kann man zu einem Zeitpunkt entweder das Ergebnis als nicht gemessen bezweifeln, oder das Messinstrument, logischerweise aber nie beides zugleich (Lakatos, 1982).

Wenn viele Untersuchungen nicht ihr alltagstheoretisches Vorverständnis reflektierend bezweifeln, liegt das daran, dass ihre Autoren sich immer schon mit den Lesern ihrer Studien und auch mit den Klienten eins glauben. Diese Voraussetzung, dass der Sinn einer Untersuchung ja innerhalb einer Gruppe auf der Hand läge und nicht weiter reflektiert und begründet zu werden braucht, ist aber um so weniger wahrscheinlich gegeben, je unterschiedlicher die Welten sind, in denen Untersucher und Untersuchte, Professionelle und Pflegebedürftige leben. Daher können wir als allgemeine Regel formulieren: Die Entscheidung für »qualitative« oder »quantitative« Methoden ist vom zu erforschenden Gegenstand, das heißt dem Zweck der Untersuchung, abhängig.

Wenn wir eingestehen, dass wir noch keine gute Vorstellung von den Zielen und Relevanzstrukturen, also der Welt der Pflegebedürftigen, haben, sind hermeneutisch-interpretative Methoden unverzichtbar. Wenn wir der Meinung sind, unser Gegenstand sei reine Verteilungsaussage über schon bekannte oder nicht weiter zu hinterfragende Qualitäten, sind quantitative, statistische Auszählungen hinzuziehbar. Keineswegs ist die Unterscheidungslinie so zu ziehen, dass hermeneutisch-interpretative Designs eher geeignet sind, Gefühle und Motive abzubilden, als quantitative. Es gibt zahlreiche standardisierte Skalen und Scores, die Gefühle, Motive und dergleichen quantitativ messen sollen.

Auch ist die Ansicht widerlegt, dass hermeneutisch-interpretative Methoden besser geeignet sind, dem pflegebedürftigen Befragten selber unbewusste Zusammenhänge im Tiefeninterview aufzudecken. Gerade Sozialstatistiken können Gleichzeitigkeiten zwischen sozial strukturellen Kontextbedingungen und Wertungen und Entscheidungen der Akteure dokumentieren, die den Akteuren gar nicht bewusst sind und trotzdem im Längsschnitt eine Wirkung zeigen.

Was ist der Fall? Der Fall besteht bei hermeneutisch-interpretativen wie bei quantitativen Verfahren in einer Konstruktion. Ein Fall ist nie einfach dinglich gegeben, er ist immer Ergebnis der gedanklichen Ordnung von Wirklichkeit. Das gilt nicht nur für sinnverstehendes Handeln von Menschen, es gilt auch für die menschliche Erkenntnis der außermenschlichen Natur: Auch sie ist uns nur gegeben durch unsere gedankliche Ordnung ihrer Erscheinungen (vgl. Maturana & Varela, 1987; Singer, 2002).

4.1.3 Welche Art von Selbsttäuschung sollen Studien vermeiden?

Alle, sowohl »qualitative« als auch »quantitative« Forschungsdesigns haben ein gemeinsames Ziel: Die Verfahren sollen die Chance erhöhen, dass unser Vorverständnis widerlegt werden kann, oder anders gesagt: dass die – unseren Erwartungen widersprechende – Entwicklung dieselbe Chance hat, sich als zutreffend zu erweisen, wie das von uns erwartete Ergebnis. Dies gilt für Verfahren, die häufig als »qualitativ« bezeichnet werden, ebenso wie für die so genannten »quantitativen« Verfahren.

Ob Grounded Theory, ob Ethnomethodologie, ob objektive Hermeneutik, alle diese Ansätze, auf die wir jetzt kommen werden, teilen die Haltung des »Falsifikationismus«. All diese hermeneutisch-interpretativen Studien geben nicht vor, nur zu sammeln und zu beschreiben, sie legen Wert darauf, Vorverständnisse empirischer Prüfung auszusetzen.

Die Bezeichnungen »qualitativ« und »quantitativ« sind übrigens ebenso verbreitet wie äußerst unlogisch. Es macht nur Sinn, Dinge zu zählen oder zu messen, deren Qualität uns bekannt ist. Insofern kann man qualitativ und quantitativ nicht gegenüberstellen. Es sei denn, man wollte behaupten, dass »quantitative« Forscher sich nicht dafür interessieren und auch nicht wissen, was sie eigentlich zählen und messen. Unter hermeneutisch-interpretativen Methoden werden in der Regel Verfahren zusammengefasst, die sich auf die Phänomenologie, die Hermeneutik und die strukturalistische Ethnographie beziehen. Wir gebrauchen diese beiden Begriffe »qualitativ« und »quantitativ«, weil sie sich eingebürgert haben.

Allen Forschungsdesigns ist auch gemeinsam, dass sie mit orientierenden Heuristiken – vergleichbar den Alltagstheorien – arbeiten, die selber nie ganz empirisch überprüfbar sind. Aus diesen orientierenden Alltagstheorien werden Hypothesen oder »Lesarten« oder Erwartungen formuliert und Messinstrumente begründet, die widerlegbar sind. So wichtig orientierende Heuristiken auch sein mögen, im Interesse der Pflegebedürftigen sollten sich pflegerische Entscheidungen offensichtlich eher auf widerlegbares Wissen als auf unwiderlegbar formulierte Heuristiken stützen.

Am Beispiel der unwiderlegbaren, aber anregenden und in den Wirtschaftswissenschaften sehr verbreiteten »Nutzentheorie« können Sie sich den Unterschied zwischen Heuristiken und empirisch gehaltvollen Theorien klar machen. Die »Nutzentheorie« wird von uns deswegen in Anführungszeichen geschrieben, weil es sich genau genommen überhaupt nicht um eine Theorie handelt, die falsifizierbar ist.

4.2 Hermeneutisch-interpretative Forschungsdesigns

4.2.1 Was sollen qualitative, besser hermeneutisch-interpretative Designs leisten?

Es ist der historische Beitrag von Evidence-based Nursing, gegen die *Evidence-based Medicine* die hermeneutisch-interpretativen Methoden als evidence-erzeugende durchgesetzt zu haben (das übliche Wort »qualitative Methoden« statt »hermeneutisch-interpretative Methoden« ist uns zu irreführend, weil auch jeder, der zählt, »etwas« zählt, also »Beschaffenheiten« = »Qualitäten«. Rein »quantitative« biometrisch-statistische Forschung kann es daher gar nicht geben. Wer als Gesundheitswissenschaftler behauptet, nur quantitativ zu forschen, irrt sich über sich selbst und betreibt qualitativ unzureichende, also schlechte Forschung.).

Welche Methode jeweils die beste ist, richtet sich nach der Fragestellung und bei gegebener Fragestellung nach den Selbsttäuschungsgefahren, die wir bewältigen wollen. Denn (leider) ist keine einzelne Methode geeignet, alle Selbsttäuschungsgefahren zu bewältigen und alle Fragen zu beantworten (vgl. Behrens, 2002b). Das ist eine Selbstverständlichkeit. So heißt es 2005 im englischen Handbuch *Evidence-Based Nursing. A Guide to Clinical Practice*: »A key issue in EBN is wether the best design has been used to answer the question posed« (DiCenso et al., 2005, p. 11).

Allerdings herrscht noch einige Verwirrung darüber, welche Fragen am besten oder nur mit hermeneutisch-interpretativen Methoden zu beantworten sind. Deshalb müssen wir Ihnen in diesem Buch etwas mehr Begründungen und Argumente bieten, als sie zum Beispiel in einem Kochbuch üblich sind. Obwohl einer von uns beiden, Johann Behrens, als einziger deutscher Mitherausgeber das eben zitierte Buch Evidence-based Nursing mitverantwortet, erscheint es uns doch in der Eile missverständlich formuliert zu sein, was da über den Fragebereich für »qualitative Methoden« steht. (Mit etwas mehr Zeit wäre das sicher allen Herausgebern aufgefallen.)

> »Qualitative designs are best for understanding the meaning of illness or patient experiences, attitudes, and beliefs. Results of intervention studies may inform nurses about the optimal effects of an intervention in a sample of patients, but they do not explore and explain the barriers to patient adherence with the intervention, how the intervention affects the patient's everyday life, the meaning of illness to the patient, or the adjustment required to accomodate a lifelong treatment regimen.« (DiCenso et al., 2005, p. 11).

Dieses Zitat geben wir ausführlich wieder aus einem Grund: In ihm gehen gleich mehrere Verwechslungen durcheinander, die sich allerdings häufig finden. Erstens die Verwechslung von psychologischen mit »qualitativen« Methoden und Fragen, und zweitens die Verwechslung von externer und interner Evidence, deren deutliche Unterscheidung grundlegend für Evidence-basierte professionelle Praxis ist. Die erste Verwechslung ist noch harmloser Unsinn, die zweite ganz und gar nicht.

Zur ersten Verwechslung: *»Patient experiences«*, *»Attidudes«* und *»Beliefs«* fallen keineswegs selbsverständlich in das Ressort »qualitativer Forschung«. Vielmehr sind sie typische Gegenstände der psychologischen Psychometrie. Die Psychologie beansprucht und wendet erhebliche Mühe darauf, auch »persönliche Erfahrungen«, »Wahrnehmungen«, »Einstellungen«, »Überzeugungen«, »Meinungen« usw. in Skalen messbar zu machen.

Viele dieser Skalen mögen Validitätsprobleme aufwerfen (vgl. Behrens, 1983a), aber man kann nicht sagen, psychologische Psychometrie sei einfach ein Ding der Unmöglichkeit. Eher lässt sich unserer Meinung nach im folgenden Kapitel begründen, dass alle psychometrischen Skalen auf Vorverständnissen gründen, über die wir uns nur hermeneutisch-interpretativ verständigen können (vgl. Behrens, 2002d). Aber das gilt mehr oder weniger auch für biometrische Skalen. »Sinn haben quantitative Forschungen nur als Teile von hermeneutisch-interpretativen.«

Zur zweiten Verwechslung. Die Differenz zwischen interner und externer *Evidence* ist auch durch »qualitative« hermeneutisch-interpretative Methoden nicht einfach überbrückt. Auch wenn ich mir die Erfahrungen Dritter mit hermeneutisch-interpretativen Methoden zur Kenntnis gebracht habe, kann ich von ihnen nicht auf den Fall meines einzigartigen Klienten schließen. Wenn hermeneutisch-interpreative Verfahren klärten, dass diese Dritten mit einer Handlung wenig Schmerzen hatten und die Ergebnisse für sie von großer Bedeutung waren, kann ich daraus nicht schließen, dass meine Klientin dieselben Schmerzen mit denselben individuellen Wichtigkeiten sein wird. Ich muss die interne Evidence in der Begegnung mit meinem individuellen Klienten erarbeiten und kann sie nicht durch noch so »qualitativ« gewonnene externe *Evidence* ersetzen.

In den angelsächsischen Ländern werden unter hermeneutisch-interpretativen Methoden meist Ansätze der Grounded Theory, der Phänomenologie und der Ethnographie verstanden, selten die der objektiven Hermeneutik, die im deutschen Bereich eine große Bedeutung haben. Ohne die Unterschiede zwischen diesen Verfahren, denen sich noch viele Varianten anfügen lassen, einzuebnen, sollen in diesem einführenden Teil einige gemeinsame Merkmale aufgeführt werden, die die Orientierung erleichtern.

Die eine Unterscheidung geht nach dem Zweck vor. Wie Abbildung 4.3 auf der nächsten Seite zeigt, ist die Unterscheidung getroffen nach dem Zweck der jeweiligen Untersuchung. So lassen sich unserer Meinung nach unterscheiden: sinnverstehende Methoden der Verständigung über Ziele und Methoden des Wirkungsvergleichs von Mitteln bei gegebenen Zielen. Wie im unteren Bereich von Abbildung 4.1 auf Seite 137 dargestellt, sind für sinnverstehende Fragen eher hermeneutische, ethnomethodologische oder phänomenologische Studien anzuraten, die sich auf (um den Habermas'schen Begriff zu nehmen) *kommunikatives Handeln* beziehen. Dagegen sind auf den ersten Blick für Wirkungsvergleiche von Mitteln bei gegebenen Zielen randomisierte prospektive Studien als das Mittel der Wahl anzusehen. Wir unterscheiden also zwischen *kommunikativem* Handeln und *instrumentellem* Handeln.

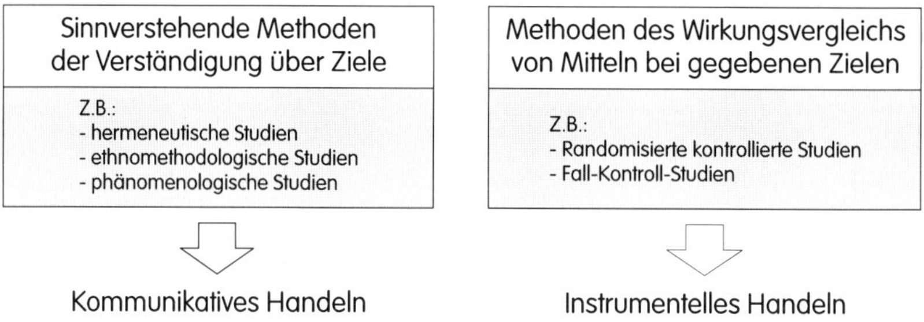

Abbildung 4.3: Kommunikatives und instrumentelles Handeln

Diese Unterscheidung trägt allerdings in der Praxis nicht weit. In jeder pflegerischen Handlung wird kommuniziert; jede pflegerische Handlung ist ständig darauf angewiesen, dass sich immer von Neuem ein Arbeitsbündnis, eine wechselseitige Übereinstimmung und Fähigkeit der Kooperation einstellt. Insofern ist es handlungspraktisch ausgeschlossen, nur zu Beginn eine Phase kommunikativen Handelns zur Verständigung über Ziele einzulegen und von da an immer nur nach der Logik instrumentellen Handelns zu verfahren.

4.2.2 Phänomenologische Grundlagen

4.2.2.1 Gegenstand

Untersuchungsgegenstand phänomenologischer Studien ist das Selbstverständliche, das »fraglos Gegebene der Lebenswelt« (vgl. Husserl, 1962, S. 212 f.), »in der wir als Menschen unter Mitmenschen [...] Natur, Kultur und Gesellschaft erfassen, zu deren Gegenständen Stellung nehmen, von ihr beeinflusst werden und auf sie wirken« (vgl. Schütz, 1971, S. 153).

Diese »natürliche Einstellung« wird erst dann bewusst, wenn sie mit fremdem Blick betrachtet wird oder in eine Krise gerät. Solche Krisen sind in der Ethnomethodologie von Garfinkel (1967) systematisch als so genannte »Krisenexperimente« herbeigeführt worden. Für die Pflege ist die von Maurice Merleau-Ponty diskutierte *Phänomenologie der Leiblichkeit* (Merleau-Ponty, 1966) von großer Relevanz, die auch den *Studies of Work* (Bergmann, 1991) zugrunde liegt. Phänomenologisch ist zum Beispiel auch die deutsche pflegewissenschaftliche, ethnomethodologisch vorgehende Studie von Fengler & Fengler (1980) »Alltag in der Anstalt« beeinflusst.

Den *Studies of Work* geht es um das »verkörperte Wissen«, das sich in der selbstverständlichen Beherrschung kunstfertiger Praktiken materialisiert und das für die erfolgreiche Ausführung einer bestimmten Arbeit konstitutiv ist (vgl. Bergmann, 1991, S. 270). Besonders die Pflegepraxis zeichnet sich durch verkörpertes, also selbstverständliches, nicht bewusst gemachtes, aber durchaus bewusst zu machendes Wissen aus.

4.2.2.2 Entwicklung

Die vom Philosophen Edmund Husserl begründete und von dem Husserl-Schüler Heidegger variierte, aber insbesondere von dem Husserl-Schüler Alfred Schütz (1974), von Schütz & Luckmann (1984) sowie von dem gleichaltrigen Maurice Merleau-Ponty (1966) in die Sozial- und Pflegewissenschaft eingeführte Methode zeichnet sich offensichtlich dadurch aus, dass sie ihren Gegenstand, das »fraglos Gegebene der Lebenswelt« keineswegs auf den Bereich von Gefühlen und Motiven einschränkt, sondern auch für unsere naturwissenschaftliche Erkenntnis behauptet: Bewusstsein ist kein passives Wahrnehmen von etwas, sondern ein bewusster Akt. Diese Grundkonzeption der Phänomenologie ist auch in der Biologie von Maturana & Varela (1987) erkenntnistheoretisch für alle natürlichen Systeme bestätigt und verallgemeinert worden.

Peirce ist als Vorläufer der Phänomenologie Husserls zu sehen. In seinem Aufsatz »Wie unsere Ideen zu klären sind« beschreibt Peirce die Absichten des später so genannten Pragmatismus (vgl. Peirce, 1976). Wir haben immer schon eine Menge von unausdrücklichen Überzeugungen, nach denen wir handeln und uns einrichten. Sobald eingespielte Handlungsweisen zu Misserfolgen führen, entsteht eine Unsicherheit, eine Krise der Erfahrungen, die wir durch genauere Betrachtung unserer Annahmen und unseres Verhaltens und dann durch geeignete Veränderung wieder auszuräumen trachten, um zur Ruhe ungestörten Verhaltens zurückzukehren. So schlicht fasst Peirce zusammen, was man als Erkenntnisprozess bezeichnet.

Die in dem Aufsatz formulierte pragmatische Maxime lautet: »Überlege, welche denkbaren Wirkungen die praktischen Bezüge haben könnten, die wir dem Gegenstand unseres Begriffs in Gedanken zukommen lassen, dann ist unser Begriff dieser Wirkung bereits das Ganze unseres Begriffs des Gegenstandes« (Peirce, 1976). Sinn haben Sätze nach Peirce nur, wenn ihre Wahrheit oder Falschheit für uns einen Unterschied machten bei unseren Wahrnehmungs- und Handlungsmöglichkeiten. Endgültige Wahrheiten gibt es nicht.

Dewey (1988) entwickelt den Peirce'schen Ansatz weiter. Wahrheit kann nicht als Abbildung der Wirklichkeit »gesehen« werden. Sie ist nicht vom Menschen unabhängig – Wahrheit ist eine immer nur vorläufige, unsere Handlungsfähigkeit erweiternde Antwort auf Probleme, die sich bestimmten Situationen stellen. Die von Husserl formulierte entscheidende Einsicht ist: Bewusstsein ist kein passives Wahrnehmen von etwas, sondern ein zielgerichteter Akt. Wird jemandem etwas bewusst, so konstituiert er es aktiv als etwas Bestimmtes. Kant hatte dies gegen den Empirismus betont.

Husserl untersuchte nun Schritt für Schritt, wie sich die Gegenstandskonstitution im Bewusstsein vollzieht. Wandte er sich zunächst in den »logischen Untersuchungen« dem Wesen mathematischer Gegenstände zu, so erforschte er später das Zeitbewusstsein und gegen Ende seines Lebens, als Jude verfemt, die Konstitution der sozialen Welt. Die Phänomenologie beschränkt sich strikt auf das im Bewusstsein Erscheinende, eben das »Phänomen«. Husserl hat insbesondere in Frankreich eine für die Entwicklung der Pflegetheorie bedeutende Rolle gespielt. Hier ist auf Merleau-Ponty (1966) zu verweisen, der in seinem Hauptwerk »Die Phänomenologie der Wahrnehmung« die aktive Erschließung der Welt analysiert. Insbesondere seine Arbeiten über Leiblichkeit sind für die Pflege bedeutend geworden.

Beachten Sie, dass alle diese Theorien ihre Geltung nicht auf menschliche Handlungen, sondern auf menschliche Möglichkeiten der Wahrnehmung außer ihnen Existierendes überhaupt beziehen. Viele in den Pflegewissenschaften heute gängigen Methoden wie die der objektiven Hermeneutik, der phänomenologischen Analyse oder der Grounded Theory beziehen sich auf Weiterentwicklung dieser Ansätze. Bei ihrer Beurteilung sind ganz wenige und klare Regeln verfügbar.

Unsere Analyse pflegerischer Entscheidungen (☞ Kapitel G auf Seite 27) verdankt Peirce und Husserl sehr viel: Neben der Ethnomethodologie ist insbesondere in Deutschland ein anderer Zweig phänomenologischer Forschungen in den Sozialwissenschaften entwickelt worden: die Sozialphänomenologie (vgl. Grathoff, 1989; Hildenbrand, 1991, 1999; Corbin & Hildenbrand, 2000). Analysiert werden soziale Milieus, die durch den Zusammenhang typischer Selbstverständlichkeiten der Welt und Selbstauffassung angesehen werden können (vgl. Gurwitsch, 1976; Heidegger, 1995).

Die Gemeinsamkeiten und Unterschiede von Ethnomethodologie und Sozialphänomenologie beschreiben Corbin & Hildenbrand (2000) in Anschluss an Zimmermann & Pollner (1976, S. 81) so: Beide Ansätze gehen von der natürlichen Einstellung im Sinne Husserls aus. Die Ethnomethodologie jedoch untersucht »einen Handlungsraum und seine Merkmale als zeitlich situierte Hervorbringungen von Mitgliedern des Handlungsraums« (Zimmermann & Pollner, 1976, S. 81). Der Fokus dabei sind »die Methoden der Gesellschaftsmitglieder, die sie anwenden, um formale Strukturen der Alltagshandlung zu produzieren und zu erkennen, dadurch, dass wir die Formulierungspraktiken dieser Gesellschaftsmitglieder analysieren« (Garfinkel & Sacks, 1976, S. 141). Dem gegenüber sei die Blickrichtung sozialphänomenologischer Forschung das Milieu selbst und dessen Strukturierungsleistung für das alltägliche Handeln, ohne dabei die Eigenaktivitäten der Handelnden aus dem Blick zu verlieren (vgl. Behrens, 2002d).

4.2.2.3 Phänomenologie und »quantitative« Forschung

Die Phänomenologie macht auch in einem gewissen Grade plausibel, warum es überhaupt so genannte »quantitative« Forscher gibt, die ohne eine systematische qualitative, zum Beispiel phänomenologische Analyse auszukommen meinen: Sie gehen wie selbstverständlich davon aus, dass sie in derselben Lebenswelt wie die von ihnen Untersuchten leben und daher ohne weitere Untersuchungen die Bewertungen von Gesundheitszuständen, die ihre Pflegebedürftigen haben, kennen, alles über die Ziele ihrer Pflegebedürftigen wissen und die sinnvollen Fragen in einem standardisierten Fragebogen formulieren können. Um die Mühen einer phänomenologischen Analyse auf uns zu nehmen, ist für uns Pflegende die Erfahrung unerlässlich, dass unsere Klienten gesundheitliche Ziele und Bewertungen pflegerischer Handlungen haben, die wir Pflegenden noch nicht kennen.

4.2.2.4 Strukturierung und Individualisierung

In der Phänomenologie lernen Sie eine soziale Tatsache kennen, auf der unserer Meinung nach alle Verfahren hermeneutisch-interpretativer Forschung mehr oder weniger beruhen: Es ist die *soziale Strukturierung*. Unter Strukturierung verstehen wir hier, dass es keineswegs zufällig ist, welche alternativen Handlungsmöglichkeiten ein soziales Gebilde oder eine Person ergreift. Vielmehr lassen sich von uns als Beobachter die Regeln angeben, nach denen wir prognostizieren, dass eine Person sich in einer bestimmten Situation in vorhersehbarer Weise verhalten wird, also keineswegs alle von uns als pflegerische Beobachter für möglich gesehenen Handlungsmöglichkeiten ausschöpft, sondern nur bestimmte.

Die Person und auch das soziale Gebilde wie ein Stationsteam oder eine Klinik sind nicht vollständig durch die äußeren Bedingungen in ihren Entscheidungen determiniert, sondern durch ihre Geschichte, die ihre Handlungen und Weltverständnisse bestimmt. Dies ist uns auch umgangssprachlich ganz selbstverständlich: Es ist die Geschichte einer Person oder eines Teams oder einer Institution, die zu einer Persönlichkeit mit ihren Macken und Fähigkeiten, zu einem Team mit seinen ständig wiederholten Konflikten und Leistungsfähigkeiten oder zu einer Institution führt.

Diese Vorstellung, dass Geschichte von Menschen, von Teams und von Einrichtungen einzigartige (individuierte) Strukturen schafft, ist die eine für die Pflegepraxis entscheidende Erkenntnis der Phänomenologie. Die zweite Erkenntnis ist, dass Subjektivität keineswegs auf die Intentionen, also die Ziele und Beurteilungen von Handeln, zurückgeführt werden kann. Diese Errungenschaft ist deswegen wichtig, weil häufig der Phänomenologie und generell allen hermeneutisch-interpretativen

Verfahren unterstellt wird, sie wollten genau dies: die subjektiven Ziele und Bewertungen verstehen und damit Handlungen besser erklären können.

Darüber ist Alfred Schütz weit hinaus. Das zeigt die Auseinandersetzung mit einer berühmten Biographieforschungsuntersuchung. Thomas & Znaniecki (1918) veröffentlichten die Biographie des aus Polen in die USA einwandernden Arbeiters Bladeck mit dem in seinem Schillern bis heute verführerischen Versprechen, »hinter den statistisch auswertbaren Massenphänomenen, die für sich genommen nichts als Symptome unbekannter bestimmter Prozesse sind, die wirklich menschlichen Erfahrungen und Haltungen aufzuspüren, die die volle, lebendige und aktive gesellschaftliche Realität unterhalb der formalen Organisation sozialer Institutionen darstellen« (Thomas & Znaniecki, 1918, II, S. 1834). Diese Worte lesen sich noch heute wie ein Motto der Biographieforschung, die mit einigen Vertretern programmatisch die Brücke zu neueren sozialhistorischen Strömungen, insbesondere der *Oral History*, und zur Pflegeforschung schlägt: Gegen die Zerstückelung der synchronen Lebensbereiche und diachronen Lebensphasen entlang den Institutionen sozialer Kontrolle und ihren Subsumtionsverfahren will die Biographieforschung die Subjektivität der Betroffenen zu Wort (und damit vielleicht auch zu ihrem Recht) kommen lassen.

Aber an Thomas & Znaniecki (1918) können Sie auch schon erkennen, wie durch Auswertungsprobleme des biographischen Materials sich genau die Reduktionen wieder einschleichen, die die Biographieforschung programmatisch angreift.

Es sind vor allem zwei Reduktionen: die Verkürzung von Subjektivität auf die bloße subjektive Verarbeitung arbeitsorganisatorischer und sonstiger den Individuen äußerlicher Veränderung, wo eigentlich Erfahrungen und Haltungen, also Handlungen, Handlungspotentiale und Milieus rekonstruiert werden sollen. Handlungen sind etwas anderes als Handlungsentwürfe. Die Subjekte lösen mit ihren bewussten Interventionen, Erwartungen und Argumentationsstrukturen zwar Handlungen aus, in diesen Handlungen schlagen sich aber Motivationen und Strukturen nieder, die das Handeln steuern, ohne vom Individuum notwendigerweise sich selber klar und explizit gemacht worden zu sein.

Dieser objektive, in Handlungsprotokollen vergegenständlichte Sinn ist für die Akteure wie für ihre Beobachter nachträglich erkennbar. Ich verstehe deshalb Handlungen nicht dadurch, dass ich Handlungsentwürfe zur Kenntnis nehme, sondern dadurch, dass ich beobachtete faktische Handlungen in ein Deutungsschema einstelle. Es gibt keinen direkteren Zugang zum fremden Innersten als die Beobachtungen seiner Handlungen und das Einstellen dieser Handlungen in Deutungsschemata. So muss und kann ich selbstverständlich, wie Schütz gezeigt hat, auch bei meinen eigenen Handlungen verfahren, nicht nur beim Verstehen der Handlungen anderer. Schütz hat in seiner Diskussion der »Adäquanzbedingungen wissenschaftlichen Verstehens« gezeigt, dass diese Deutungsschemata insofern auf objektivem Sinn gründen, als die Bedeutung von Zeichen (hier gleich Handlungen) unabhängig von den konkreten Zeichen setzenden und Zeichen deutenden

Individuen zuzuordnen sein muss, wenn Verständnis überhaupt möglich sein soll (vgl. Schütz, 1971; Behrens, 1980).

Diese Position setzt der im Pflegejargon verbreiteten Vorstellung, wir hätten durch Empathie einen ebenso direkten wie ganzheitlichen Zugang zum anderen, ihre Grenze. Empathie ist nichts anderes als geteilte Deutungsschemata. Aber, wie wir in den weiteren Verfahren sehen werden, Deutungsschemata sind lernbar in einem hermeneutischen Hin und Her: Unser Vorverständnis lässt uns bestimmte Erscheinungen der Welt beobachten, die dadurch von uns als unsere Umwelt konstruiert wird. Gleichzeitig scheitern dabei aber auch unsere Vorverständnisse in Teilen und erweitern sich.

Ein Beispiel für eine phänomenologische Untersuchung ist die Studie von Maclean et al. (2000) über die »Motivation« von Apoplektikern zur Rehabilitation.

Ziel der Untersuchung war es, das Erleben von Apoplektikern, die von Pflegenden vorab als »hoch motiviert« oder »gering motiviert« zu Rehabilitationsmaßnahmen eingeschätzt wurden, zu erforschen. So wurden 14 hoch motivierte und 8 gering motivierte Apoplektiker in einer *Stroke Unit* ca. sechs Wochen nach ihrem Schlaganfall in halbstrukturierten Interviews von Maclean befragt, die Interviews wurden aufgezeichnet und anschließend niedergeschrieben. Alle Interviews handelten von ähnlichen Themen, der Pflegebedürftige konnte allerdings die Richtung des Gesprächs steuern. Die Interviews wurden inhaltlich ausgewertet, indem Themen gebildet wurden, die mit den Themen anderer Interviews verglichen wurden. Als Ergebnis fand man heraus, dass Pflegebedürftige mit »hoher Motivation« eher die gleichen Ziele wie die Pflegenden vor Augen hatten und mehr Sinn und Ziel der Rehabilitation verstanden als die Pflegebedürftigen mit »geringerer Motivation«. Mit anderen Worten, als »gering motiviert« bezeichnete MacLean Rehabilitanden, deren sinnstrukturierte Welt sie nicht verstand. Als die Motivation unterstützende Faktoren fand man allgemein Informationen zur Rehabilitation, einen begünstigenden Vergleich der Pflegebedürftigen mit anderen Apoplektikern sowie die Aussicht auf baldige Entlassung aus dem Krankenhaus. Die Motivation zur Rehabilitation wurde eher gehemmt durch eine übertriebene Behütung seitens der Familienmitglieder oder Pflegenden, ein Informationsdefizit und ungünstige Vergleiche mit anderen Pflegebedürftigen.

An dieser Studie kann man erkennen, dass quantitative Forschung nicht ohne hermeneutisch-interpretative Untersuchungen auskommen kann – woher hätte man (in einer quantitativen Studie) wissen sollen, welche Begriffe die Pflegebedürftigen selber verwenden, wie diese Begriffe zu dem Fachterminus der Pflegenden, der »Motivation« stehen, auf die sich der Artikel beruft, und welche Fragen überhaupt auf einem Fragebogen Sinn gemacht hätten? Weiterhin wird deutlich, dass durch die Beschreibung der gelebten Erfahrung der Pflegebedürftigen gezielte Interventionen sinnvoll werden, um die Motivation zur Rehabilitation nach einem Apoplex zu steigern.

Die Erkenntnisse der Phänomenologie und anderer Ansätze haben erheblich die im Folgenden beschriebenen Methoden befruchtet. In den Forschungsmethoden gibt es große Gemeinsamkeiten – bei zweifellos wichtigen Unterschieden in Nuancen. So beeinflusst die Phänomenologie die Grounded Theory wie auch die objektive Hermeneutik und die Biographieforschung. Ob Sie die Ansätze – wie Ploeg (1999, S. 36) – als gegensätzliche Forschungsstrategien ansehen sollten, können Sie am Ende dieses Kapitels entscheiden.

4.2.3 Strukturale oder objektive Hermeneutik

Gegenstand der strukturalen oder objektiven Hermeneutik, die anfangs nur im deutschen Sprachraum verbreitet und zunächst wesentlich mit ihrem Begründer Oevermann verbunden war, sind »Strukturen mit eigener Bildungsgeschichte oder eigener Geschichte der Individuierung« (Oevermann, 1981, S. 35). Solche individuierten Strukturen können, wie wir im letzten Abschnitt sahen, Persönlichkeiten sein, aber auch Familien, Teams und Einrichtungen wie Krankenhäuser oder Staaten. Die Unterschiede zwischen diesen individuierten Strukturen sind groß: So finden wir in Krankenhäusern, aber auch in Staaten festgeschriebene oder auch gewohnheitsmäßig ausgestaltete »Rollen«, die es ermöglichen, dass auch nach dem Ausscheiden des Personals durch Tod oder Kündigung die jeweilige Einrichtung weiter besteht (Personenwechsel).

Eine Ehe hingegen ist eine individuierte Struktur fast gänzlich ohne Rollen. Deswegen wird nach Scheidung oder Tod des Ehepartners eine Ehe nicht einfach fortgesetzt – nur mit neuem Personal. Im Unterschied zu einem Krankenhaus oder einem Staat, in dem rollenförmige Einrichtungen den Wechsel ihres Personals überdauern, handelt es sich bei Wiederverheiratung nicht um Fortsetzung der alten Ehe mit neuem Personal, sondern um eine neue Ehe.

Aber für rollenförmige wie nicht rollenförmige Strukturen gilt: Erst ihre Bildungsgeschichte strukturiert sie zu einem objektiv hermeneutisch analysierbaren Fall. Die Spezifik eines Falls liegt darin, dass der Fall die »prinzipiell eröffneten Möglichkeiten des Andersseins an jeder Sequenzstelle auf ihre typische, charakteristische, das heißt wiedererkennbare und voraussagbare Weise außer acht lässt und nicht realisiert« (Oevermann, 1991, S. 280). Was die objektive oder strukturale Hermeneutik aufzudecken sich bemüht, sind die strukturierenden Regeln dieses Falls.

Dem entspricht ein Verfahren, das strikt an der Widerlegung der eigenen Vorverständnisse orientiert ist. Natürliche Handlungsprotokolle, das sind Texte wie zum Beispiel Tonbandmitschnitte von Familieninteraktionen, Fernsehsendungen oder Interviews, werden strukturierend Sequenz für Sequenz analysiert. Unterschiedliche Interpreten, die den Herstellungskontext eines solchen Textes (Handlungsprotokoll) möglichst nicht kennen, diskutieren in einer Arbeitsgruppe möglichst kontrastierende Kontexte, für die sich die jeweilige Textstelle als angemessen erwiese.

Bei diesen hypothetischen Lesarten werden Vorverständnisse als hypothetisch eingeführt und möglichst konstrastierend in der Gruppe diskutiert. Durch den Fortgang des Handlungsprotokolls (Textes) werden Lesarten ausgeschlossen (falsifiziert). Es bleiben bei dem »Falsifikationsverfahren« drei Gruppen von Lesarten übrig:

- Lesarten oder Interpretationen, die durch den Text falsifiziert sind,
- Lesarten, die durch das Handlungsprotokoll nicht falsifiziert wurden und

- Lesarten, über die durch den Text nicht entschieden werden kann und die zum Verständnis des Textes oder des Handlungsprotokolls nichts beitragen. Zweifellos können sie für weitere Textinterpretationen in das Vorverständnis eingehen.

Dieses Verfahren setzt also Bereitschaft zu gedankenexperimenteller Variation voraus. Unvoreingenommenheit wird dabei nicht vorausgesetzt, sondern erzeugt. In unseren Interpretationskolloquien geschieht dies durch die Ausgangsidee »alles Üble in der Welt hat seine guten Gründe«. Dieser Spruch soll verhindern, dass allzu schnell Pathologien unterstellt werden und die Interpretation zu Ende ist. Dieses Verfahren, das Urteile der Angemessenheit und der Deckung durch den Text diskutiert, funktioniert, wie unsere Erfahrungen zeigen, sofort auch mit Interpretationsmitgliedern, die noch nie ein derartiges Kolloquium mitgemacht haben. Es funktioniert aber nur unter der Voraussetzung, dass nicht alle Teilnehmer der Interpretationsgemeinschaft einem Hauptredner an den Lippen hängen und in vorauseilendem Gehorsam dessen Interpretationen vorwegnehmen.

Als Handlungsprotokolle haben sich zum Beispiel Fotos in Pflegezeitschriften, die interpretiert werden, bewährt (vgl. Weirauch, 2001). In der Tat werden mit fortschreitenden Sequenzen des Handlungsprotokolls (Interaktionstext) immer mehr Lesarten ausgeschlossen. Das Ergebnis dieser falsifikationistischen Interpretationsprozedur ist eine, um mit Popper zu sprechen, vorläufige Theorie des Falls. Aussagen darüber, wie verbreitet diese individuellen Fälle in einer Bevölkerung sind, werden nicht beabsichtigt. Dies ist für die Pflegepraxis kein Nachteil. Pflegerische Entscheidung setzt ja, wie wir im ersten Kapitel bei der Situationsanalyse pflegerischer Entscheidungen sahen (☞ Abbildung G.2 auf Seite 30), immer die Prüfung voraus, ob mein Fall mit dem berichteten Fall hinreichend Übereinstimmung aufweist, damit ich aus dem berichteten Fall für meinen lernen kann.

Schwieriger ist die methodische Bewertung des Status der Regeln, auf die wir in unseren Urteilen der Angemessenheiten von Kontexten an den Fall zurückgreifen. Regeln sind insofern »generative« Regeln als sie die Handlungen nicht äußerlich begrenzen, sondern erst erzeugen. Ein triviales Beispiel: Die Regeln des Fußballspiels begrenzen nicht das Spiel, sondern erzeugen es erst – ohne generative oder erzeugende Regeln gäbe es überhaupt kein Fußballspiel. Solche generative Regeln sind uns auch von der Sprache geläufig: Generative Regeln ermöglichen als »Tiefenstruktur« erst das Sprechen, sie ermöglichen eine große Anzahl neu gebildeter, nie vorher gehörter Äußerungen an der »Oberflächenstruktur«.

Die strukturelle oder objektive Hermeneutik unterscheidet nun zwischen universellen Regeln und Regeln historisch konkreter Lebenswelten (Milieus). Universelle Regeln sind universalgrammatische Regeln, Regeln logischen Schließens, konstituierende Prinzipien der Moral sowie Regeln der Reziprozität von Perspektiven, da sie jeder Lebenspraxis zugrunde liegen. Regeln als Bestandteile historisch konkreter Lebenswelten sind dagegen in ihrer Geltung auf diese Lebenswelten begrenzt (vgl. Corbin & Hildenbrand, 2000, S. 163). In inhaltlichen Studien wird in der Regel deutlich, dass wir uns auf historisch konkrete Regeln berufen und diese in ihrer Konfrontation erweitern.

In allgemeinen Proklamationen sind insbesondere von Oevermann häufig universelle Regeln in Anspruch genommen worden. Soeffner (1989, S. 132f.) hat gestützt auf diese Proklamationen kritisiert, dass Oevermann sozialem Handeln eine ahistorische Ordnung zugrunde legte und dadurch historisch-spezifische Kontexte und deren geordnete Strukturen in ihrer Bedeutung für das Handeln der Akteure zum Verschwinden bringe. Juliet Corbin und Bruno Hildenbrand weisen zu Recht darauf hin, dass dieser Einwand eher für die Proklamationen als für die Durchführung des Verfahrens der objektiven Hermeneutik gilt (vgl. Corbin & Hildenbrand, 2000, S. 170).

Es bleiben aber die beiden weiter zu bearbeitenden Fragen,

- wie universelle und Lebensweltregeln zueinander stehen und
- wie wir uns fremde Lebenswelten aneignen können.

Die Aneignung fremder Lebenswelten, so weit unsere These, geschieht über die Formulierung von Vorverständnissen und ihre Widerlegung, wie im nächsten Kapitel dargestellt.

4.2.4 Ethnographie

Alle hermeneutisch-interpretativen Methoden, die wir hier vorstellen, lassen sich unserer Meinung nach unter der Losung zusammenfassen: *eine Kultur von denen zu lernen, die sie leben*. An dieser Losung wird gleich deutlich, warum viele so genannte quantitative Forscher glauben, auf »qualitative« Methoden verzichten zu können: Sie gehen davon aus, dass sie die Kultur ihrer Untersuchungspopulation kennen (zum Beispiel deswegen, weil sie ihr selber angehören). Um hermeneutisch-interpretative Studien unerlässlich zu finden, müssen wir Pflegende erfahren haben, dass wir die Lebenswelt und die Kultur unserer Klienten und Pflegebedürftigen eben nicht immer schon kennen.

Dieses Eingestehen der Fremdheit war in der Vergangenheit am Einfachsten bei so genannten »primitiven« Kulturen. An ihnen hat sich die Ethnographie aus der kulturellen Anthropologie entwickelt. Es lassen sich zwei Phasen unterscheiden: Die ältere Ethnographie inventarisierte anhand vorgefertigter Kataloge so genannte primitive Kulturen. Sie tat dies oft mit Unterstützung wirtschaftsimperialistischer oder missionarischer Strategien.

Aber die alte Ethnographie bediente sich auch eines anderen Bedürfnisses der europäischen und nordamerikanischen Gesellschaften: Diese suchten seit Leibniz bei den »glücklicheren Naturvölkern« das einfache, weniger durch Tabus, Verdrängungen und Verhaltensvorschriften, weniger durch Kriege und Aggressionen bedrückte bessere Leben. Viele Verfahren, die wir heute noch nutzen, wurden hier zuerst entwickelt; dazu gehören das Feldtagebuch, die teilnehmende Beobachtung und andere.

Die zweite Phase der ethnographischen Forschung unterscheidet sich von der ersten darin, dass nicht primitive Kulturen, sondern der geregelte Alltag der eigenen Gesellschaft zum Gegenstand ethnographischer Forschung erhoben wird. Kulturen werden jetzt nicht mehr für das Völkerkundemuseum inventarisiert. Fragestellung ist, wie die handelnden Akteure ihre alltägliche Lebenswelt als sinnhaft begreifen können und in ihren Handlungen ein Netz von Bedeutungsverweisen reproduzieren, die den Alltag erst verstehbar, innerhalb gewisser Grenzen vorhersehbar und insofern geordnet machen.

Ethnographen versuchen, mit ihrem fremden Blick zunächst »dichte Beschreibungen« zu erstellen, die dann mit bestehenden Theorien konfrontiert werden und sich – so würden zumindest wir hinzufügen – zweifellos bereits theoretischem Vorverständnis berichtigend verdanken (☞ Kapitel 4.2.2 auf Seite 146). Diese dichten Beschreibungen haben die Aufgabe, »Vorstellungsstrukturen, die die Handlungen unserer Subjekte bestimmen, [...] aufzudecken und ein analytisches Bezugssystem zu entwickeln, das geeignet ist, die typischen Eigenheiten dieser Strukturen (das, was sie zu dem macht, was sie sind) gegenüber anderen Determinanten menschlichen Verhaltens herauszustellen« (Geertz, 1983, S. 39).

Wie Sie als aufmerksamer Leser sicherlich schon bemerkt haben, verhält sich jeder in einer ihm neuen Situation als Ethnograph. Dafür zwei Beispiele: Unsere deutsch-kanadischen Untersuchungen in Altenheimen haben gezeigt, dass alte und durch ihre Pflegebedürftigkeit stark behinderte Menschen in beiden Ländern dieselbe Frage mit großem Ernst und oft Verbitterung untersuchen: »Was muss ich als Heimbewohner tun, um eine Pflegekraft zu mir zu bekommen, wenn ich auf die Toilette muss?«. Die Information des Pflegepersonals, in diesem Fall auf einen bestimmten Knopf zu drücken, der dieses Heranrufen bei alltäglichen Aufgaben bewirken soll, reicht nicht hin. Es dauerte allen von uns untersuchten Heimbewohnern viel zu lange, bis auf das Klingeln jemand kommt. Dadurch lernen die Bewohner, den zweiten Klingelknopf zu drücken, der für schwerste Notfälle vorgesehen ist, die den sofortigen Einsatz bedingen.

Da aber – ein typisches Problem in der Ethnographie – nicht nur die ethnographisch beobachtenden Heimbewohner, sondern auch die beobachteten Pflegenden lernen, verändert sich das Heimsystem. Pflegende kommen selbst dann nicht mehr sofort, wenn der für den äußersten Notfall vorgesehene Knopf gedrückt wird. Die Folge ist, dass die Heimbewohner entweder ihren Alltag als nicht mehr verstehbar und vorhersehbar begreifen, sondern sich hilflos dem Pflegepersonal ausgeliefert sehen. Oder aber, sie machen sich den Reim darauf, dass beim Drücken des Notfallknopfs Pflegende etwa nach 10 bis 15 Minuten erscheinen. Sie versuchen sich wieder ein geordnetes und vorhersehbares Bild der Situation zu verschaffen und trachten danach, auf den Notfallknopf 10 Minuten, bevor sie einer Hilfe bedürfen, zu drücken. Dies wiederum macht es für das Pflegepersonal schwer, dringende von weniger dringenden Notfällen zu unterscheiden. Auch für das Pflegepersonal wird die Ordnung prekär. Um einen verstehbaren und vorhersehbaren Alltag aufrecht zu erhalten, versuchen sie eine Art Typologie ihrer Klienten zu entwickeln, die ihnen prognostizierbar macht, wie die Klingeln im Einzelfall zu verstehen sind.

Zur Verdeutlichung noch ein zweites, sehr viel harmloseres Beispiel für wechselseitige Lernprozesse beim Regelnlernen, das sich auch viele Leser und Leserinnen außerhalb des Pflegebereiches aus der eigenen Erinnerung vergegenwärtigen können. Bei unseren ersten Besuchen in Neapel und Kalabrien Anfang der 70er Jahre fiel uns auf, dass bei den vorzüglichen Essen, zu denen wir eingeladen waren, merkwürdigerweise mehrfach das Dessert fehlte. Dies war besonders auffällig, weil ja gerade die *dolci* als besonders gut gelten. Obwohl wir mit den Gastgebern auf sehr vertrautem Fuß lebten, trauten weder wir uns nach einem Dessert zu fragen, noch klärten uns unsere Freunde darüber auf, warum dies fehlte. Erst bei der vierten oder fünften Einladung, wo zufällig noch andere Gäste eingeladen waren, stellten wir fest, dass diese Gäste das Dessert mitgebracht hatten. Als Regel wurde erkennbar, dass in Süditalien offenbar die Gäste den Nachtisch mitbringen, wie bei uns in Sachsen-Anhalt ein Buch, eine Flasche Wein oder einen Blumenstrauß.

Bemerkenswert ist, dass wir auf diese Regel nicht einfach durch Regelübertretung aufmerksam wurden, sondern dass die Höflichkeit sowohl uns als auch unseren Freunden verbot, direkt zu werden. Selbst die direkte »Interviewfrage« an unsere Gastgeber, als wir sahen, dass die anderen Gäste das Dessert mitgebracht hatten, führte nicht weiter; auf die Frage, ob in Süditalien die Gäste das Dessert in der Regel mitbringen, antworteten sie: Ausnahmsweise komme dies manchmal vor. Erst andere verrieten uns die ganze Wahrheit.

Bemerkenswert ist ferner, dass ein Lernprozess der Beobachteten eintrat, ähnlich wie im eben zitierten Altenheim bei den beobachtenden Pflegenden. Nach einer Weile bereiteten unsere Gastgeber selbst ein Dessert vor, wenn sie Deutsche zum Essen erwarteten. Sie hatten gelernt, dass dieser Volksstamm nicht dazu neigt, sich an die Dessertregel zu halten. Wenn wir Desserts mitbrachten, gab es nun zwei Desserts.

Die ethnographische Studie von Davis & Magilvy (2000) untersuchte, wie ältere, auf dem Land lebende Lateinamerikaner eine chronische Erkrankung erleben.

> Um herauszufinden, wie eine chronische Erkrankung von auf dem Land lebenden lateinamerikanischen und nicht-lateinamerikanischen älteren Erwachsenen und deren Familien erfahren wird und wie das Gesundheitssystem die Fähigkeit, in einer veränderten Umgebung mit einer chronischen Erkrankung umzugehen, fördert oder hemmt, wurden 42 Personen in einer beschreibenden ethnographischen Studie mit gezielter Stichprobenerhebung untersucht. Die Daten wurden mit aufgezeichneten Interviews, Beobachtungen, Aufzeichnungen, Dokumenten und Photographien erhoben. Interpretierende ethnographische Methoden wurden verwendet, um übergreifende kulturelle Themen zu identifizieren. Man fand heraus, dass das Leben mit einer chronischen Krankheit ein aktivierender, gegenseitiger Lernprozess war, geformt durch Wechselbeziehungen in verschiedenen Gemeinschaften. Die Teilnehmer drückten aus, dass das Leben mit einer chronischen Krankheit für sie mit stillem Stolz auf dem Weg zu einem bedeutungsvollen Leben verbunden ist.

Diese ausführliche Darstellung haben wir gewählt, weil die Ethnographie besonders geeignet ist, uns selbst klar zu machen, dass wir alle im Alltag Ethnographen sind. Auch wird unmittelbar klar, was »Unvoreingenommenheit« heißt: Ethnographen bewerten Abweichungen von der eigenen Kultur nicht gleich als Fehler, Rückstände oder moralisch zu verwerfend, sondern versuchen den Alltag zu verstehen, indem diese Handlung einen Sinn für die Handelnden ergibt.

Zum Zweiten wird klar, dass sich auch Ethnographen niemals ohne theoretische Vorverständnisse als sozusagen leere weiße Blätter von der beobachteten Kultur passiv beschreiben lassen. Auch Ethnographen haben Vorverständnisse. Die disziplinierenden Instrumente ihrer Beobachtungsweise und Beobachtungsprotokolle befähigen sie aber, ihre Vorverständnisse zu klären und zu berichtigen. Auch in der Ethnographie scheint der Stil zu sein, auf »Theorien mittlerer Reichweite« im Verständnis von Merton (1967) zu kommen.

Wenn Frake (1980) in seiner berühmten Untersuchung der Yakan der Frage nachgeht, »Wie betrete ich ein Haus der Yakan?«, dann stellt die Antwort nicht nur eine Regel für Frake bereit, sondern zugleich eine Einführung in die soziale Ordnung und die soziale Struktur der Yakan-Gesellschaft. Auch die Ethnographie kann, das war unsere These, nicht im strengen Sinne »induktiv« vorgehen; »Unvoreingenommenheit« ist nicht immer schon da, sondern wird durch die Falsifikation von Vorverständnissen erarbeitet (☞ Kapitel 4.2.2.2 auf Seite 147).

4.2.5 Biographische Verfahren

Biographien hatten wir bereits als sich individuierende Strukturen erkannt. Biographieforschung ist in der deutschsprachigen Pflegeforschung verhältnismäßig verbreitet. Sie hat, nach sehr frühen Anfängen, in den 1970er Jahren einen regelrechten Boom erlebt, wobei sie sich schon auf die Studien von Thomas & Znaniecki (1927) über die Migration und das Zurechtfinden in der neuen Welt von polnischen Auswanderern bezogen hat (vgl. Behrens, 1980). Biographieforschung selber ist noch sehr viel älter; der Versuch, aus Briefen und Selbstzeugnissen, aus lebensgeschichtlichen Erzählungen Geschichte zu schreiben, geht schon Jahrtausende zurück.

An die Stelle schriftlicher und fotografischer Zeugnisse sind heute in der Biographieforschung häufig »narrative Interviews« (Schütze, 1984) getreten. Dieses Verfahren hat besondere Bedeutung gefunden in Entgegensetzung zu »standardisierten« Interviews, worunter wir sowohl Leitfadeninterviews mit festen Fragen als auch Fragebögen mit geschlossenen Antwortvorgaben verstehen. Die standardisierten Fragebögen entlasten nämlich den Befragten davon, seine Darstellung selber strukturieren zu müssen und die Gestalt seiner Ausführungen vollständig zu machen. Es reicht, wenn er sich auf die Strukturierung des Interviewers zurück zieht und ab und zu ein Kreuz macht oder eine vorgesehene Antwort gibt. Im Ergebnis können solche Interviewergebnisse nicht Auskunft geben über die

Strukturierungsleistungen, die der Befragte üblicherweise in Interviews gibt (vgl. Behrens, 1983a, S. 204 f.). Daher eignet sich diese Form des »narrativen« Interviews besser als standardisierte Interviews, wenn es darum geht, die Strukturierungsleistungen der Befragten selber zu analysieren. Damit ist natürlich keineswegs behauptet, auf die Darstellung der Befragten ginge kein Einfluss des Interviewers aus (vgl. Behrens, 1983a, S. 204 f.).

Insofern bemerken Allerbeck & Hoag (1981, S. 425) zwar treffend »und es wäre ein Irrtum zu glauben, dass die [...] gezeigten Situationseffekte durch Verzicht auf Standardisierung und Quantifizierung verschwänden«, unzutreffend ist aber ihr nächster Satz: »Der einzige Unterschied wäre, dass sie [die Situationseffekte] bei hermeneutisch-interpretativer Datenerhebung nicht mehr erfassbar wären.« Im Unterschied zu standardisierten Verfahren werden die Situationseffekte bei all den »qualitativen« Verfahren, die Tonbandaufnahmen verwenden (und das sind die meisten), wenigstens protokolliert. In diesen Protokollen schlagen sich auch Äußerungen nieder, die, eben weil sie nicht bewusst kontrolliert werden können, Ausdruck durchgehender Haltungen sind. Man mache die Probe: Jeder kann ein standardisiertes Interview fälschen; aber um ein »qualitatives« Interview zu fälschen, müssen schon ein gewiefter Dichter und ein geübter Schauspieler zusammen kommen (vgl. Behrens, 1983a, S. 244).

Fischer-Rosenthal (1991) hat vorgeschlagen, Biographieforschung aus drei Perspektiven zu betreiben: aus der Sinnperspektive, aus der Funktionsperspektive und aus der Strukturperspektive. Die Sinnperspektive befasst sich mit der Verbindung von lebensgeschichtlichen Erfahrungen, und in der Funktionsperspektive geht es in den Augen von Fischer-Rosenthal um die Biographisierung individuellen Lebens in seiner Funktion für die gesellschaftliche Integration (vgl. Heinz & Behrens, 1991; Behrens & Rabe-Kleberg, 1993). In der Strukturperspektive fragt Fischer (1982) »beispielsweise angesichts körperlich-leiblicher Krisen [nach der] Konstitution von nichtlinearen Strukturen als Treibriemen zwischen alltäglichen Routinen und lebenszeitlichen Entwürfen« (Fischer-Rosenthal, 1991, S. 256).

In Deutschland hat der an Anselm Strauss und Juliet Corbin anknüpfende DFG-Sonderforschungsbereich »Statuspassagen und Risikolagen im Lebensverlauf« auf den Ansatz von Fritz Schütze (1991), »Prozessstrukturen des Lebensablaufs« zu erfassen, in vielfältiger Weise zurückgegriffen und dabei hermeneutisch-interpretative und quantitative Methoden integriert (»Triangulation«, vgl. Heinz & Behrens, 1991).

Unter Triangulation versteht man die Betrachtung eines Forschungsgegenstandes von mehreren Seiten, um eine höhere Validität zu erhalten. Die Triangulation kann sich auf Daten beziehen, die aus verschiedenen Quellen ausgewertet werden – zum Beispiel Interviews, teilnehmende Beobachtungen und Tagebücher. Weiterhin kann man eine methodische Triangulation antreffen, wenn zum Beispiel hermeneutisch-interpretative und quantitative Ansätze gleichzeitig kombiniert werden oder wenn verschiedene validierte Skalen in einem Fragebogen verwendet werden, um das Gleiche zu messen. Dabei ist die Triangulation aber von der Kombination von hermeneutisch-interpretativen und quantitativen Ansätzen *nacheinander* abzugrenzen: Hierbei wird mit Hilfe von hermeneutisch-interpretativen Studien eine Hypothese generiert, die dann mit quantitativen Designs überprüft wird.

Eine Grundannahme der Triangulation besteht darin, dass die kombinierten Verfahren zwar unterschiedlich, aber *gleichrangig* sind. Die Triangulation kann dann auch nicht nur zur Validierung, sondern ebenfalls zur gegenseitigen Ergänzung eingesetzt werden, um mit den verschiedenen Methoden den selben Forschungsgegenstand aus unterschiedlichen Richtungen zu erfassen und ein vollständigeres Bild zu erhalten.

Ferner gibt es noch die Triangulation auf personaler Ebene, das heißt, dass gefundene Ergebnisse von mehreren Personen bestätigt werden – meist andere Forscher in einem Team oder Teilnehmer der Untersuchung. Die Bestätigung durch andere Mitglieder des Forschungsteams hat den Vorteil, dass Menschen mit einer anderen Perspektive in der Regel auch anders interpretieren; kommen sie trotzdem zum gleichen Schluss, spricht das für die Validität der Untersuchung. Werden die Ergebnisse durch die Teilnehmer bestätigt, hat man den Vorteil, dass Fehlinterpretationen und Missverständnisse gleich erkannt werden können.

Mit Formen des narrativen Interviews ist in der Pflegeforschung nicht selten gearbeitet worden, wobei die von Schütze (1984) vorgeschlagenen Verfahrensregeln nicht immer eingehalten wurden. Aus dem Bereich der Pflegeforschung lassen sich beispielhaft nennen die Analyse der Versorgungsverläufe von AIDS-Patienten (Muthesius & Schaeffer, 1997), die Biographieverläufe psychiatrischer Patienten (Riemann, 1987) und die Analyse von drei Pflegegenerationen in der Psychiatrie durch Konrad (1985).

4.2.6 Grounded Theory

Die Grounded Theory ist zweifellos die in den USA und im gesamten Angelsächsischen Bereich verbreitetste »qualitative« Forschungsströmung. Sie ist unter Rückgriff auf die Phänomenologie von Anselm Strauß, Barney Glaser und Juliet Corbin an der School of Nursing in San Francisco über 30 Jahre entwickelt worden und hat die genannten Ansätze auch in Deutschland mannigfach beeinflusst. Solche Einflüsse lassen sich in der eben genannten Biographieforschung und dem narrativen Interview, wie es Fritz Schütze (1984) darstellte, ebenso beobachten wie in der deutschsprachigen Übernahme der aus der Phänomenologie und der Ethnographie hervorgegangenen Ansätze.

Wenn sich auch die hermeneutisch-interpretativen Forschungsansätze, die sich aus der deutschsprachigen philosophischen Tradition entwickelten, im deutschsprachigen und im englischsprachigen Raum etwas unabhängig voneinander entfalteten, so zeigt doch die Grounded Theory von Glaser und Corbin, dass es zahlreiche gemeinsame Bezugspunkte gibt, an die es sich anzuknüpfen lohnt.

»Grounded« Theory meint übrigens keineswegs nur, dass die Theorie empirisch »begründet« zu evidence-basiertem Wissen beitragen soll. Das war für Strauss, Glaser und Corbin so selbstverständlich, dass es nicht im Namen »Grounded Theory« zur spezifischen Besonderheit erhoben werden sollte. *Grounded* lässt sich ins Deutsche wohl am besten mit den auch bei uns sehr gebräuchlichen Redewendungen »auf dem Boden bleiben«, »nicht abgehoben« übersetzen. Flugzeuge, die wegen Motorschadens oder Spritmangels nicht starten können, heißen *»grounded«* (Hinweis von Bruno Hildenbrand).

Der Begriff *»Grounded«* betont plastisch, dass die Welt, die wir empirisch-theoretisch zu durchdringen hoffen, immer schon vielgestaltig vor uns liegt und wir unser theoretisches Verständnis von ihr aus ihr herausschürfen müssen wie Gold oder wie eine Statue aus einem Marmorblock.

Alle Regeln der Kategorienbildung haben nur den einen Zweck, wie auch Juliet Corbin in den Halleschen Beiträgen andeutet, sie sind in gewissem Sinne Exerzitien, Meditationsübungen *to open your mind*, immer neue Lesarten zu bilden und an dem zu prüfen, was vor uns schwer durchdringlich auf dem Boden liegt.

Die Vorgehensweise des Aufsuchens kontrastierender Erfahrungen (*Contrast Sampling*), des Vergleichens und Erprobens, bis keine neuen Ergebnisse mehr gewonnen werden (Sättigung, *Saturation*) entspricht dem eben erörterten Falsifikationismus. Er ist deswegen so überzeugend, weil es sich nicht nur um eine spezielle Untersuchungsmethode handelt, sondern um eine allgemeine Handlungslogik: Mit ihr finden sich Menschen – ständig falsifizierend – in der Welt zurecht.

Wir können daher noch allgemeiner formulieren: Leben ist Wählen zwischen Optionen, und diese Wahlen treffen wir mehr oder weniger bewusst in der falsifizierbaren Erwartung dessen, was daraufhin als Nächstes passieren wird. In der Verkettung all dieser entweder ausgeschlagenen oder ergriffenen Möglichkeiten strukturiert und individuiert sich unser Leben.

Daher überrascht es Sie jetzt wahrscheinlich nicht, dass das Buch »Grounded Theory« von Strauss und Glaser keineswegs als Begründung einer besonderen hermeneutisch-interpretativen im Gegensatz zu einer statistischen Methode gemeint war, wie es heute in Deutschland weithin kolportiert wird. In der ganzen ersten Auflage des Buches findet sich davon kein Wort. Im Gegenteil nahmen Strauss, Glaser und ihre Kollegen an, mit dem Buch eine allgemeine Einführung in die Grundzüge empirisch fundierter Theoriebildung überhaupt zu geben, die sich alle Arten von Daten, auch Statistiken, zu Nutze macht.

4.2.7 Methoden der Datensammlung

Am häufigsten bei hermeneutisch-interpretativen Forschungen werden natürliche Handlungsprotokolle, danach Beobachtungen, Interviews und die Analyse von Dokumenten zur Gewinnung von Daten verwendet.

4.2.7.1 Beobachtung

Um soziale Phänomene begleitend zu erfassen, kann man sie entweder offen oder verdeckt beobachten, das heißt per Tonband oder Videokamera zur späteren Auswertung aufzeichnen. Bei der direkten Aufzeichnung verbringt der Forscher eine Zeit in der zu beobachtenden Gruppe und macht sich Notizen, wobei er entweder teilnehmend oder nicht-teilnehmend beobachten kann. Teilnehmende Beobachtung bedeutet aber, dass der Forscher einen Einfluss auf das Geschehen hat, so dass man sich vor einer Studie genau überlegen sollte, inwieweit man sich als Forscher einbringt und wie die Ergebnisse dadurch – sowohl positiv als auch negativ – verändert werden könnten.

Bei der nicht-teilnehmenden Beobachtung versucht der Forscher, unbeteiligt am Geschehen möglichst nicht wahrgenommen zu werden, was – je nach Untersuchungsgruppe – schwierig wird: bei der Visite, als Assistenzarzt getarnt, wird er kaum auffallen, bei der Messung von Zeiten zur Ermittlung der Dauer von Pflegehandlungen wird es schon schwieriger. Außer bei der Auswertung von Routinedaten ist eigentlich jede Beobachtung teilnehmend (vgl. zu diesen wichtigen Verfahren der Auswertung von Routinedaten Behrens & von Ferber, 1997).

4.2.7.2 Interview

Es gibt verschiedene Arten von Interviews, die in der hermeneutisch-interpretativen Forschung verwendet werden; am häufigsten werden halbstrukturierte, eingehende Interviews eingesetzt. Strukturierte Befragungen – ähnlich Fragebögen – sind dann weniger geeignet, wenn sie das Gespräch zu sehr festlegen und damit keinen Raum für individuelle, ausführliche Antworten als Strukturierungen der Befragten lassen (vgl. Behrens, 2002d).

Man unterscheidet zum Beispiel zwischen narrativen, fokussierten, problemzentrierten und Tiefeninterviews, je nach der Menge der Vorgaben und der Art des Vorgehens. Bei narrativen Interviews werden dem Gesprächspartner nur Stichworte gegeben und er wird dazu animiert, von sich aus zu erzählen, was ihm einfällt. Bei fokussierten Interviews setzt man schon Grenzen, indem das Gespräch auf bestimmte, vorher festgelegte Themen begrenzt wird.

Die Interviews werden in der Regel auf Tonband oder Video aufgezeichnet und später wortgetreu abgeschrieben (»transkribiert«), wobei Atempausen, Räuspern oder Veränderungen der Lautstärke oder Tonhöhe möglichst mit aufgeschrieben werden, da sie sich bei der verlaufsorientierten, »sequentiellen« Interpretation als hilfreich erweisen könnten.

4.2.7.3 Analyse von Dokumenten

Die Auswertung von persönlichen Aufzeichnungen, Tagebüchern, Photos, Skizzen, Schriftwechsel und Notizen eines Teilnehmers ist eine weitere Möglichkeit der Gewinnung von Daten für hermeneutisch-interpretative Untersuchungen. Für die sequentielle Methode der Auswertung ist es nicht entscheidend, ob vorgefundene oder mittels Interview hervorgelockte Texte ausgewertet werden.

4.2.8 Methoden der Datenauswertung

Es gibt verschiedene Methoden, um hermeneutisch-interpretative Daten zu analysieren, vor allem die bereits beschriebene Sequenzanalyse.

Der Prozess der Auswertung von hermeneutisch-interpretativen Daten beginnt in der Regel mit der Forschungsfrage, zu der Daten gesammelt werden, in denen dann Muster gesucht und zugehörige Themen gebildet werden, anhand derer erneut Daten gesammelt werden, um die neuen Erkenntnisse zu bestätigen oder zu widerlegen; diese neuen Daten werden wieder nach Mustern und Themen durchsucht, eine Theorie daraus abgeleitet, erneut Daten gesammelt, analysiert usw. Irgendwann in diesem Kreislauf ist ein Konzept entstanden, zu dem durch wiederholte Datensammlung nur minimale oder gar keine Ergänzungen gemacht werden könnten; dieser Punkt wird als *Sättigung* bezeichnet und man hört in der Regel auf, weitere Daten zu sammeln. Die Sättigung ist vor allem dann relevant, wenn man – wie zum Beispiel bei der Grounded Theory – Theorien entwickeln möchte und hierzu den Forschungsgegenstand von allen Seiten auf der Suche nach maximalen Kontrasten betrachten möchte. Auch in der Phänomenologie sollte man erst, wenn man das Gefühl hat, dass sich die gelebten Erfahrungen der Teilnehmer wiederholen, zur Sicherheit noch ein oder zwei weitere Personen oder Szenen hinzunehmen und dann die Daten als gesättigt ansehen.

Wurde keine Sättigung erreicht, ist fraglich, ob überhaupt eine Regel gefunden wurde; vielleicht wurden nicht alle Aspekte erfasst und die Daten weisen wichtige Lücken auf, was die Validität und somit Übertragbarkeit der Ergebnisse ziemlich einschränken kann.

4.2.9 Beurteilung der beiden Haupttypen hermeneutisch-interpretativer Studien: Sequenzanalyse von Handlungsprotokollen und Inhaltsanalysen

Hermeneutik (☞ Kapitel 4.2.3 auf Seite 152) , Grounded Theory (☞ Kapitel 4.2.6 auf Seite 159), Phänomenologie (☞ Kapitel 4.2.2 auf Seite 146) und Ethnographie

(☞ Kapitel 4.2.4 auf Seite 154) wurden bereits als hermeneutisch-interpretative Studientypen vorgestellt.

Wir versuchten zu zeigen, dass diese häufig als »qualitativ« bezeichneten Studientypen in ihrer Anlage und in ihrer Auswertungsstrategie sich auf zwei Hauptstrategien zurückführen lassen. Die erste Hauptstrategie ist die Sequenzanalyse aller Arten von Handlungsprotokollen, die zweite ist die inhaltsanalytische Zuordnung von Textteilen zu Kategorien. Zur ersten Hauptstrategie zählen mit handlungstheoretischer Begründung die Objektive Hermeneutik, die *Line by Line Analysis* der Grounded Theory, aber implizit auch weite Teile der Interaktionsquellen interpretierenden Geschichtsforschung. Zur zweiten Hauptstrategie der Auswertung zählt die Inhaltsanalyse mit all ihren Spielarten.

Die folgenden allgemeinen Beurteilungskriterien qualitativer Studien sind die entscheidenden für Beurteilungsbögen, ergänzend finden Sie konkrete Fragen als Lesehilfe in Kapitel 4.2.10 auf Seite 165.

Auch bei hermeneutisch-interpretativen Studien ist die erste Frage: »Sind die Ergebnisse der Studie glaubwürdig?« und die zweite: »Sind die Ergebnisse für die pflegerische Betreuung meiner Klienten nützlich?«

1. *Glaubwürdigkeit* oder: Welche Fallen und Täuschungsmöglichkeiten hat die Studie berücksichtigt?

   a) Ist das Vorverständnis, aus dem Forschungsinteresse und Fragestellung folgten, ausdrücklich geklärt worden oder zogen sich die Autoren hinter der (falschen, wenn nicht betrügerischen) Behauptung zurück, sie ließen völlig unvoreingenommen ihre Interviewpartner zu Wort kommen und gäben nur wieder, was diese gesagt hätten?

   b) Sind große Textmengen auf der Suche nach schönen Stellen, die die Ausgangsthese zu stützen scheinen, durchsucht worden, oder ist der Text sequentiell Schritt für Schritt analysiert worden, um den Hypothesen ein möglichst großes Risiko zu geben, widerlegt zu werden?

   c) Sind ausführlich alternative Lesarten (Hypothesen) zum interpretierten Text gesucht und formuliert worden, oder ist nur eine einzige Hypothese oder Lesart als sich aus dem Text ergebend paraphrasierend dargestellt worden?

   d) Sind die Lesarten des Textes nach den drei Möglichkeiten geordnet worden:

      - Lesart ist mit dem Text nicht vereinbar (»falsifiziert«)
      - Lesart ist mit dem Text vereinbar
      - Lesart (Hypothese) ist durch den Text selber nicht überprüfbar. Das heißt, die Hypothese muss nicht falsch sein, sie ist aber als nicht durch einen Überprüfungsversuch gegangen anzusehen. Ihre

Überprüfung bedarf weiterer Texte und textförmigen empirischen Materials.

e) Werden die Ergebnisse auf das theoretische Vorverständnis in einer auf Verallgemeinerung gerichteten Weise zurückbezogen? Dieses Kriterium ist kurz zu erläutern. Viele so genannte qualitative Untersuchungen machen zu Recht keine Aussage, wie häufig der von ihnen rekonstruierte Fall in einer Bevölkerung vorkommt. Sie können und sollten im Sinne einer theoretischen Ertragssteigerung aber die Frage beantworten, wie ein allgemeiner Typus aussehen müsste, dem der untersuchte Fall angehört (vgl. auch das Konzept abduktiven Schließens von Peirce, auf den wir oben verwiesen hatten). Diese Formulierung eines allgemeinen Typus gibt häufig auch zugleich den Gegentypus, nach dem in der Empirie weiter zu suchen ist. Damit sind wir bei der nächsten Beurteilungsfrage:

f) Welche Fragestellung ergibt sich aus dieser Fallrekonstruktion für eine jetzt anschließende sinnvolle Untersuchung? (Das Ergebnis wird also verstanden als materialgesättigte, methodisch kontrolliert explizite Fallbestimmung für die nächste Untersuchung, vgl. ähnlich das Vorgehen in der Grounded Theory bei Strauss und Corbin.)

2. Sind die Ergebnisse der qualitativen Studie für die pflegerische Behandlung meines Klienten nützlich?

   a) Ist mein Fall dem Untersuchten hinreichend als allgemeiner Fall oder Variante (Gegenfall) zuzurechnen?
   b) Ergibt sich aus der Falldarstellung eine Intervention oder Diagnose?
   c) Wurden überhaupt Interventionen mit den für meine Klienten relevanten Zielen untersucht, oder ging es mehr um eine allgemeine Typologie?
   d) Auch Studien, die nicht die Effekte von Interventionen oder die handlungsleitende Rolle von Diagnosen oder die Prognostizierbarkeit von Strukturen prüfen, können pflegepraktisch nützlich sein. Hier ist die Frage: Helfen mir die Ergebnisse der Studie, meine Pflegebedürftigen in ihrer Umgebung besser zu verstehen?
   e) Um mir und meinen Klienten aber in dieser Weise nützlich zu sein, müssen sich solche Forschungsarbeiten aufeinander beziehen. So lautet hier die Beurteilungsfrage: Ist die Studie geeignet, vorhandene theoretische Verständnisse weiter auszudifferenzieren, zu berichtigen oder in einem weiteren Fall als nicht falsifiziert bestehen zu lassen?

Sie sehen also, dass sich die Beurteilung qualitativer Studien nicht grundsätzlich von der quantitativer unterscheidet. Qualitative Untersuchungen nehmen die Erkenntnisse ernst, die seit Husserl und Mead über menschliches Erkennen erarbeitet sind (vgl. Oevermann, 1991; Behrens, 2002d).

4.2.10 Beurteilung von hermeneutisch-interpretativen Studien – Einzelfragen

Ebenso wichtig wie bei quantitativ-statistischen Analysen ist, dass die Methodik ausführlich beschrieben ist, angefangen von der Auswahl der Teilnehmer über die Art und Ausführlichkeit der Datenerfassung bis hin zur Datenanalyse mit der Interpretation der Ergebnisse.

Die allgemeinen Beurteilungskriterien aus dem vorherigen Kapitel wurden als weitere Lesehilfe in einen Beurteilungsbogen umgesetzt, der im Internet[3] frei zugänglich ist. Dabei ist zu beachten, dass die Fragen keine gleiche Gewichtung der Inhalte implizieren sollen, sondern lediglich auf relevante Aspekte der Beurteilung qualitativer Studien hinweisen.

Wurde die Forschungsfrage klar formuliert? Analog zu den quantitativen Studiendesigns sind auch die verschiedenen qualitativen Designs für verschiedene Fragestellungen mehr oder weniger gut geeignet. Erst eine klar formulierte Forschungsfrage lässt die Festlegung eines passenden Studiendesigns zu.

Hilfreich für die Einschätzung, ob das Design passend gewählt wurde, ist eine Diskussion des Forschungsthemas in seinem Umfeld, also die Erläuterung bereits vorhandener Forschungen und wieso das neue Projekt überhaupt durchgeführt wurde, wobei auch die Ziele der Untersuchung klar definiert werden sollten.

Welches qualitative Design wurde mit welcher Begründung gewählt? Für die Einschätzung der methodologischen Durchführung ist es wichtig, zu wissen, ob sich die Forscher klar dazu geäußert haben, welches Design sie einsetzen, wie sie es durchführen und warum sie gerade diese Methode gewählt haben. Leider sind diese Angaben nicht immer vorhanden, und man wird auch häufig auf Arbeiten treffen, die keinem klaren Design gefolgt sind und sich aus irgendwelchen Gründen verschiedener Methoden bedient haben. Dann bleibt bei der Beurteilung nichts anderes übrig, als zu versuchen, mögliche Fehlerquellen zu finden, die die Ergebnisse verfälscht haben könnten.

Ist das Ziel der Untersuchung klar gegeben, also zum Beispiel eine Beschreibung oder Entdeckung, die Entwicklung neuer Konzepte, Verständnis oder Bedeutung und gelebte Erfahrungen, so kann man daraus das geeignete Design ableiten.

Wurde eine Literaturrecherche durchgeführt? Für die Beurteilung ist relevant, ob und wann eine Literaturrecherche durchgeführt wurde. Allerdings wird der geeignete Zeitpunkt kontrovers diskutiert: Auf der einen Seite ist es von Vorteil, vor der Datensammlung gut über das Forschungsgebiet informiert zu sein, um die Teilnehmer besser auswählen zu können, gezielte Fragen zu stellen, schneller ein einfühlsames Verständnis zu erlangen und eine Sättigung der Antworten besser einschätzen zu können. Auf der anderen Seite wird bei der interpretativen Forschung der Forscher selbst auch immer ein Teil des Forschungsprozesses, indem er in Interaktion mit dem Forschungsgegenstand tritt; um nicht

[3] `http://www.medizin.uni-halle.de/pflegewissenschaft/media/EBN/qualitativ.pdf`

mit gefestigten Thesen den Forschungsprozess zu beeinflussen, ziehen es manche qualitative Forscher vor, möglichst unvoreingenommen »ins Feld« zu gehen und eine Literaturrecherche von Dritten durchführen zu lassen.

Wurden die Teilnehmer passend zur Forschungsfrage ausgewählt und die Auswahl begründet? Je nachdem, welche Forschungsfrage und welches Design gewählt wurde, sind verschiedene Möglichkeiten der Rekrutierung angemessen. Für die Grounded Theory, bei der ein möglichst vielfältiges und reichhaltiges Spektrum an verschiedenen Ansichten mit maximalen Kontrasten angestrebt wird, um eine allgemein gültige Theorie aufzustellen, bietet sich das *Theoretical Sampling* an: Die Hypothesen der Forscher werden gezielt überprüft, indem Teilnehmer ausgewählt werden, die sie bestätigen oder widerlegen können. Bei der Phänomenologie steht manchmal eher im Vordergrund, überhaupt einen Zugang zum Feld zu bekommen (nicht jeder redet, direkt darauf angesprochen, offen über seine Probleme). Oftmals ist es hilfreich, im Schneeballsystem, also durch Empfehlungen Einzelner, Teilnehmer zu rekrutieren. Die Auswahl der Teilnehmer hat vor allem Auswirkungen auf die Übertragbarkeit der Ergebnisse.

Wurden die Teilnehmer, ihr Umfeld und die Forscher ausreichend beschrieben? Um die Forschungsergebnisse einzuschätzen und gegebenenfalls auf die eigene Praxis anwenden zu können, ist eine genaue Beschreibung der Teilnehmer sowie ihrer Umgebung elementar. Da auch die Perspektive der Untersucher in die Ergebnisse einfließt, ja der Untersucher Teil der Untersuchung wird, ist dessen Vorbildung, Standpunkt und Perspektive von ebenso großer Bedeutung für die Interpretation der Ergebnisse.

Wurde die Datensammlung detailliert beschrieben? Hierbei ist die genaue Angabe der Informationsquellen von Bedeutung, ob also unstrukturierte oder halbstrukturierte Interviews, eine teilnehmende Beobachtung oder die Sichtung von historischen Dokumenten durchgeführt wurden, persönliche Notizen der Teilnehmer oder der Forscher, Video- oder Tonbandaufnahmen verwendet wurden, denn dies ist ein wichtiger Hinweis auf die methodologische Durchführung.

Wie erfolgte die Analyse der Daten? Genauso wichtig ist die detaillierte Beschreibung der Datenanalyse, zum Beispiel die Sequenzanalyse von Handlungsprotokollen analog zu natürlichen Handlungsabläufen, die Identifikation von Schlüsselkonzepten, Themen und Mustern.

Erfolgte die Datensammlung bis zur Sättigung? Die häufigsten Methoden zur Datensammlung in qualitativen Studien sind Beobachtungen, Interviews und die Analyse von Dokumenten (☞ Kapitel 4.2.7 auf Seite 161). Für die Beurteilung einer qualitativen Studie ist es von Bedeutung, ob durch die Methode reichhaltige Daten erhalten wurden, oder ob nicht genug in die Tiefe gegangen wurde bzw. zu früh aufgehört wurde, ohne dass eine Sättigung erreicht werden konnte. Reichhaltige Daten entstehen – im Gegensatz zu quantitativen Untersuchungen – nicht durch eine möglichst große Stichprobengröße, sondern durch ausführliche, tiefer gehende Befragungen.

Diese Beurteilung kann aufgrund der Anzahl sowie der Dauer der Interviews oder Beobachtungen, der Zeitspanne, in der die Untersuchung lief, und der verschiedenen verwendeten Methoden zur Datensammlung und zur Analyse erfolgen. Das Ziel der Datensammlung sollte sein, Daten zu erhalten, die so genau wie möglich sein sollten, um repräsentativ für die Erfahrungen zu sein, und die eine Spur hinterlassen, der andere bei der Interpretation folgen können. Gerade die Sättigung ist ein wichtiges Indiz für die Validität der Daten.

Sind die Ergebnisse ausführlich und nachvollziehbar? Man sollte als Leser in der Lage sein, den Prozess von der Datensammlung über die Entwicklung von Themen bis hin zu den daraus resultierenden Schlussfolgerungen nachzuvollziehen, beispielsweise anhand von Zitaten und Diagrammen, damit man sich auf der einen Seite einen eigenen Eindruck von dem untersuchten Phänomen machen kann und auf der anderen Seite ein Gefühl dafür bekommt, wie der Forscher einzelne Aussagen interpretiert.

Um dem qualitativen Ansatz gerecht zu werden, ist es unabdingbar, die Bedeutungen und Erfahrungen eines Teilnehmers in ihrer Gesamtheit in ihrem Kontext zu untersuchen, ohne sie auf einzelne Teile zu reduzieren. Hierzu sollten die Bedeutungen auch im Kontext der Perspektive des Teilnehmers gesehen werden.

Wurden die Ergebnisse bestätigt? Ein sehr wichtiger Aspekt bei der Beurteilung einer qualitativen Studie ist die Gültigkeit der Ergebnisse; sie kann durch das Belegen von Schlussfolgerungen von Seiten der Teilnehmer erfolgen, aber auch durch ein Übereinstimmungsverfahren der Forscher (☞ zum Beispiel Triangulation), externer Berater oder die nachweislich erreichte Sättigung der Daten.

Helfen mir die Ergebnisse der Studie, die untersuchten Personen in ihrer Umgebung besser zu verstehen? Qualitative Ansätze werden dazu verwendet, neue Theorien und Konzepte zu erarbeiten oder Phänomene zu beschreiben; allgemein vermitteln sie in der Regel einen tieferen Einblick in die Welt der Untersuchungspersonen. Dieser Einblick kann das Verständnis für die Situation einer Person, ihre Rollen und ihre Beziehungen erhöhen und daraus unter anderem auch Ressourcen finden, die man in diesem Kontext nicht vermutet hätte. Die Frage ist nun, ob man in der eigenen Praxis Personen antrifft, die in einer ähnlichen Situation scheinen. Hier kann man keine Ratschläge zur Beurteilung geben, es muss jeder selbst entscheiden, ob und wie er das neue Verständnis in seine Pflegepraxis einbauen kann oder ob er komplexe Phänomene durch die Studie besser verstehen gelernt hat.

Gibt es konkrete Möglichkeiten der Anwendung? Dies ist eine für qualitative Ansätze nur teilweise relevante Fragestellung, da manche Ansätze zum Beispiel versuchen, Theorien zu generieren, die dann – je nach Reichweite – unter Umständen nicht direkt anwendbar sind (☞ Grounded Theory). Trotzdem sollte der Leser überlegen, wo und wie er das neu gewonnene Wissen in der Praxis anwenden kann – Erkenntnisse, die das Erleben einer Situation von bestimmten

Pflegebedürftigen beschreiben, lassen sich vielleicht in einer internen Schulung an Kollegen vermitteln, um diese für die untersuchte Problematik zu sensibilisieren.

4.2.11 Suche nach hermeneutisch-interpretativen Studien in Medline

Da die Verschlagwortung in Medline bei qualitativen Studien teilweise ziemlich uneinheitlich ist existieren auch noch keine validierten Suchabfragen, zum Beispiel in Form von methodologischen Filtern (☞ Kapitel 3.6.2 auf Seite 124), für qualitative Designs. Daher empfiehlt es sich, die identifizierten Schlüsselbegriffe aus der Fragestellung selbst um relevante methodologische Begriffe zu ergänzen, zum Beispiel:

```
"grounded theory" OR "qualitative research"[MESH]
```

4.3 Quantitative Studiendesigns

Bis jetzt wurden nur *hermeneutisch-interpretative Studiendesigns* diskutiert, die sich immer irgendwie mit der Frage des *Wie* beschäftigen. Andere Fragen werden besser mit anderen Studiendesigns beantwortet: Wenn es darum geht, das *Wieviel* zu ermitteln, sind quantitative Methoden das Design der Wahl.

Die Unterschiede zwischen hermeneutisch-interpretativen und quantitativen Designs sind in Kapitel 4.1.2 auf Seite 141 dargestellt; dabei geht es nicht darum, eine Methode als »besser« herauszustellen – vielmehr hat jede Methode ihre Daseinsberechtigung, ihre Stärken und natürlich auch ihre Schwächen. Allerdings sind quantitative Designs nur sinnvoll, wenn ihre hermeneutisch-interpretativen Voraussetzungen geklärt sind.

Genau wie bei den hermeneutisch-interpretativen Studiendesigns gibt es verschiedene quantitative Designs, die sich vor allem in den theoretischen Grundlagen, der Datensammlung und den Methoden zur Auswertung unterscheiden.

Wenn die Autoren einer Studie nicht genau angeben, welches Design verwendet wurde, hilft vielleicht Abbildung 4.4 auf der nächsten Seite weiter.

Falls Patienten von Forschern einer Behandlung zugeordnet werden, spricht man zunächst von einer experimentellen Studie; erfolgte die Zuteilung zu den Untersuchungsgruppen randomisiert, handelt es sich um eine *Randomisierte kontrollierte Studie* (☞ Kapitel 4.3.1 auf der nächsten Seite), ohne Randomisierung liegt eine *Kontrollierte klinische Studie* (☞ Kapitel 4.3.2 auf Seite 171) vor.

Werden die Patienten nicht durch Dritte einer Behandlung zugeordnet, kann man davon ausgehen, dass eine Beobachtungsstudie durchgeführt wurde. Falls hierbei eine Kontrollgruppe gebildet wurde, spricht man von einer analytischen Studie, die noch weiter nach der zeitlichen Richtung der Untersuchung unterschieden werden kann: Bei einem prospektiven Verlauf handelt es sich um eine

Kohortenstudie (☞ Kapitel 4.3.3 auf Seite 172), bei einem retrospektiven Verlauf um eine *Fall-Kontroll-Studie* (☞ Kapitel 4.3.4 auf Seite 172) und bei einer Untersuchung zu einem bestimmten Zeitpunkt um eine *Querschnittsstudie* (☞ Kapitel 4.3.5 auf Seite 174). Wurde keine Kontrollgruppe gebildet, kann es sich zum Beispiel um eine *Fallserie* oder eine *Vorher-Nachher-Studie* (☞ Kapitel 4.3.6 auf Seite 174) handeln.

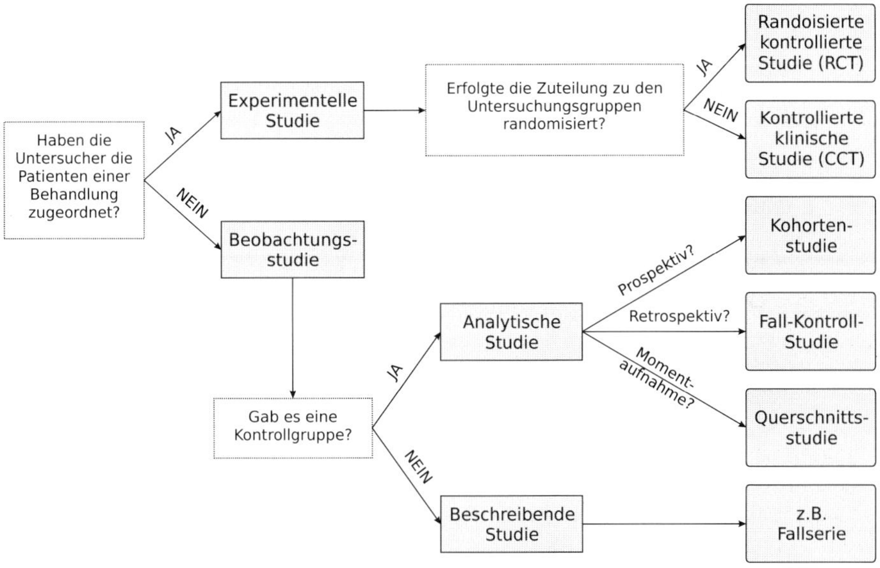

Abbildung 4.4: Welches Studiendesign wurde verwendet? (mod. n. Schulz & Grimes, 2006, S. 4)

4.3.1 Randomisierte kontrollierte Studie

Die Randomisierte kontrollierte Studie (RCT) ist eine experimentelle Studie, bei der die Teilnehmer per Zufallsauswahl einer Interventionsgruppe oder einer Kontrollgruppe zugeordnet werden, so dass jeder Teilnehmer die gleiche Chance hat, in eine der Gruppen zu gelangen. Die Forscher beobachten die Teilnehmer und beurteilen dann, ob ein bestimmtes Ereignis in einer der Gruppen häufiger eingetreten ist als in der anderen Gruppe.

Durch die Zufallsverteilung sollen sich beide Gruppen sehr ähnlich sein, und zwar nicht nur, was die bekannten Eigenschaften betrifft, sondern vor allem auch unbekannte Merkmale werden aller Wahrscheinlichkeit nach gleichmäßig in den beiden Gruppen verteilt sein. Verblindet man die Untersucher und zusätzlich die Teilnehmer, sind fast alle beeinflussenden Faktoren außer der interessierenden Intervention im Idealfall vernachlässigbar, so dass ein Unterschied in den interessierenden Ereignissen in den beiden Gruppen sehr wahrscheinlich nur auf die Intervention zurückzuführen ist. Daher hat sich die RCT auch als »Goldstandard« für Interventionsstudien etabliert.

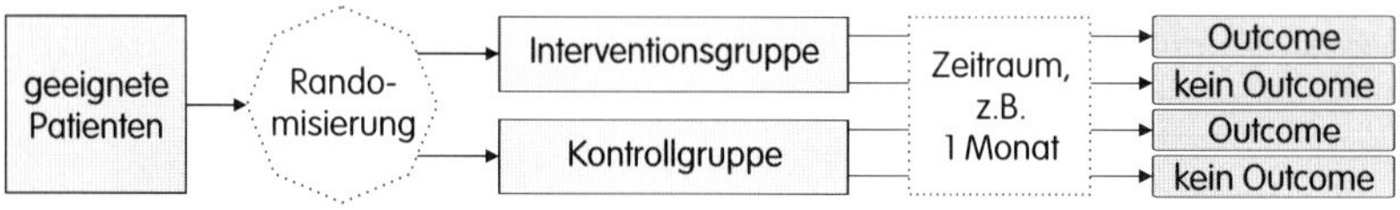

Abbildung 4.5: Randomisierte kontrollierte Studie

Eine RCT eignet sich zum Beispiel zur Beantwortung der Frage, ob eine präoperative Schulung von Rauchern vor elektiven Eingriffen die Rate an postoperativen Komplikationen senken kann. Hierzu wurden 120 Patienten sechs bis acht Wochen vor der Operation randomisiert der Interventions- bzw. Kontrollgruppe zugeordnet. Die Patienten in der Interventionsgruppe erhielten Beratungen und Nikotinersatz angeboten, die Patienten in der Kontrollgruppe ›normale‹ Pflege. Die allgemeine Komplikationsrate betrug 18% in der Interventionsgruppe und 52% in der Kontrollgruppe (p=0,0003), speziell bei Wundkomplikationen konnte eine *Absolute Risikoreduktion* von 26% (p=0,001) erreicht werden (Møller et al., 2002).

Randomisierte kontrollierte Studie

(Randomisierte klinische Untersuchung, Randomized Controlled Trial, RCT)

➜ Individuen werden einer Interventionsgruppe und einer Kontrollgruppe per Zufallsauswahl zugeteilt und prospektiv beobachtet

➜ Datensammlung von der Exposition zum Ergebnis

☺ Randomisierung bewirkt eine gleichmäßige Verteilung von bekannten und unbekannten Einflussgrößen (Vermeidung von Selektionsbias und Confoundern)

☺ hohe interne Validität

☹ geringe externe Validität wegen »Laborbedingungen« möglich

☹ manchmal lange Studiendauer, bevor Ereignisse eintreten (Kosten!)

☹ nicht auf alle Fragestellungen anwendbar, randomisierte Zuteilung ist unter Umständen unethisch

Alle Experimentalstudien leiden (mehr als Beobachtungsstudien) darunter, dass sie die Wirkung einer Intervention unter besonderen Experimentalbedingungen mit hochmotivierten und interessierten Studienteilnehmern (Professionen und Klienten) messen – aber nicht unter Alltagsbedingungen, so dass die externe Validität unter Umständen eingeschränkt ist. Dieses Problem führte den Europarat 2002 dazu, entsprechende RCTs nicht zur Grundlage der höchsten Empfehlungen für Leitlinien zu nehmen (vgl. Europarat, 2002, S. 28). Da das Leben ziemlich weitgehend aus Alltag besteht, sind multivariat ausgewertete Beobachtungsstudien zur Vermeidung des Experimental-Bias nützlich. Diese Beobachtungsstudien finden Sie in Kapitel 4.3.7 auf Seite 175 vorgestellt.

4.3.2 Kontrollierte klinische Studie

Die Kontrollierte klinische Studie (CCT) ist prinzipiell identisch mit der RCT, außer dass die Teilnehmer *nicht* randomisiert zu den Untersuchungsgruppen zugeordnet werden können, weil dies zum Beispiel ethisch nicht vertretbar ist; sie weist daher ein »quasi-experimentelles« Design auf.

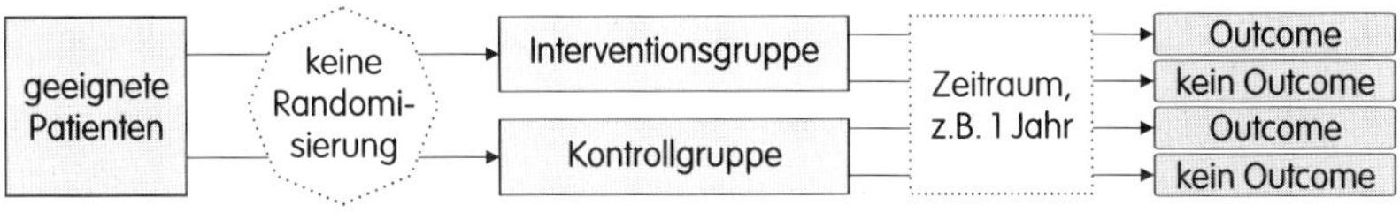

Abbildung 4.6: Kontrollierte klinische Studie

Wenn eine randomisierte Zuteilung der Teilnehmer zu einer Interventions- und einer Kontrollgruppe nicht möglich oder ethisch nicht vertretbar ist, müssen die Forscher auf bereits bestehende Gruppen bzw. Gruppen mit Freiwilligen zurückgreifen. Die Teilnehmer werden also aufgrund des bestehenden interessierenden Merkmales einer Gruppe zugeordnet und im weiteren Verlauf beobachtet. Weil die Teilnehmer einer Kontrollierten klinischen Studie sich selbst einer Gruppe zuordnen oder von einem Untersucher bewusst zugeordnet werden, ist – im Gegensatz zur RCT – nicht davon auszugehen, dass die beiden Gruppen sich nur in der Intervention unterscheiden. Selbst wenn die Untersucher versuchen, Merkmale der Teilnehmer zu erfassen und dann nur ähnliche Paare aus beiden Gruppen vergleichen, kann man den Einfluss unbekannter Merkmale nicht ausschließen.

Kontrollierte klinische Studie

(Controlled Clinical Trial, CCT)

- ➜ zu untersuchendes Merkmal besteht schon in der Interventionsgruppe, die Kontrollgruppe wird aus möglichst ähnlichen Individuen gebildet
- ➜ Datensammlung von der Exposition zum Ergebnis
- ☺ manchmal ethisch eher vertretbar als eine RCT
- ☹ die beiden Gruppen können sich in mehr als nur dem zu untersuchenden Merkmal unterscheiden
- ☹ Verblindung schwierig
- ☹ finanzieller Aufwand

4.3.3 Kohortenstudie

Um eine Prognose abzugeben oder die Inzidenz einer Erkrankung zu ermitteln, wird am besten eine Kohortenstudie verwendet; eine Gruppe von Personen wird gebildet und über einen längeren Zeitraum hinweg beobachtet, um dann zu untersuchen, ob das interessierende Ergebnis eingetreten ist. Für die Prognose einer Krankheit werden Pflegebedürftige mit bestehender Erkrankung – wenn möglich in einem vergleichbaren Stadium – ausgewählt, während zur Ermittlung der Inzidenz Personen ohne Erkrankung ausgewählt werden.

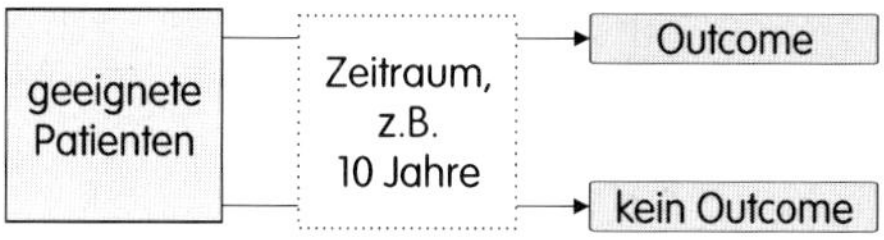

Abbildung 4.7: Kohortenstudie

Um die Auswirkungen der Politik der ›Ein-Kind-pro-Paar‹-Familienplanung auf die Entwicklung der Kinder zu untersuchen, wurde eine Kohortenstudie bei einer Gruppe von Kindern in Nanjing, China, zwischen 1984 und 1995 durchgeführt, in der die Entwicklung von Einzelkindern im Vergleich zu Kindern mit Geschwistern verglichen wurde (Tseng et al., 2000). Die Kinder wurden in vier verschiedenen Entwicklungsstufen untersucht: Vorschulalter, Grundschulalter, frühe Jugend und Jugend, wobei mit einer Checkliste das Verhalten beurteilt wurde. Insgesamt wurden 274 Kinder in allen vier Phasen beobachtet und die Untersuchungswerte zusätzlich noch zwischen Jungen und Mädchen verglichen.

Kohortenstudie

(Longitudinal Study, Cohort Study)

- ➜ eine Gruppe von Personen wird über einen Zeitraum hinweg beobachtet
- ☺ Merkmale können detailliert beschrieben werden
- ☺ bei multivariater Analyse ist die Wirkungsschätzung mehrerer Variablen zugleich möglich; daher für diesen Zweck der RCT überlegen
- ☹ sehr teuer
- ☹ lange Dauer, daher erst spät Ergebnisse

4.3.4 Fall-Kontroll-Studie

Um die Ursache einer Erkrankung bzw. eines gesundheitlichen Problems herauszufinden, ist eine RCT nach wie vor das aussagekräftigste Studiendesign. Trotzdem ist es bei der Frage nach einer Ursache oftmals nicht möglich, Pflegebedürftige per Zufall einem vielleicht schädigenden Umstand auszusetzen, vor allem aus ethischen Gründen. Da also die Zufallszuteilung zu den Untersuchungsgruppen nicht möglich ist, käme noch eine Kohortenstudie in Frage; ist das Ergebnis aber selten oder benötigt eine lange Zeit, bis es sich ausgeprägt hat, ist eine Fall-Kontroll-Studie möglicherweise die bessere Wahl.

Bei der Fall-Kontroll-Studie werden zunächst Fälle identifiziert, also Individuen, die das interessierende Merkmal schon aufweisen, zum Beispiel Lungenkrebs. Dann hält man nach Individuen Ausschau, die das interessierende Merkmal nicht aufweisen, ansonsten aber der Fallgruppe möglichst ähnlich sind, zum Beispiel in Bezug auf Alter, Geschlecht, Gesundheit. Nun wird retrospektiv geschaut, welcher Exposition die Fallgruppe im Gegensatz zur Kontrollgruppe ausgesetzt war, um Rückschlüsse auf die Ursache der Erkrankung ziehen zu können.

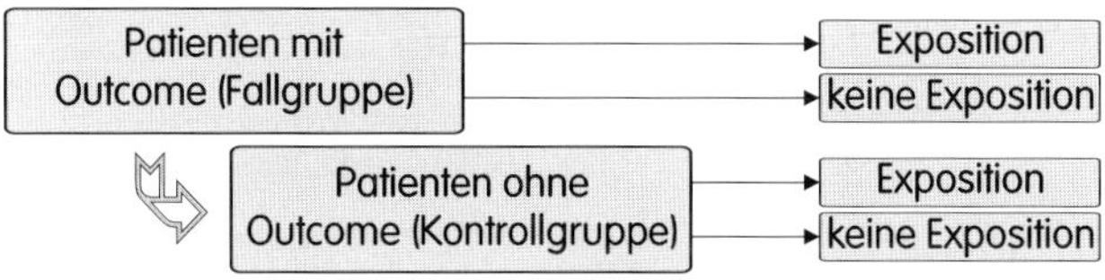

Abbildung 4.8: Fall-Kontroll-Studie

Ähnlich den Analytischen Kohortenstudien ist ein Schwachpunkt der Fall-Kontroll-Studien, dass unbekannte Merkmale zwischen den Gruppen, die aber vielleicht einen großen Einfluss auf das interessierende Ergebnis haben, nicht erkannt werden können. Die Wahl einer unangemessenen Kontrollgruppe ist einer der Hauptkritikpunkte von vielen Fall-Kontroll-Studien.

Da die Gesamtzahl der Erkrankten in Fall-Kontroll-Studien nicht bekannt ist, können keine Inzidenzen, Relativen Risiken oder Absoluten Risikoreduktionen berechnet werden, sondern nur die Odds Ratio (☞ Kapitel 4.4.10.6 auf Seite 202).

Der Zusammenhang zwischen malignen Tumoren der Schilddrüse und schützenden oder schädigenden Faktoren sollte zum Beispiel mit einer Fall-Kontroll-Studie nachgewiesen werden (Frentzel-Beyme & Helmert, 2000). Die geeigneten Patienten sind also Patienten mit ähnlichen Merkmalen, zum Beispiel im gleichen Alter und in einer Stadt ansässig, das Ergebnis (= Fallgruppe) ein maligner Tumor der Schilddrüse bzw. kein Tumor (Kontrollgruppe), die Exposition sind schützende oder schädigende Faktoren.

Fall-Kontroll-Studie

(Case Control Study)

➜ die Teilnehmer werden anhand der interessierenden Ergebnisse ausgewählt

➜ retrospektiv

☺ schnell und kostengünstig (zum Beispiel anhand von Krankenblättern)

☺ einzig sinnvolle Möglichkeit bei seltenen Erkrankungen

☹ Gruppen sind möglicherweise in vielen Eigenschaften nicht vergleichbar

☹ basiert manchmal auf subjektiven Aufzeichnungen oder Erinnerungen

☹ manchmal schwierig, eine geeignete Kontrollgruppe zu finden

4.3.5 Querschnittsstudie

Um die Beziehung zwischen Merkmalen eines Individuums zu untersuchen, wird bei einer Querschnittsstudie zu einem Zeitpunkt eine Gruppe von Personen untersucht und verschiedene Merkmale in Beziehung zu einem interessierenden Merkmal gesetzt, zum Beispiel das Geschlecht und das Vorkommen von Herzerkrankungen. Die Querschnittsstudie kann auch dazu verwendet werden, diagnostische Tests zu überprüfen: Haben alle Pflegebedürftigen mit Bronchitis eine Temperatur über 38,0 °C?

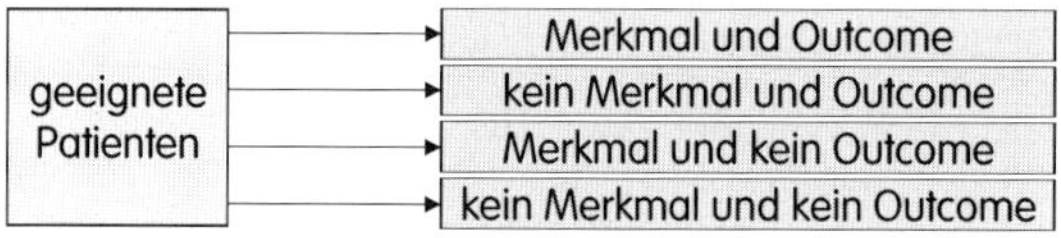

Abbildung 4.9: Querschnittsstudie

Mit einer Querschnittsstudie wurde zum Beispiel untersucht, ob eine Beziehung zwischen dem Vorkommen sexuell übertragbarer Krankheiten und Drogenkonsum besteht (Hwang et al., 2000). Hierzu wurde zu einem Zeitpunkt berechnet, wie viele Drogenkonsumenten unter einer sexuell übertragbaren Krankheit litten und wie viele keine derartige Erkrankung hatten sowie wie viele Personen, die keine Drogen einnahmen, eine sexuell übertragbare Krankheit hatten bzw. wie viele keine sexuell übertragbare Krankheit hatten.

Querschnittsstudie

(Prävalenzstudie, Cross Sectional Study)

➜ Eine Gruppe von Personen wird ausgewählt und alle Merkmale zu einem Zeitpunkt werden gemessen.

☺ kostengünstig, da kein Follow-Up

☹ ungeeignet, um Ursachen oder Auswirkungen nachzuweisen

4.3.6 Vorher-Nachher-Studie

In einer Vorher-Nachher-Studie untersucht man die Teilnehmer – wie der Name schon sagt – vor und nach einer Intervention, um zu beurteilen, ob Veränderungen aufgetreten sind. Da keine Kontrollgruppe existiert, ist es sehr problematisch, die Veränderungen auf die Intervention zurückzuführen – eine valide Aussage über eine Beziehung zwischen Intervention und Outcome ist nicht möglich.

Trotzdem ist die Vorher-Nachher-Studie sehr häufig in der Praxis anzutreffen, weil sie zum einen nur geringe finanzielle Ressourcen erfordert und zum anderen quasi »nebenher« erfolgen kann.

Die meisten täglichen Entscheidungen werden (subjektiv) durch solche Designs gefällt: Man probiert eine Intervention und erzielt nicht die gewünschte Wirkung.

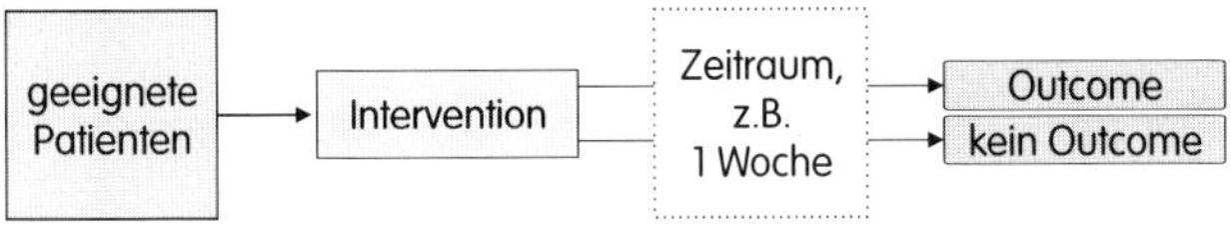

Abbildung 4.10: Vorher-Nachher-Studie

Also versucht man etwas anderes und schaut, ob jetzt eine Wirkung verzeichnet werden kann. Zurück bleibt der Eindruck, etwas habe »ganz gut geholfen«, also wendet man diese Intervention bei einem ähnlichen Problem wieder an.

Vorher-Nachher-Studie

(Before After Study, One-Group Pretest-Posttest-Design)

- ➜ die gleichen Personen werden vor und nach der Intervention untersucht
- ☺ häufig in der Praxis zu finden
- ☹ Individuen verändern sich mit der Zeit (auch ohne Intervention), daher ist eine Zuordnung der Ergebnisse zur Intervention sehr problematisch
- ☹ keine Kontrollgruppe!

4.3.7 Multivariate Analysen: Experimentalstudien und Beobachtungsstudien (»experimentum mundi«)

Manche von Ihnen werden von dem Unterschied zwischen Experimentalstudien und Beobachtungsstudien gehört haben. Was unterscheidet sie? In Experimentalstudien hat der Forscher einen großen Einfluss darauf, welche Intervention er welchen Personen zuteilt. Der Forscher ist es, der Personen einem Experiment unterwirft. So entscheidet ein Arzt, wem er ein neues Medikament nach welcher Zufallsregel gibt und wem nicht.

In Beobachtungsstudien ist es ganz im Gegenteil nicht der Forscher, der Personen einem Experiment unterwirft, sondern das Leben. Der Forscher beobachtet nur das Experiment, das das Leben, das Schicksal, Gott, kurz alle Handelnden verursachen. Daher spricht man auch seit alters vom »experimentum mundi«, vom Experiment der Welt, das wir beobachten und aus dem wir lernen können, auch wenn uns die Macht oder die Skrupellosigkeit fehlt, die Experimental-Bedingungen selber zu verändern. Wenn Sie im Alten Testament (also dem für Juden, Moslems und Christen gemeinsamen Teil der Bibel) das Buch Hiob aufschlagen, finden Sie Gott dargestellt als einen Experimentator. Er unterwirft Hiob verschiedenen, größtenteils außerordentlich grausamen und furchtbaren Experimenten, die »Prüfungen« genannt werden. Am Ende erweist sich Gottes Hypothese als nicht falsifiziert. Er hat sich in Hiob nicht getäuscht.

Das meiste, was wir über pflegerisch relevante Fragen wie zuträgliche Ernährung, Meidung von Risikofaktoren, Ressourcen und förderliche Handlungen wissen, verdankt sich nicht selbst eingerichteten Experimenten, sondern Beobachtungen. Das gilt selbst für so intensiv untersuchte Bereiche wie die Onkologie. Durch Beobachtungen kam man zu Erwartungen, welche Stoffe therapeutisch wirkten, und im Experiment wurde dann versucht, sie zu isolieren und ihre Wirkung zu wiederholen bis zur Entwicklung eines Medikamentes. Was wir über die Folgen der Ernährung auf die Gesundheit zu wissen meinen, verdankt sich zumeist Beobachtungsstudien, nicht Experimenten.

Beobachtungsstudien scheinen weniger aufwendig. Sie verlangen vom Forscher weniger Macht und, wie manche meinen, auch weniger Skrupellosigkeit. Viele Fragestellungen – wie zum Beispiel die nach der langfristigen Wirkung von Ernährung – sind wegen ihrer Langfristigkeit nur in Beobachtungsstudien realisierbar. Aber: Sind wir als Beobachter nicht hilflos den Verzerrungen durch unbeobachtete Einflüsse ausgeliefert, wenn wir nicht selber bestimmen, dass die von uns untersuchten Ereignisse nicht auf Personen wirken, die wir nach dem Zufallsprinzip aussuchten?

Es gibt ein beliebtes Beispiel für derartige Täuschungen. Fast überall konnte man den Zusammenhang von Storchen- und Kinderzahl beobachten. Je mehr Störche in einer Gegend nisteten, umso mehr Kinder pro Kopf der Gebärfähigen wurden geboren. Eltern liebten es, daraus eine Intervention abzuleiten: Wenn ihre Kinder Geschwister wollten, rieten sie ihnen, Zucker auf die Fensterbank zu legen, um so Störche anzulocken. Wie kam es zu dem Zusammenhang, zur »Korrelation« von Storchen- und Kinderzahl?

Störche nisten in eher ländlichen Regionen, und in ländlichen Regionen gebaren Frauen etwas mehr Kinder als in der Stadt. Zwischen Störchen und Geburten gibt es keinen direkten als ursächlich interpretierbaren Zusammenhang. Vielmehr hängen sowohl Storchenzahl als auch Kinderzahl mit einem dritten Einfluss zusammen, nämlich dem ländlichen Leben, von dessen Wohn- und Arbeitsbedingungen bis zu dessen Sitten und Gebräuchen.

Wie erkennen wir solche Dritt-Einflüsse (*Confounder*, unbeobachtete Heterogenität), wenn wir Personen nicht zufällig einem Einfluss aussetzen können? Die Antwort liegt kurz gesagt in der Technik des Vergleichs. Die Stelle, die im Experiment die von uns getroffene Zufallsauswahl einnimmt, nimmt in der Längsschnitt-Beobachtung der Vergleich von Merkmalen ein. Multivariate Analysen können Sie sich vorstellen als eine große Zahl gleichzeitig ablaufender Kreuztabellen-Analysen. Wenn Sie prüfen wollen, ob und in welchem Ausmaß Ihr gefundener Zusammenhang auf einen Dritt-Einfluss zurückgeht und Sie selber kein Experiment zum Ausschluss des Dritt-Einflusses durchführen können, durchsuchen Sie die Welt, ob das Leben bereits ein beobachtbares Experiment durchgeführt hat.

Die meisten pflegerisch relevanten klinischen Zustände sind das Ergebnis vieler Einflüsse (»Variablen«), die zusammenwirken. Um die gleichzeitige Wirkung der verschiedenen Variablen erkennen zu können, bedienen wir uns des Verfahrens der multivariaten Modellierung. Wir erhalten einen mathematischen Ausdruck für die zusammengefasste Wirkung vieler Variablen.

Das Modellierungsverfahren heißt »multivariat«, weil es die Wirkungen verschiedener Variablen gleichzeitig (»simultan«) untersucht. Das Ergebnis wird als Funktion ausgedrückt: Der Zustand x hängt ab von jeweils spezifischen Mengen der Variablen y_1, y_2 und y_3.

Schon jedes Kleinkind kann mit einigen solcher multivariaten Modellierungen umgehen, zum Beispiel mit der multivariaten Modellierung Backrezept: Ein Kuchen x hängt ab von Zucker und Salz, Eiern und Schmalz, Mehl, Wasser und Hitze – und zwar jeweils in bestimmten Mengen. So können Sie weder Eier durch Salz ersetzen noch mangelnde Hitze durch mehr Wasser ausgleichen – es käme nicht der von Ihnen geplante Kuchen x heraus, sondern etwas anderes.

Die Grundformel eines multivariaten Modells ist also, allgemein geschrieben:

$$\text{Variable des Endzustandes} = \text{Konstante} + (\beta_1 \times \text{Variable}_1) + (\beta_2 \times \text{Variable}_2) + \ldots$$

wobei β_1 und β_2 die Koeffizienten sind, die durch Ihre gemessenen Daten bestimmt werden, und Variable_1 und Variable_2 prädiktive Variablen sind, die Ihrer Meinung nach mit dem Endzustand in Beziehung stehen können.

Die besten Schätzungen der Koeffizienten bestimmen Sie mit Hilfe der auf Ihrem Computer installierten mathematischen Verfahren. Zwei allgemein genutzte Modelle sind die logistische Regressionsanalyse, die man zum Beispiel häufig bei Fall-Kontroll-Studien (☞ Kapitel 4.3.4 auf Seite 172) einsetzt und die dichotome Ausprägungen des Endzustandes verlangt, und das Proportional-Hazards-Modell von Cox (vgl. Behrens et al., 1992).

4.3.7.1 Vergleich RCTs und multivariate Analysen

Nun können RCTs und multivariate Analysen verglichen werden. Dabei beziehen wir uns wieder auf unsere Grundfrage: Welche Selbsttäuschungen verhütet das eine Verfahren besser als das andere? Kein Verfahren ist in allen Dimensionen besser als alle anderen.

Der Vergleich ist deswegen besonders wichtig, weil die Verwendung von RCTs als Goldstandard häufig dazu führt, die Stärken zu übersehen, in denen multivariate Beobachtungsstudien RCTs überlegen sind. So führen in vielen englischsprachigen Lehrbüchern der Evidence-based Medicine multivariate Analysen ein Schattendasein und finden kaum Erwähnung.

1. Die multivariate Modellbildung erlaubt als einziges Verfahren, viele Variablen gleichzeitig auszuwerten oder bezüglich vieler Variablen gleichzeitig zu adjustieren. RCTs eignen sich dazu nicht, weil die experimentelle Untersuchung durch die Randomisierung gerade darauf angelegt ist, das Wirken nur

einer Interventionsvariablen festzustellen (vgl. Fletcher et al., 1999, S. 285 ff., 358 ff.).[4]

2. Repräsentative Ergebnisse für eine Bevölkerung (zum Beispiel Einwohner in Deutschland) sind in der Praxis fast nur mit Beobachtungsstudien zu erhalten. Sie müßten schon von gottähnlicher Macht sein, um ganze Völker in Experimente einbeziehen zu können. Für viele Länder sind dagegen regelmäßig erhobene, für das Land repräsentative Verläufe vorhanden (zum Beispiel das Sozioökonomische Panel mit 20 000 Befragten). Jede Pflegende, die mit diesen Daten forschen will, hat zu ihnen annähernd kostenlos Zugang und kann sie auf die Bevölkerung Deutschlands hochrechnen. Auch die Träger der Kranken- und Rentenversicherung verfügen über riesige Datensätze, die der wissenschaftlichen Auswertung als *Public files* zur Verfügung stehen sollten (vgl. Behrens et al., 1992; Ferber & Behrens, 1997).

3. *Reporting Bias*: Insbesondere wenn Sie mit Daten arbeiten, die nicht durch Sie, sondern durch einen Verwaltungsprozess routinemäßig erhoben wurden (zum Beispiel Verlaufsdaten der Renten- und Krankenversicherung, Volkszählungsdaten, aber auch so genannte *Public files* wie das Sozioökonomische Panel), können Sie als Forscher die Daten bei der Erhebung nicht verfälscht haben. Das ist trivial. Dadurch ist ein gefürchteter *Reporting Bias* – eine durch den erhebenden Forscher entstehende systematische Verzerrung – ausgeschlossen.

   Auf Kongressen, auf denen mit solchen »prozessproduzierten« Daten gewonnene Ergebnisse vorgetragen werden, haben Sie daher ein typisches Erlebnis: Da viele Zuhörer denselben Datensatz auf ihren Computern haben, versuchen sie sofort, Ihre Ergebnisse nachzuvollziehen, und kommen Ihnen schnell auf die Schliche. Wenn Sie Ergebnisse eines Experiments vortragen, müssen sich die Zuhörer erst ähnlich weitreichende Kenntnisse Ihres Experimentes verschaffen.

   Selbstverständlich heißt das Fehlen des *Reporting Bias* durch die Forscher keineswegs, dass diese Daten überhaupt keinem *Reporting Bias* unterliegen. Sie unterliegen dem *Reporting Bias* der berichtenden Bevölkerung selber. Daher ist es für Forscher entscheidend, die Zwecke und Prozeduren zu kennen, für die diese Daten gemeldet werden. Am Beispiel von ärztlichen Diagnosen nach der ICD 10, die für Arbeitsunfähigkeitsbescheinigungen gemeldet werden, können Sie sich die Filter dieses *Reporting Bias* klar machen: Nicht jeder Kranke geht zum Arzt; nicht jeder Kranke, der zum Arzt geht, braucht für einen Chef den »gelben Schein«, die AU-Bescheinigung. Viele Ärzte werden nicht alle ihre Erwägungen und diagnostischen Hypothesen

[4] Ausnahme: Faktorielles Design, bei dem bei dem in einer experimentellen Studie eine oder mehrere Variablen gleichzeitig manipuliert werden.

vermerken, sondern nur die, die zu ihrer Therapie passen und das Fernbleiben von der Arbeit begründen können. Daher ist es nötig (und möglich), sich die genaue Kenntnis dieser Filter anzueignen, um die Richtung der Verzerrung einschätzen zu können (vgl. Schmidt-Ohlemann & Behrens, 1987; Behrens & Dreyer-Tümmel, 1996; Behrens & Frentzel-Beyme, 1997).

4. Für die Klärung einer Ursache, für Prognosen, für Risiko-Abschätzungen und die Berechnung von Inzidenzen sind multivariate Analysen, ja bereits Kohortenstudien (☞ Kapitel 4.3.3 auf Seite 172) und Fall-Kontroll-Studien (☞ Kapitel 4.3.4 auf Seite 172) in der Praxis besser geeignet als RCTs (vgl. Fletcher et al., 1999, S. 358).

5. Generierung und Prüfung einer Hypothese: Multivariate Analysen sind für beide Aufgaben geeignet. Entscheidend ist, dass Generierung und Prüfung als zwei unterschiedliche Aufgaben auseinander gehalten werden. Das können Sie sich an folgendem Rechenexempel klar machen. Nehmen Sie an, Sie untersuchen eine große Anzahl von Variablen in einem Datensatz, von denen keine Variable mit irgendeiner anderen Variable tatsächlich zusammenhängt – aber das wissen Sie ja noch gar nicht, Sie sind ja nicht allwissend.

   Nun prüfen Sie eine große Zahl von Assoziationen zwischen den Variablen. Einige dieser Assoziationen werden allein durch Zufall so groß sein, dass Sie glauben, hier hätten Sie einen tatsächlichen Zusammenhang gefunden, der für die Grundgesamtheit, aus der Sie Ihre Stichprobe zogen, real ist. In Wirklichkeit war es der Zufall, der die Assoziation so groß werden ließ. Wie oft spielt Ihnen der Zufall diesen Streich? Etwa ein Vergleich unter 20 Vergleichen ist auf dem üblichen Signifikanzniveau von $p<0{,}05$ statistisch signifikant, obwohl er in der zugrundeliegenden Grundgesamtheit nicht vorkommt.

   Vor diesen zufälligen oder scheinbaren Assoziationen können Sie sich auf zwei Wegen bewahren. Der erste Weg setzt voraus, dass Sie vorher aus Ihrem Vorverständnis Zusammenhänge hypothetisch postulieren, anstatt einfach – was heute sehr leicht am Computer möglich ist – eine große Zahl von Variablen durchzukämmen, ob irgendeine Variable mit irgendeiner anderen zusammenhängt. Dieser erste Weg verlangt sowohl Charakter als auch ein klares Vorwissen von Ihnen. Charakter, weil die Versuchung naheliegt, die gefundene Assoziation als die hypothetisch vorher postulierte zu veröffentlichen – wer kann das prüfen?

   Auch das klare Vorwissen ist als Voraussetzung nicht leicht gegeben. Manchmal haben Sie ja wirklich keine Ahnung oder misstrauen Ihrer Ahnung und möchten einfach mal wissen, was die Daten zeigen. Sie nutzen Analysen zur versuchsweisen (»explorativen«) Generierung von Hypothesen. Das ist menschlich ebenso verständlich wie legitim. Zur Prüfung der so gewonnenen

Hypothesen bedienen Sie sich des zweiten Weges: Sie teilen Ihre Stichprobe nach dem Zufallsprinzip in zwei Datensätze; am ersten Datensatz generieren Sie Ihre Hypothesen, am zweiten Datensatz prüfen Sie sie.

6. Aber sind multivariate Analysen auch für Fragestellungen der Therapie und Prävention geeignet, also nicht nur für die Klärung von Ursachen, Risiken, Inzidenzen, Prognosen? Die Frage können Sie sich selbst am Fall des Rauchens klarlegen. Würden Beobachtungsstudien, die das erhöhte Risiko des Lungenkrebses nach Rauchen darstellen und Ihnen zeigen, dass Sportler seltener rauchen, für Sie genügen, um Ihre Kinder zum Sportverein zu bringen? Oder wären Sie zu dieser Intervention »Sportverein« nur bereit, wenn Sie RCTs sowohl zum Effekt des Rauchens als auch zum Effekt des Sportvereins vorgelegt bekämen?
7. Durch RCTs nicht zu ersetzen sind Beobachtungsstudien, wenn es um die Frage geht, wie eine Intervention im pflegerischen Alltag langfristig tatsächlich wirkt – einschließlich der Nebenwirkungen.

Aus vielen Prognosen ergeben sich Hinweise auf Variablen, die sich als Instrument-Variablen nutzen lassen. Natürlich wäre ihre experimentelle Überprüfung mehr als wünschenswert. Die präventive Wirkung des Sportvereins gegen späteren Lungenkrebs könnte gering sein. Aber häufig sind Beobachtungsstudien das beste, was wir zur Begründung von Interventionen haben. Dass zum Beispiel regelmäßige Untersuchungen mit Sigmoidoskopie die Todesfälle infolge eines kolorektalen Karzinoms reduzieren können, dafür ist der bestverfügbare Beweis eine Fall-Kontroll-Studie, keine RCT. »Auf Grund der großen Anzahl von Patienten und der sehr langen Beobachtungszeit, die erforderlich sind, um die Wirksamkeit der Sigmoidoskopie in einer randomisierten Studie zu untersuchen, ist das wohl auf absehbare Zeit die einzige Möglichkeit eines wissenschaftlichen Belegs« (Fletcher et al., 1999, S. 358).

Diese Probleme haben in der australischen EBN-Diskussion Evans (2003) dazu geführt, RCTs und Beobachtungsstudien auf dieselbe Stufe »guter Wirksamkeitsnachweise« in Therapiestudien zu stellen (vgl. Evans, 2003, S. 79 und Abbildung 4.11 auf der nächsten Seite).

Wir würden lieber sagen, RCTs und Beobachtungsstudien mögen beide »gut« genannt werden – wichtiger ist, dass sie die jeweils beste Antwort auf ganz unterschiedliche Gefahren der Selbsttäuschung darstellen (vgl. Behrens, 2002a,b,d). Man kann nicht alle Gefahren der Selbsttäuschung mit einer einzigen Methode bewältigen, deswegen kann es keine einlinige Hierarchie der *Evidence* geben. Auch der Europarat (2002, S. 28) zeigt in seiner Empfehlung Vorsicht gegenüber der Generalisierbarkeit von RCTs für Therapiestudien.

Neben der Wirksamkeit ordnet Evans (2003) Studien-*Evidence* noch danach, wieweit sie die Angemessenheit (umfasst auch Akzeptanz) für die Pflegebedürftigen erhellen und die Durchführbarkeit (*»Feasibility«*) klären kann, die von

Organisationsentwicklung, Ressourcen und Implementationschancen abhängt (vgl. Evans, 2003, S. 79, Abbildung 4.11 und Kapitel 5.2 auf Seite 263).

	Wirksamkeit	Angemessenheit	Durchführbarkeit
exzellent	Systematische Übersichtsarbeit multizentrische Studien	Systematische Übersichtsarbeit multizentrische Studien	Systematische Übersichtsarbeit multizentrische Studien
gut	RCT Beobachtungsstudien	RCT Beobachtungsstudien interpretative Studien	RCT Beobachtungsstudien interpretative Studien
mäßig	unkontrollierte Studien mit ausgeprägten Ergebnissen Vorher-Nachher-Studien kontrollierte klinische Studien	Beschreibende Studien Fokusgruppen	beschreibende Studien Action research Vorher-Nachher-Studien Fokusgruppen
schlecht	beschreibende Studien Fallserien Expertenmeinungen Studien von schlechter methodologischer Qualität	Expertenmeinungen Fallserien Studien von schlechter methodologischer Qualität	Expertenmeinungen Fallserien Studien von schlechter methodologischer Qualität

Abbildung 4.11: Hierarchie der *Evidence* (vgl. Evans, 2003, Abb. 1, S. 79)

Für die Klärung der Angemessenheit sind hermeneutisch-interpretative Studien gut geeignet. Urteile der Angemessenheit für den einzelnen Pflegebedürftigen würden wir eher der internen Evidence zuordnen (☞ Kapitel G.1 auf Seite 27) – für die pflegerische Entscheidung im Arbeitsbündnis sind sie, darin stimmen wir der australischen Diskussion um Evans zu, nicht weniger wichtig als die nachgewiesene Wirksamkeit.

Die neueste australische Diskussion kommt unseren eigenen Überlegungen, wie Sie merken, sehr nahe. Allerdings zeigt das Vorkommen ganz unterschiedlicher Studientypen in der Evans-Kategorie »gut« auch, dass Sie sich nicht werden damit begnügen können, auf Noten-Hierarchien zu schauen. Vielmehr müssen Sie selber prüfen, welche Selbsttäuschungsgefahr (Bias) für Sie die jeweils größte Relevanz hat.

4.3.8 Systematische Übersichtsarbeiten und Meta-Analysen

Hierbei handelt es sich nicht um ein Studiendesign im herkömmlichen Sinn, denn eine Systematische Übersichtsarbeit oder eine Meta-Analyse ist eine Forschungsmethode, um die Ergebnisse von Studien auf einem Gebiet zusammenzufassen und übergreifende Schlüsse zu ziehen, also eine Sekundäranalyse, in der Primärliteratur (wie RCTs) zusammengefasst werden.

Bei einer *Übersichtsarbeit* wird alles zu einem Thema gesucht, also Bücher, Berichte und Expertenmeinungen genauso wie Studien, und das, was wichtig erscheint, wird in die Übersicht aufgenommen (subjektiv!), Unwichtiges wird ignoriert. *Systematische Übersichtsarbeiten* sind Übersichten über Primärstudien, die vorher definierte Ein- und Ausschlusskriterien sowie eine vorab festgelegte, reproduzierbare Methode der Datensammlung und Auswertung enthalten. Eine *Meta-Analyse* ist ein Teil einer Systematischen Übersichtsarbeit, bei dem ein gemeinsamer Schätzer für den Therapieeffekt aus den Ergebnissen einzelner, gewichteter Studien berechnet wird (»Poolen«).

Anhand vorher festgelegter Ein- und Ausschlusskriterien wird eine Literatursuche gestartet, Experten werden nach neuen Forschungen auf diesem Gebiet befragt und Fachzeitschriften per Hand ausgewertet. Nur so kann man sicher sein, keine relevante Literatur unberücksichtigt gelassen zu haben. Sind die untersuchten Gruppen sowie die Interventionen ähnlich, kann man die Ergebnisse der einzelnen Studien statistisch verrechnen und so – durch eine wesentlich größere Stichprobengröße – präzisere Aussagen treffen (= Meta-Analyse). Lassen sich die Ergebnisse nicht verrechnen, weil sich die Teilnehmer der einzelnen Studien zum Beispiel stark voneinander unterscheiden, so stellt man »nur« eine Übersicht über die Einzelergebnisse der Forschung auf einem speziellen Gebiet zusammen (= Systematic Review).

So sind Allen und Kollegen der Frage nachgegangen, ob Bettruhe nach Untersuchungen oder während gesundheitlichen Problemen genauso effektiv ist wie eine Frühmobilisation (Allen et al., 1999). Hierzu wurden Medline und die Cochrane Library nach RCTs und geeigneten Stichworten zu Bettruhe und Frühmobilisation durchsucht; persönliche Aufzeichnungen, Bibliographien relevanter Studien und Übersichtsartikel wurden ebenfalls gesichtet. Die Studien, die in ähnlicher Umgebung stattfanden, sich mit den gleichen Behandlungen – abgesehen von der anschließenden Bettruhe oder Mobilisation – beschäftigten und im Bereich von medikamentöser Therapie, operativen Eingriffen oder Physiotherapie angesiedelt waren, wurden eingeschlossen, während Studien, deren Intervention aus Ratschlägen und Schulungen bestand, ausgeschlossen wurden. Die Daten wurden aufgeteilt nach Eingriff (zum Beispiel Lumbalpunktion, Spinalanästhesie, Herzkatheter, Leberpunktion) und gesundheitlichen Problemen (zum Beispiel akute Rückenschmerzen, Lungentuberkulose, unkomplizierter Myokardinfarkt), ambulanter oder stationärer Versorgung und Ergebnissen.

Systematische Übersichtsarbeit, Meta-Analyse

(Systematic Review, Metaanalysis)

➜ relativ objektive Übersicht zum Stand der Forschung

☺ Schlussfolgerungen sind präziser durch große Stichprobengröße

☺ Unterschiedliche Ergebnisse und Studien können zu neuen Hypothesen über Subgruppen führen

☹ Übertragbarkeit auf den konkreten Einzelfall ist unter Umständen problematisch

☹ Generalisieren ohne Subgruppen kann zu verzerrten Ergebnissen führen

4.4 Interventionsstudien

In diesem Kapitel werden für die direkte Pflege sehr relevante Studien besprochen: die Therapie- oder Interventionsstudien. Hierbei sind einige Begriffe wie interne und externe Validität, systematische Fehler (= Bias) und Maßnahmen zur Minimierung eines Bias (zum Beispiel Randomisierung, verdeckte Zuteilung und Verblindung) sowie der Umgang mit Protokollverletzungen von elementarer Bedeutung und sollen daher einleitend vorgestellt werden.

4.4.1 Wirksamkeit, Kausalität und Validität

Zum besseren Verständnis von Studien ist es von Vorteil, sich den Begriff der »Wirksamkeit« zunächst näher anzuschauen.

Das Wort »Wirkung« enthält eine Vorstellung von Kausalität. Das bedarf einer kurzen Reflexion, weil zwischen einer natur- bzw. materialwissenschaftlichen und einer humanwissenschaftlich-handlungstheoretischen zu unterscheiden ist. Von »Wirkung« einer Sache zu sprechen, ist die Interpretation zweier häufig oder immer gemeinsam auftretender Ereignisse. Was wir beobachten, sind Störche und Geburten und den Zusammenhang: je mehr Störche in einer Gegend nisten, umso mehr Kinder werden dort geboren.

Diese Beobachtung eines Zusammenhangs interpretieren wir als Kausalität und leiten entsprechende Interventionen ab, um zu einem Geschwister zu kommen, zum Beispiel Umzug aufs Land und Zucker auf die Fensterbank. Wenn unsere Kausalitätskonstrukte gut formuliert sind, sind sie falsifizierbar. Dann können sie, wie in diesem Fall, durch noch bessere Kausalitätsinterpretationen ersetzt werden.

In den Natur- und zum Beispiel Materialwissenschaften wählen wir Kausalkonstrukte, in denen die Wirkung verstanden wird als eine zwanghafte, bewusst nicht kontrollierbare Reaktion auf eine auslösende, unabhängige Variable. Wenn Sie ein sehr starkes Medikament nehmen, reagiert Ihr Körper auf dieses Medikament, ohne dass Sie diese Reaktion Ihres Körpers noch bewusst steuern können. Ganz anders bei Ihrer Entscheidung, dieses starke Medikament überhaupt zu schlucken: Sie entscheiden sich zum Schlucken, um eine Wirkung zu erzielen. Ohne »Um-zu-Motiv«, ohne Wunsch und Erwartung, also ohne Hoffnung auf diese Wirkung würden Sie das Medikament gar nicht schlucken.

Es ist das Um-Zu-Motiv, das sie schlucken lässt. Selbst die Verschreibung des Medikaments durch einen Arzt bewirkt noch nicht, dass Sie es nehmen. Es ist falsch zu sagen, Sie schlucken das Medikament, *weil* der Arzt es Ihnen verschrieben hat. Sie schlucken es im Gegenteil, *um* die von Ihnen erhoffte Wirkung zu genießen.

Solche »Um-Zu-Motive« sind typisch für Menschen und damit für humanwissenschaftliche, handlungstheoretische Kausalerklärungen. In den Natur- und Materialwisssenschaften kennen wir – trotz aller Vermenschlichung zum Beispiel unseres Autos, dem wir gut zureden – solche Akteure mit Um-zu-Motiven nicht. Wenn Sie sich Ihrem Auto nähern und zum Tritt ausholen, duckt sich Ihr Kotflügel nicht weg. Ihr belastender Tritt (Stress) drückt sich unmittelbar in der Beule (Beanspruchung, *Strain*) ab, Ihr Kotflügel hat keinerlei Möglichkeit, als Akteur eigenständige Bewältigungen zu planen und durchzuführen. Würde sich Ihnen jemand nähern, würden Sie in Bruchteilen von Sekunden Bewältigungsstrategien planen.

Die folgende Abbildung 4.12 stellt naturwissenschaftliche Kausaliätskonzepte und humanwissenschaftlich-handlungstheoretische gegenüber. In beiden Modellen sprechen wir von unabhängigen Variablen, die etwas bewirken. Aber im handlungstheoretischen Modell verstehen wir die unabhängigen Variablen als Anreize und Sanktionen, die der Handelnde wahrnimmt und im Lichte seiner Ziele erst bewertet, um sich dann für geplante Handlungen zu entscheiden.

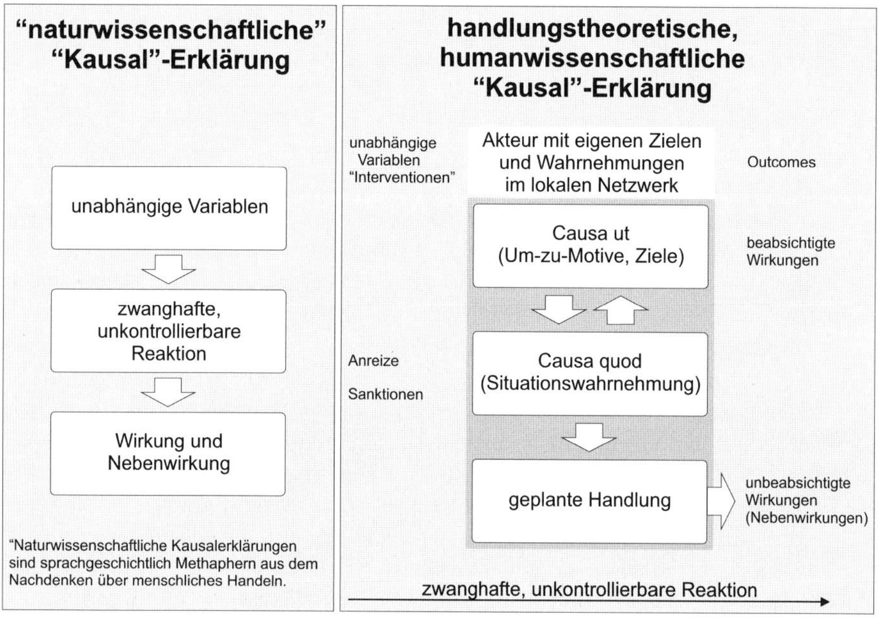

Abbildung 4.12: Natur- bzw. materialwissenschaftliche und humanwissenschaftlich-handlungstheoretische Kausalerklärung

In der Pflege spielen naturwissenschaftliche und handlungstheoretische Kausalitätskonzepte, wie das Beispiel des Medikaments zeigt, eine Rolle. Quantitativ ist das handlungstheoretische Kausalitäts-Verständnis öfter relevant.

Nur in diesem Sinn können wir Kausalkonzepte auf menschliches Handeln beziehen. (Umgekehrt gilt, dass die Ansicht, Kausalität gäbe es nur in den Naturwissenschaften, unplausibel ist. Sprachgeschichtlich rühren Kausalitäts-Metaphern aus dem Nachdenken über menschliches Handeln – aus einer Zeit, als wir noch jeden Donner auf das Grollen des beleidigten Donnergottes, jeden Blitzeinschlag auf die Vorsehung und jede Welle auf Poseidons Um-zu-Motive zurückführten.)

Im Deutschen gibt es nur die »eine« Wirksamkeit, die die Fähigkeit, einen gewollten Effekt hervorzurufen, beschreibt; im Englischen unterscheidet man zwischen der Wirksamkeit unter Idealbedingungen, wie sie eigentlich nur im Labor herrschen können *(= Efficacy)*, und der Wirksamkeit unter Alltagsbedingungen mit weniger ausgewählten Pflegebedürftigen oder Non-Compliance-Verhalten *(= Effectiveness)*.

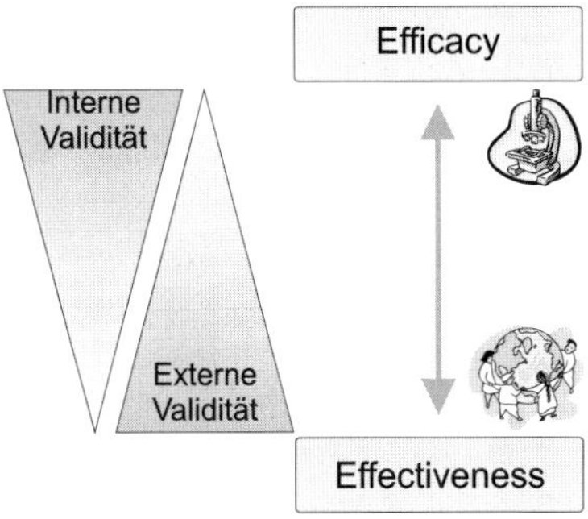

Abbildung 4.13: Externe und interne Validität und Wirksamkeit

Wie in Abbildung 4.13 dargestellt, ist bei der *Efficacy* die interne Validität (= die Annäherung an die »Wahrheit«) sehr groß, während die externe Validität (= die Übertragbarkeit der Ergebnisse auf die Wirklichkeit) meist sehr gering ist; bei der *Effectiveness* ist beides genau umgekehrt.

Dies liegt vor allem darin begründet, dass bei der *Efficacy* zwar auf der einen Seite kaum verzerrende Einflüsse vorhanden sind, aber auf der anderen Seite eben diese verzerrenden Einflüsse im Alltag, auf den man ja generalisieren möchte, in der Regel vorliegen.

Wenn der Schwerpunkt der Fragestellung darauf liegt, ob eine Intervention überhaupt wirkt, ist die *Efficacy* sinnvoll; für den Kliniker ist aber in aller Regel die *Effectiveness* einer Pflegeintervention im Alltag entscheidender.

4.4.2 Hypothesentestung

Bei der Hypothesentestung versucht man, den Grad der Übereinstimmung zwischen einer vor einer Untersuchung aufgestellten Hypothese und dem während der Untersuchung gemessenen Ergebnis zu ermitteln.

Das Maß für die Übereinstimmung zwischen der aufgestellten Hypothese und dem beobachteten Stichprobenergebnis wird als Wahrscheinlichkeit berechnet, mit der das beobachtete Ergebnis rein zufällig zu erwarten wäre, wenn die aufgestellte Hypothese tatsächlich zutrifft (☞ p-Wert, Kapitel 4.4.4.1 auf Seite 187). Hierzu formuliert man zunächst eine *Nullhypothese* (»H_0«), die besagt, dass zwischen den Interventionen kein Unterschied besteht. Anschließend erstellt man eine *Alternativhypothese* (»H_A«), die entweder *einseitig* (A wirkt besser als B) oder *zweiseitig* (A unterscheidet sich von B, ist also besser oder schlechter) sein kann.

Der »Umweg« über eine Nullhypothese ist deshalb nötig, weil »kein Unterschied« einen einzigen Zustand beschreibt, der somit widerlegbar ist; der Zustand »A besser B« dagegen kann unendlich viele Werte annehmen (zum Beispiel 3x besser, 8x besser oder 2,45x besser) und ist somit nicht widerlegbar.

4.4.3 Zufallsfehler und systematischer Fehler

In den verschiedenen Phasen einer Studie kann es zu systematischen Fehlern kommen – sei es durch gezielte Auswahl der Pflegebedürftigen, unterschiedliche Bedingungen in den Untersuchungsgruppen oder in der Bewertung der Ergebnisse, die dazu führen, dass die Ergebnisse systematisch in eine Richtung verzerrt werden. Dieser systematische Fehler wird als *Bias* bezeichnet; hiervon ist der Zufallsfehler abzugrenzen, der durch rein zufällige Streuung der Untersuchungsergebnisse um den wahren Wert entstehen kann.

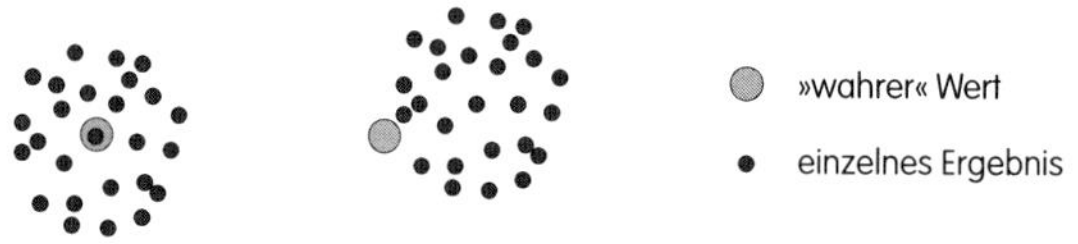

Abbildung 4.14: Zufallsfehler (links) und systematischer Fehler (rechts)

In Abbildung 4.14 ist der Unterschied zwischen einem Zufallsfehler und einem systematischen Fehler *(Bias)* dargestellt, den man sich auch anhand eines Beispiels veranschaulichen kann: Wirft man eine Münze hundertmal hintereinander und erhält 54 Mal Kopf und 46 Mal Zahl, so wird man dies auf einen Zufall zurückführen und nicht mit einer »verfälschten« Münze in Beziehung setzen. Erhält man aber 71 Mal Kopf und 29 Mal Zahl, wird man annehmen müssen, dass die Münze doch nicht ganz perfekt ist und alle Würfe systematisch vom wahren Wert, also einer perfekten Münze, die bei 100 Würfen 50 Mal Kopf und 50 Mal Zahl zeigen sollte, in eine Richtung abweichen.

Der Zufallsfehler bewirkt also eine gleichmäßige Streuung der einzelnen Messwerte um den wahren Wert, und er lässt sich minimieren, indem man die Stichprobengröße erhöht – ganz ausschalten kann man einen Zufallsfehler aber nie. Der systematische Fehler (Bias) führt zu einer Verzerrung der einzelnen Messwerte in eine Richtung, und er lässt sich durch die auf den folgenden Seiten beschriebenen Maßnahmen minimieren (☞ Kapitel 4.4.5 bis 4.4.9).

4.4.4 Fehler 1. und 2. Art

Was für Auswirkungen hat es aber, wenn *in jeder Studie* ein Zufallsfehler vorhanden ist, der sich zwar minimieren, aber niemals ganz ausschalten lässt (denn man kann nie die Stichprobengröße auf *alle* Individuen erhöhen)?

Bei klinischen Studien werden also zwangsläufig Stichproben aus der Gesamtheit aller Erkrankten auf dieser Welt untersucht, und man zieht daraus Rückschlüsse auf den Rest der Erkrankten. Dabei können die Ergebnisse aus der Stichprobe in folgenden vier Beziehungen zur Gesamtheit der Erkrankten stehen:

1. In Wirklichkeit sind die beiden untersuchten Interventionen gleich wirksam und die Untersuchung der Stichprobe kommt auch zu diesem Ergebnis (☞ richtige Entscheidung).

2. In Wirklichkeit sind die beiden untersuchten Interventionen gleich wirksam, aber die Untersuchung der Stichprobe kommt zu dem Ergebnis, dass sich die beiden Interventionen in ihrer Wirksamkeit unterscheiden (☞ Fehler 1. Art, dessen Wahrscheinlichkeit mit α oder als *p-Wert* beschrieben wird).

3. In Wirklichkeit besteht ein Unterschied zwischen den beiden Interventionen, der in der Stichprobe aber nicht gefunden wird (☞ Fehler 2. Art, dessen Wahrscheinlichkeit mit β beschrieben wird).

4. In Wirklichkeit besteht ein Unterschied zwischen den beiden Interventionen, der auch in der Stichprobe gefunden wird (☞ richtige Entscheidung).

Diese vier Fälle sind ebenfalls in Abbildung 4.15 dargestellt.

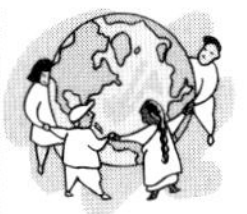

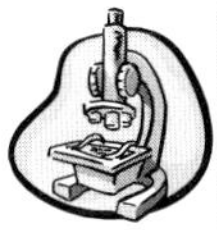

		Wirklichkeit	
		Therapien sind gleich	Therapien sind verschieden
Studie	Therapien sind gleich	Richtige Entscheidung	Fehler 2. Art (Wahrscheinlichkeit = β)
	Therapien sind verschieden	Fehler 1. Art (Wahrscheinlichkeit = α)	Richtige Entscheidung

Abbildung 4.15: Fehler 1. und 2. Art

Im Folgenden werden der Fehler 1. Art, dessen Wahrscheinlichkeit mit α bezeichnet wird, sowie der Fehler 2. Art, dessen Wahrscheinlichkeit mit β beschrieben wird, noch näher beleuchtet, da man diese Wahrscheinlichkeiten zur Beurteilung des Ausmaßes des Zufalls auf die Ergebnisse einer Studie sowie zur Berechnung der geeigneten Stichprobengröße verwendet.

4.4.4.1 Der *p-Wert*

Der *p-Wert*[5] bzw. die Wahrscheinlichkeit, einen Fehler 1. Art zu machen, ist somit wichtig zur Beschreibung, wie stark ein Therapieeffekt auf Zufall beruht.

[5] Das »p« kommt übrigens vom englischen *probability* = Wahrscheinlichkeit

Man hat willkürlich festgelegt, dass man bei einem *p-Wert* $< 0{,}05$ von statistisch signifikanten Ergebnissen und bei einem $p < 0{,}01$ von statistisch hoch signifikanten Ergebnissen ausgeht.

Hierbei wird das Signifikanzniveau α vor der Untersuchung festgelegt, während der *p-Wert* für die gefundenen Therapieeffekte bei der Auswertung der Ergebnisse berechnet wird.

Der *p-Wert* macht also eine Aussage über den wahrscheinlichen Einfluss des Zufalls auf die Ergebnisse einer Studie; je kleiner der *p-Wert* ist, um so wahrscheinlicher ist es, dass die Ergebnisse nicht durch Zufall zustande gekommen sind. Ist zum Beispiel $p=0{,}03$, so kann man mit 97-prozentiger Sicherheit sagen, dass die Ergebnisse nicht auf einen Zufall zurückzuführen sind bzw. die Ergebnisse mit einer 3-prozentigen Wahrscheinlichkeit lediglich auf einem Zufall beruhen.

Wir betrachten bei der Beurteilung der Ergebnisse einer Studie also immer auch den *p-Wert*: Ist er größer oder gleich 0,05, so sind die gefundenen Unterschiede zwischen zwei Therapien als zufällig zu bezeichnen, und wahrscheinlich ist keine Therapie der anderen überlegen. Aber Vorsicht: Manchmal ist es durchaus erwünscht, dass Unterschiede rein zufällig sind, zum Beispiel wenn wir die Basischarakteristika der beiden Untersuchungsgruppen vergleichen: Die beiden Gruppen sollten ja anfangs so ähnlich wie möglich sein, damit die Ergebnisse wirklich auf die Interventionen zurückzuführen sind; hier wünschen wir uns also einen *p-Wert* über 0,05.

4.4.4.2 Die Teststärke *(Power)* einer Studie

Wie in Abbildung 4.15 auf der vorherigen Seite dargestellt wird die Wahrscheinlichkeit, einen Fehler 2. Art zu begehen, also aus der Studie zu schließen, dass kein Unterschied zwischen zwei Interventionen besteht, obwohl dieser in Wirklichkeit vorhanden ist, mit β beschrieben. Wenn die beiden Behandlungen wirklich verschieden sind, und da die Summe dieser Wahrscheinlichkeiten 1 sein muss, so errechnet sich die Wahrscheinlichkeit einer korrekten Entscheidung mit $1-\beta$.

Die Tauglichkeit einer Studie, einen Unterschied sicher zu erkennen, wenn dieser auch in Wirklichkeit besteht, wird auch als *Power*, *statistische Trennschärfe* oder »Teststärke« der Studie bezeichnet. Mittels einer *Power Calculation* berechnet man (unter verschiedenen Annahmen, zum Beispiel ausgehend von einem α von 0,05, einer *Power* von 80% sowie einem geschätzten Therapieeffekt von vielleicht einer 30-prozentigen Reduktion) vorab die benötigte Stichprobengröße.

In Abbildung 4.16 auf der nächsten Seite ist die Abhängigkeit der Stichprobengröße von der Effektstärke *d* für einen zweiseitigen t-Test ($\alpha = 0{,}05$; $\beta = 0{,}80$) dargestellt, wobei d=2 kleinen Effekte, d=5 mittleren Effekte und d=8 großen Effekten entspricht. Um auch kleine Therapieeffekte zu entdecken, benötigt man hier eine große Stichprobe (ca. 800 Teilnehmer), für sehr ausgeprägte Therapieeffekte können schon wenige Patienten ausreichen (ca. 50 Teilnehmer).

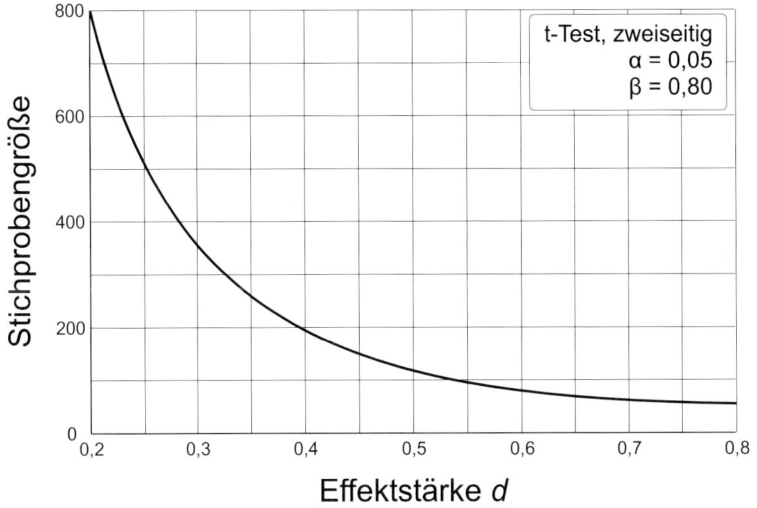

Abbildung 4.16: Abhängigkeit der Stichprobengröße von der Effektstärke

Meist wird bei Studien angegeben, ob eine *Power Calculation* durchgeführt wurde und welche Stichprobengröße man daraus ableitet. Dies spielt dann eine große Rolle, wenn keine signifikanten Ergebnisse gefunden wurden; in diesem Fall kann man somit nämlich nicht genau sagen, ob die Stichprobe zu klein gewählt war, um signifikante Effekte nachweisen zu können, oder ob in Wirklichkeit kein Unterschied in den Behandlungen besteht. Werden allerdings signifikante Ergebnisse gefunden, dann war die Stichprobengröße auch ausreichend gewählt.

4.4.5 Häufige *Bias*-Quellen in klinischen Studien

Ausgehend von den verschiedenen Möglichkeiten, mit denen sich systematische Fehler in einer Interventionsstudie minimieren lassen, sollen im Folgenden die Kernkomponenten der kritischen Beurteilung von Interventionsstudien erläutert werden. Hierzu betrachten wir nochmals Abbildung 4.5 auf Seite 170, die in Abbildung 4.17 auf der nächsten Seite ergänzt wurde.

Unter einem **Selektions-Bias** versteht man systematische Unterschiede in der Zusammensetzung der Untersuchungsgruppen, wenn zum Beispiel in einer Gruppe deutlich mehr Männer oder mehr Diabetiker vorhanden sind. Hierzu zählen auch die so genannten *Confounder*, das heißt Störgrößen wie Alter oder Rauchen, die mit dem interessierenden Ergebnis assoziiert sind und so zu dem (falschen) Schluss führen können, dass sie selbst dieses Ergebnis hervorrufen. Einen Selektionsbias kann man durch eine verdeckte Zuteilung zu den Untersuchungsgruppen

(☞ Kapitel 4.4.7 auf Seite 193) und durch Randomisierung (☞ Kapitel 4.4.6 auf der nächsten Seite) minimieren.

Ein **Performance-Bias** liegt vor, wenn man systematische Unterschiede in den Untersuchungsbedingungen – außerhalb der eigentlichen Intervention – hat, also eine Gruppe zum Beispiel zusätzliche Interventionen wie eine Begleitmedikation oder Beratungsgespräche erhält. Zu einem Performancebias kann es auch dadurch kommen, dass die Teilnehmer durch die Erwartungen des Untersuchers (»Rosenthal-Effekt«) oder durch ihre eigenen Erwartungen (»Placebo-Effekt«) ihr Verhalten ändern. Durch eine sachgerechte Verblindung (☞ Kapitel 4.4.8 auf Seite 193) kann man dem Performancebias entgegensteuern.

Von einem **Attrition-Bias** spricht man, wenn systematische Unterschiede bezüglich der Studienabbrecher und -wechsler vorliegen, also zum Beispiel mehr Pflegebedürftige in der Interventionsgruppe die Studie abbrechen oder viele Pflegebedürftige aus der Interventionsgruppe in die Kontrollgruppe wechseln. Durch die genaue Beschreibung aller Pflegebedürftigen, also auch der Wechsler und der Aussteiger, sowie der Begründung für dieses Verhalten kann der Untersucher diesen *Bias* minimieren; der Leser kann durch die gewählte Methode der Auswertung (☞ Kapitel 4.4.9 auf Seite 195) entscheiden, ob eventuelle Verzerrungen durch diesen *Bias* vermieden wurden; hierbei sollte er auch bedenken, dass verschiedene Methoden der Auswertung zu verschieden signifikanten Ergebnissen führen können.

Zu einem **Beobachter-Bias** kann es kommen, wenn systematische Unterschiede in der Bewertung der Outcomes vorliegen, indem zum Beispiel die Einschätzung des Therapieerfolges durch die behandelnde Person vorgenommen wird. Den Einfluss eines Beobachterbias kann man durch eine sachgerechte Verblindung der Auswerter minimieren.

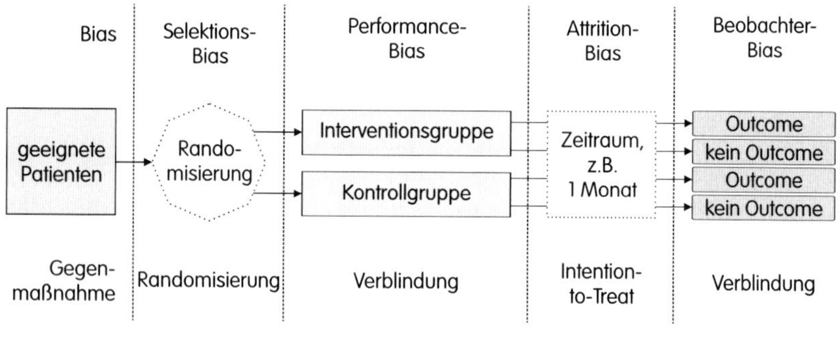

Abbildung 4.17: Minimierung eines *Bias* in Randomisierten kontrollierten Studien

Hinsichtlich der Bias-Arten ist zu beachten, dass es sich hierbei nur um eine Auswahl der häufigsten und wahrscheinlich wichtigsten potentiellen Bias-Quellen handeln kann; alle möglichen Bias-Arten können wohl nie berücksichtigt werden, da ihre Zahl ständig wächst. So beschrieb schon Sackett (1979) ganze 56 Bias-Möglichkeiten, und beständig werden neue potentielle systematische Fehlerquellen benannt (vgl. zum Beispiel die 74 Bias-Arten bei Delgado-Rodríguez & Llorca, 2004).

4.4.6 Randomisierung

Um sicherzugehen, dass die Interventions- und die Kontrollgruppe so ähnlich wie möglich sind, sich also in allen unbekannten und bekannten Merkmalen nicht unterscheiden, benutzt man eine Methode zur Zuweisung zu den Gruppen, die verfälschende Einflüsse von vorneherein möglichst ausschließt: die Zuweisung per Zufallsauswahl (= Randomisierung), bei der jeder Studienteilnehmer die gleiche Chance hat, in eine der Interventionsgruppen zu gelangen. Erst wenn die bekannten und unbekannten Merkmale zwischen den Untersuchungsgruppen gleich verteilt sind, kann man Unterschiede in den Ergebnismaßen den Interventionen zuordnen.

Für die zufällige Zuteilung von Personen zu Untersuchungsgruppen gibt es mehrere, relativ sichere Verfahren, die aber gewisse Einschränkungen mit sich bringen. So ist es – vom Standpunkt der zufälligen Zuteilung her – unbedenklich, die Teilnehmer abwechselnd anhand ihres Erscheinens einer Gruppe zuzuteilen, in der Praxis ist ein solches Procedere allerdings abzulehnen, denn die Zuteilung zu den Gruppen würde dadurch vorhersagbar und wäre nicht mehr verdeckt (☞ Kapitel 4.4.7 auf Seite 193). Das bringt uns zu einem ganz wichtigen Punkt: Nur wenn die Zuteilung verdeckt erfolgt, sind Manipulationen wie etwa die Zuteilung »schwacher« Pflegebedürftiger zu einer Intervention, die der Zuteilende selbst für wenig belastend empfindet, von vorne herein ausgeschlossen.

Daher sind alle systematischen Zuteilungen wie abwechselnd nach Aufnahme, gerader und ungerader Geburtstag oder Wochentag der Aufnahme abzulehnen, zumal sie auch nur scheinbar zufällig sind; man kann nicht sicher sagen, dass Geburtstage gleich verteilt sind (vgl. MacFarlane, 1978), und montags werden sicherlich mehr Pflegebedürftige in einem Krankenhaus aufgenommen als freitags, weshalb die Zuteilung nach dem Wochentag der Aufnahme auch keine so gute Idee ist.

Ebenfalls zu vermeiden sind Zuteilungen mittels Münzen, Würfeln oder Karten, denn zum einen ist nicht kontrollierbar, ob nicht mehrmals geworfen wurde, weil »schon zum vierten Mal hintereinander die Münze Kopf zeigte«, und zum anderen ist das Auswahlverfahren nicht reproduzierbar – abgesehen davon, dass man wahrscheinlich keine »perfekte« Münze finden wird.

Am besten eignen sich Computer mit Zufallszahlengenerator, um Randomisierungslisten zu erzeugen, oder Tabellen mit Zufallszahlen, wie sie in einigen Statistik- oder Epidemiologiebüchern abgedruckt sind oder via Internet erstellt werden können[6]. Eine Alternative besteht darin, die Randomisierungsliste von Dritten erzeugen zu lassen und bei jedem Pflegebedürftigen, der in die Studie eingeschlossen wird, nach dem Behandlungscode zu fragen.

Einfache Randomisierung
Bei der einfachen Randomisierung wird eine Liste mit Zufallszahlen verwendet, die man unterschiedlich nutzen kann: Bei zwei Interventionsgruppen können zum Beispiel alle geraden Zahlen der Gruppe A und alle ungeraden Zahlen der Gruppe B zugeordnet werden, bei drei Gruppen die Zahlen von 11–20 für Gruppe A, 21–30 für Gruppe B und 31–40 für Gruppe C – alle anderen Zahlen werden einfach ignoriert.

Problematisch wird die einfache Randomisierung bei kleinen Stichprobengrößen, da die Zufallsstreuung hier leichter zu unausgewogenen Gruppen führen kann als bei großen Stichproben; beispielsweise werden von 20 Patienten, die mit einfacher Randomisierung in zwei Gruppen aufgeteilt werden, bei einem Zehntel aller generierten Randomisierungssequenzen 6 Patienten der einen Gruppe und 14 Patienten der anderen Gruppe zugeordnet (vgl. Lachin, 1988). Ab einer Stichprobengröße von 200 Probanden ist dieser Effekt vernachlässigbar.

Blockrandomisierung
Die Blockrandomisierung wird verwendet, um ausgewogenere Gruppen zu erreichen als bei der einfachen Randomisierung – dies ist nicht nur für die allgemeine Vergleichbarkeit von Vorteil, sondern auch für Zwischenanalysen (wegen der dann vielleicht noch kleinen Stichproben und des damit verbundenen Zufallsfehlers).

Hierbei wird die Stichprobe in Blöcke von zum Beispiel 6 Probanden aufgeteilt; anschließend wird innerhalb der Blöcke so randomisiert, dass in jedem Block gleich viele Probanden in eine Gruppe kommen. Die Größe der Blöcke kann während einer Untersuchung variieren, damit eventuelle Zuteilungen nicht vorhersagbar werden (wenn bei Sechserblöcken bereits AABAB zugeteilt wurde, wird der letzte Proband offensichtlich in Gruppe B kommen).

Stratifizierung
Bei der stratifizierten Randomisierung werden die Teilnehmer innerhalb verschiedener Schichten (lat. *strata*) zufällig den Untersuchungsgruppen zugeteilt, um potentiell wichtige Einflussfaktoren in den Gruppen zu balancieren. Diese Schichten können zum Beispiel durch prognostische Faktoren wie Alter oder Krankheitsschwere festgelegt werden, wobei man sich die einzelnen Schichten wie Blöcke bei der Blockrandomisierung vorstellen kann.

Bei größeren Studien würden wahrscheinlich auch ohne Stratifizierung genügend Probanden pro Schicht gleichmäßig in den Untersuchungsgruppen verteilt werden, bei kleineren Stichproben kann es aber durch den Zufallsfehler leichter vorkommen, dass zum Beispiel wesentlich mehr Patienten in einem vorangeschrit-

[6] `http://www.randomizer.org/`

tenen Stadium einer Erkrankung in nur einer Untersuchungsgruppe sind. Bei multizentrischen Studien wird – auch aus pragmatischen Gründen – häufig eine Stratifizierung nach einzelnen Studienzentren vorgenommen.

4.4.7 Verdeckte Zuteilung

Wie bereits erwähnt ist die verdeckte Zuteilung zu den Untersuchungsgruppen für die Minimierung eines *Bias* sehr wichtig; »verdeckt« heißt in diesem Fall, dass man die Gruppenzugehörigkeit eines Patienten nicht vorhersehen kann.

Hat man die Randomisierungslisten erstellt, ordnet man einer Zahl einen Behandlungscode zu; bei zwei Untersuchungsgruppen zum Beispiel alle geraden Zahlen zu Intervention 1, alle ungeraden Zahlen zu Intervention 2. Diesen Behandlungscode packt man anschließend am besten in durchgängig nummerierte, versiegelte, blickdichte Briefumschläge. Verschlossen und versiegelt, damit der Code nicht manipuliert oder eingesehen werden kann, und undurchsichtig, damit man den Umschlag nicht gegen das Licht halten, den Code so erkennen und daraufhin doch eine andere Zuteilung vornehmen kann.

Falls der Randomisierungscode von Dritten erstellt und der Behandlungscode auf Anfrage, zum Beispiel via Internet oder Telefon, mitgeteilt wird, ist das Verwenden der Briefumschläge natürlich nicht nötig. Weitere sichere Methoden der verdeckten Zuteilung sind die Verwendung von versiegelten Umschlägen in einem verschlossenen Beutel oder von kodierten Behältern.

Eine unangemessene Zuteilung führt im Durchschnitt zu einer Überschätzung des Behandlungseffektes um 41%, eine unklare Zuteilung zu einer Überschätzung von 30% (vgl. Schulz et al., 1995).

4.4.8 Verblindung

Eine weitere wichtige Möglichkeit, systematische Fehler bei Interventionsstudien zu minimieren, ist der Grad der Verblindung: Die Pflegebedürftigen, die Pflegenden und die auswertenden Wissenschaftler sollten nach Möglichkeit nicht wissen, welcher Pflegebedürftige der Interventions- und welcher der Kontrollgruppe zugeordnet wurde. Je weniger Personen um die Zuteilung wissen, um so geringer ist die Wahrscheinlichkeit, dass sich diese Personen – durch ihr Wissen mehr oder weniger beeinflusst – anders verhalten; das Ergebnis möglicherweise verfälschende Einflüsse werden so vermieden.

Nicht nur die Erwartungen der Beteiligten könnten das Ergebnis verzerren, auch die Beobachtung kann getrübt werden: Auch ohne Vorsatz neigt der Mensch dazu, Dinge als wahr anzunehmen, von denen er denkt, dass sie passieren sollten oder dass andere Menschen erwarten, dass sie so passieren sollten. Um diese Fehlerquelle zu minimieren, sollten möglichst weder die Pflegenden noch die

Pflegebedürftigen wissen, welcher Pflegebedürftige welche Intervention erhält (das ist leider oft nicht möglich).

Möglich und anzuraten ist hingegen, dass der Auswerter nicht weiß, wer welche Art der Pflege erhielt. Als »Verblindung« wird auch in der Sequenzanalyse der Objektiven Hermeneutik die Regel genutzt, dass die Interpreten eines Handlungsprotokolls (Mitschnitt) nur dieses Dokument kennen und nicht persönlich bei der protokollierten Handlung dabei waren oder sich von Handelnden über diese Handlung und ihre Wirkungen von außerhalb des Mitschnitts informieren ließen.

Man unterscheidet zwischen mehreren Graden der Verblindung: einfach, doppelt und dreifach verblindet, wobei die verblindete Personengruppe dadurch nicht zwangsläufig festgelegt ist (vgl. Schulz et al., 2002). Bei einer einfachen Verblindung ist meist nur der Pflegebedürftige verblindet, bei einer Doppelblindstudie oft der Pflegebedürftige und die Pflegekraft und bei einer dreifachen Verblindung in aller Regel Pflegebedürftiger, Pflegekraft und Wissenschaftler bzw. Auswerter. Die dreifache Verblindung ist vor allem dann sinnvoll, wenn die Untersuchung gesponsert wird und somit ein erhebliches Interesse an positiven Ergebnissen besteht – mit Hilfe einer dreifachen Verblindung können dann Vorurteile, die bei der Bewertung der Studie einfließen, ausgeräumt und die Glaubwürdigkeit der Untersuchung gesteigert werden.

Zur Verblindung benötigt man eine gute Planung und Vorbereitung sowie Kreativität, denn es gilt, eine Vielzahl von Faktoren zu berücksichtigen. Wie geht man bei der Verblindung am besten vor, wenn zwei Gruppen von Diabetikern verschiedene Insuline gespritzt werden sollen, die zu unterschiedlichen Zeiten gegeben werden müssen, zum Beispiel in der Kontrollgruppe morgens und abends (konventionelle Insulintherapie) und in der Fallgruppe morgens, mittags und abends (intensivierte konventionelle Insulintherapie)?[7]

Eine doppelte Verblindung ist anzustreben; man sollte sich bei der Beurteilung von Therapiestudien aber immer auch vergegenwärtigen, dass eine Verblindung manchmal nicht durchführbar ist. Ist dies der Fall, weil zum Beispiel eine Wundversorgung mit Wundauflage und eine Wundversorgung ohne Wundauflage verglichen werden, sollte man bei der Beurteilung der Studie darauf achten, wie sich der verfälschende Einfluss schlimmstenfalls auswirken kann und ob die Ergebnisse dann noch signifikant sind (»Best-Case/Worst-Case-Analyse«).

Ferner sollte man nach Hinweisen suchen, ob versucht wurde, die nicht mögliche Verblindung durch andere Maßnahmen zur Reduktion eines Bias auszugleichen. In einer Studie zum Vergleich zwischen Wundauflage und keiner Wundauflage können zwar weder die Pflegebedürftigen noch die Pflegenden verblindet werden, dafür aber die Personen, die die Wunde begutachten und somit das Ergebnis auswerten. Eine fehlende Doppel-Verblindung führt im Durchschnitt zu einer Überschätzung des Therapieeffektes um 17% (vgl. Schulz et al., 1995).

---

[7] Um Pflegebedürftige und Pflegende zu verblinden, könnten beide Gruppen zum Beispiel drei Injektionen täglich erhalten, die Kontrollgruppe mittags allerdings ein Placebo.

4.4.9 Protokollverletzungen

Unter Protokollverletzungen fasst man alle Abweichungen vom Studienprotokoll zusammen; dies können insbesondere sein:

- Wechsel von Teilnehmern zur anderen Intervention(sgruppe)
- Ausstieg von Teilnehmern aus der Studie (*»Drop-outs«*)
- geringe Kooperationsbereitschaft und Compliance der Teilnehmer, zum Beispiel werden Medikamente nicht vorschriftsmäßig eingenommen oder Untersuchungstermine nicht wahrgenommen.

Da diese Protokollverletzungen meist nicht zufällig auftreten, sondern oft mit der Intervention zusammenhängen, muss ihnen in der Auswertung der Studienergebnisse Rechnung getragen werden. Wichtig ist vor allem, dass alle Protokollverletzungen genannt werden. In Abbildung 4.18 sind die verschiedenen Möglichkeiten der Auswertung bei Protokollverletzungen dargestellt.

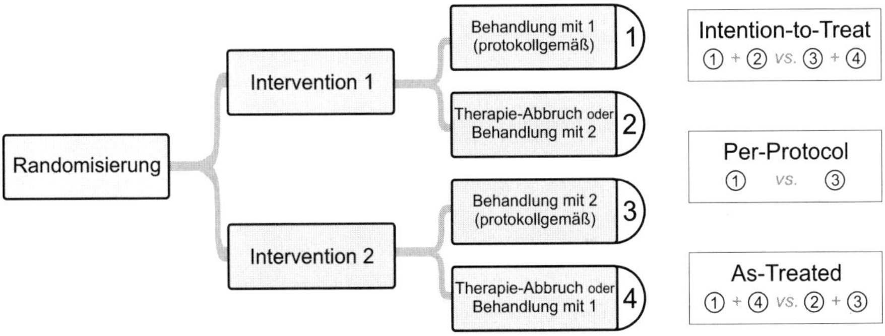

Abbildung 4.18: Möglichkeiten der Auswertung bei Protokollverletzungen

Bei der **Intention-to-Treat-Analyse** werden alle in die Studie eingeschlossenen und randomisierten Pflegebedürftigen in der Gruppe ausgewertet, der sie anfangs per Randomisierung zugeteilt wurden, unabhängig davon, ob sie die Gruppe gewechselt oder die Studie abgebrochen haben. Dieses auf den ersten Blick eher befremdlich wirkende Vorgehen führt zum einen dazu, dass die Vorteile der Randomisierung nicht unterlaufen werden und zum anderen erhält man einen relativ unverzerrten Effekt der Intervention, denn bei der Intention-to-Treat-Analyse erhält man eine gute Aussage über die *Effectiveness*, während die *Efficacy* eher unterschätzt wird (☞ Abbildung 4.13 auf Seite 185). Bei Empfehlungen für die alltägliche Praxis ist die Intention-to-Treat-Analyse ein wichtiges Prinzip zur Auswertung von Studien.

Erfolgt die Auswertung **Per-Protocol**, erhält man eher eine Aussage über die *Efficacy*, also die biologische Wirksamkeit unter Laborbedingungen, und hat somit möglicherweise verzerrte Ergebnisse im Hinblick auf den klinischen Alltag. Bei der **As-Treated**-Auswertung liegt der Fokus auf der Sicherheit der Wirkung, was zum Beispiel bei der Verträglichkeit von Medikamenten wichtig sein kann.

Zu beachten ist, dass sich die Signifikanz der Ergebnisse je nach Auswertungsmethode verändert. So hat die European Coronary Surgery Group (1979) bei der Intention-to-Treat-Auswertung nicht-signifikante Ergebnisse (p=0,17), bei der Per-Protocol-Auswertung signifikante Ergebnisse (p=0,02) und bei der Auswertung As-Treated hoch signifikante Ergebnisse (p=0,003) für die gleiche Studie berechnet.

Häufig wird die Methode der Auswertung jedoch nicht angegeben; dann kann man sich bei der Beurteilung der Studie entweder am *Follow-up*-Wert orientieren, oder man berechnet selbst die Ergebnisse mit verschiedenen Auswertungsmethoden. Das *Follow-up* berechnet man, indem man die Anzahl der Teilnehmer, die am Ende ausgewertet wurden, durch die Anzahl der Teilnehmer, die anfangs randomisiert wurden, dividiert; ist das Ergebnis größer als 80%, spricht das tendenziell gegen verfälschende Einflüsse durch Protokollverletzungen, sofern nicht Teilnehmer die Gruppen gewechselt haben.

4.4.10 Statistik in Interventionsstudien verstehen

Um die Ergebnisse einer Interventionsstudie zu verstehen und zu interpretieren, sollte man sich zunächst mit den gängigsten Begriffen und Maßzahlen befassen, mit denen Therapieeffekte ausgedrückt werden können.

Bei stetigen (metrischen) Zielgrößen wie Senkung des Blutdrucks oder Behandlungstage im Krankenhaus verwendet man absolute Zahlen, gibt also als Therapieeffekte zum Beispiel Mittelwerte oder Mediane mit ihrer Varianz bzw. Standardabweichung an.

Der Mittelwert berechnet sich aus der Summe der einzelnen Messwerte geteilt durch ihre Anzahl, während der Median der mittlere Wert in der geordneten Reihe der Messwerte ist. Der Vorteil des Medians gegenüber dem Mittelwert ist, dass er gegen Ausreißer stabil ist, das heißt er verändert sich nicht, wenn einzelne extreme Messwerte vorkommen.

Als Maß für die Streubreite von stetigen Therapieeffekten bietet sich zum einen die Varianz als die mittlere quadratische Abweichung der Einzelwerte von ihrem Mittelwert sowie die Standardabweichung (Wurzel aus der Varianz) an. Häufig werden die Therapieeffekte bei stetigen Zielgrößen in der Form »mittlere Aufenthaltsdauer 8,2 ± 1,2 Tage« angegeben, was nichts anderes heißt als dass die durchschnittliche Aufenthaltsdauer 8,2 Tage betrug und die Einzelwerte im Mittel um 1,2 Tage um diesen Durchschnitt von 8,2 Tagen schwankten.

Stetige Zielgrößen können in diskrete Zielgrößen umgewandelt werden, indem man zum Beispiel definiert, dass ein systolischer Blutdruck über 140 mmHG eine Hypertonie ist und entsprechend »Hypertonie *vs.* keine Hypertonie« als (dann dichotome) Zielgröße annimmt.

Für diskrete (dichotome) Zielgrößen wie »krank *vs.* gesund« bieten sich folgende Effektmaße an:

- Relatives Risiko (RR)
- Absolute Risiko-Reduktion (ARR) = Risikodifferenz (RD)
- Relative Risiko-Reduktion (RRR)
- Number-Needed-To-Treat (NNT)

Zum besseren Verständnis der Maßzahlen ist vielleicht ein Beispiel ganz hilfreich: Sie arbeiten in der Praxis eines Kinderarztes, und Ihnen fällt bei der Routine-Impfung Ihrer kleinen Patienten auf, dass lokale Hautreaktionen anscheinend öfters auftreten, wenn Sie eine kürzere Kanüle zur Injektion verwenden. Nach einer Suche in Medline finden Sie eine geeignete Studie (Diggle & Deeks, 2000):

Ziel der Studie war es, die Häufigkeit lokaler Hautreaktionen bei der Verwendung von unterschiedlich langen Injektionskanülen zur Impfung von Kindern zu vergleichen. Dafür wurden 119 gesunde Kinder, die im Alter von 16 Wochen ihre dritte Schutzimpfung bekommen, in einer Randomisierten kontrollierten Studie untersucht, wobei 61 Kinder mit einer orangen Kanüle (25 G, 16 mm) und 58 Kinder mit einer blauen Kanüle (23 G, 25 mm) geimpft wurden. Von den 61 Kindern in der »orangen« Gruppe schieden 4 Kinder aus, aus der »blauen« Gruppe 5 Kinder. Die Eltern der Kinder beobachteten drei Tage lang die Haut auf lokale Irritationen (Rötung, Schwellung, Empfindlichkeit), ohne zu wissen, mit welcher Kanüle ihre Kinder gestochen worden waren.

Nach 3 Tagen war die Häufigkeit der Hautrötungen in der Gruppe mit der längeren Nadel nur 1/7 der Häufigkeit in der Gruppe mit der kürzeren Nadel ($RR = 13\%$, $CI_{95\%}\,3\% - 56\%$, $p = 0{,}0006$) und die Schwellungen in der Gruppe mit der längeren Nadel nur 1/3 der Häufigkeit von Schwellungen in der Gruppe mit der kürzeren Nadel ($RR = 33\%$, $CI_{95\%}\,15\% - 70\%$, $p = 0{,}001$). Insgesamt gesehen betrug die Häufigkeit von lokalen Hautreaktionen in der Gruppe der Kinder, die mit einer langen Nadel geimpft wurden, 3/4 der Häufigkeit von Hautreaktionen bei Kindern, die mit einer kürzeren Nadel gestochen wurden ($RR = 74\%$, $CI_{95\%}\,58\% - 94\%$, $p = 0{,}009$).

Aus den Ergebnissen der Studie kann man schließen, dass sich die Häufigkeit von lokalen Hautreaktionen bei der Impfung von 16 Wochen alten Kindern durch die Verwendung von 25 mm langen Kanülen anstelle von 16 mm langen Kanülen signifikant reduzieren lässt.

Zunächst greifen wir uns ein Ergebnis detailliert heraus: 33 von 53 Kindern (= 62%) hatten nach drei Tagen irgendeine lokale Reaktion bei der Impfung mit einer 25 mm langen Kanüle, 48 von 57 Kindern (= 84%) bekamen lokale Reaktionen bei einer Kanüle mit 16 mm Länge.

Daraus lassen sich folgende Aussagen ableiten:

- Das Risiko einer lokalen Reaktion nach drei Tagen konnte durch eine längere Kanüle *auf* drei Viertel des Risikos gesenkt werden, das bei der Verwendung einer kürzeren Kanüle besteht. Dies ist das »Relative Risiko«, weil es eine relative Angabe ist, wie das neue Risiko sich zum Ausgangsrisiko verhält (☞ Seite 199).
- Das Risiko einer lokalen Reaktion nach drei Tagen konnte durch eine längere Kanüle *um* ein Fünftel reduziert werden. Wir sagen dazu »Absolute Risiko-Reduktion«, weil es eine absolute (und keine relative) Angabe ist, wie stark das Risiko gesenkt wurde (☞ Absolute Risikodifferenz auf Seite 199).
- Das Risiko, mit einer langen Kanüle eine lokalen Reaktion nach drei Tagen zu bekommen, ist ein Viertel weniger als das Risiko bei Verwendung einer kürzeren Kanüle. Der Statistiker nennt das die »Relative Risiko-Reduktion«, weil es die relative Senkung des Ausgangsrisikos beschreibt (☞ Seite 201).
- Es müssen fünf Kinder mit einer langen anstelle einer kurzen Kanüle geimpft werden, um bei einem weiteren Kind eine lokale Reaktion zu vermeiden. Dieser Wert wird als »Number-Needed-To-Treat« bezeichnet (☞ Seite 201).

Da dieses Beispiel in diesem Kapitel noch häufiger herangezogen wird, ist das Erstellen einer Vierfeldertafel angebracht:

	Hautreaktion	Keine Hautreaktion	
Kanüle 23 G, 25 mm	33 a	b 20	a+b 53
Kanüle 25 G, 16 mm	c 48	d 9	c+d 57
	a+c 81	b+d 29	N 110

Abbildung 4.19: Vierfeldertafel für Interventionsstudien

4.4.10.1 Ereignisraten

Um die Häufigkeit eines Ereignisses auszudrücken, werden aus absoluten Zahlen in der Studie prozentuale Angaben berechnet, das heißt man berechnet zum Beispiel die relative Häufigkeit des Ereignisses in der Kontrollgruppe (= CER, *Control Event Rate*), indem man die Anzahl Teilnehmer mit Ereignis in der Kontrollgruppe durch die Gesamtzahl der Teilnehmer der Kontrollgruppe dividiert; die relative Häufigkeit des Ereignisses in der Interventionsgruppe (= EER, *Experimental Event Rate*) berechnet sich analog. Für unser Beispiel ergibt sich also:

$$\mathrm{EER} = \frac{a}{a+b} = \frac{33}{53} = 0{,}622 \sim 62\% \quad \text{sowie} \quad \mathrm{CER} = \frac{c}{c+d} = \frac{48}{57} = 0{,}842 \sim 84\%$$

4.4.10.2 Relatives Risiko

Das *Relative Risiko* (RR) ist das Verhältnis der Inzidenz in der Interventionsgruppe zur Inzidenz in der Kontrollgruppe und berechnet sich demnach folgendermaßen:

$$\mathrm{RR} = \frac{a \div (a+b)}{c \div (c+d)} = \frac{\mathrm{EER}}{\mathrm{CER}}$$

Und auf das Beispiel bezogen:

$$\mathrm{RR} = \frac{62\%}{84\%} = 0{,}738$$

In diesem Beispiel konnte also das Vorkommen des Ergebnismaßes durch die neue Intervention auf drei Viertel der Häufigkeit in der Kontrollgruppe gesenkt werden.

Das Relative Risiko ist ein multiplikativer Faktor, um den sich das Risiko in der Interventionsgruppe erhöht, wenn er größer als 1 ist, und verringert, wenn er kleiner als 1 ist. Ist das Relative Risiko genau 1, so sind beide Behandlungen gleich wirksam.

Wer schon immer einmal ein Konfidenzintervall ausrechnen wollte:

$$\mathrm{CI}_{95\%} = \frac{a \div (a+b)}{c \div (c+d)} \times e^{\pm 1{,}96 \times \sqrt{\frac{1}{a} - \frac{1}{a+b} + \frac{1}{c} - \frac{1}{c+d}}}$$

e = Eulersche Zahl ~ 2,71828...

Wenn Sie die Werte aus dem Beispiel in die Formel einsetzen, erhalten Sie:

$$\mathrm{CI}_{95\%} = 0{,}7393 \times e^{\pm 1{,}96 \times \sqrt{0{,}01472}} \sim 0{,}582; 0{,}9379$$

Das *Relative Risiko* betrug also 0,74 mit einem $\mathrm{CI}_{95\%}$ von 0,58 bis 0,94.

4.4.10.3 Absolute Risikodifferenz

Eine *absolute Differenz* ist die Differenz zwischen den Ereignisraten in der Interventionsgruppe und der Kontrollgruppe. Sie kann auf vier verschiedene Arten ausgedrückt werden, je nachdem, was gemessen wurde – eine Verbesserung oder eine Verschlechterung für den Pflegebedürftigen – und ob die Ereignisraten in den beiden Gruppen gestiegen oder gesunken sind.

Die *Absolute Risikoreduktion (ARR)* wird berechnet, wenn das Risiko eines schlechten Ergebnisses (zum Beispiel Tod, Sturz, Schmerzen) in der Fallgruppe, verglichen mit dem Risiko in der Kontrollgruppe, durch die Pflegemaßnahme gesenkt werden konnte.

$$\mathrm{ARR} = \frac{c}{c+d} - \frac{a}{a+b} = \mathrm{CER} - \mathrm{EER}$$

Und auf das Beispiel bezogen:

$$\mathrm{ARR} = 84\% - 62\% = 22\%$$

Die Häufigkeit des Ergebnismaßes konnte in der Interventionsgruppe also um 22% gesenkt werden.

Die *Absolute Risikoreduktion* ist ein absoluter Wert, um den sich das Risiko (unter neuer Therapie) verringert, wenn die ARR größer als 0 ist, und erhöht, wenn sie kleiner als 0 ist. Eine ARR von 0 bedeutet, dass beide Behandlungen gleich wirksam sind.

Da es sich um eine absolute Angabe handelt, ist zu beachten, dass die Interpretation stark vom »Ausgangsrisiko« abhängig ist: Haben wir eine ARR von -0,5% errechnet, so kann dies einen starken Therapieeffekt bedeuten, wenn EER 0,7% und CER 0,2% sind. Auf der anderen Seite kann es sich aber auch um einen sehr schwachen Therapieeffekt handeln, wenn die EER 49% und die CER 48,5% war.

Die *Absolute Nutzenzunahme (= engl. absolute benefit increase, ABI)* wird verwendet, um das »Risiko« eines guten Ereignisses (zum Beispiel eingestellter Diabetes mellitus, gesenkter Blutdruck bei Hypertonie, Zufriedenheit des Pflegebedürftigen) in der Interventionsgruppe im Vergleich zur Kontrollgruppe zu erhöhen.

Seltener findet man die *Absolute Risikozunahme* und die *Absolute Nutzenreduktion*: Die *Absolute Risikozunahme (= engl. absolute risk increase, ARI)* taucht auf, wenn das Risiko eines schlechten Ergebnisses (zum Beispiel Einnahme von Aspirin®, um einer Apoplexie vorzubeugen, führt zur Bildung eines Magengeschwüres) in der Interventionsgruppe im Vergleich zur Kontrollgruppe erhöht ist; die *Absolute Nutzenreduktion (engl. absolute benefit reduction, ABR)* wird angegeben, wenn die Vorteile eines guten Ereignisses (zum Beispiel wenn die Einführung von Bezugspflege zu unzufriedenem Personal und Pflegebedürftigen führen würde) in der Interventionsgruppe unter denen in der Kontrollgruppe liegen.

Wer Spaß daran hat, kann sich auch die Konfidenzintervalle um die *Absolute Risikoreduktion* wie folgt ausrechnen:

$$\mathrm{CI}_{95\%} = \left(\frac{a}{a+b} - \frac{c}{c+d}\right) \pm 1{,}96 \times \sqrt{\frac{a \times b}{(a+b)^3} + \frac{c \times d}{(c+d)^3}}$$

Wenn Sie die Werte aus dem Beispiel in die Formel einsetzen, erhalten Sie:

$$CI_{95\%} = -0{,}219 \pm 1{,}96 \times \sqrt{0{,}1612} \sim -0{,}054; -0{,}372$$

Die *Absolute Risikoreduktion* betrug also 22% mit einem $CI_{95\%}$ von 5% bis 37%.

4.4.10.4 Relative Risikodifferenz

Eine *relative Differenz* ist die proportionale Differenz zwischen der Ereignisrate in der Kontrollgruppe und der Ereignisrate in der Interventionsgruppe, bezogen auf die Ereignisse in der Kontrollgruppe. Relative Differenzen können analog zu den absoluten Differenzen ausgedrückt werden als *Relative Risikoreduktion* (RRR), *Relative Nutzenzunahme* (RBI), *Relative Risikozunahme* (RRI) und *Relative Nutzenreduktion* (RBR).

$$\mathsf{RRR} = \frac{c \div (c + d) - a \div (a + b)}{c \div (c + d)} = \frac{\mathsf{CER} - \mathsf{EER}}{\mathsf{CER}} \equiv 1 - \mathsf{RR} \equiv \frac{\mathsf{ARR}}{\mathsf{CER}}$$

Das heißt für das Beispiel:

$$\mathsf{RRR} = \frac{22\%}{84\%} = 0{,}261 \sim 26\%$$

4.4.10.5 *Number Needed-To-Treat*

Unter der *Number Needed-To-Treat* (NNT) versteht man die Anzahl an Pflegebedürftigen, die eine Pflegemaßnahme erhalten müssen, um einen weiteren Pflegebedürftigen mit dem gewünschten (positiven) Ergebnis zu bekommen.

Eine NNT von 2 bei einer Studie über die Wirkung einer Einreibung mit Japanischem Heilpflanzenöl zur Pneumonieprophylaxe würde bedeuten, dass zwei Pflegebedürftige eingerieben werden müssen, um einen weiteren Pflegebedürftigen vor einer Pneumonie zu schützen. Eine Behandlung ist generell umso effektiver, je kleiner die *Number Needed-To-Treat* ist. Die *Number Needed-To-Treat* wird wie folgt berechnet:

$$\mathsf{NNT} = \frac{1}{\mathsf{ARR}}$$

Bezogen auf das Beispiel erhalten wir folgende NNT:

$$\mathsf{NNT} = \frac{1}{0{,}22} = 4{,}55 \quad \rightarrow \text{aufgerundet } 5$$

Bei der Berechnung der *Number Needed-To-Treat* wird das Ergebnis auf die nächsthöhere ganze Zahl aufgerundet, bei NNT = 13,2 würde man also eine NNT von 14 angeben. Hierbei ist zu beachten, dass man entweder 100 durch die ARR in Prozent oder aber 1 durch die ARR als Dezimalzahl teilt.

Bei Studien mit positiven Ergebnissen spricht man von »*Number Needed-To-Treat* « und bei Studien mit negativen Ergebnissen von »*Number Needed-To-Harm* « (NNH). Eine NNH von zum Beispiel 27 bedeutet entsprechend, dass von 27 Pflegebedürftigen, die mit Japanischem Heilpflanzenöl zur Pneumonieprophylaxe eingerieben werden, ein Pflegebedürftiger eine allergische Reaktion bekommen würde.

Die *Number Needed-To-Treat* kann verwendet werden, um eine Kosten-Nutzen-Rechnung zu überschlagen: Nehmen wir an, die Behandlung eines Dekubitus 2. Grades inklusive Krankenhausaufenthalt kostet 3 000 € pro Woche und die vierstündliche Umlagerung von Risikopatienten mit bestehendem Dekubitus 1. Grades in einem Krankenhaus kostet 80 € am Tag zusätzlich; wenn die NNT 4 ist, so ergibt sich bei einem einwöchigen Krankenhausaufenthalt folgende Rechnung:

$$80\,\frac{\text{EUR}}{\text{Tag}} \times 7\,\frac{\text{Tage}}{\text{Woche}} = 560\,\frac{\text{EUR}}{\text{Woche}} \qquad \rightarrow \qquad 560\,\frac{\text{EUR}}{\text{Woche}} \times 4 = 2\,240\,\frac{\text{EUR}}{\text{Woche}}$$

Den Folgekosten in Höhe von 3 000 € stehen also Präventionskosten in Höhe von 2 240 € gegenüber, rein finanziell gesehen wird man sich also für die Prävention entscheiden (sofern man selbst für Präventions- und Behandlungskosten aufkommen muss, etwa als Krankenkasse).

4.4.10.6 *Odds ratio*

Die *Odds Ratio* beschreibt die Chance, dass ein Pflegebedürftiger in der Therapiegruppe ein Ereignis erleidet, verglichen mit der Chance, dass ein Pflegebedürftiger aus der Kontrollgruppe dieses Ereignis erleidet.

Interpretieren kann man die *Odds Ratio* entweder als Faktor, um den die Chance zu erkranken steigt, wenn man exponiert ist (bzw. eine bestimmte Intervention erhält) – oder aber als Chance, exponiert gewesen zu sein, wenn eine Erkrankung bereits vorliegt (☞ Fall-Kontroll-Studie). Die OR ist bei selten auftretenden Ereignissen eine gute Schätzung des *Relativen Risikos*.

Zum besseren Verständnis ist es vielleicht hilfreich, selbst einmal die *Odds Ratio* auszurechnen:

$$\text{OR} = \frac{a \div b}{c \div d} = \frac{a \times d}{b \times c}$$

Bezogen auf das Beispiel erhalten wir folgende *Odds Ratio* :

$$\text{OR} = \frac{33 \times 9}{20 \times 48} = 0{,}309$$

4.4.10.7 Konfidenzintervall

Das Konfidenzintervall gibt eine Vorstellung davon, wie präzise das Ergebnis einer Studie geschätzt wurde. Dazu muss man sich zunächst vor Augen führen, dass die Teilnehmer einer Studie eine Stichprobe aus der Gesamtbevölkerung oder aller Pflegebedürftigen mit einer Krankheit darstellen und das Ergebnis der Studie daher nur eine Schätzung sein kann, wie wahrscheinlich es ist, dass die Ergebnisse von der Stichprobe der Pflegebedürftigen in der Studie auf die eigenen Pflegebedürftigen übertragen werden können.

Ein Konfidenzintervall von 95% ($CI_{95\%}$) bedeutet, dass mit 95-prozentiger Wahrscheinlichkeit der wahre Wert innerhalb dieses Intervalls liegt; anders ausgedrückt: Eine Studie über die Wirksamkeit eines Diätnahrungsmittels ergibt, dass die Probanden in einer Woche durchschnittlich 5 kg abgenommen haben, wobei ein $CI_{95\%}$ von 2,4 bis 7,6 errechnet wurde. Dies besagt, dass bei einer hundertfachen Wiederholung der Studie die mittlere Gewichtsabnahme bei 95% der Durchführungen zwischen 2,4 kg und 7,6 kg liegen würde.

Es gilt zu bedenken, dass aus einem $CI_{95\%}$ (2,4;7,6) selbstverständlich nicht mit Sicherheit geschlossen werden kann, dass einzelne Personen leicht – zum Beispiel Sie – außerhalb dieses Bereiches liegen; die Wahrscheinlichkeit hierfür beträgt 5%.

Zur Veranschaulichung des Konfidenzintervalles stellen Sie sich ein Pferderennen vor, bei dem Sie mit einer Quote von 19:1 auf ein Pferd setzen und anschließend das Rennen im Fernsehen verfolgen – mit der Einschränkung, dass Sie nur das Pferd zu sehen bekommen, auf das Sie gesetzt haben, und alle anderen Pferde ausgeblendet werden. Jetzt passiert das Pferd die Ziellinie. Hat es gewonnen? Wenn die Wettquote[8] die Wahrscheinlichkeit eines Sieges korrekt widerspiegelt, können Sie zu 95% sicher sein, dass Ihr Pferd auch gewonnen hat.

4.4.11 Berechnungen

Zum besseren Verständnis sind in Tabelle 4.2 auf der nächsten Seite die Reaktionen der bisher beschriebenen Kenngrößen auf eine Veränderung der Ereignisraten dargestellt. Man kann deutlich erkennen, dass die *Relative Risikoreduktion* bei allen Ereignisraten konstant bei (beachtlichen?) 26% bleibt, während die *Absolute Risikoreduktion* von beeindruckenden 22% bis auf belanglose 0,022% sinkt; ebenso verhält es sich mit der *Number Needed-To-Treat*, die von überzeugenden 5 auf vernachlässigbare 5 000 Pflegebedürftige steigt, die behandelt werden müssen, um ein positives Ergebnis zu erhalten. Da die *Relative Risikoreduktion* also selbst bei unbedeutenden (absoluten) Effekten noch beeindruckend klingende Werte liefert, ist sie gut geeignet, um andere Personen von der eigenen Idee zu überzeugen – sie wird daher auch als »Marketingzahl« bezeichnet, während die *Absolute Risiko-*

[8] 19:1, was einer 95%igen Siegeswahrscheinlichkeit entspricht

reduktion eher den »wirklichen Effekt« und die *Number Needed-To-Treat* die »klinische Zahl« repräsentiert (vgl. Kunz et al., 2001, S. 129).

Tabelle 4.2: Reaktion der Kenngrößen auf Veränderungen der Ereignisraten

n_1/N_1	n_2/N_2	CER	EER	ARR	RR	RRR	NNT
62/100	84/100	62%	84%	22%	0,74	26%	5
62/1 000	84/1 000	6,2%	8,4%	2,2%	0,74	26%	46
62/10 000	84/10 000	0,62%	0,84%	0,22%	0,74	26%	455
62/100 000	84/100 000	0,062%	0,084%	0,022%	0,74	26%	4 546

4.4.12 Beurteilung einer Interventionsstudie

Bei der kritischen Beurteilung von Studien ist unter Umständen eine Lesehilfe geeignet, um sicherzustellen, dass alle Studien nach den gleichen Gesichtspunkten betrachtet und keine wichtigen Aspekte außer Acht gelassen werden. Hierzu wurden bereits Bewertungsbögen entwickelt (vgl. Guyatt et al., 1993, 1994; Brown, 1999; Sackett et al., 2000; Cullum, 2000), die teilweise als Basis für die hier verwendeten Vorschläge dienten (vgl. auch Katrak et al., 2004). Eine Vorlage zur Beurteilung von Interventionsstudien finden Sie im Internet.[9]

Wie wurden die Teilnehmer rekrutiert, randomisiert und den Untersuchungsgruppen zugeteilt? Die *Rekrutierung*, also die Art und Weise, wie die Teilnehmer für eine Studie gewonnen wurden, ist bei der kritischen Beurteilung von Bedeutung, weil man durch eine gezielte Auswahl die spätere Generalisierbarkeit der Ergebnisse unter Umständen einschränkt – es kann durchaus einen Unterschied machen, ob Teilnehmer eines Schulungsprogrammes über Inserate in der ZEIT oder in der Bild-Zeitung gewonnen wurden. Zudem kann sich durch geschickte Wahl von Ein- und Ausschlusskriterien nicht nur das Ergebnis einer Studie ändern, sondern die Übertragbarkeit ist auch hier unter Umständen eingeschränkt.

Die *Randomisierung* wurde bereits in Kapitel 4.4.6 auf Seite 191 diskutiert; wichtig für die Bewertung einer Studie ist sie deshalb, weil nur durch eine sichere Zufallsverteilung alle bekannten und unbekannten Einflüsse gleich auf die beiden Untersuchungsgruppen verteilt werden und somit das Ergebnis der Untersuchung mit einer hohen Wahrscheinlichkeit wirklich auf die Intervention zurückzuführen ist. Ist eine Interventionsstudie nicht randomisiert, muss man davon ausgehen, dass – bewusst oder unbewusst – andere Faktoren bei der Zuteilung der Pflegebedürftigen zu den Untersuchungsgruppen einen Einfluss hatten und überlegen,

[9] `http://www.medizin.uni-halle.de/pflegewissenschaft/media/EBN/therapie.pdf`

ob man seine bisherige Pflegepraxis wirklich aufgrund von Erkenntnissen, die auf einer Untersuchung mit solch geringer Glaubwürdigkeit beruhen, ändern sollte.

Wurden die Teilnehmer randomisiert zugeteilt, ist noch die Art der *Zuteilung* von Interesse, um Einflüsse auf die Zuteilung erkennen zu können – eine verdeckte Zuteilung ist zu begrüßen (☞ Kapitel 4.4.7 auf Seite 193).

Wie viele Patienten, die anfangs in die Studie aufgenommen wurden, waren am Ende noch dabei (*Follow-up*)? Ergänzend zu den Erläuterungen in Kapitel 4.4.9 auf Seite 195 ist die *Follow-up*-Rate bei der Beurteilung von Interventionsstudien von großer Bedeutung für die Glaubwürdigkeit einer Untersuchung, denn je geringer die Anzahl derer, die die Studie komplett abschließen, um so mehr Teilnehmer müssen ausgeschieden sein – und das vielleicht aus gutem Grund wie zum Beispiel starken Nebenwirkungen, weil sie verstarben oder die Intervention zu aufwendig ist, oder weil die Intervention sofort geholfen hat und sie keine weitere Veranlassung sahen, weiterhin an der Studie teilzunehmen. Wie auch immer, diese Teilnehmer beeinflussen das Ergebnis einer Studie hinsichtlich ihrer allgemeinen Glaubwürdigkeit. Die Zeitschrift Evidence-based Nursing fordert zum Beispiel als Kriterium für die Publikation einer quantitativen Studie ein *Follow-up* > 80%, wobei dieser Wert immer auch im Kontext betrachtet werden muss: hochbetagte oder multimorbide Patienten werden wahrscheinlich häufiger versterben als junge Sportler, eine Ausfallrate von einem Drittel der Teilnehmer während eines beispielsweise einjährigen Untersuchungszeitraums ist nicht unbedingt verwunderlich.

Bezüglich des *Follow-ups* ist noch von Bedeutung, ob die Ausfallrate in den Gruppen ähnlich hoch war; falls nicht, könnte die unterschiedliche Ausfallrate eventuell mit der Intervention in Verbindung stehen und zu einem Bias führen.

Was soll man tun, wenn dieser Wert nicht erreicht wird? Dann kann man zumindest vom *Worst-Case-* und *Best-Case*-Szenario ausgehen, indem man alle Aussteiger aus der Interventionsgruppe zu den »schlechten« und alle Aussteiger aus der Kontrollgruppe zu den »guten« Ergebnissen zählt und die Ergebniswerte neu berechnet. Ist selbst dann noch eine statistisch signifikante Verbesserung in der Interventionsgruppe vorhanden, ist die Glaubwürdigkeit der Studie durch eine niedrige *Follow-up*-Rate nicht eingeschränkt. Ist die Verbesserung in der Interventionsgruppe dann statistisch nicht mehr signifikant, sollte man einen Blick auf die Gründe für den Ausstieg aus der Studie werfen, um die Glaubwürdigkeit der Ergebnisse besser einschätzen zu können.

Waren die Teilnehmer, das Personal und die Untersucher verblindet? In Kapitel 4.4.8 auf Seite 193 werden die verschiedenen Arten der Verblindung diskutiert, und auch für die Beurteilung einer Studie ist eine korrekte und so umfangreich wie möglich konzipierte Verblindung ein Indikator für eine Studie mit geringem *Bias* und somit hoher Glaubwürdigkeit. Nun ist es aber nicht immer möglich, eine Verblindung durchzuführen, sei es aus ethischen oder praktischen Gründen –

dann sollten aber wenigstens die Untersucher des Ergebniszustandes verblindet worden sein.

Waren die Untersuchungsgruppen zu Beginn der Studie ähnlich? Obwohl durch die Randomisierung – statistisch gesehen und bei sehr großen Populationen – eine Gleichverteilung von Merkmalen zustande kommt, ist dies gerade bei kleineren Studienpopulationen manchmal nicht der Fall; daher sollte man immer einen Blick auf die Charakteristika der Pflegebedürftigen in der Interventions- und in der Kontrollgruppe werfen und vergleichen, ob die Merkmale ungefähr gleichverteilt sind (hier sind p-Werte als objektives Kriterium unter Umständen sehr hilfreich). Ist dies nicht der Fall, wird häufig eine statistische Korrektur vorgenommen, um sicherzugehen, dass die Ergebnisse wirklich auf die Intervention zurückzuführen sind und nicht auf die bei Studienbeginn bestehenden Unterschiede zwischen der Interventions- und der Kontrollgruppe.

Wurden die Untersuchungsgruppen – abgesehen von der Intervention – gleich behandelt? Um die Ergebnisse wirklich auf die Intervention zurückführen zu können, muss man natürlich sicher sein, dass keine anderen Maßnahmen durchgeführt wurden, die diese Ergebnisse hätten beeinflussen können. Diese anderen Behandlungen können zum Beispiel schon aus häufigeren Besuchen der Pflegenden in der Ambulanten Pflege bestehen, wodurch ein Zuwachs an Zuwendung einen positiven Einfluss auf die Ergebnisse haben kann. Von einer gesicherten Gleichbehandlung der Untersuchungsgruppen kann man nur bei Verblindung von Pflegenden und Pflegebedürftigen ausgehen.

Wurden alle Teilnehmer in der per Randomisierung zugeteilten Gruppe bewertet? Auch wenn die Frage abwegig zu sein scheint: Was würden Sie tun, wenn Pflegebedürftige, die per Zufallsauswahl der Interventionsgruppe zugeordnet worden waren, die Intervention von Anfang an verweigern? Sie in der Kontrollgruppe auswerten, damit die Ausfallrate gering bleibt? Oder sie ganz aus der Studie nehmen? Nun, damit würden die Ergebnisse verfälscht werden, denn die »Verweigerer« hatten vielleicht Gründe zum Ausstieg, zum Beispiel Nebenwirkungen oder zu viel Anstrengung. Außerdem wird durch einen Wechsel der Teilnehmer in den Gruppen die Randomisierung – und damit die Gleichverteilung bekannter und unbekannter Effekte – aufgehoben. Wichtig ist in diesem Zusammenhang zum einen, warum Teilnehmer die Gruppe gewechselt haben und ob der Wechsel etwas mit der Intervention zu tun hatte, und zum anderen der statistische Umgang mit den Protokollverletzungen, also ob die Auswertung nach Intention-to-Treat oder As-Treated erfolgte (☞ Kapitel 4.4.9 auf Seite 195).

War die Größe der Stichprobe ausreichend gewählt, um einen Effekt nachweisen zu können (*Power*)? Bei Interventionsstudien ist es wichtig, zu wissen, ob die Größe der Studienpopulation überhaupt ausreicht, um die Effektivität einer Pflegemaßnahme mit Hilfe der verwendeten statistischen Methoden wirklich auf die Intervention zurückzuführen. Wenn die Größe der Studienpopulation nicht ausreichend dimensioniert wurde, ist die Studie nur bei ausgeprägten Effekten in der Lage, einen Unterschied zu bestätigen, der zwischen zwei Gruppen existiert (☞ Abbildung 4.16 auf Seite 189).

Zumeist wird vor der Durchführung der Studie die erforderliche Anzahl von Teilnehmern berechnet sowie ein Sicherheitszuschlag wegen der Aussteiger addiert. Ist die Berechnung der minimalen Studienpopulation nicht durchgeführt worden (oder wurde sie nicht genannt), kann man einen Blick auf die Konfidenzintervalle werfen, sofern sie angegeben wurden. Ist ein Ergebnis selbst dann noch statistisch signifikant, wenn es in einem sehr weiten Konfidenzintervall liegt, wurde die Studienpopulation ausreichend groß gewählt, um auch wirklich einen Effekt vorhersagen zu können.

Falls keine signifikanten Effekte gefunden wurden und auch keine Power Calculation angegeben ist, kann man als Leser nicht sagen, ob wirklich keine Unterschiede zwischen zwei Interventionen bestehen oder ob die Stichprobe nur nicht ausreichend groß gewählt war, um signifikante Effekte erkennen zu können – wodurch die Aussagekraft der Studie dermaßen eingeschränkt wird, dass die Verwendung dieser externen Evidence für pflegerische Entscheidungen unter Umständen kaum sinnvoll möglich ist.

Stehen die Ergebnisse im Einklang mit anderen Untersuchungen auf diesem Gebiet? Da man sich bei der Lösung seines Pflegeproblems intensiv mit der Thematik befasst, kann man – zum Beispiel aufgrund der bei der Literaturrecherche gefundenen Studien bzw. deren Abstracts oder anhand des Forschungsstandes aus der vorliegenden Publikation – in etwa einschätzen, ob die Ergebnisse der vorliegenden Untersuchung grob mit den Ergebnissen anderer Studien auf diesem Gebiet übereinstimmen. Dies allein hat sicherlich nichts mit der späteren Entscheidung, seine Pflegepraxis zu ändern, zu tun, aber die Plausibilität einer Studie wird durch bestätigende Untersuchungen auf den ersten Blick erhöht. Ist bei allen anderen Studien zu diesem Thema ein gegenteiliges Ergebnis herausgekommen, sollte man sich die vorliegende Arbeit nochmals genauer anschauen – denn es ist eher unwahrscheinlich, wenn auch möglich, dass alle anderen Untersuchungen falsch sind.

Wie ausgeprägt war der Behandlungseffekt? Die Wirksamkeit einer Intervention lässt sich bei dichotomen Merkmalen mit den Therapieeffekten wie in Kapitel 4.4.10 auf Seite 196 dargestellt beschreiben; sind diese Werte nicht gegeben, kann man sie schnell selbst ausrechnen. Zum Vergleich zweier Interventionen findet man häufig das Relative Risiko, denn es drückt aus, inwieweit das Risiko eines schlechten Ereignisses durch die Intervention verringert werden konnte, dass also zum Beispiel das Thromboserisiko durch eine postoperative Frühmobilisation im Vergleich zu einer Mobilisation am 1. postoperativen Tag auf ein Drittel gesenkt werden konnte. Bei kontinuierlichen Merkmalen werden die Therapieeffekte meist als Mittelwerte oder Mediane mit ihrer Standardabweichung angegeben.

Sind die unterschiedlichen Ergebnisse nicht nur auf einen Zufall zurückzuführen? Hierüber gibt der p-Wert Auskunft, der bei statistisch signifikanten

Ergebnissen kleiner 0,05 ist (☞ Kapitel 4.4.4.1 auf Seite 187). Falls in einer Publikation keine p-Werte angegeben sein sollten, kann man eine grobe Schätzung der statistischen Signifikanz auch anhand der Konfidenzintervalle vornehmen (zum Beispiel Abstand des Konfidenzintervalles um das Relative Risiko von der 1 bzw. Einschluss der 1 bei nicht-signifikantem Therapieeffekt).

Wie präzise sind die Ergebnisse? Da selbst groß angelegte Studien immer nur eine Schätzung des wahren Wertes liefern können – denn sie sind ja »nur« mit einer Stichprobe durchgeführt worden – ist es von Bedeutung, wie genau diese Schätzung ist. Der Bereich, in dem der wahre Wert liegt, wird durch das Konfidenzintervall beschrieben (☞ S. 203). Wir erinnern uns: Bei einem $CI_{95\%}$ liegen nur 5% der gesuchten Werte außerhalb des Konfidenzintervalles, und je enger das Intervall ist, um so genauer ist die Schätzung (und um so größer war die Studienpopulation).

Sind die Ergebnisse auf meine Patienten und meine Organisation übertragbar? Zunächst sollte man schauen, ob die eigenen Pflegebedürftigen in etwa die Merkmale der Pflegebedürftigen in der Studie aufweisen, definiert durch die Ein- und Ausschlusskriterien und erkennbar an den Charakteristika der einzelnen Gruppen. Unterscheiden sich die eigenen Pflegebedürftigen sehr stark von den Pflegebedürftigen in der Studie, sollte die Erwartung, ähnliche Ergebnisse auch in der eigenen Anwendung zu erhalten, nicht zu hoch sein; sprechen offensichtlich keine Gründe gegen die Anwendbarkeit der Ergebnisse auf die eigene Situation, sind sie wahrscheinlich übertragbar. Weiterhin sollte man einen Blick auf die Umgebungsbedingungen werfen (Fachgebiet, Pflegesystem, Ressourcen) und sich Gedanken machen, ob hier wichtige Unterschiede, die einen Einfluss auf die Ergebnisse haben könnten, bestehen.

Wurden alle für mich wichtigen Ergebnisse betrachtet? Es stellt sich nicht nur die Frage, ob die Ergebnisse überhaupt wichtig und relevant sind, sondern auch, ob bei einer Untersuchung wirklich alle wichtigen Aspekte berücksichtigt wurden. Dies können zum Beispiel starke Nebenwirkungen oder die Akzeptanz durch den Pflegebedürftigen sein. Was nutzt mir eine Studie über die Auswirkungen einer postoperativen Massage mit ätherischen Ölen auf die Ängstlichkeit des Pflegebedürftigen, in der nicht untersucht wurde, ob Allergien auftraten oder nur die gesteigerte Aufmerksamkeit angstlösend wirkte? Die klinische Relevanz ist manchmal bei der kritischen Beurteilung von Studien unter Umständen wichtiger als die statistische Signifikanz.

Ist der Nutzen die möglichen Risiken und Kosten wert? In sehr vielen Studien ist keine Kostenanalyse durchgeführt worden; trotzdem kann man für sich – wenn die Ergebnisse übertragbar sind – zum Beispiel anhand der *Number Needed-To-Treat* (☞ S. 201) entscheiden, ob die Risiken und Kosten den Nutzen wert sind. Zur Erinnerung: Je niedriger die NNT, um so weniger Pflegebedürftige muss ich behandeln, um ein gewünschtes Ergebnis zu bekommen, und um so geringer sind die Kosten pro gewünschtem Ergebnis.

Gesamturteil der Glaubwürdigkeit. Zum Abschluss der Beurteilung empfiehlt es sich, unter Berücksichtigung aller bewerteten Punkte eine Gesamtnote festzulegen. Dies kann ruhig »aus dem Bauch heraus« geschehen, denn es geht nur darum, den Gesamteindruck, den die Studie hinterlassen hat, zum Vergleich mit anderen Studien und zur Erinnerung für später in eine Zahl zu fassen.

Wir hatten Ihnen, auf Empfehlungen von Fletcher et al. (1999) und dem Europarat (2002) fußend und anknüpfend an Evans (2003), bereits geraten, keineswegs RCTs für den einzigen Goldstandard für Therapiestudien zu halten, sondern sich stattdessen zu vergegenwärtigen, welche Gefahren der Selbsttäuschung (Bias) am besten mit RCTs, welche mit Beobachtungsstudien und welche mit interpretativ-hermeneutischen Studien bewältigt werden können.

4.4.13 Suche nach Interventionsstudien in Medline

Es gibt verschiedene Möglichkeiten, um in Medline gezielt nach Interventionsstudien zu suchen. PubMed bietet zum Beispiel die Möglichkeit, automatisch verschiedene Filter einzusetzen: die `Clinical Queries` (☞ Kapitel 3.6.2 auf Seite 124).

Als beste kurze Suchabfrage, die in PubMed am wenigsten irrelevante Treffer liefert, wird

```
clinical trial[pt]
```

empfohlen (vgl. McKibbon et al., 1999, S. 53). Um in einer ausführlicheren Abfrage keine Studie zu übersehen, dafür aber irrelevante Ergebnisse in Kauf zu nehmen, eignet sich für Interventionsstudien

```
((clinical[Title/Abstract] AND trial[Title/Abstract]) OR
clinical trials[MeSH Terms] OR clinical trial[Publication
Type] OR random*[Title/Abstract] OR random allocation[MeSH
Terms] OR therapeutic use[MeSH Subheading])
```

mit einer Sensitivität von 99% und einer Spezifität von 70%. Liegt der Fokus mehr auf passenden Treffern und ist es nicht so wichtig, wenn ein paar relevante Studien nicht gefunden werden, sollte man die Suche um

```
(randomized controlled trial[Publication Type] OR
(randomized[Title/Abstract] AND controlled[Title/Abstract]
AND trial[Title/Abstract]))
```

ergänzen; hier erhält man eine Sensitivität von 93% bei einer Spezifität von 99% (National Library of Medicine, 2006). Die Berechnung von Sensitivität und Spezifität wird in Kapitel 4.5.2.1 auf Seite 212 erläutert, nur soviel sei vorweggenommen: Zur Erstellung der `Clinical Queries` wurde die manuelle Durchsicht der Ergebnisse anhand definierter Kriterien (Test 1) mit den eingegebenen Suchbegriffen und den dazugehörigen Trefferquoten (Test 2) verglichen (Haynes et al., 1994).

4.5 Diagnosestudien

Die häufigsten wissenschaftlichen Publikationen im Gesundheitsbereich sind Interventionsstudien, gefolgt von Studien über Diagnosefindung, und zwar sowohl bei bestehenden Symptomen (Diagnostik) als auch bei asymptomatischen Erkrankungen (Screening). Ein diagnostischer Test sollte genau, schnell, billig, sicher und leicht durchzuführen sein. Obwohl in der Pflege noch wenig mit Diagnosen gearbeitet wird, ist zu erwarten, dass sich durch die Einführung der DRGs (Diagnosis Related Groups) auch die Verwendung von Pflegediagnosen verstärken wird.

Um einen diagnostischen Test zu evaluieren, nimmt man eine Gruppe von Pflegebedürftigen, die das Merkmal, das mit dem Test erfasst werden soll, in unterschiedlichen Schweregraden aufweisen, und führt bei *jeder* Testperson sowohl den neuen Test als auch den als am zuverlässigsten geltenden Test (Goldstandard) zum Vergleich durch. Die Ergebnisse der beiden Tests sollten unabhängig voneinander ausgewertet werden. Bei einem guten Test bekommt man positive Ergebnisse bei Vorhandensein eines Merkmales *und* negative Ergebnisse, wenn das Merkmal nicht vorhanden ist.

Doch nehmen wir zunächst wieder ein Beispiel, das zwar schon etwas älter ist, aber nicht minder interessant (Roberts et al., 1988); wie bereits erwähnt, sind Diagnosestudien in der Pflege noch eher selten anzutreffen.

Fieber wurde lange Zeit als Indikator für eine postoperative Erkrankung der Atemwege angesehen, so dass Roberts und Kollegen die Notwendigkeit sahen, die Genauigkeit dieses Indikators einmal unter die Lupe zu nehmen. So wurden bei 270 Patienten nach einer intra-abdominellen Operation der Temperaturverlauf sowie Röntgenaufnahmen des Thorax verwendet, um eine Korrelation festzustellen. Bei 154 Patienten zeigten die Röntgenaufnahmen das Vorhandensein von Atelektasen, wobei 72 dieser Patienten eine Temperatur über 38 °C hatten. 116 Patienten hatten laut Röntgenbefund keine Atelektasen, von diesen Patienten hatten 79 auch kein Fieber. Es stellte sich heraus, dass nur bei 56% der Patienten Fieber als Indikator für Atelektasen angeschlagen hatte und man somit weder bei vorhandenem noch bei fehlendem postoperativem Fieber sicher auf Komplikationen wie Atelektasen schließen kann.

Zunächst ist es hilfreich, sich einige Kenngrößen von diagnostischen Tests auszurechnen; das Ergebnis ist in Abbildung 4.20 auf der nächsten Seite dargestellt.

Die im Beispiel genannten Zahlen sind für sich genommen recht wenig aussagekräftig; erst wenn man sie richtig in die Vierfeldertafel einträgt und anschließend die fehlenden Angaben ausrechnet, hat man eine Grundlage für die Berechnung der Kenngrößen von Diagnosestudien.

Welche Aussagen lassen sich aus den einzelnen Kenngrößen ableiten?

- 47% aller Patienten mit Atelektasen hatten auch Fieber (☞ Sensitivität).
- 68% der Patienten ohne Atelektasen hatten auch kein Fieber (☞ Spezifität).
- 49% aller Patienten mit Fieber hatten wirklich Atelektasen (☞ negativer Vorhersagewert).

- 66% der Patienten ohne Fieber hatten auch keine Atelektasen (☞ positiver Vorhersagewert).
- 56% der Patienten wurden richtig diagnostiziert (☞ Genauigkeit).
- 57% aller untersuchten Patienten hatten Atelektasen (☞ Prävalenz).

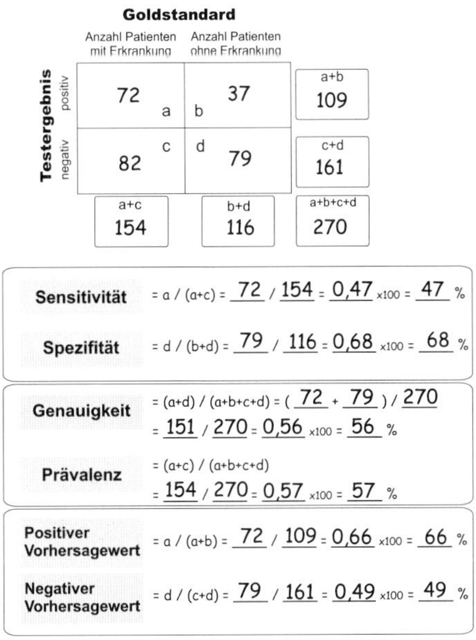

Abbildung 4.20: Beispiel für berechnete Kenngrößen von Diagnosestudien

Im Folgenden werden die einzelnen Begriffe aus dem Beispiel näher erläutert.

4.5.1 Die Vierfeldertafel

Um die Daten zur Bewertung von diagnostischen Tests darzustellen, werden meist Vierfeldertafeln verwendet, in denen in den Spalten die Werte für die Ergebnisse, die mit dem Goldstandard ermittelt wurden und die als » wahr« anzusehen sind, dargestellt und in den Reihen die Resultate des neuen Tests eingetragen werden. Daraus ergeben sich vier Zellen, die auch mit *a*, *b*, *c* und *d* benannt werden. Zelle *a* enthält zum Beispiel die Anzahl der Patienten, die ein positives Ergebnis bei der Verwendung des Goldstandards *und* ein positives Ergebnis bei der Verwendung des neuen Tests hatten; sie können auch als »richtig positiv« bezeichnet werden. In Zelle *b* stehen dann die Patienten, die »falsch positiv« getestet wurden, in Zelle *c* die »falsch negativen« und in Zelle *d* die »richtig negativen«.

Fügt man zusätzlich noch die Anzahl derjenigen, die wirklich die Krankheit haben (a + c), derjenigen, die die Krankheit nicht haben (b + d), der Patienten mit positivem Test (a + b) und mit negativem Test (c + d) sowie die Gesamtzahl aller Patienten (n = a + b + c + d) zu der Vierfeldertafel hinzu, hat man nicht nur eine strukturierte Übersicht, sondern man kann anschließend sehr schnell die noch fehlenden Kenngrößen der Diagnosestudie berechnen.

4.5.2 Statistik in Diagnosestudien verstehen

Die Vierfeldertafel allein reicht nicht aus, um Aussagen wie die vorher für das Beispiel angeführten zu machen; zur Beurteilung von diagnostischen Tests haben sich Kenngrößen bewährt, die meist direkt bei der Studie mit angegeben werden. Dennoch sind nicht immer alle Werte angegeben, so dass man mit Hilfe der Vierfeldertafel die fehlenden Größen selbst ausrechnen sollte (☞ Abbildung 4.20 auf der vorherigen Seite).

4.5.2.1 Sensitivität und Spezifität

Um Diagnosestudien zu bewerten, wurden einige neue Begriffe geprägt. Man vergleicht in der Regel die – positiven wie negativen – Ergebnisse eines häufig genutzten Tests mit den positiven und negativen Ergebnissen eines neuen Testverfahrens, um sicher zu gehen, dass der neue Test so häufig wie möglich korrekte Ergebnisse liefert, das heißt positive Ergebnisse, wenn sie positiv sein sollten, *und* negative Ergebnisse, wenn sie negativ sein sollten.

Die beiden am meisten genutzten Maßzahlen hierfür sind die Sensitivität und die Spezifität. Die Sensitivität misst die Häufigkeit der Pflegebedürftigen, die wirklich krank sind und ein positives Testergebnis haben. Die Spezifität eines Tests drückt aus, wie viele der Pflegebedürftigen ohne die Erkrankung ein negatives Testergebnis haben.

In der Praxis ist ein Test mit möglichst hoher Sensitivität *und* Spezifität sehr nützlich, wobei beide Werte mindestens 80% betragen sollten. Bei Tests, bei denen das Übersehen einer Krankheit schwerwiegende Folgen hat, ist eine Sensitivität von möglichst 100% erwünscht, damit man wirklich alle Personen findet, die die Erkrankung haben könnten. Möchte man zum Beispiel Blutkonserven in einer Blutbank auf Verunreinigungen hin untersuchen, ist ein Test, der verunreinigte Konserven erkennt, mit maximaler Sensitivität sinnvoll, damit man auch wirklich alle Konserven findet, die verunreinigt sein könnten, und diese dann nicht verwendet. Hingegen wird man einen Test mit hoher Spezifität nutzen, um bei positiven Testergebnissen Diagnosen zu bestätigen.

Es gibt keinen Test, der eine Sensitivität *und* eine Spezifität von 100% aufweist; oft sinkt bei einem Test, der auf eine größtmögliche Sensitivität konzipiert wird, bei höheren Raten für die Sensitivität die Spezifität – und umgekehrt. Bei kontinuierlichen Skalen ist es daher wichtig, zum einen einen Schwellenwert festzulegen, ab dem das Testergebnis als »positiv« gewertet wird, und zum anderen sich je nach Ziel für eine höhere Sensitivität oder eine höhere Spezifität zu entscheiden.

4.5.2.2 ROC-Kurven

Eine ROC[10]-Kurve ist die grafische Darstellung eines mehrstufigen diagnostischen Tests, dessen Ergebnisse verschiedene Werte für die Sensitivität und die Spezifität annehmen können, zum Beispiel verschieden hohe Blutzuckerwerte bei Pflegebedürftigen, bei denen ein Verdacht auf Diabetes mellitus besteht.

Bei der ROC-Kurve wird auf der Ordinate die Sensitivität und auf der horizontalen Achse die Falsch-positiv-Rate (1–Spezifität) aufgetragen. Die Fläche unter der Kurve (= ROC-Wert) sollte bei einem guten Test über 80% liegen; im genannten Beispiel ist sie für den oberen Test 0,897 und für den unteren Test 0,815.

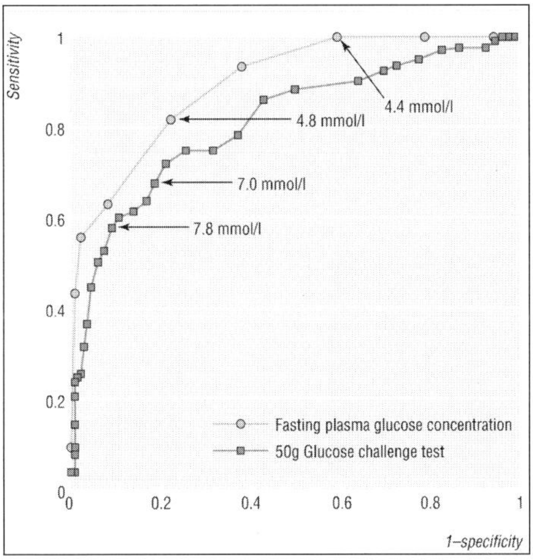

Abbildung 4.21: Beispiel für eine ROC-Kurve (Perucchini et al., 1999)

In Abbildung 4.21 ist die ROC-Kurve für zwei verschiedene Screening-Tests für Schwangerschaftsdiabetes abgebildet. Man kann zum Beispiel erkennen, dass bei einem Schwellenwert von 4,8 mmol/l der obere Test eine Sensitivität von 81% bei einer Spezifität von 76% (100%–24%) erreicht. Legt man den Schwellenwert bei 4,4 mmol/l, übersieht man keine einzige Diabetikerin, denn die Sensitivität ist 100% und die Spezifität 39%, wobei man allerdings eine Rate von falsch positiven Ergebnissen von 61% in Kauf nehmen muss (Falsch-positiv-Rate = 1 – Spezifität). Den »besten« Schwellenwert findet man an der »Schulter« der ROC-Kurve.

---

[10] *Receiver Operating Characteristic*

4.5.2.3 Genauigkeit und Prävalenz

Die Genauigkeit gibt – wie der Name schon sagt – an, wie viel Prozent der Personen von dem Test richtig als krank und richtig als gesund diagnostiziert wurden. Eine Genauigkeit von 50% ist dem Werfen einer Münze gleichzusetzen, und je höher die Genauigkeit steigt, um so zuverlässiger ist der Test.

Die Prävalenz zeigt an, wie häufig eine Erkrankung zu einem bestimmten Zeitpunkt war, und hat keinen direkten Einfluss auf die Bewertung eines diagnostischen Tests; manchmal wird die Prävalenz auch als »Pretest-Wahrscheinlichkeit« bezeichnet.

4.5.2.4 Positiver und negativer Vorhersagewert

Andere Kennzahlen für die Bewertung von diagnostischen Tests sind der positive Vorhersagewert und der negative Vorhersagewert. Der positive Vorhersagewert gibt an, wie viel Prozent der Pflegebedürftigen mit einem positiven Testergebnis wirklich krank sind, und der negative Vorhersagewert macht eine Aussage über den Anteil der Personen mit negativem Testergebnis, die wirklich gesund sind.

Der positive und der negative Vorhersagewert sind von der Prävalenz des zu bestimmenden Zustands abhängig und somit nicht auf Stichproben mit anderen Prävalenzen übertragbar, sondern für jede Population separat zu berechnen.

4.5.2.5 *Likelihood Ratio*

Die *Likelihood Ratio* ist das Verhältnis der Wahrscheinlichkeit, dass ein positives (oder negatives) Testergebnis bei einer Person mit der Erkrankung auftritt, zu der Wahrscheinlichkeit, dass das positive (oder negative) Ergebnis bei einer Person ohne diese Erkrankung auftritt. Ein Test mit einer positiven *Likelihood Ratio* (LR^+) von 14 bedeutet, dass ein positives Testergebnis 14mal wahrscheinlicher von einer Person kommt, die wirklich krank ist, als von einer Person ohne Erkrankung. Die *Likelihood Ratio* lässt sich mit Hilfe einer Vierfeldertafel oder Angaben über Sensitivität und Spezifität ausrechnen:

$$LR^+ = \frac{\text{Sensitivität}}{1 - \text{Spezifität}} \qquad LR^- = \frac{1 - \text{Sensitivität}}{\text{Spezifität}}$$

Allgemein kann man sagen, dass bei einer positiven *Likelihood Ratio* über 10 ein positives Testergebnis bei einer Person nahezu sicher für das Vorliegen der Erkrankung bei dieser Person spricht, bei einer positiven *Likelihood Ratio* über 5 relativ sicher und bei einer positiven *Likelihood Ratio* über 2 ein positives Testergebnis wahrscheinlich für das Vorliegen einer Erkrankung spricht. Eine positive *Likelihood Ratio* unter 2 verändert die Einschätzung der Nachtest-Wahrscheinlichkeit in einem klinisch kaum relevanten Ausmaß.

Demgegenüber kann man bei einer negativen *Likelihood Ratio* unter 0,1 bei einem negativen Testergebnis nahezu sicher davon ausgehen, dass die getestete Person nicht erkrankt ist, bei einer negativen *Likelihood Ratio* unter 0,2 relativ sicher und bei einer negativen *Likelihood Ratio* unter 0,5 kann man wahrscheinlich von einer Nicht-Erkrankung ausgehen. Bei einer negativen *Likelihood Ratio* über 0,5 sind Aussagen über die Nachtest-Wahrscheinlichkeit wiederum in kaum relevanter Weise machbar.

Im Gegensatz zum positiven und negativen Vorhersagewert sind die positive und negative *Likelihood Ratio* prävalenzunabhängig.

4.5.3 Beurteilung von Studien über diagnostische Tests

Als Grundlage für die folgenden Aspekte der Beurteilung von diagnostischen Tests dienten bereits entwickelte Bewertungshilfen (vgl. Jaeschke et al., 1994a,b; Brown, 1999; Sackett et al., 2000), die modifiziert und angepasst wurden. Ein Arbeitsblatt zur Beurteilung von diagnostischen Tests finden Sie im Internet.[11]

Wurde der neue Test mit einem validierten Goldstandard verglichen? Es ist sehr wichtig, einen neuen Test mit dem als am zuverlässigsten geltenden Instrument auf seine Gültigkeit hin zu überprüfen: Die Aussagekraft einer Untersuchung eines neuen Tests, der mit einem anderen, nicht validierten Test verglichen wird, geht gegen null, und darauf sollte man sich nicht verlassen.

Waren die Teilnehmer, das Personal und die Untersucher verblindet? Wird der neue Test mit einem validierten Standardinstrument verglichen, taucht als nächstes die Frage auf, ob die beiden Tests unabhängig voneinander und blind durchgeführt wurden, ob also die Untersucher von den Ergebnissen des anderen Tests wussten, als sie die Tests durchführten. Das ist wichtig, damit die Untersucher nicht – mit dem Wissen über das Ergebnis mit dem Goldstandard – den neuen Test durchführen und unbewusst die Ergebnisse anders interpretieren. Natürlich ist eine Verblindung nicht immer möglich, so dass die Beantwortung dieser Frage immer unter dem Aspekt der Durchführbarkeit erfolgen sollte.

Waren die untersuchten Pflegebedürftigen beispielhaft für die Pflegebedürftigen, auf die der Test später angewendet werden soll? Je breiter das Spektrum der Pflegebedürftigen gestreut ist, um so eher lassen sich die Testergebnisse in die Praxis übertragen; dies betrifft nicht nur die unterschiedlichen Schweregrade einer Erkrankung, sondern auch eine vielleicht schon erfolgte Behandlung oder häufig vorkommende andere Krankheiten wie etwa Hypertonie oder Diabetes mellitus. Bestand die Studienpopulation zum Beispiel nur in Schwerkranken und Gesunden, so ist die Validität des neuen Tests nur bei dieser Patientenklientel gegeben – eine Tatsache, die sich in der Praxis als sehr hinderlich herausstellen kann, denn die »guten« Testeigenschaften sind vielleicht nicht mehr gegeben (»Spektrum-Bias«).

---

[11] `http://www.medizin.uni-halle.de/pflegewissenschaft/media/EBN/diagnose.pdf`

Hatte das Ergebnis des neuen Tests einen Einfluss auf die Entscheidung, den Goldstandard zum Vergleich durchzuführen? Bei der Durchführung von Untersuchungen zum Vergleich zweier Tests ist es nicht selten, dass der zweite Test, meist der Goldstandard, nicht mehr durchgeführt wird, wenn der erste Test negativ war (»Verification Bias«). Dies wird häufig dann getan, wenn der Goldstandard mit Risiken und Nebenwirkungen behaftet oder aber sehr kostenintensiv ist. Wie auch immer, die Aussagekraft einer solchen Studie kann sehr eingeschränkt sein, weil mehr Möglichkeiten eines Bias vorhanden sind, und alternativ sollte zumindest ein Langzeit-Follow-up der nicht getesteten Personen zur Korrektur dieses Bias erfolgt sein.

Sind die Testmethoden ausreichend genau beschrieben worden, um den Test in der Praxis zu wiederholen? Ein weiterer wichtiger Aspekt eines neuen Tests ist die klare Beschreibung der Durchführung, angefangen von der Vorbereitung des Pflegebedürftigen über den eigentlichen Test bis hin zur Auswertung, denn erst eine detaillierte Beschreibung ermöglicht eine Reproduzierbarkeit.

Wurde genau und sinnvoll definiert, was »normal« ist und was krankhaft? Zur Interpretation der Testergebnisse ist es elementar, vorher zu definieren, was man als »normal« wertet bzw. ab wann ein Test dann positiv ist. Diesen Schwellenwert kann man zum Beispiel mit Hilfe einer ROC-Kurve ermitteln (☞ Abbildung 4.21 auf Seite 213).

Sind alle nötigen Kenngrößen genannt oder Angaben gemacht worden, um sie selbst auszurechnen? Die bereits vorgestellten Kenngrößen von diagnostischen Tests helfen bei der Einschätzung der Aussagekraft, denn sie sind ein Maß für die Eigenschaften des Tests. Je nach Anwendungsbereich sind andere Werte für Sensitivität und Spezifität erforderlich, generell kann man allerdings sagen, dass der Wert für die Genauigkeit sowie der positive und der negative Vorhersagewert so hoch wie möglich sein sollten.

Ist der Test überhaupt für mich durchführbar? Nur, wenn die nötigen Ressourcen zur Verfügung stehen, kann ein Test auch angewendet werden. Mögliche Kriterien hierbei sind zum Beispiel eine vorherige Schulung des Personals zur Durchführung und Interpretation der Testergebnisse, eine umfangreiche Aufklärung der Pflegebedürftigen oder ausreichende Räumlichkeiten.

Sind die Ergebnisse auf meine Pflegebedürftigen übertragbar? Wenn die Pflegebedürftigen in der Studie ähnlich den Pflegebedürftigen sind, die getestet werden sollen, und auch noch in einer ähnlichen Umgebung, ist davon auszugehen, dass der Test genauso zuverlässig ist wie in der Studie beschrieben. Falls nicht, muss man sich – ähnlich wie bei Interventionsstudien – fragen, ob gewichtige Gründe gegen eine Anwendung sprechen, und wie sich diese auf die Testergebnisse bzw. Testeigenschaften auswirken könnten.

Ist der Nutzen die möglichen Risiken und Kosten wert? Bei der Auswahl eines geeigneten Tests kann man die Kenngrößen einzelner Tests vergleichen, am besten, wenn ein einheitlicher Goldstandard verwendet wurde oder mittels eines

Vergleichs der Flächeninhalte der ROC-Kurven, allerdings nur, wenn sich die verschiedenen Tests auf vergleichbare Stichproben beziehen. Bei minimalen Abweichungen wird man den günstigeren Test vorziehen, bei größeren Abweichungen sind vielleicht zusätzliche Tests notwendig, die eine vermeintliche finanzielle Einsparung schnell zunichte machen. Generell sind diagnostische Tests nur dann sinnvoll, wenn sie auch eine Veränderung der Behandlung nach sich ziehen – warum sollte man eine seltene Pflegediagnose sicher stellen können, wenn noch keine passende Intervention existiert?

4.5.4 Suche nach Diagnosestudien in Medline

Wie bereits in Kapitel 4.4.13 auf Seite 209 beschrieben, kann man in PubMed mit Hilfe der `Clinical Queries` (☞ Abbildung 3.13 auf Seite 125) mit verschiedenen Filtern nach Diagnosestudien suchen.

Um alle relevanten, aber auch ein paar irrelevante Ergebnisse zu erhalten, wird die Ergänzung der Suchabfrage um

```
"sensitivity and specificity" [MESH] OR "sensitivity"
[WORD] OR "diagnosis" [SH] OR "diagnostic use" [SH] OR
"specificity" [WORD]
```

empfohlen; man geht von einer Sensitivität von 92% und einer Spezifität von 73% aus. Um nur die relevantesten Ergebnisse zu bekommen, dafür aber ein paar relevante Treffer zu übersehen, sollte man – bei einer Sensitivität von 55% und einer Spezifität von 98% – folgende Ergänzung zur Suchabfrage verwenden:

```
"sensitivity and specificity" [MESH] OR ("predictive"
[WORD] AND "value*" [WORD])
```

Da die Untersuchungen zur Ermittlung der Sensitivität und der Spezifität der einzelnen Suchabfragen nur für medizinische Themen ermittelt wurden und pflegerelevante diagnostische Tests sicherlich einen anderen Schwerpunkt haben, empfiehlt sich in Ermangelung einer besseren Lösung die Verwendung dieser Begriffe als Ergänzung zu der Suchabfrage.

Problematisch ist auch, dass die methodologischen Filter von PubMed sehr medizinisch ausgerichtet sind, weshalb sie von Berg & Fleischer (2003) für pflegerische Suchstrategien modifiziert, erweitert und anschließend validiert wurden.

4.6 Studien über Ursachen und Nebenwirkungen

Eine weitere Gruppe von Studien befasst sich mit der Ätiologie, also der Ursache von etwas, im medizinischen Kontext meist die Ursache einer Krankheit oder von Leid; hiermit sind auch Nebenwirkungen von Interventionen gemeint. Die Beurteilung der Ätiologie einer Erkrankung oder eines unerwünschten Ereignisses wird im Kontext verschiedener pflegerischer Entscheidungen wichtig, die mit Nebenwirkungen behaftet sind und bei denen man zwischen Risiko und Nutzen abwägen muss – ein Beispiel aus der Pflege wäre der Zusammenhang zwischen Super-Weichlagerung und dem Auftreten von Symptomen der Desorientierung.

Bei Ursachenstudien ist zu bedenken, dass zwei Ereignisse, die sich zur gleichen Zeit ereignen, zwar in Beziehung zueinander stehen, das eine Ereignis aber nicht notwendigerweise das andere Ereignis verursacht haben muss (☞ Kapitel 4.3.7 auf Seite 175). So ist bei vielen Menschen Stress der Auslöser eines *Herpes labialis*, und bei Stress ist in der Regel auch die Pulsfrequenz erhöht; zwischen erhöhter Pulsfrequenz und *Herpes labialis* besteht also ein zeitlicher Zusammenhang, wohingegen man einen ursächlichen Zusammenhang wohl kaum vermuten würde. Daher sollte man Ursachenstudien mit Bedacht beurteilen und deren Ergebnisse mit Überlegung in der Praxis einsetzen.

4.6.1 Häufige Designs bei Ursachenstudien

Allgemein gesagt wird bei einer Ursachenstudie nach einem Zusammenhang zwischen einem Ergebnis und einer Exposition geschaut, zum Beispiel ob das Risiko, an Lungenkrebs zu erkranken, durch Rauchen erhöht wird oder ob das Risiko, an einem Kolonkarzinom zu erkranken, durch ballaststoffreiche Ernährung gesenkt werden kann. Man kann Ursachenstudien also in Ätiologiestudien (= Risiko wird erhöht) und in Präventionsstudien (= Risiko wird gesenkt) einteilen.

Ursachenstudien lassen sich mit mindestens vier verschiedenen Studiendesigns konzipieren: RCTs, Kohortenstudien, Fall-Kontroll-Studien und Querschnittsstudien. Diese Designs unterscheiden sich in vielen Dingen, vor allem aber in ihrer Qualität (☞ Stärke der *Evidence*, Tabelle 4.1 auf Seite 136) und der Häufigkeit, in der sie anzutreffen sind (☞ Publikationspyramide, Abbildung 3.1 auf Seite 103).

Zum besseren Verständnis soll ein Beispiel helfen: Es wird die Vermutung geäußert, dass Betten, die insgesamt nicht höhenverstellbar sind, bei Pflegenden zu chronischen Rückenschmerzen führen.

Eine **Randomisierte kontrollierte Studie** (☞ Kapitel 4.3.1 auf Seite 169), das stärkste Design, würde Pflegende randomisiert in zwei Gruppen einteilen: eine Gruppe mit höhenverstellbaren Betten, die andere Gruppe mit nicht höhenverstellbaren Betten. Nach ein paar Jahren würde man die Pflegende in den beiden Gruppen untersuchen und beurteilen, bei wie vielen Personen Rückenschmerzen auftreten. Wie bei Interventionsstudien würde die Häufigkeit von chronischen Rückenschmerzen in der einen Gruppe mit der Häufigkeit in der anderen Gruppe verglichen und Schlüsse daraus gezogen. Die RCT wäre zwar ethisch vertretbar, aber finanziell wegen des langen Zeitraums zu aufwendig, so dass man besser ein anderes Design nehmen würde. Die Ergebnisse einer RCT über Ursachen würden als *Relatives Risiko*, umgeben von einem *Konfidenzintervall*, präsentiert: eine statistische Schätzung des Risikos, bei nicht höhenverstellbaren Betten chronische

Rückenschmerzen zu entwickeln. Das *Relative Risiko* wird berechnet, indem man die Häufigkeit einer Erkrankung in der Gruppe mit Exposition (= nicht höhenverstellbare Betten) durch die Häufigkeit in der Gruppe ohne Exposition (= höhenverstellbare Betten) dividiert.

Die **Kontrollierte klinische Studie** (☞ Kapitel 4.3.2 auf Seite 171) ist das nächste starke Design für eine Ursachenstudie; hier würden Pflegende ohne bestehende chronische Rückenschmerzen beobachtet werden, die mit höhenverstellbaren Betten arbeiten und solche ohne chronische Rückenschmerzen, die mit Betten arbeiten, die nicht höhenverstellbar sind. Wenn die Pflegenden in beiden Gruppen vergleichbar sind hinsichtlich Alter, Geschlecht, Arbeitszeit und Aufgabenspektrum beobachtet man sie über einen Zeitraum hinweg, um herauszufinden, in welcher Gruppe mehr Pflegende über chronische Rückenschmerzen klagen. Auch diese Studie würde wahrscheinlich mehrere Jahre dauern, da es Zeit braucht, bis die Rückenschmerzen als chronisch erkennbar sind. Die Analyse würde sich schwierig gestalten, weil über diesen langen Zeitraum *Confounder* auftreten können, zum Beispiel in Form von Kinästhetik-Training oder Stellenabbau, der mit einer (körperlichen) Mehrbelastung einzelner Pflegender einhergeht. Die Ergebnisse würden auch hier als *Relatives Risiko* angegeben werden.

Eine **Fall-Kontroll-Studie** (☞ Kapitel 4.3.4 auf Seite 172) ist ein weniger erklärungskräftiges Design als eine RCT oder eine Kohortenstudie. Hier wird retrospektiv geschaut, welche Pflegenden unter chronischen Rückenschmerzen leiden, und jedem dieser Pflegenden wird ein ähnlicher Pflegender (in Bezug auf Alter, Geschlecht, Arbeitszeit, Aufgabenspektrum, *Confounder*) ohne chronische Rückenschmerzen zugeteilt. Danach würde man schauen, welche Pflegenden in welcher Gruppe höhenverstellbare Betten verwendeten. Würden mehr Pflegende mit chronischen Rückenschmerzen mit nicht höhenverstellbaren Betten arbeiten, würde man daraus eine Beziehung ableiten und die Ergebnisse als *Odds ratio* (☞ Glossar, Seite 305) darstellen und so sagen können, wie groß die Chance ist, bei nicht höhenverstellbaren Betten chronische Rückenschmerzen zu bekommen. Ein Nachteil dieses Designs ist, dass die Datensammlung retrospektiv erfolgt und man auf die Erinnerungen der Pflegenden angewiesen ist – demgegenüber liegt im vorliegenden Fall dort auch der Vorteil: die relativ kurze Studiendauer.

Mit **Querschnittsstudien** mit statistisch korrigierten Gruppen (☞ Kapitel 4.3.5 auf Seite 174) lassen sich ebenso zwei Gruppen vergleichen und Rückschlüsse über Ursachen ziehen. Hierbei würde eine Gruppe von Pflegenden mit chronischen Rückenschmerzen und eine Gruppe Pflegende ohne chronische Rückenschmerzen untersucht und die Häufigkeit der Pflegenden, die höhenverstellbare Betten benutzen, in jeder Gruppe errechnet und die Werte verglichen. Durch statistische Verfahren würde dann versucht werden, die Ergebnisse von Fehlern zu bereinigen, zum Beispiel durch Korrekturen von *Confoundern*. Das größte Problem bei Querschnittsstudien ist aber meist, dass die Exposition und das Ergebnis zum selben Zeitpunkt erhoben werden und niemand sicher sagen kann, was zuerst war;

mit einer Querschnittsstudie könnte man nicht feststellen, ob Menschen durch bestehendes Übergewicht Depressionen bekommen oder erst durch Depressionen Übergewicht entwickeln, denn man könnte nur die Häufigkeiten von Übergewicht und von Depressionen erheben und vergleichen.

Da Pflegende sich wahrscheinlich sehr gut daran erinnern können, ob sie mit höhenverstellbaren Betten gearbeitet haben oder nicht, wäre bei diesem Beispiel eine Fall-Kontroll-Studie wohl das Design der Wahl, denn es wäre ein Mittelweg zwischen hohen Kosten und starkem Design. Zur vollständigen Beantwortung der Frage würde eine Fall-Kontroll-Studie allerdings nicht ausreichen.

4.6.2 Vergleich der Designs

Zur besseren Übersicht sollen nochmals die einzelnen in Frage kommenden Designs für Ursachenstudien verglichen werden. Querschnittsstudien sind am einfachsten durchzuführen und sicherlich der schnellste Weg, sich einen ersten, wenn auch womöglich trügerischen Eindruck zu verschaffen. Meist werden diese Studien aber nicht als valide genug angesehen, um Entscheidungen auf ihrer Grundlage zu treffen, zumal wenn Studien mit stärkerem Design vorhanden sind. Daher werden Querschnittsstudien oftmals angewendet, wenn es um eine erste schnelle Einschätzung einer Vermutung geht.

Fall-Kontroll-Studien sind etwas schwieriger durchzuführen als Querschnittsstudien, und sie benötigen auch mehr Zeit – dafür ist ihre Validität größer. Sie finden – trotz der immer noch relativ schwachen Validität – Anwendung, wenn seltene Nebenwirkungen untersucht werden sollen, weil nicht sehr viele Teilnehmer benötigt werden. Dadurch, dass die Teilnehmer eine Krankheit oder eine bestimmte Pflegebedürftigkeit schon haben und diese sich nicht erst (wie bei Designs mit stärkerer Validität) entwickelt, hat man einen zeitlichen Vorteil, der dazu führen kann, dass Leiden gemindert und Leben gerettet werden kann.

Kohortenstudien sind da schon schwieriger durchzuführen und brauchen auch bedeutend länger, denn sie sind prospektiv und die Krankheit entwickelt sich erst noch; ihr Design ist aber stärker. Am stärksten sind RCTs, allerdings auch am schwierigsten oder teilweise sogar unmöglich durchzuführen, wenn es um die Ermittlung einer Ursache für eine Erkrankung geht.

4.6.3 Beurteilung von Ursachenstudien

Die folgenden Fragen zur Beurteilung von Ursachenstudien basieren auf verschiedenen vorhandenen Bewertungshilfen (vgl. Levine et al., 1994; Brown, 1999; Sackett et al., 2000), die modifiziert und angepasst wurden.

Wurde die Vergleichsgruppe klar beschrieben und war sie der Interventionsgruppe ähnlich? Die Wahl der Vergleichsgruppe hat einen enormen Einfluss auf die Glaubwürdigkeit der Ergebnisse, daher sollte sie zum einen klar beschrieben sein und zum anderen darf sie sich – abgesehen von der Zielgröße – nicht wesentlich von der Interventionsgruppe unterscheiden, damit andere Einflüsse auf das Ergebnis (außer der Zielgröße) weitgehend ausgeschlossen werden können. Die Ähnlichkeit der Gruppen ist auch vom Design abhängig: Wurde eine RCT durchgeführt, ist es sehr wahrscheinlich, dass sowohl die bekannten als auch die unbekannten Merkmale der Teilnehmer in beiden Gruppen gleich verteilt sind; bei Kohortenstudien achtet man darauf, möglichst ähnliche Teilnehmer für die Kontrollgruppe auszuwählen. Durch die retrospektive Sicht bei Fall-Kontroll-Studien wird es schwieriger, ähnliche Teilnehmer zu finden.

Wurden die Exposition und die Ergebnisse in beiden Gruppen gleich gemessen? Es spricht für die Glaubwürdigkeit einer Studie, wenn validierte und reliable Instrumente eingesetzt wurden, um die Exposition und die Ergebnisse zu messen. Bei RCTs und bei Kohortenstudien sind die Ergebnisse besonders wichtig, weil hier mit einem *Beobachtungsbias* zu rechnen ist: Da man die Gruppe, die einer Exposition ausgesetzt ist, besser beobachtet, weil man ja nach einem Ergebnis sucht, werden leichter bzw. früher Ergebnisse entdeckt, die in der Kontrollgruppe vielleicht übersehen worden wären. Bei Fall-Kontroll-Studien sollte man eher auf die Expositionen schauen, weil hier der *Erinnerungsbias* einen Einfluss haben könnte: Teilnehmer, die erkrankt sind, werden sich besser erinnern können bzw. mehr anstrengen, mögliche Ursachen zu nennen, als Teilnehmer in der Kontrollgruppe. Hinzu kommt ein möglicher *Interviewerbias*, da die Untersucher Teilnehmer, die schon erkrankt sind, sicherlich ausführlicher nach Expositionen befragen werden als Teilnehmer, die nicht erkrankt sind.

Waren die Untersucher verblindet? Die Verblindung ist – besonders bei schwachen Designs wie Fall-Kontroll-Studien und Querschnittsstudien mit statistisch korrigierten Gruppen – ein wichtiges Merkmal, wenn die Ergebnisse nicht objektiv messbar sind. Das Ergebnis »Tod« ist sicherlich objektiv, aber wenn man die Desorientierung eines Pflegebedürftigen beurteilen möchte, wird es schon schwierig. Dann sollte der Untersucher, der die Exposition beurteilt, gegenüber den Ergebnissen verblindet sein *und* der Untersucher, der die Ergebnisse beurteilt, sollte nicht wissen, ob der jeweilige Teilnehmer exponiert war oder nicht.

Ist die Stichprobe groß genug, um eine Beziehung zu entdecken? Je größer die Studienpopulation, um so eher kann man auch kleinere Effekte nachweisen; bei Ursachenstudien, wo man aufgrund seltener Ereignisse manchmal nur kleinere Gruppen bilden kann, muss man oft Abstriche machen. Trotzdem darf man sich freuen, wenn die erforderliche Stichprobengröße berechnet wurde und groß genug war, um eine vermeintliche Beziehung zwischen Exposition und Ergebnis aufzudecken.

War das *Follow-up* ausreichend? Vor allem bei RCTs und Kohortenstudien sollten die Teilnehmer ausreichend lange in der Studie verblieben sein, damit Beziehungen nachgewiesen werden können. Hier ist zu bedenken, dass die Anzahl der Teilnehmer, die noch an der Studie teilnehmen, mit der Länge der Studie abnehmen wird; man kann nicht erwarten, dass nach Jahrzehnten noch viele Teilnehmer in der Studie verblieben sind. Trotzdem gilt, dass die Validität der Studie um so geringer ist, je kleiner das *Follow-up* ist.

Wurde begründet, warum die Merkmale in Beziehung stehen könnten? Wie eingangs schon angesprochen ist es nicht immer gegeben, dass Merkmale, die in einer zeitlichen Beziehung zueinander stehen, auch in einer ursächlichen Beziehung stehen. Hier kann es helfen, sich die zeitliche Beziehung genauer anzuschauen: War es überhaupt möglich, dass das eine Merkmal die Ursache für das andere Merkmal ist? Die ursächliche Beziehung zwischen zwei Merkmalen wird noch glaubwürdiger, wenn das eine Merkmal durch die Verstärkung des anderen Merkmales ebenfalls häufiger auftritt, wenn also (fiktiv) der Genuss von einer Flasche Rotwein pro Tag bei 20% der Teilnehmer nach einem Jahr zu einer Leberzirrhose führt und beim Konsum von zwei Flachen Rotwein pro Tag 30% der Teilnehmer nach einem Jahr eine Leberzirrhose entwickeln.

Stehen die Ergebnisse im Einklang mit anderen Untersuchungen auf diesem Gebiet? Weil die Beurteilung von Ursachenstudien nicht ganz einfach ist, kann es eine Hilfe sein, wenn auch andere Studien ein ähnliches Ergebnis hervorgebracht haben und die vorliegende Studie somit stützen. Natürlich hat dieses Kriterium keinen großen Einfluss auf die Qualität einer Studie, und es ist auch nicht vergleichbar mit »harten« Kriterien wie Konfidenzintervallen oder *Follow-ups*, aber es kann helfen, den tatsächlichen Einfluss eines möglichen *Bias* einzuschätzen.

Wie stark waren die statistisch signifikanten Beziehungen zwischen Exposition und Ergebnis? Im Allgemeinen wird eine Beziehung zwischen einer Exposition und einem Ergebnis durch das *Relative Risiko* ausgedrückt, wobei gilt:

$$\textit{Relatives Risiko} = \frac{\textit{Ereignisrate Interventionsgruppe}}{\textit{Ereignisrate Kontrollgruppe}}$$

Daher kann bei RR $>$ 1 von einer Erhöhung des Risikos durch die Exposition und bei RR $<$ 1 von einer Senkung des Risikos durch die Exposition ausgegangen werden. Ein RR $=$ 7,2 bedeutet, dass das Ereignis mehr als sieben Mal häufiger in der Interventionsgruppe aufgetreten ist. Zur Berechnung des *Relativen Risikos* benötigt man eine Interventions- und eine Kontrollgruppe, bei denen die Häufigkeit des Ergebnisses in jeder Gruppe angegeben werden kann, weshalb man das *Relative Risiko* nicht bei Fall-Kontroll-Studien anwenden kann, da dort die Anzahl der Teilnehmer mit Ergebnis (und somit die Häufigkeit des Ergebnisses in der Interventionsgruppe, nämlich 100%) vom Untersucher gewählt wird. Bei Fall-Kontroll-Studien muss man daher die Beziehung zwischen Exposition und Ergebnis mit Hilfe der *Odds ratio* ausdrücken, also die *Odds* eines exponierten Pflegebedürftigen in der Interventionsgruppe geteilt durch die *Odds* (Chance) eines exponierten Pflegebedürftigen in der Kontrollgruppe. Da bei Fall-Kontroll-Studien die Ereignisse meist selten sind – weshalb man sich in der Regel überhaupt für dieses Design entscheidet – ist die *Odds ratio* eine gute Schätzung des *Relativen Risikos*. Bei einer RCT oder Kohortenstudie kann zusätzlich noch berechnet werden, wie viele Personen einer Exposition ausgesetzt werden müssen, um ein weiteres (negatives) Ergebnis zu erhalten. Hierzu wird – analog zur *Number Needed-To-Treat* – die inverse *Absolute Risiko-Reduktion* ausgerechnet und das Ergebnis der Rechnung aufgerundet; bei einer ARR $= 5\%$ würde das heißen, dass $\frac{1}{0{,}05} = 20$ Pflegebedürftige einer Exposition ausgesetzt werden müssen, um bei einem weiteren Pflegebedürftigen das negative Ereignis hervorzurufen.

Wie genau ist die Schätzung des Risikos? Zur Einschätzung der Ergebnisse sollte man sein Augenmerk auf die Konfidenzintervalle lenken; umschließt das Konfidenzintervall des *Relativen Risikos* die 1, muss man davon ausgehen, dass der wahre Wert auch 1 sein könnte und dass somit keine ursächliche Beziehung zwischen Exposition und Ergebnis bestehen kann bzw. die Beziehung nicht signifikant nachgewiesen werden konnte.

Wenn mehrere Beziehungen untersucht wurden: Wurde eine Korrektur durchgeführt, um zufällig signifikante Ergebnisse zu unterbinden? Wenn man nur genügend viele Beziehungen untersucht, wird man allein durch Zufall signifikante Korrelationen entdecken. Um dieses Phänomen auszugleichen, gibt es statistische Korrekturverfahren, die dafür sorgen, dass trotz sehr vieler Merkmale keine zufälligen Ergebnisse entstehen.

Sind die Ergebnisse auf meine Pflegebedürftigen übertragbar? Falls der eigene Pflegebedürftige hinsichtlich Alter, Geschlecht, Erkrankung(en) oder anderer relevanter Merkmale mit den Teilnehmern der Studie vergleichbar ist, ist die Wahrscheinlichkeit ziemlich groß, dass bei ihm auch die gleichen Ergebnisse auftreten werden, wie sie in der Studie beschrieben wurden.

Sollte die Ursache besser beseitigt werden? Falls die Studie wirklich einen ursächlichen Zusammenhang zwischen einer Exposition und einem schädlichen Ereignis nachweisen konnte, stellt sich für den Praktiker natürlich die Frage, ob er seine Pflegebedürftigen weiterhin dieser Exposition aussetzen sollte. Hierzu ist zunächst die Häufigkeit des Auftretens (= inverse *Absolute Risiko-Reduktion*) zu betrachten und dann zu überlegen, welchen Schaden der Pflegebedürftige erleidet, wenn er weiterhin der Exposition ausgesetzt ist, oder ob vielleicht sogar harmlosere Alternativen bestehen.

4.6.4 Suche nach Ursachenstudien in Medline

Für die Suche nach Ursachenstudien kann man die Studiendesigns zusätzlich zu den Suchbegriffen eingeben, also zum Beispiel:

```
case-control study OR cohort study OR cross-sectional study
```

oder/und Charakteristika der Designs wie

```
etiology OR causation OR harm OR prevention OR risk
```

Oder man verwendet die methodologischen Filter von PubMed (☞ Kapitel 4.4.13 auf Seite 209), zum Beispiel für eine Sensitivität von 82% bei einer Spezifität von 70%:

```
"cohort studies"[MESH] OR "risk"[MESH] OR ("odds"[WORD] AND
"ratio*"[WORD]) OR ("relative"[WORD] AND "risk"[WORD]) OR
"case control*"[WORD] OR case-control studies [MESH]
```

Für eine maximal spezifische Suche (Sensitivität 40%, Spezifität 98%) hingegen sollte man seine Suchanfrage um die Begriffe

```
"case-control studies"[MH:NOEXP] OR
"cohort studies"[MH:NOEXP]
```

ergänzen.

4.7 Prognosestudien

Bei Prognosestudien wird der Verlauf einer behandelten Krankheit am besten mit Hilfe einer Kohortenstudie untersucht; eine Gruppe von erkrankten Personen wird eine Zeit lang beobachtet, um das Voranschreiten der Krankheit aufzuzeichnen, wobei die Teilnehmer meist frisch diagnostiziert sind oder sich in einem frühen Stadium der Krankheit befinden. Prognosestudien dienen vor allem dazu, die Behandlung zu planen oder unter mehreren Alternativen die für den Pflegebedürftigen in seinem Stadium der Krankheit beste Therapie zu wählen; zudem erhält der Pflegebedürftige eine validere Aufklärung. Eine Prognosestudie war zum Beispiel die Beurteilung des Verlaufs eines Deliriums bei Bewohnern eines Pflegeheims, die aus medizinischen Gründen in ein Krankenhaus eingewiesen wurden; die Mortalität war sehr hoch, anfangs im Krankenhaus bei 18% und nach drei Monaten bei 47% (Kelly et al., 2001).

Ein wichtiger Punkt bei der Durchführung einer Prognosestudie ist, dass die Teilnehmer ein repräsentatives Beispiel der Pflegebedürftigen mit der untersuchten Krankheit darstellen und dass sie sich in einem frühen Stadium der Krankheit befinden. Gerade bei Krankheiten, die plötzlich bedrohlich werden können wie zum Beispiel eine Apoplexie, ist es enorm wichtig, die Betroffenen so früh wie möglich nach dem bedrohlichen Ereignis (Anfall) in die Studie aufzunehmen, um in Zukunft auch für andere Pflegebedürftige in diesem Stadium Aussagen treffen zu können.

Interventionsstudien wie RCTs können auch als Grundlage einer Prognose herangezogen werden; sie beziehen sich dann eben nur auf die Prognose bei einer speziellen Intervention sowie bei dieser Kontrollgruppe, liefern aber trotzdem Überlebensraten für die gesamte Studienpopulation. Außerdem sind noch Fall-Kontroll-Studien möglich, wobei in der Fallgruppe Teilnehmer sind, die schon erkrankt sind (zum Beispiel Apoplektiker), und in der Kontrollgruppe möglichst ähnliche Teilnehmer sind, die keine Apoplexie hatten. Anschließend beurteilt man (retrospektiv!) die Häufigkeit verschiedener prognostischer Faktoren und kann so eine Aussage über das Auftreten einer Apoplexie bei Personen treffen, bei denen diese Faktoren ebenfalls vorliegen. Durch den stärkeren *Bias* sind Fall-Kontroll-Studien nicht so aussagekräftig wie Kohortenstudien, aber oftmals das Design der Wahl, wenn die Ereignisse selten sind oder eine sehr lange Zeit bis zu ihrer Entwicklung brauchen.

4.7.1 Prognostische Faktoren

Merkmale, die einen Einfluss auf den Krankheitsverlauf haben, nennt man »prognostische Faktoren«; im genannten Beispiel (Kelly et al., 2001) wäre der prognostische Faktor die Verlegung vom Pflegeheim in das Krankenhaus. Die prognostischen Faktoren dienen dazu, den möglichen Verlauf einer Erkrankung genauer einzuschätzen; hierbei kann es sich um Angaben wie Alter, Geschlecht, Stadium der Erkrankung, Begleiterkrankungen oder Symptome handeln, wobei prognostische Faktoren nicht die Ursache eines Ergebnisses sein müssen, sondern nur mit diesem in Beziehung stehen.

4.7.2 *Follow-up*

Wiederum ist ein möglichst hoher *Follow-up* enorm wichtig, da die fehlenden Personen die Prognose verschleiern können; ein *Follow-up* > 80% spricht für eine gute Qualität, Werte darüber sind wünschenswert, Werte darunter inakzeptabel. Würden bei einem Schlaganfall alle sehr leichten Formen aus der Studie fallen, weil sie nicht behandelt werden, so würde die geschätzte Morbidität dadurch fälschlich in die Höhe getrieben werden. Auf der anderen Seite sollten natürlich auch die Pflegebedürftigen aufgenommen werden, bei denen die Apoplexie tödlich verlief, um eine möglichst realistische Prognose abgeben zu können.

4.7.3 Beurteilung von Prognosestudien

Die folgenden Fragen zur Beurteilung von Prognosestudien basieren auf verschiedenen vorhandenen Bewertungshilfen (vgl. Laupacis et al., 1994; Sackett et al., 2000), die modifiziert und angepasst wurden.

Wie wurden die Teilnehmer rekrutiert? Es ist wichtig, dass die Teilnehmer eine repräsentative Stichprobe aus der Menge aller Personen bilden, für die eine Prognose abgegeben werden soll. Hierbei sind klar definierte Ein- und Ausschlusskriterien nötig, wobei auch verschiedene Umgebungen (Krankenhaus, Pflegeheim, Ambulante Pflege) berücksichtigt werden sollten, um eine möglichst breite Verallgemeinerung zu ermöglichen.

Waren alle Pflegebedürftigen in einem ähnlichen Krankheitsstadium? Es sollte klar beschrieben sein, in welchem Stadium der Krankheit sich die einzelnen

Pflegebedürftigen zum Zeitpunkt der Studie befunden haben, denn nur dann kann man auch eine halbwegs zuverlässige Prognose für die eigenen Pflegebedürftigen (im äquivalenten Krankheitsstadium) abgeben; die Prognose bei einer Erkrankung ist eben sehr stark vom bisherigen Verlauf bzw. Stadium der Krankheit abhängig. Hierbei ist es zwar wichtig, dass ein möglichst frühes Stadium vorliegt; darüber hinaus sollten sich aber alle Teilnehmer in einem ähnlichen Stadium befinden.

Wurde die Vergleichsgruppe klar beschrieben und war sie der Interventionsgruppe ähnlich? Da die Kontrollgruppe meist »von Hand« ausgewählt wird, weil eine Randomisierung selten möglich ist und man daher eine Kohortenstudie oder gar eine Fall-Kontroll-Studie plant, sollte man bei der Beurteilung der Studie darauf achten, dass die beiden Gruppen wirklich vergleichbar waren – hierzu müssen sie zum einen genau beschrieben und zum anderen in wichtigen Charakteristika wie Alter, Geschlecht, Umgebung usw. möglichst ähnlich sein.

War das *Follow-up* ausreichend? Damit der Zusammenhang zwischen prognostischen Faktoren und Ereignis auch nachgewiesen werden kann, müssen die Teilnehmer genügend lange beobachtet werden, und es sollten so viele Teilnehmer wie möglich am Ende der Studie beurteilt werden. Gerade der letzte Punkt, das *Follow-up*, gestaltet sich meist problematisch, da Teilnehmer, die zum Beispiel keine Beschwerden mehr haben, sehr motiviert sein müssen, um weiterhin an der Studie teilzunehmen; auf der anderen Seite sind Teilnehmer mit starken Beschwerden vielleicht auch nicht mehr interessiert, länger teilzunehmen, weil sie nunmehr andere Prioritäten setzen. Für die Beurteilung einer Prognosestudie ist es wichtig, einzuschätzen, ob die Pflegebedürftigen wegen Beschwerden oder aus anderen Gründen aus der Studie ausgestiegen sind. Zudem sollten die Ausfälle begründet sein, so dass man in der Lage ist, grob einzuschätzen, ob die Ausfälle in einem ursächlichen Zusammenhang mit den prognostischen Faktoren bzw. der Erkrankung stehen oder nicht. Bestenfalls sind die Ausfälle unabhängig von der Erkrankung und über die beiden Gruppen in etwa gleich verteilt.

Wurden die Ergebnisse in beiden Gruppen gleich gemessen? Selbstverständlich ist nur eine sinnvolle Aussage über den Zusammenhang zwischen prognostischen Faktoren und einer Erkrankung möglich, wenn die Messungen objektiv und in beiden Gruppen mit den gleichen Instrumenten durchgeführt wurden; zur objektiven Messung zählt auch eine Verblindung der Untersucher über die prognostischen Faktoren.

Wurden wichtige prognostische Faktoren für beide Gruppen korrigiert? Beim Vergleich zweier Gruppen sollte man darauf achten, dass die beiden Gruppen möglichst ähnlich sind und bei Bedarf eine statistische Korrektur für wichtige Faktoren (zum Beispiel Alter, Geschlecht, prognostische Faktoren, Behandlung) durchführen, um die Gruppen anzugleichen. Wird dies versäumt, können die Ergebnisse der Studie stark verfälscht sein (falls sich die Gruppen in der Tat unterscheiden).

Wie hoch ist die Wahrscheinlichkeit, dass ein Ereignis nach einer bestimmten Zeit eintritt? Diese Wahrscheinlichkeit kann in Prozent oder als Chance (Odds) angegeben werden: zum Beispiel dass nach 3 Jahren die Hälfte aller Teilnehmer (= 50%) der Studie verstorben waren, wobei die Chance 1 : 1 steht, nach 3 Jahren noch am Leben zu sein. Zusätzlich kann man noch die prognostischen Faktoren einbeziehen: Je leichter die Form eines prognostischen Faktors (zum Beispiel Pflegebedürftiger ist jünger, Blutdruck niedriger, geringes Übergewicht), umso höher ist die Wahrscheinlichkeit, dass der Pflegebedürftige nach 3 Jahren noch am Leben ist; Prozentzahlen kann man hierzu allerdings nicht angeben. Weiterhin kann es noch eine Rolle spielen, wie viel Zeit nach einem Ereignis vergangen ist, zum Beispiel nach einem Myokardinfarkt, da die Wahrscheinlichkeit, direkt nach dem Infarkt zu versterben, viel höher ist, als zum Beispiel 12 Monate nach dem Infarkt.

Wie präzise ist die Schätzung der Wahrscheinlichkeit? Auch hier geben die Konfidenzintervalle um das Risiko eine Auskunft über die Genauigkeit der Schätzung. Bei Prognosestudien ist zu beachten, dass sich die Genauigkeit mit der Zeit verschlechtern wird, da die Teilnehmer in der Regel versterben und somit die Stichprobengröße verringert wird (und die Konfidenzintervalle weiter werden). Ferner ist auch hier darauf zu achten, dass das Konfidenzintervall um das *Relative Risiko* die 1 nicht einschließt, da sonst die Möglichkeit besteht, dass kein Unterschied zwischen Interventions- und Kontrollgruppe vorhanden ist.

Sind die Ergebnisse auf meine Pflegebedürftigen übertragbar? Zur Beantwortung dieser Frage muss man sich die Basischarakteristika der Studienpopulation genauer ansehen: Alter, Geschlecht, Umgebung, Erkrankungen und prognostische Faktoren. Je mehr diese Merkmale mit denen der eigenen Pflegebedürftigen übereinstimmen, um so sicherer kann man die Ergebnisse der Studie übertragen.

Beeinflussen die Ergebnisse meine therapeutischen Entscheidungen? Da die Prognose für einen Pflegebedürftigen einen wesentlichen Einfluss auf seine Therapie hat, muss man sich entscheiden, ob die Studie ausreichend glaubwürdig, aussagekräftig und übertragbar ist, um die Therapie zu verändern.

Kann ich mit Hilfe der Ergebnisse meine Pflegebedürftigen besser beraten? Selbst wenn die Prognose keinen entscheidenden Einfluss auf die Behandlung hatte, kann sie dazu herangezogen werden, um den Pflegebedürftigen und seine Angehörigen zu beruhigen oder auf einer besseren Grundlage als vorher aufklären und beraten zu können, auch wenn eine Wahrscheinlichkeitsaussage für den Einzelfall weniger aussagt als für die Gruppe.

4.7.4 Suche nach Prognosestudien in Medline

In Medline gibt es entweder die methodologischen Filter für Prognosestudien, oder man ergänzt die Suchabfrage um folgende Begriffe:

```
cohort study AND (prognosis OR morbidity OR mortality)
```

Medline ergänzt die Suche bei einer gewünschten hohen Sensitivität (92%, Spezifität 73%) um die Begriffe

```
"incidence"[MESH] OR "mortality"[MESH] OR "follow-up
studies"[MESH] OR "mortality"[SH] OR prognos* [WORD] OR
predict* [WORD] OR course [WORD]
```

sowie bei einer Suche mit hoher Spezifität (49%, Sensitivität 97%) um die Begriffe

```
prognosis [MH:NOEXP] OR "survival analysis"[MH:NOEXP]
```

4.8 Wirtschaftlichkeitsstudien

Aufgrund der Knappheit der Mittel sind auch Pflegende gezwungen, mit den vorgegebenen finanziellen Mitteln das beste Ergebnis für den Pflegebedürftigen zu erzielen, indem sie effizient arbeiten, also mit einer konstanten Menge an Ressourcen einen maximalen Nutzen für den Pflegebedürftigen oder denselben Nutzen wie bisher mit weniger Ressourcen erwirken. Hierbei kann eine Wirtschaftlichkeitsstudie, in der nach formalen Kriterien verschiedene Interventionen bezüglich ihrer benötigten Ressourcen und ihrer Ergebnisse verglichen werden, einzelne Entscheidungen unterstützen.

In Wirtschaftlichkeitsstudien werden verschiedene Alternativen der Behandlung, Diagnose, Qualitätssicherung oder Prophylaxe miteinander verglichen, wobei auch die Kosten sowie der Nutzen berücksichtigt werden. Werden nur Kosten verglichen – also eine reine »Kostenanalyse« – kann man nicht beurteilen, ob die Intervention auch effizient ist; hierzu muss auch der Nutzen berücksichtigt werden. Hinzu kommt, dass immer ein bestimmter Blickwinkel zugrunde liegt: die Sicht des Pflegebedürftigen, der Pflegenden, des Geldgebers oder der Gesellschaft – und jede dieser Perspektiven unterscheidet sich von der anderen. Aus der Sicht des Pflegebedürftigen sind die Kosten für die Therapie seiner Krankheit egal, er möchte die beste Behandlung bekommen; die Pflegenden versuchen, mit den vorhandenen Mitteln die beste Therapie für den Pflegebedürftigen zu wählen; die Gemeinschaft der Versicherten (Krankenkassen) ist daran interessiert, dass der Pflegebedürftige die Pflege bekommt, die ihm hilft und mit möglichst wenig Leistungen verbunden ist, die von der Kasse vergütet werden.

Wirtschaftlichkeitsstudien sollten als RCTs oder zumindest kontrollierte Studien, Systematische Übersichtsarbeiten oder mit Hilfe einer nachträglichen Kalkulation einer bereits durchgeführten, qualitativ hochwertigen Studie erstellt werden. Dabei wird man häufig auf bereits durchgeführte Interventionsstudien zurückgreifen und die Kosten nachträglich nach eigenen Maßstäben berechnen.

4.8.1 Verschiedene Methoden von Wirtschaftlichkeitsanalysen

Wie bereits erwähnt kann man allgemein zwischen einer reinen Kostenanalyse und einer Wirtschaftlichkeitsanalyse im Sinne einer ökonomischen Evaluation unterscheiden, wobei letztere nochmals unterteilt wird in eine Kosten-Nutzen-Analyse, eine Kosten-Effektivitäts-Analyse und eine Kosten-Nutzwert-Analyse. Da neue Therapien häufig effektiver *und* teurer sind, erscheint es aussagekräftiger, nicht nur die (zusätzlichen) Kosten, sondern auch den damit gewonnenen (zusätzlichen) medizinischen Benefit (= Outcome) zu berücksichtigen. Das Ergebnis gesundheitsökonomischer Evaluationsstudien wird dabei in der Kosten-Outcome-Relation, also den Kosten pro Outcome-Einheit ausgedrückt. Beispiele hierfür sind die Kosten pro gewonnenem Lebensjahr oder die Kosten pro verhinderter Komplikation.

4.8.1.1 Kostenanalyse

Bei einer reinen Kostenanalyse – häufig auch als Krankheitskostenstudie bezeichnet – werden lediglich die anfallenden Kosten einer Intervention oder Erkrankung untersucht. Ein direkter Nutzen für die Praxis ist nur gegeben, wenn die untersuchten Interventionen belegbar ähnlich wirksam sind oder eine Intervention in einer vorangegangenen Studie ihre Überlegenheit zeigen konnte und – was leider nur selten der Fall ist – auch mit geringeren Kosten verbunden ist. Die Kostenanalyse ist eines der grundlegenden Instrumente im Managementbereich.

So wurde zum Beispiel mittels einer RCT untersucht, ob sich die Schlafqualität von Pflegebedürftigen mit nichtorganischen und nichtpsychiatrischen Insomnien durch die Einnahme von Baldrian im Vergleich zu Oxazepam verbessern würde (Dorn, 2000). Es stellte sich heraus, dass kein signifikanter Unterschied in der Schlafqualität entdeckt werden konnte. Mittels einer Kostenanalyse kann man nun im Nachhinein berechnen, dass die Behandlung mit 600 mg Baldrian wesentlich teurer ist als die Behandlung mit 10 mg Oxazepam:[12]

100 Tbl. Sedonium® 300 mg	kosten	23,95 €
50 Tbl. Oxazepam ratiopharm® 10 mg	kosten	11,25 €

Daraus berechnen sich folgende Kosten für eine Behandlung:

2 Tbl. Sedonium® kosten 0,48 €	(2 Tbl. × 23,95 € ÷ 100 Tbl.)
1 Tbl. Oxazepam® kostet 0,23 €	(3,54 € ÷ 50 Tbl.)

Rein finanziell gesehen spricht also nichts dagegen, den Pflegebedürftigen Oxazepam anstelle von Baldrian zu geben, da Baldrian doppelt so teuer ist wie Oxazepam.

[12] Quelle: Rote Liste® 2006, Stand: Mai 2006

4.8.1.2 Kosten-Nutzen-Analyse

Bei einer Kosten-Nutzen-Analyse (engl. *cost-benefit analysis*, CBA) werden die Kosten für eine Intervention mit den wirtschaftlichen Vorteilen der Intervention verglichen, wobei jeweils in Geldwerten gerechnet wird – jeder Veränderung des Gesundheitszustandes wird dabei ein Geldwert zugeordnet.

Man kann zum einen den Netto-Nutzen ausrechnen: die Differenz zwischen dem Nutzen und den Kosten, also

$$\text{Nettonutzen} = \Sigma\ \text{Nutzen[EUR]} - \Sigma\ \text{Kosten[EUR]}$$

Je größer die Differenz ist, um so günstiger ist die Intervention aus wirtschaftlicher Sicht; negative Werte bedeuten einen finanziellen Verlust. Zum anderen kann man die Ergebnisse einer Kosten-Nutzen-Analyse auch in einem Nutzen-Kosten-Verhältnis angeben:

$$\text{CBA} = \frac{\Sigma\ \text{Nutzen[EUR]}}{\Sigma\ \text{Kosten[EUR]}}$$

Werte > 1 sind hier aus wirtschaftlicher Sicht zu begrüßen, Werte < 1 bedeuten einen finanziellen Verlust. Bei der Netto-Nutzen-Rechnung kann man auf einen Blick erkennen, wie viel Geld pro Intervention gespart oder zusätzlich ausgegeben werden muss (= absolute Angabe), während das Kosten-Nutzen-Verhältnis eine relative Angabe darstellt.

Kostet eine Vorsorgeuntersuchung und eine damit verbundene Verhütung von Krankheit X zum Beispiel 300 EUR pro Jahr und die Behandlung der ausgebrochenen Krankheit X kostet 1 800 EUR pro Jahr, und die Vorsorgeuntersuchung würde die Krankheit zu 100% erkennen, so ergibt sich ein Nettonutzen von 1 800 EUR – 300 EUR = 1 500 EUR sowie ein Kosten-Nutzen-Verhältnis von 1 800 EUR : 300 EUR = 6 : 1.

Ergebnisse im Gesundheitsbereich lassen sich allerdings nur bedingt in Geldwerten ausdrücken – daher findet man häufiger Kosten-Effektivitäts-Analysen und Kosten-Nutzwert-Analysen, in denen auch Nutzen und Kosten analysiert werden, allerdings ohne den Nutzen in Geldwert umzurechnen. Ob man sich dann für eine Kosten-Effektivitäts-Analyse oder eine Kosten-Nutzwert-Analyse entscheidet, hängt von den interessierenden Ergebnissen ab.

4.8.1.3 Kosten-Effektivitäts-Analyse

Bei einer Kosten-Effektivitäts-Analyse, häufig auch Kosten-Wirksamkeits-Analyse (engl. *cost-effectiveness analysis*, CEA) werden Interventionen, die alternativ angewendet werden können, in »Kosten pro Ergebnis« verglichen. Hiermit wird gezeigt, wie hoch die Mehrkosten für eine zusätzliche Verbesserung des Gesundheitszustandes sind, wenn man eine alternative Intervention anwendet.

$$\text{CEA} = \frac{\Sigma\ \text{Kosten[EUR]}}{\text{Ergebnis}}$$

Die Kosten-Effektivitäts-Analyse ist angebracht, wenn man über ein festes Budget verfügt und sich zwischen zwei Maßnahmen, die eine ähnliche Wirkung haben, entscheiden muss.

Man kann zum Beispiel ein spezielles Training mit Bewohnern eines Altenheims durchführen, das die Rate an Oberschenkelhalsbrüchen um 100% senkt; dann kann man die Kosten des Trainings berechnen, vielleicht 400 EUR pro Jahr, und so zu der Aussage kommen, dass man 400 EUR pro vermiedenem Oberschenkelhalsbruch im Jahr ausgeben muss. Jetzt erfahren Sie von neu entwickelten Hüftprotektoren, die vielleicht einmalig 200 EUR kosten und die Rate an Oberschenkelhalsbrüchen ebenfalls um 100% senken; natürlich würden Sie (wirtschaftlich betrachtet) die Hüftprotektoren dem Training vorziehen, denn sie müssten nur 200 EUR pro vermiedenem Oberschenkelhalsbruch im Jahr ausgeben.

Im vorangegangenen Beispiel wird einerseits deutlich, dass sich der Vergleich auf Maßnahmen zur Verhinderung von Oberschenkelhalsbruch beschränken muss, jedoch aus Sicht der Institution auch andere medizinische Ziele relevant sind, und andererseits, dass Interventionen (einmaliges Training versus täglich zu tragender Hüftprotektoren) die Lebensqualität genauso wie die Gesundheit beeinflussen können. Durch die unterschiedlichen Auswirkungen einer Intervention auf vielen verschiedenen Gebieten (Gesundheit, Bequemlichkeit, Kommunikation etc.) und die Beschränkung auf ein gewähltes Effektmaß ist eine Kosten-Effektivitäts-Analyse oftmals weniger aussagekräftig, weshalb man eine Kosten-Nutzwert-Analyse in Betracht ziehen sollte. Hier bestätigt sich die im Grundlagenkapitel vertretene Ansicht, dass die Wahl der Ergebnismaße von entscheidendem Einfluss ist.

4.8.1.4 Kosten-Nutzwert-Analyse

Bei der Kosten-Nutzwert-Analyse (engl. *cost-utility analysis*, CUA) werden auch die persönlichen Präferenzen der Pflegebedürftigen für die verschiedenen Interventionen, die verglichen werden, berücksichtigt. Neben anderen, weniger verbreiteten Ansätzen wird am häufigsten das QALY-Konzept verwendet. Hierbei wird die Anzahl der Lebensjahre unter Einbeziehung der Auswirkungen einer Krankheit auf die Lebensqualität des Pflegebedürftigen (engl. *quality adjusted life year*, QALY) zugrunde gelegt. Zur Berechnung der QALYs werden alle Auswirkungen einer Intervention wie Lebensverlängerung, Änderungen des Gesundheitszustandes oder Sozialisation gewichtet und in einem Index zusammengefasst; allerdings unterliegen die Definitionen von QALYs Setzungen, die mit den Bedürfnissen der von Ihnen unterstützten Pflegebedürftigen keineswegs übereinstimmen müssen. Insbesondere beim Vergleich akuter und chronischer Erkrankungen ist das QALY-Konzept problematisch. Sehen Sie sich daher die QALY-Definitionen genau an und vergleichen Sie die darin verborgenen Chancen und Risiken (vgl. Wasem et al., 2001).

$$CUA = \frac{\Sigma \text{ Kosten[EUR]}}{\text{QALY}}$$

4.8.1.5 Zusammenfassung der Methoden

Die verschiedenen Möglichkeiten der Durchführung gesundheitsökonomischer Studien sind die Kostenanalyse (es werden nur die Kosten betrachtet), die Kosten-Nutzen-Analyse (Kosten und Nutzen einer Intervention werden in Geldwert gemessen), die Kosten-Effektivitäts-Analyse (die Kosten einer weiteren gesundheitlichen Verbesserung oder Verschlechterung werden kalkuliert) und die Kosten-Nutzwert-Analyse (die Lebensqualität der Pflegebedürftigen wird nach standardisierten, im Einzelfall durch Sie zu überprüfenden Annahmen in die Überlegungen einbezogen). Die Wahl der Methode richtet sich nach der Fragestellung der Studie.

4.8.2 Kostenarten

Mit einer Intervention sind verschiedene Arten oder auch Komponenten von Kosten verbunden, die man zum Beispiel in *direkte* und *indirekte* Kosten aufteilen kann. Unter direkten Kosten versteht man Kosten, die direkt der Intervention zugeordnet werden können, also Verbrauchsmaterial (zum Beispiel Verbandsmaterial), Lohnkosten (zum Beispiel des medizinischen Personals) oder Unterbringungskosten (zum Beispiel für Verpflegung). Indirekte Kosten umschreiben den Produktivitätsausfall des Pflegebedürftigen in Form von Arbeitsunfähigkeit, vorzeitiger Berentung und vorzeitiger Mortalität. In Wirtschaftlichkeitsstudien werden die verwendeten Kostenarten und wie sie erhoben wurden in der Regel genau beschrieben. Der Ein- bzw. Ausschluss bestimmter Kostenkomponenten kann einen wesentlichen Einfluss auf das Ergebnis der Studie haben.

4.8.3 Beurteilung von Wirtschaftlichkeitsstudien

Die folgenden Fragen zur Beurteilung von Wirtschaftlichkeitsstudien basieren auf verschiedenen vorhandenen Bewertungshilfen (vgl. Drummond et al., 1997; O'Brien et al., 1997; Sackett et al., 2000), die modifiziert und angepasst wurden.

Wurde ein kompletter wirtschaftlicher Vergleich verschiedener Interventionen durchgeführt? Wie bereits beschrieben werden in Wirtschaftlichkeitsstudien zwei oder mehr Interventionen gegenübergestellt. Werden nur die Kosten verglichen, handelt es sich um eine Kostenanalyse oder auch Kosten-Kosten-Studie – hierbei fehlt das Einbeziehen der Wirksamkeit.

Unter welchem Blickwinkel erfolgte die Untersuchung? Je nach Perspektive stehen unterschiedliche Schwerpunkte im Vordergrund einer Wirtschaftlichkeitsstudie: die Kosten für den Pflegebedürftigen, für das Krankenhaus, für die Krankenkasse oder für die Gesellschaft. Je breiter der Blickwinkel, umso mehr Faktoren wurden in der Regel berücksichtigt und umso allgemeiner ist die Studie anwendbar bzw. umso weniger auf den individuellen Blickwinkel überprüfbar.

Wurden alle relevanten Behandlungsmethoden verglichen? Häufig werden weniger wirksame Therapien nicht berücksichtigt ohne daran zu denken, dass diese Alternativen auch nur teilweise verwendet werden könnten – und das, obwohl es gerade im Gesundheitsbereich möglich ist, eine Intervention routinemäßig oder nur bei Versagen anderer Interventionen anzuwenden. Ein Problem in diesem Kontext ist, dass bei Wirtschaftlichkeitsstudien oftmals eine Vergleichsintervention fehlt, da die neue Medikation mit Placebo verglichen wurde. Zum Vergleich mit einem anderen Medikament müsste dieses dann mit einem identischen Studiendesign getestet worden sein.

Wurden die Kosten und die Ergebnisse angemessen erhoben und gewertet? Selbstverständlich schaut man auch bei Wirtschaftlichkeitsanalysen darauf, ob die verglichenen Interventionen sinnvoll sind und ihre Wirksamkeit belegt wurde, also ein möglichst starkes, aussagekräftiges Studiendesign wie etwa eine Systematische Übersichtsarbeit verwendet wurde. Auf der anderen Seite sind Systematische Übersichtsarbeiten zwar stärker zu verallgemeinern, aber dafür nicht so sehr auf die konkrete Praxis anwendbar; sie haben meist eher den Charakter einer Empfehlung, so dass eine RCT, die in dieser Hinsicht »praxisnäher« ist, unter Umständen besser zu verwerten sein wird. Bei den Kosten ist es von Vorteil, wenn die verwendeten Ressourcen mit ihrem Geldwert angegeben werden, damit die Berechnung nachvollziehbar ist und bei Bedarf auf die eigene Situation angepasst werden kann.

Wurde ein angemessener Aufschlag für Unsicherheiten in der Analyse gemacht? Unsicherheiten können entstehen, wenn Schätzungen zum Beispiel aufgrund schlechter Datenlage nicht sehr genau gemacht werden oder wenn Schwächen im Design oder der Durchführung vorliegen; hier würde man eine Sensitivitätsanalyse durchführen, in der untersucht wird, welchen Einfluss wichtige Merkmale bzw. Faktoren auf das Ergebnis haben, und zusätzlich noch die statistische Signifikanz der Ergebnisse testen. Sind diese Berechnungen nicht aufgeführt, kann die Diskussion der Ergebnisse vielleicht einen Hinweis liefern, inwieweit Unsicherheiten berücksichtigt oder die Ergebnisse bereinigt wurden.

Stehen die Schätzungen der Kosten und der Ergebnisse in Beziehung zu dem ursprünglichen Risiko in der Interventionsgruppe? Bei Wirtschaftlichkeitsanalysen sollte berücksichtigt werden, dass sowohl die Kosten als auch die Ergebnisse einer Behandlung in Beziehung zu dem ursprünglichen Risiko der Interventionsgruppe, also dem Risiko ohne Intervention, stehen, wobei Faktoren wie Alter, Geschlecht, Begleiterkrankungen und Krankheitsverlauf eine Rolle spielen: Je höher das Risiko der Pflegebedürftigen ist, umso niedriger sind die Kosten für ein definiertes Maß an Nutzen. Hierbei spielen weniger die Behandlungskosten als vielmehr der Mehrwert für den Pflegebedürftigen eine Rolle, so zum Beispiel das Alter: Jüngere Pflegebedürftige haben einen höheren Arbeitszeitausfall, wodurch bei erfolgreicher Behandlung der Geldwert des Nutzens der Behandlung höher ist als bei älteren Pflegebedürftigen, wenn der Produktivitätsausfall bzw. die Arbeitsunfähigkeit das entsprechende Zielkriterium ist.

Wie hoch waren die Mehrkosten und was waren die Ergebnisse der verschiedenen Behandlungen? Die Kosten einer Intervention werden berechnet, indem man die Menge mit dem Stückpreis multipliziert, wobei sowohl Personalkosten als auch Sachkosten für die momentane und die zukünftige Behandlung berücksichtigt werden sollten. Die Mehrkosten ergeben sich aus der Differenz der Kosten der Intervention und der Kosten der Vergleichsintervention, wobei bei unterschiedlicher Behandlungsdauer oder Lebenserwartung die Zeit mit eingerechnet werden muss. Schwieriger wird es, wenn Interventionen unterschiedliche Nebenwirkungen haben: Wie ist eine erhöhte Sicherheit bei der Kontrazeption mit einem gesteigerten Thromboserisiko zu verrechnen? Sicherlich nur durch eine Gewichtung der verschiedenen Faktoren, die in der Studie schlüssig begründet werden sollte – ein häufig verwendeter Index sind hier die QALYs (*quality-adjusted life-years*, qualitäts-bereinigte Lebensjahre), deren Verwendung unter anderem den Vorteil hat, dass die Ergebnisse von unterschiedlichen Studien verglichen werden können, wenn Sie die Annahmen der QALYs akzeptieren.

Unterscheiden sich die Mehrkosten und die Ergebnisse in den Untergruppen? Wie bereits angeschnitten unterscheiden sich die Mehrkosten und evtl. auch die Ergebnisse manchmal bei verschiedenen Untergruppen, je nach Merkmalen der Teilnehmer – das muss aber nicht sein. Falls es jedoch logisch erscheint, sollte eine wirtschaftliche Analyse auch nach Untergruppen unterteilt durchgeführt worden sein.

Wie stark beeinflusst der Aufschlag für Unsicherheiten in der Analyse die Ergebnisse? Zur Beantwortung dieser Frage sollte man sich die Sensitivitätsanalyse genauer anschauen und betrachten, inwieweit Veränderungen im Effektivitätsmaß eine Auswirkung auf die Schätzungen der Kosten haben. Wird die Effektivität durch eine valide Studie bestätigt, kann man beruhigt das Konfidenzintervall als Spannbreite für die Berechnungen nehmen.

Ist der Nutzen der Behandlung die Risiken und Kosten wert? Eine Hilfe bei der Beurteilung dieser Fragestellung ist eine *Portfolio-Analyse*, wie sie in Abbildung 4.22 auf der nächsten Seite dargestellt ist: Je effektiver die Intervention im Vergleich zur Kontrollintervention ist, umso mehr rechts auf der Abbildung ist sie anzusiedeln; je höher die Zusatzkosten für die neue Intervention sind, umso weiter oben sollte sie aufgetragen werden. Liegt der eingetragene Wert nahe der ❶, sollte man die neue Intervention ablehnen: Sie ist teurer, nicht effektiver und somit weniger effizient. Liegt sie in der Nähe der ❸, sollte man sich für die neue Intervention entscheiden: Hier liegt die optimale Lösung, denn man hat zwar dieselben Kosten, aber durch eine effektivere Lösung eine erhöhte Effizienz. Liegt die neue Intervention auf einer Linie zwischen der ❷ und der ❹, muss man anhand der eigenen Prioritäten abwägen, ob man seine Praxis verändert.

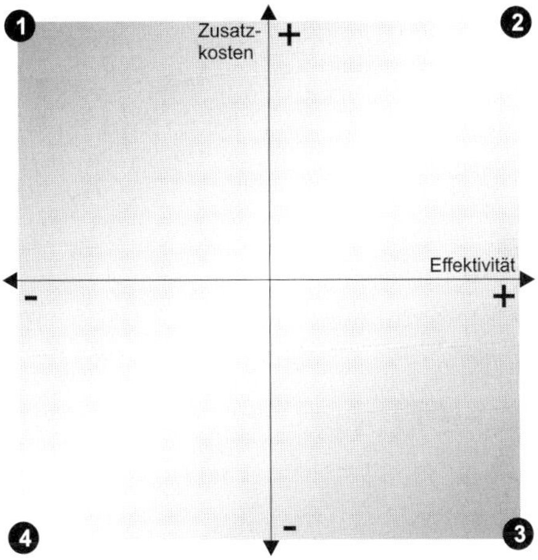

Abbildung 4.22: Vergleich der neuen Intervention mit der Kontrollintervention

Sind die Ergebnisse auf meine Pflegebedürftigen übertragbar? Bei der Beurteilung der Übertragbarkeit sind zwei Aspekte zu berücksichtigen: die eigenen Pflegebedürftigen und die eigenen gesundheitspolitisch-ökonomischen Verhältnisse. Wenn die eigenen Pflegebedürftigen hinsichtlich Alter, Geschlecht, Erkrankung und Krankheitsverlauf ähnlich der Studienpopulation sind, dürfte ziemlich wenig dagegen sprechen, die Intervention auch im eigenen Umfeld anzuwenden. Zudem muss man bei gesundheitsökonomischen Analysen aber noch beurteilen, ob die Kostenanalyse im eigenen finanziellen Umfeld – angefangen vom Gesundheitssystem über den Arbeitgeber bis hin zum eigenen Budget – ähnlich ausfallen würde oder ob man besser mit eigenen Zahlen, so sie denn vorliegen, eine angepasste Kalkulation vornimmt.

Kann ich ähnliche Kosten erwarten? Gerade die Kosten unterscheiden sich sehr häufig je nach Umgebungsbedingungen, weil die Kosten sich je nach dem Ort und Setting der Behandlung für die gleiche Intervention stark unterscheiden können: Personal ist – genauso wie Verbrauchsmaterial – wahrscheinlich unterschiedlich teuer und ggf. in unterschiedlichem Umfang notwendig. Falls die Angaben für die benötigten Ressourcen und die zugehörigen Preise in der Wirtschaftlichkeitsstudie separat aufgeführt sind, sollte eine eigene Kalkulation für die Anwendbarkeit nicht allzu schwierig werden.

4.8.4 Suche nach Wirtschaftlichkeitsstudien in Medline

Medline hat keine spezielle Suchroutine für Wirtschaftlichkeitsstudien, so dass man die interessierenden Themengebiete ergänzen kann um

```
cost OR cost analysis OR economic
```

oder gezielt um MeSH-Terms wie

```
"costs and cost analysis"[MESH]
```

oder

```
"cost-benefit analysis"[MESH]
```

Speziell für pflegerelevante Fragestellungen sei als weiterführende Lektüre Berg & Fleischer (2003, S. 63) empfohlen.

4.9 Systematische Übersichtsarbeiten und Meta-Analysen

Systematische Übersichtsarbeiten und Meta-Analysen gehören wie Leitlinien und manche Wirtschaftlichkeitsstudien in die Gruppe der sekundären Publikationen, weil sie Daten von bereits abgeschlossenen Studien übernehmen, zusammenfassen und die Ergebnisse kombinieren, analysieren und daraus neue Ergebnisse ableiten. Durch die Synthese von Studien mit möglichst ähnlichen Patienten, Interventionen und Umgebungsbedingungen wird ein potentieller Bias minimiert und die Aussagekraft und Genauigkeit – vor allem durch die gewachsene Stichprobengröße – gesteigert.

Meta-Analyse: Pro & Contra

- ☺ stringente Methodik verringert potentiellen Bias
- ☺ Schlussfolgerungen sind zuverlässiger und präziser
- ☺ unterschiedliche Ergebnisse und Studien können zu neuen Hypothesen über Subgruppen führen
- ☺ Aussagen über die Tendenz eines Effektes sind möglich, wenn vorhandene Studien heterogen oder von schlechter Qualität sind
- ☺ objektiver Überblick über Evidencelage
- ☹ Übertragbarkeit auf den konkreten Einzelfall unter Umständen problematisch (gilt für jede externe Evidence, ☞ Kapitel G sowie die EBN-Schritte 1 und 4)
- ☹ Generalisieren ohne Subgruppen kann zu fehlerhaften Hypothesen führen
- ☹ manchmal werden »Äpfel und Birnen« in einen Topf geworfen und daraus gemeinsame Schlussfolgerungen abgeleitet

Doch zuerst noch etwas zu den Begriffen: eine *Übersichtsarbeit* oder *Review* beinhaltet den Stand der Forschung auf einem speziellen Gebiet, zum Beispiel der Dekubitusprophylaxe, ohne dass Ein- und Ausschlusskriterien festgelegt wurden. Sie gibt somit einen allgemeinen (subjektiven) Überblick und kann auch Meinungen enthalten; oftmals sind Kapitel in Büchern Übersichtsarbeiten. Davon abzugrenzen ist die *Systematische Übersichtsarbeit*, in der streng nach vorher festgelegten Methoden Beiträge ausgewählt und diese Methoden auch ausführlich beschrieben werden.

Da in die Systematischen Übersichtsarbeiten also nur Studien bestimmter Qualität eingeschlossen werden, empfiehlt es sich, zuerst nach einer Übersichtsarbeit zu suchen, denn dadurch wird der Schritt der Suche und Beurteilung der einzelnen Studien verkürzt. Das Design wurde bereits in Kapitel 1.3.8 auf Seite 181 beschrieben.

So wurde zum Beispiel eine Systematische Übersichtsarbeit und Meta-Analyse durchgeführt, die die konkrete Frage untersuchte, welche Kompressionsbehandlung bei Ulcus cruris die besten Ergebnisse hervorbringt (Fletcher et al., 1997).

Ziel der Systematischen Übersichtsarbeit war es, einzuschätzen, wie die praktische und finanzielle Effektivität von Kompressionssystemen bei der Behandlung des Ulcus cruris ist. Hierzu wurden 19 elektronische Datenbanken durchsucht, relevante Fachzeitschriften und Konferenzbände per Hand gesichtet und Experten befragt. Es wurden Randomisierte kontrollierte Studien, die eine Kompressionsbehandlung von venösen Unterschenkelgeschwüren untersuchten, einbezogen. 24 Studien wurden in die Systematische Übersichtsarbeit aufgenommen, die aber alle relativ schwach waren: Bei vielen war die Studienpopulation zu gering oder waren methodische Schwächen vorhanden. Das Ergebnis: Kompression scheint die Heilungsrate zu verbessern, wobei verschiedene Systeme mit hoher Kompression effektiver sind als Systeme mit geringer Kompression.

Um sich einen Eindruck von der methodischen Qualität einer Systematischen Übersichtsarbeit bzw. Meta-Analyse machen zu können, werden im Folgenden zunächst die Schritte bei der Erstellung einer Systematischen Übersichtsarbeit vorgestellt, um im Anschluss näher auf die Beurteilung dieser Studiendesigns einzugehen.

4.9.1 Schritte bei der Erstellung einer Systematischen Übersichtsarbeit

Im Folgenden werden zur Veranschaulichung die Schritte zur Erstellung einer Systematischen Übersichtsarbeit vorgestellt (vgl. Clarke & Oxman, 1999).

4.9.1.1 Formulieren des Problems

Hierbei ist es für interpretativ-hermeneutische wie für statistische Studien wichtig, eine präzise Frage zu formulieren, die die Intervention, die Studienpopulation, die Umgebungsbedingungen und die Ergebnismaße umfasst. Ist die Frage nicht klar formuliert, wird man Probleme bei der Entscheidung bekommen, welche Studien ein- bzw. ausgeschlossen werden sollen und wie man diese zusammenfassen kann.

4.9.1.2 Auffinden und Auswählen von Studien

Dieser elementare Schritt beim Erstellen einer Systematischen Übersichtsarbeit nimmt sehr viel Zeit in Anspruch, denn man versucht, zunächst wirklich alle Literatur auf einem Gebiet zu finden, um dann die beste für die Arbeit zu verwenden. Hierbei sucht man in allgemeinen und speziellen Datenbanken mit komplexen Suchstrategien, in denen auch andere Schreibweisen und Synonyme berücksichtigt werden. Die Literaturverzeichnisse der gefundenen Ergebnisse werden ebenfalls nach brauchbaren Veröffentlichungen durchforstet, ebenso führt man eine Handsuche in speziellen Zeitschriften, Büchern, Leitlinien, Diplomarbeiten, Dissertationen, Tagungsbänden und greifbaren Konferenzprotokollen durch. Weiter werden Autoren sowie andere Experten auf dem Forschungsgebiet persönlich kontaktiert, bei öffentlichen Stellen wie dem Gesundheitsamt wird angefragt sowie die Hersteller von Produkten, die in Zusammenhang mit dem Forschungsgebiet stehen, um Informationen gebeten, um auch gerade in Publikation befindliche Studien zu erhalten.

Die so gefundenen Studien werden dann auf ihre Brauchbarkeit hin beurteilt, indem Studien, die den Einschlusskriterien und nicht den Ausschlusskriterien entsprechen, aufgenommen werden.

4.9.1.3 Beurteilen der Qualität der Studien

Als Nächstes werden die aufgenommenen Studien hinsichtlich ihrer Qualität beurteilt: Man bewertet die Gültigkeit der Studie – im Kontext einer Übersichtsarbeit ist hiermit gemeint, ob das Design und die Durchführung wahrscheinlich vor einem *Bias* schützen. Relevante *Bias* sind zum Beispiel der *Selektions-Bias* (systematische Unterschiede in den Untersuchungsgruppen), der *Performance-Bias* (systematische Unterschiede in der Behandlung, außerhalb der Intervention), der *Attrition-Bias* (systematische Unterschiede innerhalb der Teilnehmer, die aus der Untersuchung aussteigen) und der Beobachter-Bias (systematische Unterschiede in der Beurteilung der Ergebnisse) (vgl. Clarke & Oxman, 1999, S. 36). Hermeneutisch-interpretative Studien bewältigen andere Bias als RCTs und Beobachtungsstudien (☞ Kapitel 4.1 auf Seite 134).

Bias sind schwerer zu erkennen als der wichtigste Einfluss auf die Ergebnisse: die Auswahl der Fragestellungen, für die überhaupt Studien durchgeführt werden (☞ Kapitel 2.2 auf Seite 95).

Zur Beurteilung werden meist Checklisten angefertigt, um der Menge der in Frage kommenden Studien Herr werden zu können, oder es werden spezielle Computerprogramme verwendet. Wichtig ist, dass alle Studien nach den gleichen Kriterien beurteilt werden.

Eine kurze, aber treffende Bewertung von Randomisierten kontrollierten Studien hat A. Jadad entworfen (vgl. Jadad, 1998, S. 51); sie soll als Beispiel genannt werden:

Jede RCT bekommt einen errechneten Punktwert zugeordnet (= Jadad-Score), der Werte zwischen 0 und 5 annehmen kann, und anhand dieses Wertes werden die Studien zum einen vergleichbar, zum anderen kann man vorher die eigenen Qualitätsansprüche festlegen, indem man z.B. nur Studien mit einem Score über 3 in seine Überlegungen einbezieht.

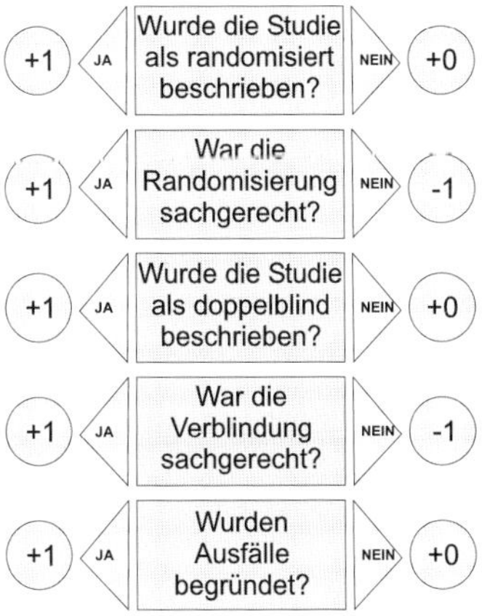

Abbildung 4.23: Berechnung des Jadad-Scores

Beispiel: Eine Studie wird als randomisiert (+1) und als doppelblind (+1) im Text beschrieben, die Ausfallrate wird nicht begründet (+0). Im Text erkennt man, dass die Verblindung sicher war (+1), die Randomisierung allerdings nach dem Wochentag der Krankenhauseinweisung erfolgte (-1). Daraus errechnet sich ein Score von 2. Jadad bezeichnet Studien mit einem Score unter 3 als solche von schlechter Qualität.

Der Jadad-Score ist das bisher einzige validierte Instrument zur Beurteilung der Studienqualität von RCTs, mit dessen Hilfe die Qualität einer Studie grob und schnell eingeschätzt werden kann, wenn man von den Ergebniskriterien und der Zumutbarkeit der Prozesse überzeugt ist. Zwar wird die Verblindung mit 2 von 5 Punkten überbewertet, und auch eine Tendenz zur Mitte ist erkennbar, aber einige Reviewer verwenden den Jadad-Score als »hartes« Einschlusskriterium, um so nur Studien bester Qualität aufzunehmen.

Für eine vertiefende Beurteilung empfiehlt sich allerdings die Verwendung eines speziellen Beurteilungsbogens, der zum Beispiel Randomisierung, Verblindung, *Follow-up* und Stichprobengröße berücksichtigt. Diese Beurteilung hat dann allerdings nur beschreibenden Charakter und darf nicht zum nachträglichen Ausschluss von Studien führen.

Um einen Bias zu vermeiden, sollte die Bewertung generell von mindestens zwei Personen unabhängig voneinander erfolgen.

4.9.1.4 Sammeln der Daten

Bei der Sammlung der Daten benutzt man entweder elektronische Medien oder herkömmliche Formulare auf Papier; der Vorteil der elektronischen Erfassung ist die mögliche Weiterverarbeitung mit einer entsprechenden Software, auf die man bei der Menge der Daten meist nicht verzichten möchte. Man erfasst die Charakteristika der Studien, also Methode, Teilnehmer, Intervention und Ergebnismaße und stellt sie in einer Tabelle zusammen.

4.9.1.5 Analysieren und Präsentieren der Ergebnisse

Als Nächstes werden die Ergebnisse der einzelnen Studien analysiert und Möglichkeiten des Vergleichs gesucht, die sich – je nach Art der Studienergebnisse – bieten. Das sind bei dichotomen Daten die *Odds ratio*, das Relative Risiko oder die Risikodifferenz und bei kontinuierlichen Daten die gewichtete oder standardisierte mittlere Abweichung; weiterhin sollte bei Bedarf eine Auswertung von Untergruppen sowie eine Testung der Heterogenität erfolgen. Anschließend werden die Daten in tabellarischer Form aufbereitet und, wenn möglich in einer Graphik (*»Forest Plot«*) dargestellt.

4.9.1.6 Interpretieren der Ergebnisse

Zum Abschluss werden die gefundenen Ergebnisse diskutiert: die Stärke ihrer Aussagekraft, ihre Anwendbarkeit in verschiedenen Umgebungen und bei verschiedenen Pflegebedürftigen mit unterschiedlichen Risiken, Nebenwirkungen der Therapie und Möglichkeiten der Implementierung, zum Beispiel in Form von Leitlinien.

4.9.2 Besonderheiten bei Systematischen Übersichtsarbeiten und Meta-Analysen

Beim Lesen von Systematischen Übersichtsarbeiten und Meta-Analysen werden Ihnen zwangsläufig einige Besonderheiten über den Weg laufen, so zum Beispiel *Funnel Plots* (☞ Kapitel 4.9.2.1), Heterogenitätstests wie der χ^2- und der I^2-Test (☞ Kapitel 4.9.2.2 auf Seite 242), Gewichtungsmodelle (☞ Kapitel 4.9.2.3 auf Seite 243) oder *Forest Plots* (☞ Kapitel 4.9.2.4 auf Seite 244).

4.9.2.1 Test auf Publikationsbias

Ein Publikationsbias kann vorliegen, wenn man zum einen nicht ausreichend für eine Systematische Übersichtsarbeit recherchiert und somit Gefahr läuft, Publikationen zu übersehen, oder wenn zum anderen Studien gar nicht erst publiziert werden, weil zum Beispiel keine statistisch signifikanten Ergebnisse vorlagen; auch die Sprache der Veröffentlichung kann zu einem Publikationsbias beitragen, falls Studien zum Beispiel nur in einer Sprache, die nicht englisch ist, veröffentlicht werden.

Da ein Publikationsbias zu einer Über- oder Unterschätzung der Therapieeffekte in einer Systematischen Übersichtsarbeit bzw. Meta-Analyse führen kann, ist es wichtig, dass jede Arbeit einen Test auf Publikationsbias enthält. Dieser Test kann entweder graphisch in Form eines *Funnel Plots* (☞ Abbildung 4.24 auf der nächsten Seite) oder statistisch erfolgen.

Bei einem *Funnel Plot* trägt man auf der x-Achse den Therapieeffekt und auf der y-Achse ein Streuungsmaß für jede Studie ein; anschließend legt man ein Dreieck so über die Punktwolke, dass die Spitze durch den gepoolten Therapieeffekt verläuft und die Schenkel gleichseitig 95% der Punkte abdecken. Damit das Dreieck nicht auf dem Kopf steht, wird als Streuungsmaß häufig die *inverse* Standardabweichung gewählt; alternativ kann man auf der y-Achse auch die Stichprobengröße auftragen.

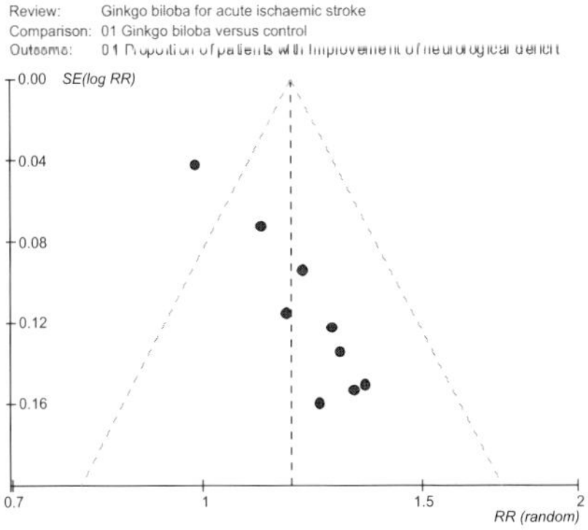

Abbildung 4.24: *Funnel Plot* (eigene Auswertung von Zeng et al., 2005)

Falls kein Publikationsbias vorliegt, sollte man einen Trichter (*engl. Funnel*) erkennen können, da kleinere, ungenauere Studien durch den Zufallsfehler mehr um den wahren Wert streuen als größere Studien. Bei Vorliegen eines Publikationsbias fallen leere Stellen im *Funnel Plot* auf, die Punktwolke ist nicht mehr symmetrisch.

Je weniger Studien in die Systematische Übersichtsarbeit aufgenommen wurden, um so ungeeigneter ist der graphische Test auf einen Publikationsbias. Abbildung 4.24 zeigt einen *Funnel Plot*, bei dem trotz der geringen Anzahl eingeschlossener Studien erkennbar ist, dass die einzelnen Punkte nicht gleichmäßig um den gepoolten Wert streuen – es wurden mehr Studien gefunden, die einen positiven Effekt von Ginkgo beim akuten Apoplex zeigen, während auf der linken Seite des *Funnel Plots* eher Leere herrscht.

Da diese Studien auf der linken Seite aber existieren müssen – wir erinnern uns, durch einen Zufallsfehler streuen Ergebnisse *gleichmäßig* um den wahren Wert – und, falls sie gefunden worden wären, der gepoolte Therapieeffekt sich dadurch nach links verschieben würde, kann man sagen, dass es durch den wahrscheinlich vorliegenden Publikationsbias zu einer Überschätzung der Therapieeffekte kam.

In diesem Zusammenhang sollte man in der Publikation nach Korrekturmöglichkeiten bei Ausreißern im *Funnel Plot* suchen, um einschätzen zu können, wie zum Beispiel die Studie links oben in Abbildung 4.24 das Bild verzerrt; diese Korrekturen werden beispielsweise mittels der »*Trim-and-Fill*«-Methode vorgenommen: Einzelne kleinere Studien werden so lange »ausgeschnitten«, bis der *Funnel Plot* symmetrisch ist, dann wird neu gepoolt und die ausgeschnittenen Studien plus am neu gepoolten Therapieeffekt gespiegelte Studien werden wieder eingefügt (vgl. Egger et al., 2003, S. 199). So lässt sich der wahrscheinlich durch einen Publikationsbias verzerrte Effekt korrigieren, und man bekommt ein Gefühl dafür, wie viele Studien wahrscheinlich übersehen wurden.

Um das Vorliegen eines Publikationsbias objektiver einzuschätzen, wurden entsprechende statistische Tests entwickelt. Am weitesten verbreitet dürfte *Egger's Test* sein; eine ausführliche Vorstellung würde hier zu weit führen (vgl. dazu Egger et al., 1997; Peters et al., 2006), für die kritische Beurteilung ist vor allem von Bedeutung, dass meist nur angegeben wird, ob der Test signifikant war oder nicht. Ein signifikanter Test bedeutet, dass die Einzelstudien nicht zufällig streuen, so dass ein Publikationsbias wahrscheinlich ist.

4.9.2.2 Test auf Heterogenität: χ^2 und I^2

Bei Systematischen Übersichtsarbeiten und Meta-Analysen besteht durch das Zusammenfassen von Einzelstudien die Möglichkeit, dass die Studien so unterschiedlich (»heterogen«) sind, dass die gemeinsamen Schlussfolgerungen in Frage gestellt werden können. Hierbei ist die klinische von der statistischen Heterogenität abzugrenzen.

Bei der Betrachtung der klinischen Heterogenität vergleicht man die Charakteristika der Teilnehmer aus den Einzelstudien, die Umgebungsbedingungen und die Interventionen miteinander. Sind hier sehr große Unterschiede zu beobachten, hat dies letztendlich Konsequenzen auf die Übertragbarkeit der Ergebnisse; methodisch kann man klinische Heterogenität durch das Bilden von Subgruppen eingrenzen.

Die statistische Heterogenität wird meist mit einem χ^2-Test ermittelt, wobei ein hierzu angegebener nicht-signifikanter p-Wert so zu interpretieren ist, dass die Unterschiede zwischen den Studien auf Zufall beruhen. Meist wird der errechnete χ^2-Wert zusammen mit den Freiheitsgraden angegeben, so dass man eigentlich in einem Tafelwerk den Ablehnbereich nachschlagen müsste; bei Cochrane-Review zum Beispiel ist das nicht nötig, da der p-Wert gleich mit angegeben wird.

Es ist bekannt, dass der χ^2-Test auf Heterogenität wenig geeignet ist, um wahre Heterogenität als statistisch signifikant zu entdecken, erst recht wenn nur wenige Studien in die Meta-Analyse aufgenommen wurden. Wegen der geringen Teststärke ist es auch nicht statthaft, nicht-signifikante Ergebnisse als Belege für Homogenität zu werten.

Zudem lässt sich auch keine Aussage über das Ausmaß der Heterogenität treffen – unangenehm, wenn eigentlich in jeder Studie eine mehr oder weniger starke Heterogenität vorliegt. Daher wird der Grad der Inkonsistenz zwischen den Studien einer Meta-Analyse immer häufiger zusätzlich mit einem I^2-Wert beschrieben. Der I^2-Wert gibt die Variationen zwischen den Studien als Prozentsatz an und kann ausgehend von einem angegebenen χ^2-Wert mit seinen Freiheitsgraden (df) wie folgt berechnet werden:

$$I^2 = 100\% \times \frac{\chi^2 - df}{\chi^2}$$

Negative I^2-Werte werden als »0%« behandelt, was keiner Heterogenität entspricht. I^2-Werte über 25% werden als niedrige, über 50% als mittlere und über 75% als hohe Inkonsistenz interpretiert (vgl. Higgins & Thompson, 2002; Higgins et al., 2003).

4.9.2.3 Gewichtung mit dem *Random-* oder *Fixed-Effects-Model*?

Stellen Sie sich vor, Sie arbeiten für einen Träger verschiedener Pflegeheime an einer internen Leitlinie zur Sturzprophylaxe und beschäftigen sich gerade mit der Wirksamkeit von Hüftprotektoren. Hierzu haben Sie zwei Studien gefunden und im Volltext vorliegen, wobei die Anzahl der Oberschenkelhalsfrakturen in der Gruppe mit Hüftprotektor (Intervention) mit der Frakturrate in der Gruppe ohne Protektoren (Kontrolle) verglichen wird.

Tabelle 4.3: Beispiel für naives Poolen

		Fraktur	ø Fraktur	EER	CER	RR
Studie 1	Protektor	4	56	6,7%	7,3%	0,91
	ø Protektor	11	139			
Studie 2	Protektor	40	140	22,2%	24,0%	0,93
	ø Protektor	12	38			
naiv gepoolt	Protektor	44	196	18,3%	11,5%	1,59
	ø Protektor	23	177			

Nachdem Sie die Daten ähnlich wie in Tabelle 4.3 zusammengestellt haben, indem Sie die Ereignisse aus den Einzelstudien addieren, werden Sie stutzig: Die Relativen Risiken der einzelnen Studien sind kleiner 1, und das gepoolte Relative Risiko deutlich größer als 1 – was ist da passiert?

Da das naive Poolen von Studienergebnissen wie eben gezeigt zu falschen Aussagen führen kann,[13] werden die einzelnen Studien einer Meta-Analyse immer gewichtet zu einem gemeinsamen Effektschätzer verrechnet.[14] Die Methoden hierzu unterscheiden sich in der Art der Gewichtung: beim *Fixed-Effects-Model* geht man davon aus, dass eventuelle Unterschiede in den Therapieeffekten ausschließlich auf die Zufallsstreuung zurückzuführen sind und Variationen vielleicht innerhalb der einzelnen Studien, nicht aber zwischen den Einzelstudien vorkommen. Beim *Random-Effects-Model* nimmt man an, dass der Therapieeffekt sowohl innerhalb der einzelnen als auch zwischen den Einzelstudien variiert und diese Variationen in aller Regel normalverteilt sind.

[13] Simpson'sches Paradoxon: durch das unspezifische Aggregieren von Zähldaten werden Zusammenhänge erzeugt, die in den Einzeldaten nicht existieren

[14] Bezogen auf das Beispiel käme man dann auf ein gepooltes Relatives Risiko von 0,91.

Das Problem der beiden Modelle ist, dass die zugrunde gelegten Annahmen in beiden Modellen unrealistisch sind, zumal beide Modelle oftmals zu vergleichbaren oder sogar gleichen Ergebnissen führen. Bei starker Heterogenität führt die Verwendung des *Random-Effects-Models* zur gleichen Gewichtung aller Studien, während das *Fixed-Effects-Model* zu viel zu engen Konfidenzintervallen führt. Viel wichtiger ist aber, die Ursache der Heterogenität zu suchen.

Für die kritische Beurteilung ist vor allem wichtig, dass die Konfidenzintervalle bei Verwendung des *Random-Effects-Models* breiter sind als bei Verwendung des *Fixed-Effects-Models* und somit eine konservativere, sicherere Entscheidung darstellen. Sicher deshalb, weil wenn die Therapieeffekte bei Verwendung des *Random-Effects-Models* statistisch signifikant sind, würden sie es auch bei Verwendung des *Fixed-Effects-Models* bleiben. Umgekehrt ist das nicht so: liegt das Konfidenzintervall beim *Fixed-Effects-Model* gerade noch außerhalb RR=1, kann es durch Verwendung des *Random-Effects-Models* so breit werden, dass die 1 eingeschlossen wird und der gepoolte Therapieeffekt somit nicht mehr signifikant ist.

4.9.2.4 Der *Forest Plot*

Zwar lassen sich die Ergebnisse einer Meta-Analyse tabellarisch wie in Tabelle 4.3 auf der vorherigen Seite darstellen, aber diese Tabellen werden schnell unübersichtlich, so dass man meist die graphische Darstellung der Ergebnisse in Form eines *Forest Plots* (☞ Abbildung 4.25) in Meta-Analysen vorfindet.

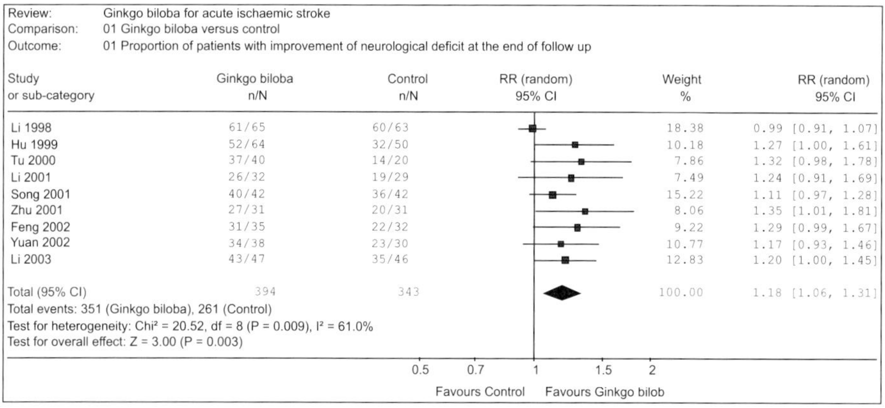

Abbildung 4.25: *Forest Plot* (eigene Darstellung nach Zeng et al., 2005)

Im oberen Bereich von Abbildung 4.25 sind die Interventionen, die verglichen werden, sowie das gewählte Ergebnismaß aufgeführt. Links folgen dann die einzelnen Studien mit den Rohdaten, ganz rechts da dazu gehörende Relative Risiko nebst Konfidenzintervall.

Das Besondere an einem *Forest Plot* ist aber der mittlere Bereich, in dem die Ergebnisse der Studien graphisch dargestellt sind: Die Quadrate geben zu jeder Studie den Therapieeffekt an, die waagrechten Striche die Konfidenzintervalle. Die Größe des Quadrats richtet sich nach der Gewichtung der Einzelstudie, diese Gewichtung ist auch als Prozentangabe in der Spalte rechts daneben angegeben. Die größere Raute im unteren Bereich zeigt den gepoolten Therapieeffekt, wobei die Breite der Raute dessen Konfidenzintervall beschreibt.

Im Bereich links unten befinden sich noch einige statistische Angaben, und zwar über die Heterogenität (χ^2-Test mit Freiheitsgraden und dessen Signifikanz; I^2-Wert) und den Gesamteffekt (z-transformierter Therapieeffekt sowie Signifikanz des gepoolten Therapieeffektes).

Der senkrechte Strich (RR=1) zeigt, ab wann kein Unterschied zwischen der Behandlung mit Ginkgo biloba und der Kontrollgruppe im Hinblick auf die Verbesserung neurologischer Defizite besteht. Daran, dass die Konfidenzintervalle fast aller Einzelstudien die 1 überlappen, kann man auf den ersten Blick erkennen, dass diese Einzelergebnisse statistisch nicht signifikant sind. Hier zeigt sich auch ein Vorteil einer Meta-Analse: Der gepoolte Wert ist statistisch signifikant, weil das Konfidenzintervall um den gepoolten Wert durch die größere Stichprobe immer enger ist als das Konfidenzintervall von einzelnen eingeschlossenen Studien.

4.9.3 Beurteilung einer Systematischen Übersichtsarbeit und Meta-Analyse

Die folgenden Fragen zur Beurteilung von Systematischen Übersichtsarbeiten und Meta-Analysen basieren auf verschiedenen vorhandenen Bewertungshilfen (vgl. Oxman et al., 1994; Brown, 1999; Sackett et al., 2000), die modifiziert und angepasst wurden. Ein Arbeitsblatt zur Beurteilung von Systematischen Übersichtsarbeiten und Meta-Analysen finden Sie im Internet.[15]

Wurde eine präzise Fragestellung untersucht? Es ist für die Beurteilung einer Meta-Analyse von grundlegender Bedeutung, ob die untersuchte Frage klar formuliert war und nicht zu schwammig – sonst ist die Wahrscheinlichkeit groß, dass man auch schwammige Ergebnisse finden wird. Da Meta-Analysen zu einem Thema den Forschungsstand erfassen sollen, ist es aus praktischen Gründen unabdingbar, die Thematik etwas einzugrenzen; trotzdem wird die Forschungsfrage in aller Regel breiter ausgerichtet sein als zum Beispiel bei einzelnen RCTs. Bei einer guten Meta-Analyse sollte die Fragestellung klar und kurz im Titel genannt werden.

Waren die Einschlusskriterien für die Auswahl der Studien angemessen? Um die Qualität der Systematischen Übersichtsarbeit einzuschätzen, sollte man

[15] `http://www.medizin.uni-halle.de/pflegewissenschaft/media/EBN/review.pdf`

sein Augenmerk auch auf die Kriterien richten, nach denen die Studien ausgewählt wurden. Zumindest sollten die Patientengruppe, die Intervention und die Ergebnismaße festgelegt sein; meist ist auch die Festlegung der Umgebung, also zum Beispiel ambulante oder stationäre Versorgung, hilfreich. Zudem sollten die methodologischen Kriterien genannt sein, also zum Beispiel nur RCTs mit einem Follow-up > 80%. Wurden die Einschlusskriterien klar beschrieben und passend zur Forschungsfrage gewählt, ist es unwahrscheinlich, dass die Untersucher einen subjektiven Einfluss auf die Auswahl hatten, der die Ergebnisse verfälschen könnte.

Ist es unwahrscheinlich, dass relevante Studien übersehen wurden? Das Prinzip einer Systematischen Übersichtsarbeit beruht ja darauf, dass zunächst versucht wird, so viele Forschungsarbeiten wie möglich – im besten Falle alle vorhandenen – auf dem interessierenden Gebiet zusammenzutragen, um anschließend stark anhand der Qualität zu sieben. Es ist daher von elementarer Bedeutung, dass versucht wurde, wirklich alle Forschungsarbeiten zu finden. Möglichkeiten hierzu sind die Suche in verschiedenen elektronischen Datenbanken, die Handsuche in relevanten Fachzeitschriften, die Sichtung von Konferenzbänden sowie die Durchsicht der Literaturhinweise von bereits gefundenen Arbeiten. Ferner sollten Experten auf dem Gebiet befragt werden, ob sie selbst gerade eine Studie durchführen oder von einer gerade laufenden Untersuchung wissen oder ob ihnen (noch) nicht publizierte Studien bekannt sind. Meist sind auch Anfragen bei Unternehmen sinnvoll, da von ihnen durchgeführte Studien oft nicht in Fachzeitschriften veröffentlicht werden.

Neben der (subjektiven) Einschätzung, ob viele und vor allem für die Fragestellung sinnvolle Quellen genutzt wurden, gibt ein *Funnel Plot* oder *Egger's Test* noch einen Hinweis auf das Vorhandensein eines Publikationsbias.

Wurde die Glaubwürdigkeit der verwendeten Studien mit geeigneten Kriterien eingeschätzt? Selbst wenn die eingeschlossenen Studien alle RCTs sind, ist es wichtig zu wissen, welche Qualität diese RCTs haben; wurden nur qualitativ schwache Studien eingeschlossen, sollte man den Ergebnissen der Systematischen Übersichtsarbeit weniger Bedeutung beimessen als wenn hauptsächlich hochwertige Studien verwendet wurden.

Die Validität kann auf verschiedene Art und Weise eingeschätzt werden: mit Hilfe eines Fragenkatalogs, ähnlich dem in Kapitel 4.4.12 auf Seite 204, oder mittels einiger weniger Fragen bzw. eines Punktesystems wie dem Jadad-Score (☞ Seite 238). Häufig wird die Glaubwürdigkeit der einzelnen Studien mit Kriterien wie Erstellung des Randomisierungscodes, Zuteilung, Verblindung, *Follow-up* und *Power Calculation* eingeschätzt.

Ist die Beurteilung der verwendeten Studien nachvollziehbar? Zwar ist es wichtig, zu beurteilen, ob die Kriterien zur Einschätzung der verwendeten Studien passend waren – trotzdem sollte man die Beurteilung nachvollziehen können. Auch die Forscher sind nur Menschen, die sowohl Fehler machen (zufällig) als auch verfälschenden Einflüssen (systematisch, Bias) unterworfen sind. Es spricht für die Glaubwürdigkeit einer Systematischen Übersichtsarbeit, wenn die Bewertung der Studien in einer Tabelle detailliert dargestellt und somit für den Leser transparent gemacht wird – zumindest die Quellenangaben zu den einzelnen eingeschlossenen Studien sollten genannt werden.

Stimmten die Forscher bei der Bewertung der Studien überein? Um sowohl die zufälligen als auch die systematischen Fehler, die einzelnen Forschern unterlaufen können, zu reduzieren, sollten die eingeschlossenen Studien mindestens von zwei Personen unabhängig voneinander bewertet worden sein. Meist wird dabei dann so vorgegangen, dass Unstimmigkeiten durch Diskussion bis zum Konsens oder durch die Meinung eines Dritten gelöst werden, so dass man schließlich zu einer Einigung gelangt. Häufig wird der Grad der Übereinstimmung auch quantitativ angegeben, zum Beispiel als prozentuale Übereinstimmung oder als κ (ein κ über 0,7 spricht für hohe Übereinstimmung).

Waren die Studien ähnlich? Trotz strenger Einschlusskriterien ist nicht immer sicher gewährleistet, dass die Studien nicht wichtige Unterschiede hinsichtlich Pflegebedürftigen, Interventionen, Ergebnismaßen oder Studiendesign (»klinische Heterogenität«) oder zwischen den Ergebnissen (»statistische Heterogenität«) aufweisen. Sind die Studien allzu unterschiedlich, ist es immer weniger empfehlenswert, die Ergebnisse in einer Meta-Analyse zu kombinieren. Um dies zu testen, wird meist der χ^2-Test auf Unabhängigkeit (Heterogenitätstest) verwendet, mit dem die in den Studien enthaltenen Ergebnisse mit den Ergebnissen verglichen werden, die per Zufall erhalten werden würden. Leider kann man für den Wert, den χ^2 annehmen kann, keine allgemeinen Regeln aufstellen, da χ^2 sich je nach Anzahl der Studien und der Genauigkeit stark verändert. Das korrekte Vorgehen wäre, den Wert in einem Tafelwerk abzulesen und mit dem errechneten Wert zu vergleichen; ist der errechnete Wert kleiner als der Wert in der Tabelle, kann man die Nullhypothese beibehalten, das heißt es besteht kein signifikanter Unterschied zwischen den einzelnen Studien.

Für Abbildung 4.25 auf Seite 244 wird ein χ^2 von 20,52 bei 8 Freiheitsgraden genannt. Im Tafelwerk findet man für 8 Freiheitsgrade und eine Genauigkeit von 95% ein χ^2 von 15,50, und da $\chi^2_{\text{Studie}} > \chi^2_{\text{Tabelle}}$ gilt, sind die Studien signifikant unterschiedlich (in der Abbildung ist der entsprechende p-Wert von 0,009 freundlicherweise angegeben).

Hat man kein Tafelwerk zur Hand, kann man sich grob damit behelfen, dass man sich die Freiheitsgrade anschaut: Wenn χ^2 kleiner oder in der Nähe der Freiheitsgrade ist, sind die Studien wahrscheinlich nicht heterogen. Eine weitere grobe Einschätzung kann mit Hilfe des *Forest Plots* erfolgen: Überschneiden sich die Untergrenzen der Konfidenzintervalle mit den Obergrenzen (oder anders: lässt sich ein Lineal so anlegen, dass alle Konfidenzintervalle berührt werden), dann sind die Studien wahrscheinlich nicht heterogen (vgl. Greenhalgh, 2000, S. 155 f.).

Bei Systematischen Übersichtsarbeiten und Meta-Analysen aus der Cochrane Library wird zumeist noch ein p-Wert angegeben, der die Signifikanz der Heterogenität ausdrückt; p-Werte über 0,05 stehen also für zufällig heterogene Studien, während p-Werte unter 0,05 eine signifikante Heterogenität ausdrücken (dann sollte unbedingt das ☞ *Random-Effects-Model* verwendet oder sogar gar nicht mehr gepoolt werden!).

Allerdings sollte eine Systematische Übersichtsarbeit nicht gleich weggelegt werden, nur weil die Studien heterogen waren – trotzdem können die Ergebnisse klinisch relevant sein und wahrscheinlich unverzerrter (weil weniger vom Zufallsfehler beeinflusst) als Ergebnisse einzelner Studien. Man sollte sich der Schwäche nur bewusst sein.

Was sind die Ergebnisse? Einige Ergebnisse lassen sich mit einem Blick auf einen *Forest Plot* sofort erkennen: Wenn die gepoolte *Odds ratio* samt ihres Konfidenzintervalles die 1 nicht schneidet, hat die Intervention, auf deren Seite die *Odds ratio* liegt, eindeutig besser zu einem Ergebnis geführt als die andere Intervention. War ein Poolen nicht möglich, sollten die *Odds ratios* aller einzelnen Studien samt Konfidenzintervall auf einer Seite liegen und die 1 nicht schneiden. Wichtig sind im Zusammenhang mit den in der Systematischen Übersichtsarbeit angegebenen *Odds ratios* die dazu gehörigen Konfidenzintervalle: Überlappt das Intervall die 1, so ist kein statistisch signifikanter Beleg erbracht, dass eine Intervention besser wirkt, denn die aus einer Studie berechnete *Odds ratio* ist immer nur eine Schätzung des wahren Wertes, die auf einer Stichprobe beruht.

Hat man keine dichotomen Ergebnismaße, sondern ein metrisches Ergebnismaß wie etwa die Krankenhausverweildauer, wird man natürlich keine *Odds ratio* finden, sondern zum Beispiel die durchschnittliche Abweichung der einzelnen Studie vom Mittelwert aller Studien (= WMD[16]). Die Skala in der Abbildung ist dann nicht mehr logarithmisch wie bei der *Odds ratio*, sondern hat die 0 in der Mitte und zeigt an, ob und um wie viel die Dauer in der jeweiligen Studie im Durchschnitt gesenkt oder erhöht wurde. Auch hier gilt, dass die Konfidenzintervalle der gepoolten WMD die 0 nicht schneiden dürfen, wenn das Ergebnis statistisch signifikant sein soll.

Wie präzise sind die Ergebnisse? Wie in der vorangegangenen Frage schon angeschnitten sind die Konfidenzintervalle bei Systematischen Übersichtsarbeiten und Meta-Analysen von elementarer Bedeutung: Ein Ergebnis ist erst dann aussagekräftig, wenn zum Beispiel bei der *Odds ratio* die 1 bzw. bei der WMD die 0 nicht im Konfidenzintervall liegen. Da bei einem $CI_{95\%}$ der gesuchte wahre Wert mit 95-prozentiger Wahrscheinlichkeit in diesem Bereich liegt, kann dieser wahre Wert der *Odds ratio* eben auch 1 sein, wenn das Konfidenzintervall die 1 beinhaltet, und somit könnte kein Unterschied zwischen den beiden Interventionen bestehen. Hier erkennt man aber auch den großen Vorteil einer Meta-Analyse: Durch das

[16] *Weighted Mean Difference*

Poolen der Daten und der damit verbundenen Vergrößerung des Stichprobenumfangs verkleinert sich das Konfidenzintervall.

In diesem Zusammenhang sollte bei der Beurteilung der Präzision der Ergebnisse einer Meta-Analyse noch die Methode der Gewichtung angegeben werden (*Random-* oder *Fixed-Effects-Model*), da sich hierdurch die Breite des Konfidenzintervalles um den gepoolten Therapieeffekt ändert.

Sind die Ergebnisse auf meine Patienten übertragbar? Im Idealfall hat man in der eigenen Praxis ähnliche Pflegebedürftige in einer vergleichbaren Umgebung wie in der Systematischen Übersichtsarbeit – dann stünde der Übertragbarkeit sicherlich nur wenig im Wege. Sind die Einschlusskriterien eher allgemein gehalten, sollte man sich einzelne Ergebnisse der Studien anschauen; vielleicht wurde auch eine Analyse innerhalb von Untergruppen gemacht? Allgemein kann man sagen, dass die Merkmale der Pflegebedürftigen sich durch den Einschluss vieler Studien eher verteilen und dadurch eine Übertragbarkeit wahrscheinlicher ist, als wenn man nur eine einzelne Studie vor sich liegen hat, deren Pflegebedürftige den eigenen Pflegebedürftigen auch nicht so ganz ähneln.

Wurden alle für mich wichtigen Ergebnisse betrachtet? Häufig werden Einzelergebnisse von Studien nicht mit in eine Systematische Übersichtsarbeit übernommen, weil sie nicht in allen eingeschlossenen Studien erhoben wurden und somit nicht zusammengefasst werden können. Zum Beispiel könnte bei einer der Studien in Abbildung 4.25 auf Seite 244 die Compliance der Pflegebedürftigen untersucht worden sein und in einer anderen dieser Studien wurden die Kosten genauer untersucht – die daraus resultierende Unmenge an Datenmaterial könnte aber sicherlich in einer Systematischen Übersichtsarbeit nicht sinnvoll präsentiert werden, und somit beschränkt man sich darauf, vergleichbare Ergebnisse zu veröffentlichen. Trotzdem sollte man sich fragen, ob alle für die eigene Praxis relevanten Ergebnisse betrachtet wurden; falls nicht, findet man vielleicht in den Beschreibungen der eingeschlossenen Studien weitere Hinweise auf andere Ergebnisse, die mit erhoben wurden.

Ist der Nutzen die möglichen Risiken und Kosten wert? Einen Hinweis zur Beantwortung dieser Frage kann die *Number Needed-To-Treat* liefern; selbst wenn keine ökonomischen Analysen durchgeführt oder Nebenwirkungen nicht explizit aufgeführt wurden, kann man doch grob abschätzen, wie es um die Wirtschaftlichkeit oder die Risiken der Intervention bestellt ist.

Am Ende dieser langen Reihe von Bewertungshilfen noch einmal die grundlegende Voraussetzung von Meta-Analysen und deren verglichene Studien: Bei ihnen wird stillschweigend vorausgesetzt, dass das gemessene Ergebniskriterium das relevante Zielkriterium war und dass der Prozess, der zu ihm führte, zumutbar war. Relevanz prüfen Meta-Analysen nicht, sie setzen sie voraus.

4.9.4 Suche nach Systematischen Übersichtsarbeiten und Meta-Analysen in Medline

PubMed bietet die Möglichkeit, Filter zu setzen: Über `Limits` kann man bei `Publication Types` einen Filter auf `Meta-Analysis` oder auf `Review` setzen.

Alternativ empfiehlt sich die Nutzung der `Clinical Queries`, was zu einer Ergänzung der Suchabfrage um den Begriff

```
systematic[sb]
```

führt.

4.10 Standards und Leitlinien

Leitlinien sind *»systematisch entwickelte Entscheidungshilfen über angemessene Vorgehensweisen bei speziellen diagnostischen und therapeutischen Problemstellungen«* (Bundesärztekammer, 1998). Diese Leitlinien werden in der Regel von Fachgesellschaften und auch von staatlicher Seite verabschiedet und rangieren im Umfang von einseitigen Diagrammen über eine empfohlene Vorgehensweise, zum Beispiel zur Pflege eines zentralen Venenkatheters, bis hin zu ganzen Abhandlungen über Prophylaxe und Therapie von Dekubitus.

Leitlinien und Standards sind Instrumente der Implementation externer *Evidence* in die Praxis. Sie umfassen daher nicht nur die Beurteilung externer *Evidence*, sondern regen an, wie die verantwortlichen einzelnen Mitglieder der Gesundheitsprofessionen externe *Evidence* für die stets zukunftsunsichere Entscheidung im Einzelfall ihres einzigartigen Klienten nutzen können. Daher sind Leitlinien und Standards auch eines der wichtigsten Instrumente des nächsten, des 5. Schrittes *Evidence*-basierter Pflege, nämlich der Implementation. Der folgende Abschnitt könnte also genauso gut unter diesem 5. Schritt behandelt werden. Da aber auch Leitlinien wie externe *Evidence* kritisch beurteilt werden müssen, stellen wir sie im Übergang vom 4. zum 5. Schritt im Kapitel 4.10 dar.

Leitlinien werden in der Regel mit dem Ziel verfasst, die Qualität der gesundheitlichen Versorgung zu verbessern und die Ergebnisse der Behandlung mit einem Optimum für den Pflegebedürftigen als Ziel zu definieren. Schädliche Interventionen sollen so aufgedeckt und vermieden werden, wodurch die gleich bleibende Qualität der Pflege gewährleistet werden soll. Außerdem können die finanziellen Mittel besser geplant werden. Aus allen diesen Gründen haben sowohl die Institutionen im Gesundheitswesen als auch die Krankenkassen und der Gesetzgeber ein reges Interesse an der Einführung von Leitlinien. Auf der anderen Seite wird aber auch die Kritik laut, dass ein standardisiertes Vorgehen bei der Pflege wenig Raum für die Individualität des Pflegebedürftigen lässt (☞ Kapitel G auf Seite 27).

Leitlinien sind vom Ansatz her vergleichbar mit Systematischen Übersichtsarbeiten, da sie das vorhandene Wissen zu einem Problem bewerten und kombinieren;

sie gehen allerdings noch einen Schritt weiter, indem sie zusätzlich eine Bewertung der klinischen Relevanz und eine Empfehlung für die Praxis geben. Diese Empfehlung beruht – im Gegensatz zu Systematischen Übersichtsarbeiten – nicht nur auf wissenschaftlicher Basis, sondern auch auf einer Wertung der verschiedenen Behandlungsformen und der damit verbundenen Ergebnisse. Dass es überhaupt Leitlinien gibt, die nicht nur auf Systematischen Übersichtsarbeiten beruhen, lässt sich nur verstehen, wenn wir uns unsere im Grundlagenkapitel analysierte »Entscheidungssituation unter Ungewissheit« in Erinnerung rufen (☞ Kapitel G.1.2 auf Seite 30 und G.1.3 auf Seite 39).

Genau wie bei der Beurteilung von Studien sollte man sich auch bei Leitlinien fragen, mit welcher Methode sie entwickelt wurden, wie weit es mit ihrer Reliabilität und Validität bestellt ist, ob sie unter verschiedenen Bedingungen in der Praxis gleich angewendet werden können und – nicht zuletzt – ob sie zu dem gewünschten Ergebnis führen. In der Pflege gibt es leider noch keine Organisation, die sich zum Ziel gesetzt hat, Leitlinien zu entwickeln, zu ordnen und für ein bestimmtes Maß an Qualität zu sorgen; in der Medizin wurde hierzu die Arbeitsgemeinschaft der Wissenschaftlichen Medizinischen Fachgesellschaften (AWMF)[17] vom Sachverständigenrat für die Konzertierte Aktion im Gesundheitswesen in seinem Sondergutachten 1995 gebeten, die Entwicklung von Leitlinien voran zu treiben und zu koordinieren. Die Entwicklung von Leitlinien soll im Folgenden beispielhaft dargestellt werden.

4.10.1 Prozess der Entwicklung von Leitlinien

Die Leitlinien der AWMF werden in der Regel in einem dreistufigen Prozess entwickelt (vgl. AWMF & ÄZQ, 2000, S. 21 Tabelle 3):

1. Stufe: Expertengruppe
2. Stufe: Formale Konsensfindung
3. Stufe: Leitlinie mit allen Elementen systematischer Entwicklung

In der 1. Stufe erarbeitet eine repräsentativ zusammengesetzte Expertengruppe der Wissenschaftlichen Medizinischen Fachgesellschaften im informellen Konsens eine Leitlinie, die anschließend vom Vorstand der Fachgesellschaft verabschiedet wird. In der 2. Phase wird die vorhandene Leitlinie der Stufe 1 in einem formalen Konsensusverfahren (nominaler Gruppenprozess, Delphimethode, Konsensuskonferenz) beraten; sie enthält auch eine Diskussion der *Evidence*. In der 3. Stufe wird der formale Konsensusprozess durch weitere systematische Elemente wie eine logische Analyse, Methoden der *Evidence*-basierten Medizin, eine Entscheidungsanalyse und eine Outcomeanalyse erweitert.

[17] `http://www.uni-duesseldorf.de/WWW/AWMF/ll/index.html`

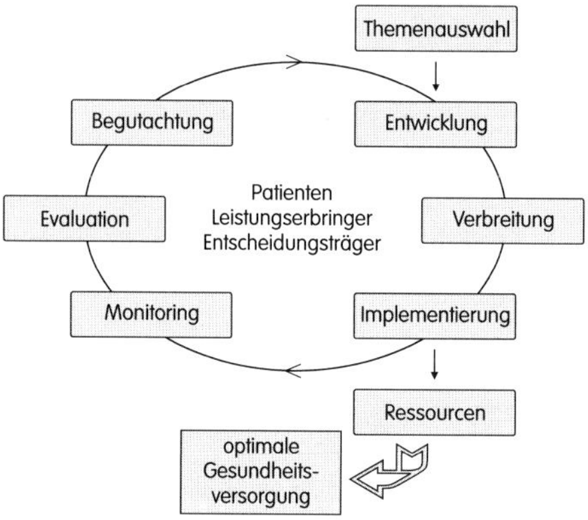

Abbildung 4.26: Erstellung von Leitlinien (vgl. Europarat, 2002, Abb. 1, S. 22)

4.10.2 Stufen der *Evidence*

Eine nach EBN-Kriterien erstellte Leitlinie sollte bei jeder Empfehlung mit angeben, wie stark die *Evidence* ist, auf der sie beruht; hierzu werden verschiedene Studienarten mit Hilfe verschiedener Studiendesigns in Klassen eingeteilt. In Tabelle 4.1 auf Seite 136 ist diese Klassifikation für Interventionsstudien dargestellt (vgl. Phillips et al., 2001).

Diese Stufenfolge setzt allerdings voraus, dass die Definition und Messung des Ergebnisses und der Intervention optimal sind. Keine noch so homogene Systematische Übersichtsarbeit kann den Mangel einer unangemessenen Ergebnisdefinition ausgleichen.

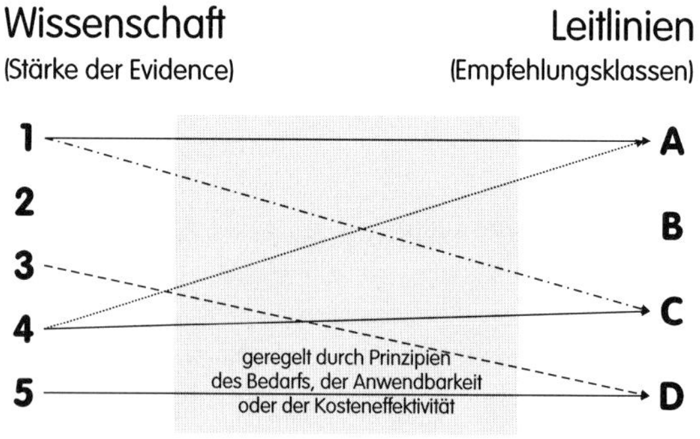

Abbildung 4.27: Beziehungen zwischen der Stärke der *Evidence* und den Empfehlungsklassen (vgl. Europarat, 2002, Abb. 3, S. 29)

Je stärker die *Evidence* der Empfehlungen, umso mehr Vertrauen kann man in die Leitlinie stecken. Diese Empfehlungen sind das Herz einer Leitlinie, und sie sollten präzise eine Intervention in einer speziellen Umgebung beschreiben.

Dabei besteht nicht immer eine Identität zwischen der Stärke externer *Evidence* und Empfehlungsklasse einer Leitlinie. Das ergibt sich bereits aus der grundlegenden Unterscheidung zwischen externer *Evidence* und interner Evidence, wie wir sie im Grundlagenkapitel, fußend auf Abbildung G.2 auf Seite 30, diskutierten. Auch der Europarat sieht das so in seiner Empfehlung Rec(2001) 13 (vgl. Europarat, 2002, S. 28 ff.).

Der Europarat führt beispielhaft folgende Fallgruppen auf, die – wie in unserer Abbildung 4.27 auf der vorherigen Seite – dazu führen, dass die Empfehlungsklassen der Leitlinien nicht den *Evidence*-Stärken entsprechen:

a) »Wenn Studien beispielsweise an einer hochselektierten Patientenpopulation durchgeführt wurden, kann die Evidence für die Anwendung der Ergebnisse auf eine allgemeine Population schwächer als sonst üblich eingestuft werden.« (Europarat, 2002, S. 28)

   Diese Fallgruppe ist für unsere Argumentation besonders interessant. Die Verzerrungsgefahr einer hochselektiven Patientenpopulation ist nämlich bei quasi-experimentellen Therapiestudien wesentlich größer als bei einer für eine bekannte Bevölkerungsgruppe repräsentativen, multivariat auswertbaren Beobachtungsstudie von Therapien (vgl. Kapitel 4.3.7 auf Seite 175 sowie Evans, 2003). Daher hatten wir argumentiert, dass Beobachtungsstudien und experimentelle Therapiestudien die angemessene Antwort auf jeweils unterschiedliche Verzerrungsgefahren seien (☞ Kapitel 4.1 auf Seite 134).

   Da nicht alle Verzerrungsverfahren mit einer einzigen Methode bewältigt werden können, kann es keine einlinige Studienhierarchie geben. Evans (2003) wie Behrens (2002a,b,c) schlagen daher für die verschiedenen Verzerrungsgefahren parallele Studienhierarchien vor. Da der Europarat das nicht so sieht, führt bei ihm der Auswahlfehler einer hochselektiven Patientenpopulation nicht zu einer Abgruppierung in der Skala externer *Evidence*, sondern wird erst bei den Empfehlungsklassen der Leitlinien berücksichtigt. Bei Evans (2003) reduziert diese Auswahlverzerrung die *Evidence*-Stärke.

b) »Manchmal stehen zur Begründung einer wichtigen Entscheidung im Gesundheitswesen nur wenige Daten zur Verfügung. In solchen Fällen könnten sich die Experten der Leitliniengruppe für eine höhere Empfehlungsklasse entscheiden, als dies die Evidence im Normalfall zuließe.« (Europarat, 2002, S. 28)

   Da auch bei mangelnder externer *Evidence* entschieden werden muss, ist dieser Fall wahrscheinlich nicht selten. Die mangelnde externe *Evidence* sollte aber – um der Wahrheit und Klarheit der Leitlinie und damit um des

Vertrauens der Pflegebedürftigen und Patienten willen – unserer Auffassung nach zugegeben und nicht hinter Aufwertungen versteckt werden.

c) »Auch größere Kostenunterschiede zwischen Interventionen (z.B. wenn Therapie A hundertmal teurer ist als Therapie B) können die Experten dazu veranlassen, die Einstufung von Leitlinienempfehlungen zu ändern.« (Europarat, 2002, S. 28)

   Hier handelt es sich um – sehr gut nachvollziehbare – zusätzliche Aspekte, die auch als solche zusätzlichen Aspekte ausgewiesen werden sollten.

d) »Zur Modifikation bei der Interpretation der Evidence kann es auch auf der Implementierungsebene kommen. Zwar sollen sich Leitlinien überwiegend auf wissenschaftliche und fachliche Überlegungen stützen, doch kann es nötig sein, die Evidence auf lokaler Ebene je nach Werturteilen, Prioritäten und lokalen Besonderheiten anzupassen und entsprechend zu gewichten. Die Umsetzung von Leitlinien in regionalen Behandlungsprogrammen oder lokalen Praxisstrategien kann demnach auch inhaltliche Änderungen der Empfehlungen zur Folge haben.« (Europarat, 2002, S. 28)

   An dieser Fallgruppe wird deutlich, wie wichtig es ist, zwischen externer *Evidence* und interner Evidence zu unterscheiden und in Respekt vor der Autonomie der Lebenspraxis des Klienten zu beraten und zu entscheiden (☞ Kapitel G.1.2.1 auf Seite 30). Allerdings ist für uns wichtig festzuhalten, dass Werturteile, Prioritäten und Ressourcen sich nicht nur zwischen Regionen, sondern auch zwischen Individuen unterscheiden. Gesundheitsprofessionen sollen aber im Respekt vor der Autonomie der Lebenspraxis des einzelnen Klienten beraten und entscheiden. Kein »regionales Werturteil« steht über dem individuellen. Die Befragung eines repräsentativen Querschnitts der Bevölkerung in Ihrer Region ersetzt nie die Befragung Ihres individuellen Klienten.

Insgesamt zeigt die Empfehlung des Europarates, wie wichtig es für Sie und Ihre Klienten ist, nicht nur die Leitlinien selbst zur Kenntnis zu nehmen, sondern auch ihre Begründungen. Diese Begründungen und Entstehungsgründe sollten immer transparent sein.

4.10.3 Beurteilung von Leitlinien

Die folgenden Fragen zur Beurteilung von Leitlinien basieren auf verschiedenen vorhandenen Bewertungshilfen (vgl. Hayward et al., 1995; Wilson et al., 1995; Brown, 1999; Sackett et al., 2000), die modifiziert und angepasst wurden.

Sehr interessant in diesem Zusammenhang ist auch das AGREE-Instrument, das spezielle für die Qualitätsbewertung medizinischer Leitlinien entwickelt wurde.[18]

[18] Mehr Informationen zu AGREE im Internet unter `http://www.agreecollaboration.org/`

Mit dem AGREE-Instrument wird sowohl die Qualität der Entwicklung von Leitlinien als auch die Qualität der Leitlinien-Empfehlungen selbst eingeschätzt (vgl. AGREE Collaboration, 2002).

Ein deutschsprachiges Instrument zur Leitlinienbeurteilung wurde mit DELBI entwickelt, wobei die wesentlichen Punkte von DELBI denen der deutschsprachigen Version von AGREE entsprechen; DELBI wurde allerdings ergänzt um Fragen zur Präsentation von Methodik, Inhalt und Implementierungsstrategien (vgl. Beyer et al., 2005).[19]

Ein Arbeitsblatt zur Beurteilung von Leitlinien finden Sie im Internet.[20]

Ist das Thema der Leitlinie klar formuliert? Eine Leitlinie, die ein sehr weites Themengebiet umfasst, ist als konkrete Empfehlung für die Pflegepraxis eher unbrauchbar, da sie nur allgemeine Vorschläge geben kann. Man sollte sich genau anschauen, welche Themen die Leitlinie behandelt und ob diese klar formuliert und genügend eingegrenzt wurden.

Wie wurde die Leitlinie erstellt? Ähnliche Kriterien wie bei der Bewertung von Systematischen Übersichtsarbeiten (☞ Kapitel 4.9 auf Seite 236) sind auch bei der Beurteilung von Leitlinien sinnvoll: Wurden eine klare Fragestellung formuliert, angemessene Ein- und Ausschlusskriterien definiert, eine ausführliche Recherche durchgeführt und die Ergebnisse nachvollziehbar beurteilt? Ein kleiner Unterschied liegt darin, dass die Systematische Übersichtsarbeit aus RCTs bestehen sollte, und wenn keine derartigen Studien gefunden werden, bricht man den Prozess der Erstellung einer Systematischen Übersichtsarbeit ab; bei der Erstellung von Leitlinien dagegen versucht man, das qualitativ beste Wissen als Grundlage seiner Empfehlungen zu nehmen und – sofern nur schwache Studien vorhanden sind – lieber Abstriche in der Qualität zu machen als die Erstellung der Leitlinie abzubrechen. Falls keine RCTs gefunden wurden, sollte bei einer Empfehlung immer der Grad der *Evidence* (☞ Tabelle 4.1 auf Seite 136) mit angegeben werden, den die Quelle hatte, aufgrund der man zu der Empfehlung kam. Allgemein sollte man sich bei der Beurteilung einer Leitlinie fragen, wo ein *Bias* versteckt sein könnte und welchen Einfluss er auf die Empfehlungen gehabt haben könnte. Wie wir in Kapitel G.2 auf Seite 57 ausführten, ist es keineswegs zufällig, welche Handlungen einer methodisch aufwendigen Evaluation unterzogen werden.

Wurden alle wichtigen Möglichkeiten und Ergebnisse klar beschrieben und nachvollziehbar beurteilt? Es spricht für Leitlinien, wenn nicht nur die empfohlene Intervention diskutiert wird, sondern auch ihre Alternativen kritisch beleuchtet werden – das hat den Vorteil, dass man bei einem Pflegebedürftigen, bei dem die Empfehlung aus der Leitlinie wegen diverser Gründe nicht möglich ist (z.B. wegen Kontraindikationen oder Präferenzen des Pflegebedürftigen), die beste Alternative wählen kann. Weiterhin sollte man einen Blick darauf werfen,

[19] Weiterführende Informationen zu DELBI stehen im Internet unter `http://www.delbi.de/` zur Verfügung.

[20] `http://www.medizin.uni-halle.de/pflegewissenschaft/media/EBN/leitlinie.pdf`

wer die Leitlinien beurteilt hat – durch den speziellen Hintergrund, zum Beispiel von Expertengruppen, werden auch Präferenzen gesetzt, die die Beurteilung und die späteren Empfehlungen in eine Richtung beeinflussen könnten.

Bezieht die Leitlinie wichtige aktuelle Entwicklungen mit ein? Da der Prozess der Entwicklung von Leitlinien einige Zeit in Anspruch nimmt und Leitlinien nicht immer regelmäßig überarbeitet werden, sollte man schauen, wie alt die Leitlinie ist (Datum der Publikation, Datum der Fertigstellung der Leitlinie, Aktualität der Quellen) und – bei Unsicherheit bezüglich der Empfehlung – eine eigene Recherche nach neueren Studien durchführen. Auch sollte eine Leitlinie immer eine Art »Verfallsdatum« aufweisen.

Wurde die Leitlinie von Experten begutachtet und getestet? Eine Leitlinie gewinnt an Glaubwürdigkeit, wenn Experten auf verschiedenen Gebieten die zugrunde liegenden Quellen begutachtet und nachvollziehbar bewertet haben und wenn Meinungsverschiedenheiten im Konsensusverfahren geklärt werden konnten. Waren die Experten glaubwürdig und sowohl Praktiker als auch Theoretiker vertreten, gewinnt die Leitlinie zusätzlich an Glaubwürdigkeit.

Wurden konkrete, für die Praxis wichtige Empfehlungen ausgesprochen? Leitlinien sollten immer eindeutige Empfehlungen geben, wenn sie nützlich für die Pflegepraxis sein sollen. Zusätzliche Angaben über die *Relative* oder *Absolute Risiko-Reduktion* bzw. die *Number Needed-To-Treat* bestätigen noch die Aussagekraft der Empfehlungen.

Wie beweiskräftig sind die Empfehlungen? Die Beweiskraft der Leitlinie wird durch verschiedene Faktoren definiert: die Qualität der Recherche, die Qualität der Studien (☞ zum Beispiel Jadad-Score auf Seite 238, Stichprobengröße, Bias), die Übereinstimmung der Ergebnisse verschiedener Studien und die Stärke der *Evidence* der einzelnen Studien. Hinzu kommen noch Überlegungen über Nebenwirkungen, Kosten oder die Durchführbarkeit der Intervention, wenn man die Stärke einer Empfehlung beurteilt.

Ist das Hauptziel der Leitlinie mit meinem Ziel und dem Ziel der von mir unterstützten Pflegebedürftigen identisch? Man sollte sich immer bewusst sein, welches Ziel die Leitlinie befolgt und ob dieses Ziel mit dem Ziel der eigenen Intervention identisch ist. So können Leitlinien Pflegende direkt in ihrer Praxis unterstützen, eine Hilfe bei der Evaluation von Pflegestandards bieten oder Pflegenden mehrere alternative Empfehlungen zur Auswahl stellen, innerhalb der sie entscheiden können.

Sind die Empfehlungen bei meinen Pflegebedürftigen und in meiner Organisation anwendbar? Sind die Pflegebedürftigen und die Umgebung, innerhalb der eine Leitlinie eine Empfehlung ausspricht, mit dem eigenen Umfeld vergleichbar, sollte der Anwendung wenig im Wege stehen; anders sieht es aus, wenn die Pflegebedürftigen in einigen Punkten nicht vergleichbar sind oder die nötigen Ressourcen fehlen. Unterscheiden sich die eigenen Pflegebedürftigen teilweise von den in der Leitlinie beschriebenen, liegt es im eigenen Ermessen, inwieweit es wahrscheinlich ist, dass die Ergebnisse der in der Leitlinie empfohlenen Intervention auch bei den eigenen Pflegebedürftigen zu erwarten sind; fehlen die nötigen Ressourcen, sollte man sich die Wirtschaftlichkeit der Intervention anschauen. Aber: Entscheidend ist die Aufgabe der pflegerischen Arbeit, die Sie im ersten Schritt der EBN-Methode definiert haben, nicht die Ressourcenverteilung in Ihrer Organisation. Da diese Aufgabe der Sinn und Zweck Ihrer Organisation ist, steht die Aufgabe über allen Routinen und Ritualen und bricht diese.

4.10.4 Suche nach Leitlinien in Medline

In Medline bieten sich wieder zwei Strategien an: die Suchbegriffe mit

```
AND (guideline OR standard OR recommend*)
```

zu ergänzen oder einen Filter (Limit) auf `Practice Guideline` zu setzen. Einen Versuch wert ist sicherlich auch die Suche im Internet mit Hilfe von Google oder einer anderen guten Suchmaschine, denn viele Leitlinien werden von Fachgesellschaften erstellt und nicht immer noch zusätzlich als Zeitschriftenartikel veröffentlicht.

4.10.5 Mitwirkung an der Erstellung von Leitlinien

Für einen großen, auch pflegerisch relevanten Bereich wurden S3-Leitlinien von den in der AWMF zusammengeschlossenen Fachgesellschaften und von der *äzq* (für Versorgungsleitlinien) – bisher allerdings nur in Ausnahmefällen unter Beteiligung der Pflege – erstellt. Zweifellos gibt es Bereiche, in denen entweder nur Ärzte oder ausschließlich Pflegende tätig sind. Viele der S3-Leitlinien der AWMF beziehen sich aber auf Schnittmengen zwischen den Gesundheitsberufen; insofern ist es für die Qualität der AMWF-Leitlinien von Wichtigkeit, dass Johann Behrens als Vertreter der Pflege in die Leitlinienkoordinationskommission berufen wurde, um den Eingang pflegewissenschaftlicher Ergebnisse und pflegewissenschaftlicher Experten in die Leitlinienerstellung der AWMF nach einem definierten Verfahren zu sichern.

Das German Center for Evidence-based Nursing »sapere aude« möchte Sie dazu aufrufen, sich an der Erstellung von AWMF-Leitlinien aktiv zu beteiligen.[21]

Folgenden Voraussetzungen werden von Bewerbern aus Gesundheitsberufen (Pflege und andere therapeutische Berufe) erwartet:

- klinische und wissenschaftliche Tätigkeit und Erfahrungen im Feld der Leitlinie

[21] Eine Auswahl der Themen findet man unter `http://www.uni-duesseldorf.de/AWMF/ll/ll_meld.htm`

- nachgewiesene zertifizierte Ausbildung und Praxis an einschlägiger wissenschaftlicher Institution (Nachweis zum Beispiel durch Mitarbeit an Cochrane Review, Ausbildung in EBN und Erfahrung als EBN-Trainer)

Wünschenswert:

- Qualifikation als Leitlinien-Berater (AWMF-Curriculum)
- Mitgliedschaft im German Center for Evidence-based Nursing »sapere aude« oder einer anderen einschlägigen wissenschaftlichen Fachgesellschaft

5. Schritt: Veränderung der Pflegepraxis (Pflegemanagement-Modell)

5.1 Wenn-dann-Entscheidungspfade

Als fünfter Schritt des EBN-Prozesses sollte nun das beste gefundene Wissen in die eigene Praxis übertragen werden – da hierbei sehr unterschiedliche Bedingungen vorherrschen, können im Folgenden nur allgemeine Konzepte angesprochen werden. Es spielt auch eine Rolle, *wer* Evidence-based Nursing anwendet, so dass zum Abschluss einige Möglichkeiten der Implementierung der EBN-Methode vorgestellt werden.

Die Veränderung der Pflegepraxis beinhaltet in der Regel drei Aufgaben, die meist nur alle zusammen zu lösen sind:

1. die Veränderung der Pflegepraxis in der je einzigartigen Beziehung zwischen einem individuellen Pflegebedürftigen und einer einzigartigen Pflegenden

2. die Adaptation der Arbeitsorganisation

3. die Implementierung von EBN-Prozessen in Organisationen.

Sie sehen auf den ersten Blick, dass sich die erste Aufgabe immer stellt und die Lösung der zweiten und dritten Aufgabe dazu verhelfen soll, die erste besser zu lösen.

Aus Gründen der Übersichtlichkeit beginnen wir mit der ersten Aufgabe. Für sie greifen wir auf die Abbildung G.2 auf Seite 30 zurück, die pflegeprofessionelle Grundsituation: Interne Evidence aus der einzigartigen Beziehung zwischen Pflegeprofessionellen und Pflegebedürftigen führt zu Fragen an die externe Evidence der Erfahrungen Dritter.

Die sechs Schritte des Evidence-based Nursing sind nicht anderes als die Schritte, die es überhaupt erst erlauben, Erfahrungen Dritter im einzigartigen Fall unseres Patienten unter Unsicherheit zu nutzen. Nachdem wir vier dieser sechs Schritte erörterten, kommt es uns vielleicht schwieriger vor als wir dachten. Zumindest verstehen wir nun alle Therapeuten und Patienten, die aus der Aufgabe ausbüchsen und sich auf andere Wissensquellen als die kontrollierten Erfahrungen Dritter berufen wollen, am liebsten eine besondere, möglichst übernatürliche Begabung (vgl. Behrens, 2000).

5.1.1 Übergang der Erfahrung Dritter auf den Einzelfall

Einzigartigkeit von Pflegeprofessionellen, Einzigartigkeit von Pflegebedürftigen: Einzelfallstudien geeigneter?

Nicht nur die Pflegebedürftigen, sondern auch Sie als Pflegeprofessionelle sind einzigartig und keineswegs jeden Tag gleich aufgelegt. Das zu verleugnen wäre falsch – wenn es auch allerdings darum geht, eher der Einzigartigkeit des Klienten gerecht zu werden als der Einzigartigkeit der Pflegeprofessionellen. Die Einzigartigkeit der Pflegeprofessionellen kann der Anerkennung der Einzigartigkeit des Klienten zweifellos im Wege stehen. Dann sind die professionellen und persönlichen Vorerfahrungen der Pflegeprofessionellen, ihre Ängste, ihre Verpflichtung gegenüber herrschenden Schulen oder auch Aufsichtseinrichtungen ihr so zur zweiten Natur und Gewohnheit geworden, dass sie ihre Klienten in ihrer Einzigartigkeit gar nicht mehr sehen kann, sondern bei ihnen immer nur die Probleme (an)erkennt, die sie lösen kann und lösen will.

Sie behandelt Klienten zwar nicht nach einem fremdgesetzten schematischem Standard, aber nach ihrem eigenen erfahrungsgesättigten und zur Gewohnheit gewordenem Schema F. Das mag für Sie eine Horrorvorstellung sein, und Pflegestandards mögen Ihnen als Mittel erscheinen, die Einzigartigkeit des Professionellen zurückzudrängen, um der Einzigartigkeit des Klienten zu ihrem Recht zu verhelfen. Aber trotzdem werden Sie immer als Pflegeprofessionelle durch Ihre Person wirken, durch Ihre Stimme, Ihre Ruhe, Ihre Berührungen, Ihre Ängste, Ihre Übertragungen und Gegenübertragungen. Jede pflegerische »Intervention«, jede Therapie ist eine Begegnung zwischen Personen (erinnern Sie sich an Schritt 1) – und genau deswegen, weil sie Begegnungen nicht vermeiden wollten, haben viele von uns diesen Beruf gewählt. Die Persönlichkeit der Therapeuten und die Atmosphäre ihrer Praxis – das ist das, was als »Placebo« in jeder Studie wirkt.

Gegen soviel Eingesponnenheit in unsere in uns verkörperten Erfahrungen und Gewohnheiten, dass wir die Einzigartigkeit der individuellen Klienten gar nicht mehr erkennen können, ist die Beschäftigung mit den kontrollierten Erfahrungen Dritter ein Mittel, ein anderes ist Supervision. Denn es gibt keine Interventionen an sich. Immer bleiben Interventionen Begegnungen zwischen Personen: Nicht nur die Intervention, auch die intervenierende Person wirkt.

Manchem scheint das gegen randomisierte Studien mit hoher Fallzahl zu sprechen und gegen anschließende Alltagsbeobachtungen in der Versorgungsforschung, die erst Effektivität erweisen. Das Gegenteil ist der Fall. Gerade weil Interventionen mit den einzigartigen »intervenierenden Personen« variieren und von der Begegnung zwischen Personen real nicht zu isolieren sind, sind randomisierte statistische Studien mit hoher Fallzahl nötig. Sie zeigen, was trotz aller Verschiedenheit der beteiligen Personen und Begegnungen so stark wirkt, dass es statistisch wahrnehmbar wird.

Mit anderen Worten: Wären alle Personen gleich, genügten Einzelfallstudien. Gäbe es nur ganz wenige Unterschiede zwischen Personen und könnten sie ihre Handlungen vollständig bewusst steuern, genügten typisierende Studien mit überschaubar wenigen Typen und paarweise Vergleiche ähnlicher Fälle (»Matching«). Nur weil wir die Einzigartigkeit von Therapeuten und Klienten und den Umstand anerkennen, dass nie alle Anteile einer Handlung bewusst gesteuert sind, brauchen wir randomisierte Studien mit großer Fallzahl.

5.1.2 Wenn-dann-Pfade statt Einmal-Entscheidungen

Die Probleme der Übertragung Erfahrungen Dritter auf den Einzelfall gilt für alle Formen der Erfahrungen Dritter – nicht nur für Studien.

Die typische Entscheidung Pflegender ist nicht, auf der Basis einer Diagnose eine Intervention auszuwählen und diese dann durchzuführen. Eine solche Vorstellung setzte voraus, dass die Diagnose zu Beginn des Pflegeprozesses klar ist und nur eine Intervention in Betracht kommt. Diese beiden Voraussetzungen sind häufig nicht gegeben. Eigentlich können wir sagen, sie sind in der Regel nicht gegeben. Das betonen wir ausdrücklich, weil Leitlinien fast durchgängig in der geforderten Kürze sagen: Bei Diagnose A tue B. In der Regel ist weder die Diagnose gleich zu Anfang klar noch die Intervention.

Dass die Diagnose nicht klar ist, hängt damit zusammen, dass ein Pflegephänomen und auch ein Symptom viele Ursachen haben und umgekehrt eine Ursache viele Phänomene zur Folge haben kann (☞ Kapitel 4.5 auf Seite 210).

Dass aus der Diagnose häufig nicht die Intervention folgt, ist uns nach vorliegendem Buch, insbesondere Kapitel 4.4 auf Seite 183, klar. Das fängt bei den Studienausschlüssen an: Viele Studien schließen die Komorbiditäten aus, die Pflegebedürftigen zeigen. Zum Beispiel schließen viele Inkontinenzstudien aus, dass die inkontinenten Personen außerdem unter einer Demenz leiden.

Zudem ist aus der Erfahrung Dritter, sie mag statistisch noch so gut gesichert sein, nie auf den Einzelfall zu schließen.

Gib es einen vernünftigen Weg, mit diesen Unsicherheit umzugehen? Ja, diesen Weg gibt es. Dieser Weg heißt *Pfad*. Er ist deswegen geeignet, weil er nicht die Struktur eines Kochrezeptes hat, sondern eine Wenn-Dann-Struktur.

In ihm ist die Vorstellung aufgegeben, nach einer zutreffenden Eingangsdiagnose sei die Intervention anzuweisen, und das war es dann. In einem Wenn-Dann-Pfad wird vielmehr eine vorläufige Diagnose mit einer vorläufigen intervenierenden Handlung und – sehr wichtig – der klar terminierten Erwartung verbunden, bis wann sich eine Besserung zeigt. Zeigt sich zu diesem Zeitpunkt die Besserung nicht, stehen sowohl die Intervention als auch die Diagnose auf dem Prüfstand.

Nach solchen Wenn-Dann-Pfaden vorzugehen, ist weder neu noch auf die Gesundheits-Professionen beschränkt. Fast alle Eltern handeln bei ihren fiebernden Kindern nach solch einem Wenn-Dann-Pfad: Wenn das Fieber nach drei

Tagen Wadenwickeln im Bett, Hühnerbrühe mit Reis, heißer Milch mit Honig und Vorlesen grausiger Märchen zurückgegangen ist, war es ein vergleichsweise harmloser Effekt. Wenn nicht, hat die diagnostische Erwartung der Eltern und Kinder getrogen, die Interventionen Wadenwickel, Hühnerbrühe mit Reis, heiße Milch mit Honig und grausige Märchen hatten womöglich erfreuliche Nebenwirkungen, aber nicht den gewünschten Haupteffekt, und ein Besuch bei der Kinderärztin ist angezeigt.

Diese Kinderärztin geht vermutlich gar nicht selten nach einem ähnlichen Pfad vor, bei allen Unterschieden der Interventionen. Es werden von ihr viele, aber nicht alle diagnostischen Möglichkeiten vorab geprüft. Die von der Kinderärztin erarbeitete, immer noch durchaus vorläufige Diagnose verbindet sie mit einer probeweisen Intervention und der zeitlich klar terminierten Erwartung, wann die Intervention wirken muss. Auch hier ist die Intervention Probe auf die Diagnose. Werden ihre Erwartungen nicht erfüllt, geht es endlich in die Uniklinik. Solche Pfade lassen sich graphisch darstellen:

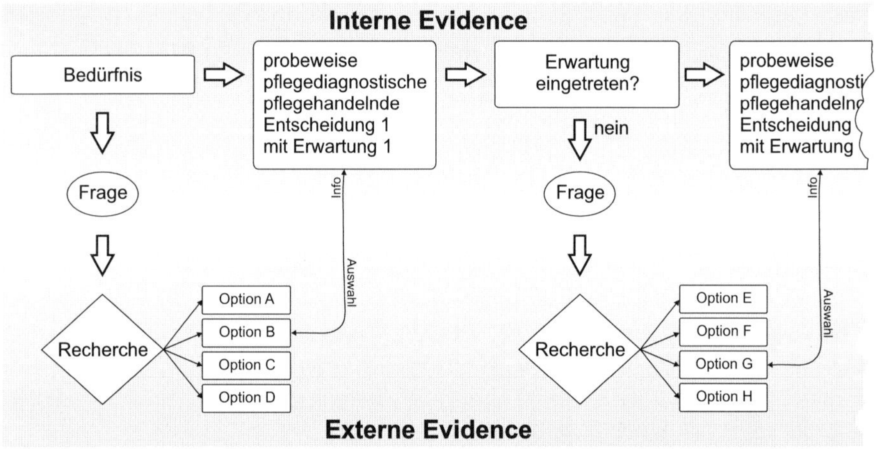

Abbildung 5.1: Verknüpfung externer (Erwartungen aus Beobachtungen Dritter) und interner Evidence (Wirkungen im Einzelfall) in Pfaden individueller Behandlung

Solche Pfade lösen also fortschreitend die beiden Probleme auf, die wir in den Kapiteln Grundlagen und Schritt 4 als entscheidende Grenzen von EBM und EBN ansprachen: a) Die externe Evidence, die Erfahrungen Dritter, liegen als Häufigkeiten vor, deren Übertragung auf den Einzelfall immer eine Entscheidung unter Unsicherheit, nie eine Ableitung im Sinne einer Subsumption ist. Unser Pflegebedürftiger kann ja genau die Ausnahme sein: jene eine Person, bei der die Intervention mit der *Number Needed-To-Treat* von 100 zu 1 wirkt. Und b) Externe Evidence scheint eher die Grundauswahl einer Therapie bei gesicherter

Diagnose zu unterstützten als die Berichtigung der Behandlung bei ungesicherter Diagnose und unerwartetem Verlauf.

So stark EBM und EBN also für die *summative Evaluation* schienen, so schwach kamen sie uns für die praktisch hochrelevante *formative Evaluation* vor. Beide Probleme lösen iterative Wenn-Dann-Pfade individualisiert: Externe Evidence steht nämlich nicht nur einmal, zu Beginn der Diagnose und Behandlung zur Verfügung, sondern jedes Mal, wenn eine Erwartung enttäuscht oder bestätigt wurde. Aus der internen Evidence folgt (Schritte 1 und 2) eine Frage an die externe Evidence, deren Literaturlage (Schritte 3 und 4) eine Wirkung innerhalb eines bestimmten Zeitraums erwarten lässt. Mit dieser Erwartung entscheiden wir uns probeweise für eine Intervention. Trifft sie nicht ein, sind die weiteren Möglichkeiten aktuell, die als externe Evidence (hoffentlich) dokumentiert sind.

Der Pfad selber entspricht der internen Evidence, aber an allen Scheidewegen der Entscheidung ist Gelegenheit, auf externe Evidence zurückzugreifen – solange die Zeit reicht. Und hier kommt der mögliche Nutzen der *Pflegeinformatik* in den Blick. Pflegeinformatik erzeugt kein Wissen. Sie stellt nur vorhandenes Wissen in Übersichten und Checklisten zur Verfügung, als Listen möglicher Interventionen, ihrer Voraussetzungen und zu erwartender Folgen, kombiniert in Wenn-Dann-Abfolgen. Solche Optionslisten können an Scheidewegen individueller Entscheidungen sehr nützlich sein. Sie ersetzen nicht die interne Evidence, sie machen den Rückgriff auf externe Evidence leichter.

5.2 Adaptation der Arbeitsorganisation

Adaptation ist in der Physiologie die Veränderungsanpassung eines Systems an ein anderes. Ein Teil der Welt wird damit für das System zur Umwelt, mit der es umgehen kann. Im Literaturwesen spricht man von Adaptation, wenn ein Roman in einem Drehbuch an die Bedingungen des Films angepasst wird.

Sind Ihre Arbeitsorganisationen Systeme, die sich an die bisher genannten EBN-Verfahren erst adaptieren müssen, um sie einsetzen (»applizieren«) zu können? Oder sind sie bereits hinlänglich an Evidence-based Nursing angepasst, um es nutzen zu können? Wenn sie sich an unsere Analyse der pflegerischen Problemlösungs- und Entscheidungssituation im Schaubild G.2 auf Seite 30 erinnern, lässt sich die Frage auch so stellen: Begünstigen die dort im rechten Kasten genannten Einflussgrößen, also Vorschriften, Faustregeln, Routinen, moralische und ökonomische Anreize, gesetzliche Regelungen insgesamt die Nutzung externer Evidence und interner Evidence für die Erfüllung der individuellen Pflegebedürfnisse im Arbeitsbündnis mit dem einzelnen Pflegebedürftigen?

Es spricht einiges für die Antwort: »Ja, pflegerische Arbeitsorganisationen in der Schweiz, Österreich und Deutschland sind an Evidence-based Nursing adaptiert und könnten Evidence-based Nursing applizieren. Den entsprechenden 5. Schritt des EBN-Verfahrens kann man sich daher bei uns sparen.«

Es spricht aber auch einiges für die Antwort: »Nein, der 5. Schritt, die Adaptation der Arbeitsorganisation zur Applikation von Evidence-based Nursing, ist auch hierzulande nötig.«

5.2.1 Ja, Pflegeeinrichtung und EBN sind gut aneinander adaptiert

Lassen Sie uns abwägen. Für die gelungene Adaptation sprechen auf den ersten Blick gesetzliche Regelungen. Pflegerische Maßnahmen müssen dem wissenschaftlichen Wissen entsprechen. Sonst sind sie Körperverletzung. Beruflich Pflegende, die entgegen wissenschaftlichem Wissen noch Maßnahmen anwenden, zum Beispiel Fönen und Eisen bei Dekubitus, begehen Körperverletzung und machen sich strafbar. Weder religiöse Traditionen noch der Auftrag des Klienten, er möchte gern geföhnt und geeist werden, entlasten den beruflich Pflegenden, der so etwas tut, vom Vorwurf der Körperverletzung.

Es gibt, das können wir an dem Beispiel erkennen, für die Pflege auch im deutschsprachigen Raum nur zwei akzeptierte Begründungssysteme. Das eine ist die Wissenschaft und das andere ist, wo er im Rahmen des wissenschaftlich Vertretbaren bleibt, der Wunsch des Pflegebedürftigen oder des Patienten. Das entspricht Evidence-based Nursing. Am Umgang mit Reinheitsgeboten, wie sie die meisten Religionen als Hauptteil ihrer Gebote insbesondere bei Speisen und Sexualität kennen, können Sie sich das klar machen.

Als beruflich Pflegende haben wir in Übereinstimmung mit Evidence-based Nursing (☞ Abbildung G.1 auf Seite 28) den Wunsch von Pflegebedürftigen, keine unreinen Speisen (also entweder Schweinefleisch oder Rindfleisch oder Unkoscheres) zu sich zu nehmen, unbedingt zu respektieren. Die nach dem Stand der Wissenschaft notwendige Nahrungsaufnahme ist immer auch mit reinen Speisen möglich. Wenn unsere Küche nicht in der Lage ist, nach den jeweils von den Pflegebedürftigen beanspruchten Reinheitsgeboten Essen zuzubereiten, müssen wir die Pflegebedürftigen an Einrichtungen verweisen, die das können. Aber, und das ist entscheidend, die Begründung dafür ist der Wunsch des einzelnen Pflegebedürftigen, nicht die Religion selber.

Wir selbst dürften nicht aus religiösen Gründen Pflegebedürftigen Speisen vorhalten, die sie wollen und gegen die wissenschaftlich nichts spricht. Aus organisatorischen Gründen kann es vernünftig sein, dass sich Einrichtungen auf bestimmte Reinheitsgebote spezialisieren und Anhänger anderer Religionen und Milieus weiter verweisen. Aber die Verweismöglichkeit, also das Vorhandensein entsprechender Einrichtungen zur Auswahl, ist entscheidend.

Dass Religion in der Regel nicht mehr beansprucht, Wissenschaft zu ersetzen oder gar zu dominieren, wird gerade an den im Gesundheitswesen zahlreichen kirchlichen Einrichtungen einschließlich der Wallfahrtsorte mit wunderheilenden Reliquien deutlich. Die meisten dieser Einrichtungen betonen, medizinwissenschaftlich oder pflegewissenschaftlich effektive Maßnahmen selber anzuwenden oder anwenden zu lassen und religiöse lediglich ergänzend, keinesfalls aber ersetzend anzuempfehlen. Angesichts der Grenzen der Wissenschaft ist es in der Tat oft sehr nachfühlbar, auf Ergänzung durch ein Wunder zu hoffen. Selbst die Wallfahrt soll aber heute in der Regel medizinische und pflegerische Behandlung nicht ersetzen, sondern ergänzen. In exakt diesem Sinne ist der wissenschaftliche Wirkungsnachweis als Entscheidungsgrundlage inzwischen weithin unbestritten. Pflegerische Arbeitsorganisationen und EBN-Arbeitsgruppen, wie wir sie vielfach durchführten, konnten an dieses Selbstverständnis anknüpfen. Der 5. Schritt der EBN-Methode, die Adaptation der Arbeitsorganisation zur Applikation von Evidence-based Nursing, erschien manchmal fast überflüssig.

5.2.2 Nein, Pflegeeinrichtung und EBN sind nicht gut aneinander adaptiert

Aber sobald es konkret und praktisch wird, stellt sich ein etwas anderer Eindruck ein. Was heißt Anerkennung der Wissenschaft? Stellen Sie sich vor, Sie hätten sich durch die Schritte 1–4 Klarheit darüber verschafft, dass eine bestimmte pflegerische Handlungsweise ab sofort zu ändern sei und teilen Ihren Vorgesetzten, Ihrer Kammer, der Krankenversicherung usw. dies ultimativ mit. Wohlgemerkt teilen Sie keineswegs nur mit, dass Sie Ihre Indikationsfreiheit, sofern Sie legal oder gewohnheitsmäßig eine solche Freiheit in Anspruch nehmen können, in Zukunft anders nutzen werden. Konsequent verlangen Sie auch von allen anderen, ihre Praxis Ihren Studienergebnissen anzupassen. Schon wenn Sie diese Vorstellung gedankenexperimentell prüfen, erkennen Sie, dass es so nicht ohne weiteres geht. Eine Reihe von Zwischenschritten sind zu regeln, um eine Arbeitsorganisation verbindlich an externe Evidence zu adaptieren. Darüber hinaus setzt eine gelungene Adaptation voraus, dass die für Ihre Arbeiten relevanten möglichen Studien überhaupt durchgeführt wurden. Auch das verlangt eine Reihe von Regelungen, die sich keineswegs von selbst ergeben.

5.2.3 Implementierungsmodelle

Das Ja und Nein der letzten beiden Abschnitte lässt sich so zusammenfassen, dass die Berufung auf Wissenschaft eine notwendige, aber keineswegs hinreichende Bedingung dafür ist, die alltäglichen pflegerischen Entscheidungen zusammen mit den Pflegebedürftigen und in Respekt vor deren autonomer Lebenspraxis evidence-basiert zu fällen.

Wie wir in Kapitel G.1 zu zeigen versuchten, geht es aber genau darum. Daher gibt es seit Mitte der 1990er Jahre eine wachsende Literatur, die über die Einführung von Evidence-basierter Praxis diskutiert (vgl. zum Beispiel Lomas, 1994; Haines & Jones, 1994; Kitson et al., 1998; Walshe & Rundall, 2001; Europarat, 2002; DiCenso et al., 2005; Sachs, 2006).

Bei ihrer Erörterung können wir uns kurz fassen, weil wir das Implementationsproblem bereits breit im Kapitel G diskutierten und sich zeigen wird, dass die grundlegenden Schritte für die Einführung in Einrichtungen die EBN-Schritte 1 (Aufgabe klären) und 2 (Frage stellen) sind.

5.2.4 Modelle, die auf Leitlinien, Standards, Kontinuierliche Weiterbildung und Qualitätsaudits setzen

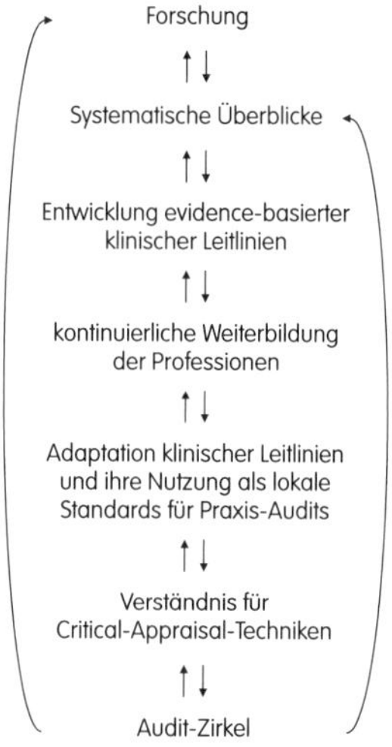

Abbildung 5.2: Implementationsmodell (eigene Darst. n. Haines & Jones, 1994)

Die meisten Implementationsmodelle setzen auf den Kreislauf von Forschung, Leitlinienentwicklung, kontinuierlicher Weiterbildung des Personals und Qualitätsaudits. Dieser Ansatz ist nicht verwunderlich. Das Instrument der Arbeitsanweisung wird seit Jahrhunderten genutzt. Seit Jahrhunderten werden immer wieder neue Praktiken eingeführt, und in der Regel benutzen sie zur Sicherung ihrer Verbindlichkeit diesen Kreislauf, wie ihn Haines & Jones (1994) für evidence-based Praxis zusammenfassten (☞ Abbildung 5.2). So plausibel dieses komplexe Modell von Rückkoppelungen ist, die starke Rolle, die Leitlinien in ihm spielen, wirft doch Gefahren auf, die Evidence-based Nursing gerade reduzieren will.

5.2.5 Gefahren von Leitlinien und Standards

Die gefährlichen, mit den Prinzipien von Evidence-based Nursing unvereinbaren Nebenwirkungen von Leitlinien und erst recht Standards liegen darin, dass sie die eigenverantwortliche Beschäftigung mit den Bedürfnissen und Ressourcen des Pflegebedürftigen als weniger wichtig erscheinen lassen können als die buchstäbliche Befolgung einer Leitlinie oder eines Standards (vgl. Behrens, 1999, 1996).

Das hängt mit dem Irrtum zusammen, das Einhalten von Standards und Leitlinien sei haftungsentlastend. Nur wer sich nicht an Standards und Leitlinien halte, müsse sich verantworten. Tatsächlich muss sich, wer sich an Standards hält, genauso verantworten wie der, der sich nicht an Standards hält. Denn verantworten müssen wir uns vor den individuellen Pflegebedürftigen. Diese Auffassung ergibt sich aus den Prinzipien von evidence-basierter Pflege, wie wir sie in Kapitel G.1 diskutierten. Deswegen ist dem Europarat (2002) zuzustimmen, dass das Nichteinhalten von Leitlinien keineswegs mit besonderen Sanktionen verknüpft werden sollte (vgl. Behrens, 2003b). Gerade in der Pflege ist diese Einsicht gefährlicherweise noch wenig verbreitet. Wie Meyer et al. (2006) zeigen, erfüllt zum Beispiel der Expertenstandard Dekubitusprophylaxe weder die Kriterien von evidence-basierter Pflege, wie wir sie hier darstellten, noch die des Europarates (Europarat, 2002).

5.2.6 Modelle, die auf Organisationskontexte und »Facilitatoren« setzen

Die Bedenken gegenüber einer zu starken Betonung von Leitlinien und Standards, vor allem aber die Misserfolge bei Implementationsversuchen (vgl. Kitson et al., 1998) haben zum Beispiel im britischen *Royal College of Nursing* (RCN) dazu geführt, auf Konzepte der Organisationsentwicklung zurückzugreifen. Die Entstehung und Entwicklung des Neuen in Organisationen ist seit Max Webers »Wirtschaft und Gesellschaft« ein Hauptthema der Soziologie lernender Organisationen (Oevermann, 1991; Behrens, 1982).

In dem Konzept von Kitson et al. (1998) hängt die erfolgreiche Implementierung von Forschungsergebnissen (in unserer Sprachregelung also von »externer Evidence«) von drei unabhängig voneinander zu erhebenden Faktoren ab:

1. der Güte der Evidence
2. dem Organisationskontext, in den eine neue Evidence-basierte Praxis eingeführt werden soll
3. der Güte der »Facilitatoren«, die ihre Kollegen dabei unterstützen, ihre Arbeitsgewohnheiten und Arbeitseinstellungen zu ändern.

In Funktionsschreibweise:

$$SI = f(E,C,F)$$

wobei SI für *Successful Implementation* (also erfolgreiche Einführung) steht, E für Evidence, C für *Context*, F für *Facilitation* und f(x) für Funktion von x (vgl. Kitson et al., 1998, S. 150).

Jede dieser drei Dimensionen (Evidence, Organisations-Kontext und Facilitation), die zusammen einen Würfel ergeben, hat eine eigene Güteschätzung. Diese stellen wir in den folgenden Abbildungen 5.3, 5.4 sowie 5.5 auf der nächsten Seite vor.

Da Kitson et al. (1998) gerade vier Einrichtungen als »Test-Fälle« in diesen drei Dimensionen verorten, kann offenbar von einer Testung des Modells noch keine

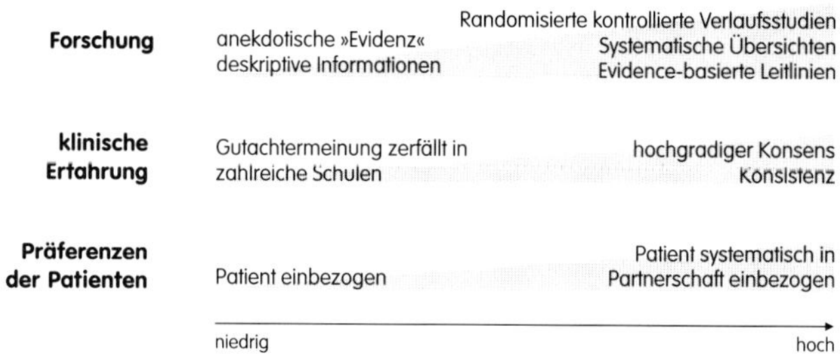

Abbildung 5.3: Dimension »Evidence«

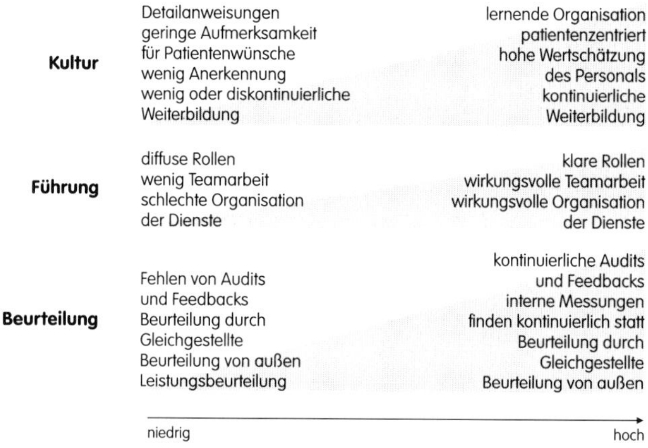

Abbildung 5.4: Dimension »(Organisations-)Kontext«

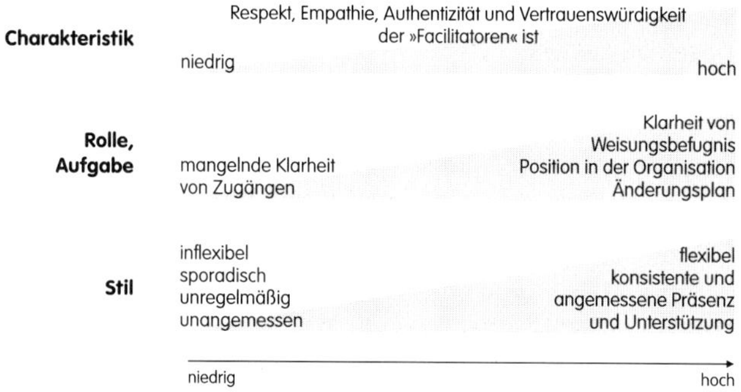

Abbildung 5.5: Dimension »Facilitation«

Rede sein. Auch diskutieren Kitson et al. (1998), wie sie selber als Forschungsdesiderat angeben (Kitson et al., 1998, S. 158), nicht, wie in diesem Interpretationsrahmen die äußerst erfolgreiche Implementation von neuen Praktiken, die gerade nicht auf Evidence beruhen, zu verorten wäre. Von einem getesteten oder verallgemeinerbaren Modell kann also noch keine Rede sein. Dennoch halten wir es für anregend, sich die drei Dimensionen zu vergegenwärtigen, auf denen eine erfolgreiche Implementation beruhen soll.

Der Vorzug solcher Modellierungen mit mehreren voneinander unabhängigen Dimensionen ist, dass die Dimensionen jede für sich gemessen werden und sich entwickeln können. Man kann sich zum Beispiel fragen, ob gute Facilitatoren den Einfluss schlechter organisatorischer Kontexte ausgleichen können. Für eine Antwort brauchen Sie allerdings eine hinlänglich große Zahl von Einrichtungen mit guten Facilitatoren, schlechtem Organisationskontext und umgekehrt gutem Organisationskontext und fehlender Facilitation sowie Einrichtungen, bei denen jeweils beide Dimensionen gleich gut oder gleich schlecht ausgeprägt sind. Dann können Sie eine quasi-experimentelle Interventionsstudie oder eine multivariat ausgewertete Beobachtungsstudie durchführen.

Auch Empfehlungen zur Einführung Evidence-basierter Pflege sollten selbstverständlich evidence-based sein. Sonst sähen wir den Splitter im Auge des anderen, aber den Balken im eigenen Auge sähen wir nicht. Mit vier Fallstudien ist eine Antwort, wie auch Kitson et al. (1998) schreiben, keinesfalls möglich. Um die Fallzahlen zu erhöhen, könnten die vielen Einrichtungen einbezogen werden, in denen seit Jahrhunderten immer wieder Neuerungen, seien sie evidence-based oder nicht, eingeführt werden.

Damit kommen wir zu den relevanten Fragen, die wir uns bei jeder Studie stellen (☞ Kapitel G.1 auf Seite 27): Sind die begründenden Ziele, die Prozessergebnisse und die Interventionen (☞ Kapitel G.1.3 auf Seite 39) so definiert und gemessen, wie es dem Konzept entspräche? Wie wird also erfolgreiche Implementation von Evidence-based Nursing definiert und erkannt?

Kitson et al. (1998) begreifen Evidence ähnlich wie wir in diesem Buch als »combination of research, clinical expertise, and patient choice« (Kitson et al., 1998, S. 150), also als Kombination von externer Evidence, wie wir sie aus Studien über Dritte zu erhalten hoffen, klinischer Expertise und der Vorliebe des Patienten. Evidence sehen sie also gerade nicht als Dominanz der externen Evidence über die pflegerische Entscheidung im Einzelfall in Respekt vor der Autonomie der Lebenspraxis des Patienten (vgl. Behrens, 2003b).

Wir spezifizieren diese »Kombination« daher in diesem Buch als eine pflegerische Entscheidung unter Ungewissheit im Arbeitsbündnis zwischen einzigartigen Klienten und Professionen, die sich bei dieser Entscheidung der vertrauenswürdigsten verfügbaren externen Evidence aus Studien bedienen. Soweit das Konzept, das wir mit Kitson et al. (1998) teilen.

Wie stellen Kitson et al. (1998) fest, ob diese Entscheidungsweise erfolgreich implementiert ist? Sie stellen es, wie die über den ganzen Artikel verteilten Beispiele zeigen, daran fest, ob sich die pflegerische Praxis entsprechend der evidencebasierten Leitlinie geändert hat. Das ist eine gegenüber ihrem eigenen Konzept stark verkürzte Messweise. Sie mag ihre Berechtigung haben, wo eine eindeutig und in allen Fällen schädliche Praxis trotz klarer externer Evidence und vorhandenen Facilitatoren nicht geändert wird (was sie in einigen ihrer Fallstudien finden). Aber diese Messweise wird ihrem Konzept Evidence-basierter Pflege nicht gerecht.

Allerdings ist zuzugestehen, dass dieses Konzept schwer zu messen ist. Verkürzte Messungen bergen aber die Gefahr, dass sich Gesundheitsprofessionen eher auf die Einhaltung vorgegebener Standards konzentrieren als auf Evidence-basierte Pflege (vgl. Behrens, 1996, 1999).

Ein ähnliches Erfassungsproblem wie bei der »erfolgreichen Einführung« ergibt sich bei der Erkenntnis der Dimension »Evidence«. Aus ihrem mit unserem übereinstimmenden Konzept, dass Evidence eine Kombination von externer Evidence (»Research«), klinischer Expertise und autonomer Vorliebe des Patienten in der individuellen pflegerischen Entscheidung ist, kommen Kitson et al. (1998) zu dem in unseren Abbildungen eben dargestellten Erfassungsvorschlag, der die Bestandteile der Kombination unabhängig voneinander und auf der Aggregationsebene der Organisation misst. Aus der klinischen Expertise im Einzelfall wird so das Vorhandensein eines breiten Konsens der Kliniker. Aus der Patientenentscheidung im Einzelfall wird das systematisch erhobene Feedback der Patienten bei der Entscheidungsfindung (vgl. Kitson et al., 1998, S. 150 f.).

Da auch diese Unter-Elemente von Evidence unabhängig voneinander gemessen werden, ergibt sich darüberhinaus folgender bemerkenswerte Effekt: Sicher wird sich eine Maßnahme, die dem breiten Konsens der Kliniker und den Präferenzen der Patienten entspricht, auch ohne starke externe Evidence leichter durchsetzen als eine pflegerische Maßnahme, für die zwar gute externe Evidence-Nachweise sprechen, die aber dem Konsens vieler Kliniker und den Präferenzen vieler Patienten widerspricht. Aber verfügt sie deshalb über weniger Evidence?

Sie sehen, wie schwer und zugleich wie nötig es ist, auch das Management von Implementationen auf Evidence zu gründen, wie es im Begriff des »Evidence-based Management« zum Ausdruck kommt (vgl. Walshe & Rundall, 2001). Wenn das Konzept von Kitson et al. (1998) auch, wie sie selber schreiben, über eine noch schlechte Konstrukt-Validität verfügt (vgl. Kitson et al., 1998, S. 158 f.), so stellt es doch wichtige Fragen, die in der Organisationsentwicklung breit erörtert wurden. Die Diskussion über »Facilitatoren« und organisationellen »Kontexten« bieten konzeptionell einen Anschluss zu unseren eigenen Erfahrungen, auf die wir im nächsten Kapitel zurückkommen.

5.2.7 Kliniker und Manager: integrierbar über Schritt 1 Aufgabenklärung und Schritt 2 Fragestellung

In einem berühmt gewordenen Artikel, der an Lomas (1994) anknüpft, diskutieren Walshe & Rundall (2001) evidence-basiertes Management im Gesundheitswesen. Zum großen Vergnügen der Gesundheitsprofessionen stellen sie darin die unterschiedlichen alltäglichen Erfahrungswelten und Berufswege von Klinikern und Managern gegenüber und fragen, wie die Manager überhaupt ein klinisches Konzept wie evidence-basierte Enscheidungsfindung verstehen und übernehmen können.

Während Kliniker täglich Entscheidungen mit ihren Pflegebedürftigen träfen und im Rückgriff auf externe Evidence und im Vorgriff auf die immer ungewissen Folgen rechtfertigen müssten (vgl. Kapitel G.1 auf Seite 27; Oevermann, 1991), seien Entscheidungen bei Managern seltener, ihnen gingen lange Vorbereitungs- und Bargaining-Prozesse voraus und der methodisch-kritische Rückgriff auf veröffentlichte kontrollierte externe Evidence sei viel weniger verbreitet (vgl. Walshe & Rundall, 2001, sie beziehen sich allerdings nur auf Manager in den englischsprachigen Ländern). Als Folge dieser alltäglichen Erfahrungen und ihrer Berufswege seien Manager weniger entscheidungs- und ergebnisorientiert als Kliniker. Für die Integration dieser beiden Welten schlagen sie unter anderem zwei Schritte als entscheidend vor, die wir Ihnen als (von uns eingeführte) erste beiden Schritte der EBN-Methode empfahlen. Manager und Kliniker sollten gemeinsam in den Schritt der Aufgabenklärung und den Schritt der Fragestellung integriert werden, dann könnten auch Manager das Ergebnis in seiner Relevanz verstehen (vgl. Walshe & Rundall, 2001). Diesen Vorschlag übernehmen wir gerne.

Wie wir in Tabelle G.1 auf Seite 49 darstellten, wäre es unserer Meinung nach allerdings naiv, von einer Identität der am Einzelfall und der an der Bevölkerung ausgerichteten Perspektiven auszugehen. Professionsethisch und für alle Pflegebedürftigen gefährlich ist aber, deshalb zuzulassen, dass unterschiedliche Perspektiven säuberlich auf zwei Gruppen, nämlich Kliniker einerseits und Manager andererseits, aufgeteilt werden. Das sehen nicht nur wir so; auch im Eid der Ärzte heißt es, dass jeder einzelne Arzt für die Gesundheit seines Patienten *und* für die Gesundheit der Bevölkerung zuständig ist.

5.3 Möglichkeiten der Implementierung durch Einzelne und kleine Gruppen

Unser Vorschlag geht nun keineswegs dahin, dass erst alle in Kapitel 5.2 auf Seite 263 genannten Zwischenschritte geregelt werden müssen, bevor Sie mit Evidence-based Nursing anfangen können. Vielmehr schlagen wir vor, bestehende organisatorische Anknüpfungspunkte von Neuerungen – zum Beispiel Qualitätszirkel – unter Hinweis auf den Organisationszweck mit zu nutzen (☞ Kapitel 1 ab Seite 73) und die Arbeitsorganisation solange eher allmählich zu adaptieren, bis hinreichend klar und akzeptiert ist, in welche Richtung grundlegendere Regelungen erfolgen müssen.

In den Kapiteln 4.10 auf Seite 250 und 5.2 auf Seite 263 haben wir – fußend auf den Grundlagen im Kapitel G.1 auf Seite 27 – begonnen, die Leitlinien, Arbeitsanweisungen und andere einrichtungsübergreifende sowie gesamtorganisatorische Maßnahmen zu diskutieren, die die Veränderung der Pflegepraxis begünstigen.

Im folgenden Kapitel geht es um die Frage, was Einzelne und kleine Gruppen in bestehenden Einrichtungen tun können. Sie wirken als »Facilitatoren«, die die Umstellung der Pflegepraxis erleichtern (☞ Kapitel 5.2.6 auf Seite 267). Am wichtigsten ist uns, daran zu erinnern, dass diese Einzelnen und kleinen Gruppen keinesfalls zu Personen werden dürfen, die die sechs Schritte der EBN-Methode stellvertretend für ihre Kolleginnen durchführen! Die Methode lebt davon, dass die Schritte 1 (Aufgabenklärung) und 2 (Fragestellung) von allen, die täglich pflegerische Entscheidungen treffen, durchgeführt werden, und die pflegerische Entscheidung und ihre Evaluation kann nur mit den Pflegebedürftigen zusammen getroffen werden (Schritte 4, 5 und 6). Nur technische Zwischenschritte, zum Beispiel die Literatursuche, sind delegierbar (vgl. Kapitel G.1.3 auf Seite 39). Im Folgenden werden Möglichkeiten dargestellt, wie man Evidence-based Nursing an einer Institution einführen kann – nicht zu verwechseln mit dem 5. Schritt der EBN-Methode! Zur besseren Übersichtlichkeit wurde eine Unterteilung in Einzelpersonen und Gruppen vorgenommen.

5.3.1 Einzelpersonen

Personen können als Promotor, Prozessbegleiter, Pflegeexperte oder Lehrer für die Implementierung von Evidence-based Nursing an einer Institution zuständig sein.

5.3.1.1 Promotor

Der Promotor ist Mitglied im Pflegeteam und arbeitet im »normalen« Betrieb mit, allerdings nur reduziert, mindestens mit einer halben Stelle; die andere Hälfte seiner Zeit verbringt er damit, Probleme, die das Team in der täglichen Praxis vorgefunden hat, mit Hilfe der EBN-Methode zu bearbeiten.

Der Vorteil ist, dass er direkt vor Ort ist und als Mitarbeiter auf der Station hautnah die Praxis erlebt; zudem ist er im Team integriert, so dass Änderungen von seinen Kolleginnen leichter akzeptiert werden. Ein Nachteil ist, dass er, um EBN anwenden zu können, über ein großes Zusatzwissen verfügen muss (Statistik, Sprache, Datenbanken usw.) und dieses Wissen zu aufwendig zu erwerben ist, um ihn nicht die Fragestellungen auch von Stationen bearbeiten zu lassen, in denen er nicht arbeitet. Dadurch werden »Promotoren« zu »Prozessbegleitern«.

5.3.1.2 Prozessbegleiter

Im Gegensatz zu einem Promotor ist ein interner Prozessbegleiter für die gesamte Institution zuständig: Er wird nach Bedarf in verschiedenen Bereichen eingesetzt und begleitet dort die Einführung neuer Konzepte. Diese Konzepte können zum einen von ihm mit EBN erstellte Veränderungen sein, die er nun bei der Implementierung in die Praxis begleitet (= der 5. Schritt der EBN-Methode) oder zum anderen diverse Konzepte, wobei die bei deren Umsetzung auftauchenden Probleme vom Prozessbegleiter mit EBN bearbeitet werden.

Der Vorteil ist, dass man eine geschulte Fachkraft hat, die an Brennpunkten bei Bedarf eingesetzt werden kann und die dann auch eine Zeit lang vor Ort in der Praxis mitarbeitet, um ein Gespür für die Probleme zu bekommen. Da der interne Prozessbegleiter nicht wirklich zum jeweiligen Team gehört, ist die Akzeptanz für Veränderungen von Seiten der Kollegen her sicherlich geringer als beim Promotor.

5.3.1.3 Pflegeexperte

Am weitesten von der Basis entfernt arbeitet der »Pflegeexperte«, der für die Qualität der Pflege in der gesamten Institution verantwortlich ist und sich darum bemüht, Pflegeinterventionen auf eine wissenschaftliche Basis zu stellen und die Pflegequalität somit zu sichern bzw. zu verbessern.

Der Pflegexperte kann auch die Stelle eines Qualitätssicherungsbeauftragten innehaben oder bei größeren Kliniken für den ärztlichen Bereich mit verantwortlich sein, zum Beispiel als EBHC-Beauftragter (EBHC = *Evidence-based Health Care*, evidence-basierte Gesundheitsversorgung). Er unterstützt die AG Pflegestandards oder die AG Pflegeleitlinien sowie den Qualitätszirkel des Krankenhauses und begleitet zusätzlich am Haus laufende Forschungsprojekte. Von Vorteil ist, dass man mit einem Pflegeexperten einen Spezialisten, der idealerweise Pflegewissenschaft studiert hat, für den EBN-Bereich hat.

5.3.1.4 Lehrerinnen und Lehrer: Pflegeforschung in der Grundausbildung

In Österreich, Deutschland und der Schweiz entstammen die Lehrerinnen und Lehrer der Schulen für Gesundheitsfachberufe in der Regel diesen Berufen und halten verhältnismäßig engen Kontakt zu den Ausbildungseinrichtungen. Viele Lehrerinnen und Lehrer begleiten mit ihren Schülerinnen und Schülern Praxisprojekte, in denen eine Station oder ganze Einrichtung ihre Pflegepraxis neu gestaltet. In diesem Sinne ist vielen Einrichtungen die Unterstützung bei der Auswahl und Bewertung externer Evidence sehr willkommen, die Lehrerinnen und Lehrer von ihrer Bildung her gut leisten können.

Seit Anfang 2004 steht in den verbindlichen Curricula der Grundausbildung für Pflege- und Gesundheitsberufe »Pflegeforschung«. Das ist von großer Bedeutung – allerdings keinesfalls nur deswegen, weil es sinnvoll wäre, dass Auszubildende

»Ergebnisse der Pflegeforschung« auswendig lernen. Es geht weniger um »Ergebnisse der Pflegeforschung«, vielmehr geht es um die Wiederaneignung einer *forschenden Haltung*, die sich für das ganze Leben anzueignen viel wichtiger ist als jedes Einzelergebnis.

Diese Haltung, selber zu forschen statt Eminenzen nachzubeten, hat, wie Sie wissen, Melanchthon vor 500 Jahren an unserer Universität Wittenberg propagiert, indem er aus der Liebeslyrik von Horaz das »sapere aude« (etwa: »Trau' Dich, selber nachzuforschen«) zum Motto machte. Der preußische Universitätsreformer Wilhelm von Humboldt hat vor 200 Jahren dieses Motto in die Universitätspraxis als Organisation von Lernprozessen als die »Einheit von Forschen und Lehren« umzusetzen versucht: Ab dem Ende der Adoleszenz, mit 16/17 Jahren, werden Studierende nicht mehr als Kinder pädagogisiert (das griechische Wort »Pad agogos« heißt übersetzt »Knabentreiber«), sondern als Erwachsene in die Gemeinschaft der Forschenden aufgenommen. Sie eignen sich Wissen und Fähigkeiten in Forschungsprozessen an, in denen sie nicht als mit einem Trichter zu füllende leere Flaschen, sondern als kritische Kollegen ihrer Professoren arbeiten.

Was heißt das praktisch, und wozu soll diese Organisation von Lernprozessen gut sein? Diese Organisation vermittelt schon zu Beginn der Ausbildung die unersetzbare Erfahrung, dass ein Professor, der sich auf seine hierarchische Stellung statt auf die jederzeit durch jeden Studienanfänger falsifizierbare Forschung beruft, sich lächerlich macht. Die Anfänger (»Novizen«) erleben den Unterschied von Eminenz und Evidence hautnah. Dieses Erlebnis konnte und kann man nicht überall haben: In vielen Arbeitsbereichen scheint im Gegenteil etwas deshalb zu gelten, weil es die Chefin oder der Chef sagt, und nicht, weil es die heftigen Falsifizierungsbemühungen ihrer Untergebenen nachprüfbar überstanden hat.

Und auch daheim trug der klassische väterliche Familienvorstand nicht die Beweislast für die Richtigkeit seiner fürsorglichen Weisungen gegenüber seinen Kindern. Insofern war und ist die Erfahrung der Humboldtschen Gemeinschaft von Forschen und Lehren für die jungen Leute eine ungewohnte Erfahrung. Sie unterschied und unterscheidet sich von der praktischen Tätigkeit, in der unter Handlungsdruck schnell entschieden und erst dann manchmal begründet werden muss. In der »Praxis« kommt der Entscheidungszwang oft zuerst und dann der Begründungszwang, in der Forschung ist es umgekehrt.

Selbst für das Universitätsleben im alten Preußen war der Vorrang der Evidence vor der Eminenz ein ungewöhnliches Erlebnis. Vergegenwärtigen Sie sich nur all die gravitätische Würde, den Pomp und das Brimborium, mit denen ein Professor damals einherschritt, und die Gesten der Servilität, von denen er umgeben war. Er war wirklich eine Eminenz in einer stark geschichteten, nahezu ständischen Gesellschaft der Wichtigkeit und der Wichtigtuerei. Und nicht nur im Widerspruch zu dieser Eminenz, sondern auch im Schutz dieser Eminenz gedieh, wenn es gut ging, die Erfahrung der jungen Leute, dass Evidence absoluten Vorrang hat vor Eminenz. Diese prägenden exemplarischen Erlebnisse waren (und sind) der Sinn der Humboldtschen Einheit von Forschen und Lehren in der Erwachsenenbildung.

Aber wozu sollen Leute, die gar nicht Professoren werden oder die Forschung zu ihrer Praxis machen wollen, in solchen – zweifellos für jeden Menschen äußerst erlebnisreichen Bildungsprozessen – viel Zeit verbringen? Müssen Pflegeschüler wirklich forschen? Ist das bei Zeit- und Mittelknappheit wirklich nötig oder handelt es sich eher um eine Veranstaltung kultureller Bildung, für die berufliche Ausbildungszentren nicht zuständig sind?

Diese Fragen lassen sich keineswegs für alle Berufe eindeutig bejahen. Aber für all jene Berufe, die mit Patienten und Klienten Arbeitsbündnisse einzugehen haben, ist völlig klar: diese Bildungsprozesse sind für die Grundausbildung unverzichtbar. Sie stehen zu recht in den Ausbildungscurricula.

Das hat mehrere Gründe.

Erstens: Forschende Haltung

Bei pflegenden und anderen Gesundheitsberufen geht es nicht darum, den Einzelfall nur unter eine generelle Regel zu subsumieren und ohne Berücksichtigung seiner Besonderheiten zu traktieren. Das unterscheidet pflegende und andere Gesundheitsberufe von Straßenbahnkontrolleuren (»Wer keinen Fahrschein hat, zahlt 40 €, gleichgültig, warum er keinen Fahrschein hat!«). Die Tätigkeit der pflegenden und anderen Gesundheitsberufe setzt eine forschende Haltung voraus. Diese Haltung fällt nicht vom Himmel – sie muss in Bildungsprozessen der Einheit von Forschen und Lehren entwickelt werden.

Zweitens: Beurteilung von Studien

Oft hören wir, Auszubildende sollten Studien lesen, aber nicht Studien durchführen können. Studienlesen ist aber zunächst wirklich nicht leicht. Man kann nur sehr schwer Studien lesen, wenn man selber nie eine gemacht hat. Dafür haben wir sehr viele praktische Erfahrungen. Unsere Kursteilnehmer lernen schnell (und erst recht von Ihnen als Leserinnen dieses Buches nehmen wir das an), jede Studie methodisch in Grund und Boden zu kritisieren. Das ist auch gut so. Das macht Spaß, und viele tun es mit Schmackes. Es ist wichtig, Mängel und Einschränkungen erkennen zu können. Aber die nächste Stufe der beruflichen Entwicklung verlangt, die erkannten Einschränkungen der Studien im Hinblick auf die Entscheidungen im Einzelfall des Klienten zu gewichten. Diese Abwägung vornehmen kann nach unserer Erfahrung fast nur jemand, der selber mit der Durchführung von Studien Erfahrungen hat.

Forschungsergebnisse werden schnell durch weitere ausdifferenziert, Wissen erweitert sich schnell. Aber die Fähigkeit und die Haltung, zu forschen, sind ein ganzes Berufsleben nützlich und nötig.

Drittens: Blick für die elementaren Forschungsprozesse von Kindern und Jugendlichen
Nicht selten wird Lehrern die Notwendigkeit und die Fähigkeit abgesprochen, zu forschen. Das unterschiede selbst Lehrerstudiengänge an Universitäten von den Masterstudiengängen derselben Fächer. Manchmal wird damit sogar begründet, dass Lehrer gar nicht an die Universität gehörten, sondern besser an Berufsakademien. Das erscheint uns falsch. Gerade Lehrer müssen zu forschen gewohnt sein, nicht zuletzt, um die elementaren Forschungsprozesse von Kindern und Jugendlichen erkennen und an sie anknüpfen zu können. Wer mit kleinen Kindern Umgang hat, weiß, dass schon ihr Forscherdrang kaum zu bezähmen ist (Prüfen aller Gegenstände durch Lutschen, Pulen, Auf-den-Boden-Schlagen und Auseinandernehmen). Trotz aller Zähmung im Kindergarten, in der Schule und in der Universität muss ich ein Rest des Forscherdrangs und der anfänglichen Wissbegier erhalten haben, sollen Lernprozesse überhaupt noch möglich sein.

Lehrer, die diese forschende Haltung nicht vermitteln, hätte Melanchthon vor 500 Jahren »Dunkelmänner« genannt oder Schlimmeres.

5.3.2 Gruppen

Weiterhin kann man die EBN-Methode auch durch Gruppen einführen, wobei vorher genannte Einzelpersonen in diesen Gruppen aktiv werden können (und sollen).

5.3.2.1 Qualitätszirkel

In vielen Einrichtungen finden Sie Qualitätszirkel, die ein Problem analysieren und Lösungen erarbeiten. Diese Qualitätszirkel müssen sich schon heute, wollen sie erfolgreich sein, der Aufgaben ihrer Einrichtung bewusst werden und präzise Fragestellungen formulieren können. Es bedarf fast keiner weiteren Ausführung, dass nach Techniken wie *Brainstorming*, die die eigenen Erfahrungen und Ideen ans Licht heben, auch externe Evidence aus der weltweiten Literatur zu einer gegebenen Fragestellung viel beitragen kann. Die Integration der EBN-Schritte in Qualitätszirkel liegt also sehr nahe. In manchen Einrichtungen werden diese Qualitätszirkel auch als »Arbeitsgemeinschaft Pflegeforschung« betrieben.

5.3.2.2 Ausbildung allgemein

Eine große Bedeutung sollte man der Ausbildung beimessen, denn hier werden die Grundsteine für die spätere berufliche Praxis gelegt – wo ist es also sinnvoller, mit EBN zu beginnen? Eine mögliche Variante wäre, dass Auszubildende während ihres Praxiseinsatzes lernen, Probleme zu erkennen und zu formulieren. Während der Unterrichtseinheiten können sie dann – mit professioneller Unterstützung – diese Probleme bearbeiten, indem sie in Datenbanken nach möglichst gutem

Wissen suchen, dieses Wissen unter fachkundiger Aufsicht beurteilen lernen und ein Konzept entwickeln, die Früchte ihrer Arbeit wieder in die Praxis zu bringen, zum Beispiel in Form von Leitlinien oder Empfehlungen an die AG Pflegestandards. Der Vorteil besteht darin, dass von der Pike auf EBN trainiert wird und die Auszubildenden hoch motiviert sind. Ein Nachteil besteht darin, dass die Akzeptanz der Empfehlungen von Seiten der erfahrenen Praktiker sicherlich eher gering sein wird.

5.3.2.3 »POL« insbesondere: Schleiermachers ethische Frage – Für eine evidence-basierte Pädagogik des problemorientierten Lernens

Das Konzept des an Patientenproblemen orientierten Lernens ist in engster Verbindung mit dem Konzept Evidence-based Medicine an der McMaster University bei Toronto entstanden. Ja, man geht nicht zu weit zu sagen, dass beide kaum unabhängig voneinander denkbar sind.

Wissen muss nach dem Konzept Evidence-basierter Praxis auffindbar sein, um problemorientiert gelernt werden zu können. Und umgekehrt: Problemorientiertes Lernen folgt aus dem Konzept der Evidence-basierten Praxis. Das ist im Folgenden kurz zu belegen. Bei dieser engen Verbundenheit problemorientierten Lernens und evidence-basierter Praxis stellt sich die spezielle Frage, ob nicht »POL«, problemorientiertes Lernen, der Königsweg der Vermittlung von Evidence-based Nursing in die Praxis ist. Zu dieser Frage liegt erstaunlich wenig Evidence vor. Doch der Reihe nach:

Pädagogische Interventionen gehören zu den einschneidensten und folgenreichsten Interventionen, die Menschen überhaupt einander angedeihen lassen und zufügen. Was ist eine Operation verglichen mit zwei Jahren Schule? Die Grundforderung evidence-basierter Pädagogik hat der Philosoph, Theologe und Pädagoge Friedrich Schleiermacher vor mehr als zwei Jahrhunderten in Halle und Berlin formuliert: Pädagogische Interventionen sind so einschneidende und nebenwirkungsreiche Interventionen, dass sie ethisch nur gerechtfertigt werden können durch ihre nachgewiesene positive Wirkung, die die Erzogenen mit großer Häufigkeit tatsächlich erleben. Schleiermacher sah: Viele pädagogische Maßnahmen genügten diesem ethischen Kriterium einer, wie wir heute sagen würden, »evidence-basierten Pädagogik« nicht.

Diese überwiegend positive, nachweisbar mit großer Häufigkeit beim einzelnen Individuum auftretende Wirkung ist ein notwendiges, aber nicht das einzige und deswegen auch nicht das hinreichende Kriterium evidence-basierter Pädagogik. Pädagogische Interventionen sind (wie pflegerische und ärztliche) nur zu rechtfertigen, wenn das ausdrückliche Mandat, der ausdrückliche Auftrag des Individuums hinzukommt, das geschult oder behandelt werden will.

Dieses ausdrückliche individuelle Mandat muss zum Nachweis der wahrscheinlich überwiegend positiven Wirkung hinzukommen. Sonst kann von einer evidence-basierten Intervention nicht die Rede sein. Allein aus »externer Evidence«, also aus den guten Erfahrungen Dritter, sind Interventionen nicht zu rechtfertigen. »Interne Evidence«, also die nur vom einzelnen Individuum selbst auszudrückenden Wünsche, biographischen Erfahrungen und Relevanzen, stellt nämlich erst die Frage bereit, mit denen externe Evidence aufgeschlüsselt und genutzt werden kann. Ohne interne Evidence bleibt externe Evidence eine ziemlich irrelevante Ansammlung der Erfahrungen Dritter.

Bei der entscheidenden ethischen Bedeutung, die schon Schleiermacher der »Evidence-Basierung« pädagogischer Interventionen gab, erstaunt eine merkwürdige Entwicklung: In der Pädagogik sind Studien zur Evidence-Sicherung von Interventionen noch seltener als in den Gesundheitsberufen. Das passt schlecht zu der Tatsache, dass pädagogische Eingriffe viel einschneidendere und folgenreichere Interventionen sind als die meisten gesundheitsbezogenen Eingriffe.

Es kann an dieser Stelle nicht ausführlicher darüber nachgedacht werden, womit dieses überraschende Defizit der Pädagogik nach Schleiermacher zusammenhängen mag. Methodische Probleme der Anlage von Studien können der Grund nicht sein. Diese methodischen Probleme treten nämlich bei Pflegestudien und anderen Studien im Gesundheitsbereich genauso auf.

Vielleicht sind seit Schleiermachers Zeiten in immer mehr Lebensbereichen Bildungszertifikate und Prüfungszeugnisse immer wichtiger geworden für den Zugang zu sozial ungleich verteilten Chancen. Die Notwendigkeit, alle möglichen Schul-Prüfungen zu bestehen und deren Zeugnisse vorzuweisen, ist immer selbstverständlicher geworden. Vor dieser Notwenigkeit verblasst die Frage, ob eine pädagogische Intervention außer ihrer unbestreitbaren »Prüfungsrelevanz« auch noch interne und externe Evidence für die weitergehende Lebensrelevanz für sich hat.

Vor diesem Hintergrund verwundert es nicht, dass die Bewegungen des problemorientierten Lernens und der Evidence-basierten therapeutischen Praxis eng zusammenhängen, ja fast identisch sind. Sie sind durch einen gemeinsamen Gründungsmythos verbunden, der sich vielleicht sogar tatsächlich so zugetragen haben mag: An der kanadischen McMaster-Universität fühlten sich einige Studierende unwillig und überfordert, immer neue Therapiemodelle auswendig zu lernen. (Solche Studierende sollen auch heute immer wieder vorkommen.) Sie meldeten sich und fragten den Professor lernunwillig, ob es denn für die gerade zu lernende Therapie außer theoretischen Plausibilitätserwartungen auch Belege der tatsächlichen Wirksamkeit bei Patienten gäbe. Der so frech gefragte Professor muss ein bewundernswert ehrlicher Mensch gewesen sein, wie er ganz selten vorkommt. Er soll nämlich geantwortet haben, von solchen Belegen sei ihm gerade nichts Hinreichendes bekannt. Dafür wisse er aber sicher, dass diese Therapie im Lehrplan stünde und höchst prüfungsrelevant sei.

Was folgte, ist bekannt: Die antiautoritär maulenden Studierenden verlangten, von konkreten Patientenproblemen ausgehend selbstständig Studien mit Wirksamkeitsbelegen zu suchen, die Studien zu prüfen und in gemeinsamer Erörterung auf den Einzelfall zu beziehen. So würden sie es ja auch als Therapeuten in der Praxis tun müssen. So stellten sie sich ein sinnvolles Studium vor. Mit dem Auswendiglernen von Therapiemodellen (ohne von ihnen zu prüfenden Relevanz- und Wirksamkeitsnachweisen) solle man sie in Ruhe lassen.

In dieser – später in den Studierendenvertretungen der medizinischen Fakultät nahezu weltweit populär gewordenen – Vorstellung des problemorientierten Lernens finden sich bereits alle Schritte evidence-basierter Praxis im Ansatz angelegt: Von der internen Evidence des individuellen Klienten ausgehend wird die externe Evidence befragt, um die interne, entscheidungsrelevante Evidence des Klienten individuell fortzuentwickeln.

Die maulenden Studierenden schrieben Buch nach Buch über »Evidence-based Medicine«. In den wissenschaftlichen medizinischen Fachgesellschaften der Erde wie im Versorgungsmanagement verbreitete sich zumindest das Wort »EBM« einer Mode gleich und transportierte teilweise auch den Inhalt. Alle Trainings in »Evidence-basierter therapeutischer Praxis« folgten den Grundzügen des problemorientierten Lernens. Studien wurden von den Teilnehmern nicht an sich kritisch bewertet, sondern ausgehend von einem Fall und im Hinblick auf diesen Fall analysiert. Evidence-based Nursing öffnete evidence-basierte Praxis für hermeneutisch-interpretative Methodenverständnisse und widmete sich verstärkt der internen Evidence.

Vielleicht erwarteten sich die antiautoritär nölenden kanadischen Studierenden vom »problemorientierten Lernen« eine zeitliche Entlastung. Dann täuschten sie sich gewaltig. Problemorientiertes Lernen ist zeitlich aufwendiger als Frontalunterricht und das Auswendiglernen von Checklisten und Spickzetteln. Wenn das Ziel die kurzfristige Vorbereitung auf eine Multiple-Choice-Klausur ohne nachhaltige Wirkung auf Gedächtnis und Habitus ist, dann ist problemorientiertes Lernen wohl keinesfalls der effizienteste Weg.

Wieweit steht es mit dem Wirkungsnachweis von problemorientiertem Lernen auf das Ziel, bessere Therapeuten auszubilden? Selbstverständlich erwarten die geneigte Leserin und der geneigte Leser dieses Buches, dass die Vertreter evidence-basierter Praxis und problemorientierten Lernens zu dieser Frage methodisch anspruchsvolle Studien vorgelegt haben. Die antiautoritären kanadischen, jetzt so berühmt gewordenen Studierenden werden doch wohl nicht gegenüber ihrem Lehrstoff die Evidence-Basierung eingeklagt haben und die eigene pädagogische Interventionsmethode des »Problemorientierten Lernens« davon ausgenommen haben? Wer die Backen so voll zum Pfeifen aufbläst, wird auch pfeifen müssen.

Es ist peinlich, es zuzugeben. Aber es liegen erstaunlich wenig methodisch vertrauenswürdige Studien zu den Wirkungen und Nebenwirkungen, Kontextbedingungen, Kosten und Nutzen des problemorientierten Lernens vor. Das stellte sich zum Beispiel im Rahmen der halleschen Habilitation von Christa Them in einer Kooperation der Universitäten Hall bei Innsbruck und Halle an der Saale heraus. Christa Thems eigene Pilotstudie, der Wirkungsvergleich zweier Lehrmethoden auf kurz- und mittelfristige Klausur- und Problemlösungsleistungen, hat da nahezu Piloniercharakter.

Vielleicht ist die Idee problemorientierten Lernens einfach zu plausibel und zu selten umgesetzt, um den Bedarf an Überprüfung und Studien genügend dringlich fühlbar zu machen. Hohe Plausibilität und seltene Umsetzung bilden die besten Voraussetzungen dafür, dass sich eine Idee weltweit als Ideal erhält. Aber es gibt keinen Grund, ausgerechnet bei der pädagogischen Intervention des problemorientierten Lernens auf die Evidence-Prüfung zu verzichten, die die Vertreter des problemorientierten Lernens sonst überall fordern. Wenn die Evidence-Basierung pädagogischer Arbeit eine ethische Grundforderung ist, wie sich von Friedrich Schleiermacher lernen lässt, dann bedarf auch die Pädagogik problemorientierten Lernens der Wirkungsprüfung.

In diesem Zusammenhang wird die Wichtigkeit des Buches von Price (2003) bzw. Price (2005) und der empirischen Untersuchung von Them & Behrens (2003) deutlich.

5.3.2.4 AG Pflegeforschung

In der »AG Pflegeforschung« treffen sich Pflegende von verschiedenen Stationen und Fachbereichen regelmäßig und tragen Probleme aus der Praxis zusammen. Unter Mithilfe einer EBN-geschulten Fachkraft formulieren sie daraus Fragestellungen, recherchieren in Datenbanken und beurteilen die gefundenen relevanten Studien. Anschließend versuchen sie, ihr neu gewonnenes Wissen in die Praxis umzusetzen, entweder direkt oder in Form von Pflegestandards. Die AG Pflegeforschung eignet sich gut, um in der gesamten Institution Probleme zu erkennen und systemweit zu bearbeiten. Auch der interdisziplinäre Ansatz mag bei der Lösung von Vorteil sein. Nachteilig ist die lange Zeit, bis Lösungsansätze für Pflegeprobleme erarbeitet werden – trifft man sich monatlich, können erste Ergebnisse, wenn die Mitglieder der AG vorher noch nicht mit EBN in Berührung gekommen sind, sicherlich erst nach frühestens einem Jahr erwartet werden. Daher empfiehlt sich zur Beschleunigung, einige Zwischenschritte durch Promotoren, Prozessbegleiter, Pflegeexperten oder andere Facilitatoren machen zu lassen.

5.3.2.5 Journal Club

Im Journal Club werden Probleme von der anderen Seite her angegangen; die Mitglieder treffen sich regelmäßig und stellen den anderen interessante Forschungsarbeiten vor, die ihnen beim Durchsehen von Fachzeitschriften aufgefallen waren. Man findet also, gelenkt durch Zufall und Interesse, die Lösung für ein potentielles Problem und hat nicht erst ein Problem und sucht dann nach einer Lösung. Der Journal Club benötigt nicht soviel Zeit, bis erste Ergebnisse vorliegen, da die Teilnehmer nicht recherchieren, sondern nur die Studien kritisch beurteilen – doch auch hierbei benötigen sie eine leitende Hand, gereicht durch eine EBN-Fachkraft. Da die Auswahl der Studien sich weniger nach den Problemen richtet, kann es sein, dass drängende Fragen aus der Praxis unbeantwortet bleiben.

5.3.3 Implementierungsprojekte im deutschsprachigen Raum

Im Folgenden möchten wir Ihnen exemplarisch einige ausgewählte Implementierungsprojekte aus dem deutschsprachigen Raum vorstellen. Sollten Ihnen weitere Projekte bekannt sein, würden wir uns über eine Rückmeldung sehr freuen.

5.3.3.1 EBN am LKH-Universitätsklinikum Graz/Österreich

Am LKH-Universitätsklinikum Graz wurde ein EBN-Projekt ins Leben gerufen, um die Pflegequalität durch die Implementierung von Forschungsergebnissen in die Pflegepraxis kontinuierlich zu verbessern. Hierbei wird das Projekt durch Kooperationen mit der Medizinischen Universität Graz im Rahmen des Studiums der Pflegewissenschaft und mit verschiedenen Gesundheitseinrichtungen unterstützt.

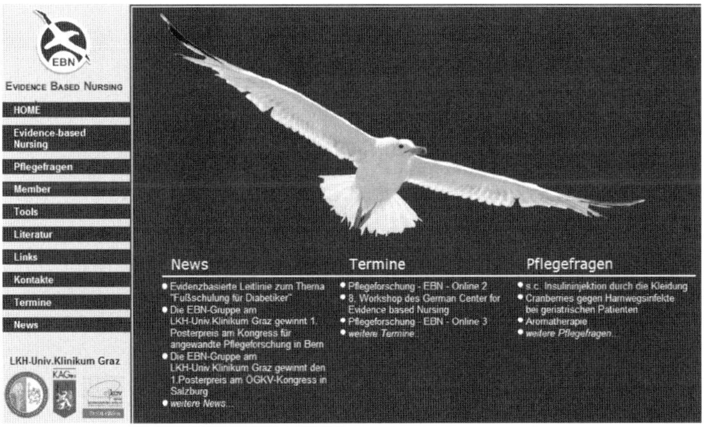

Abbildung 5.6: Umsetzungsprojekt »www.ebn.at« in Graz

Durch die *Integration in die Ausbildung* soll vor allem die Nachhaltigkeit der Einführung von evidence-basierter Pflege gesichert werden.

Um einen möglichst großen Kreis an Interessierten zu erreichen, wurden in Informationsveranstaltungen Projektergebnisse vorgestellt sowie Maßnahmen konzipiert, die die Akzeptanz von EBN erhöhen und die organisationsübergreifende Verteilung der gewonnenen Erkenntnisse gewährleisten. Ein *Journal Club* dient der konkreten Beantwortung von Pflegefragen: Probleme aus der Pflegepraxis werden anhand beantwortbarer Fragestellungen mit Hilfe der EBN-Methode bearbeitet und die Ergebnisse wieder in die Praxis zurückgeführt. EBN stellt damit eine konkrete Möglichkeit dar, eine Brücke zwischen Pflegepraktikern und Pflegewissenschaftlern herzustellen (vgl. Uhl, 2004).

Im Rahmen des Projektes wurde die *Internetseite* `http://www.ebn.at/` ins Leben gerufen, um EBN bekannter zu machen, Kooperationen mit Gesundheitseinrichtungen zu bilden und vor allem evidence-gestützte Pflegeergebnisse zur Verfügung zu stellen (vgl. Weiß et al., 2005).

Hierbei ist es aus naheliegenden Gründen nicht möglich, Pflegeprobleme von Besuchern der Homepage zu bearbeiten, sondern es werden bearbeitete Themen aus den Einrichtungen, die an dem Projekt beteiligt sind, in Form einer standardisierten Zusammenfassung der Öffentlichkeit zur Verfügung gestellt. Der Internetauftritt wird durch Literaturhinweise und einen Literaturclub, in dem Studien kritisch beurteilt werden, abgerundet.

5.3.3.2 »AG Evidence-based Nursing« in Brixen/Südtirol

Am Sanitätsbetrieb Brixen in Südtirol (Italien) wurde eine »AG Evidence-based Nursing« gegründet, in der Pflegende aus unterschiedlichen Disziplinen (Intensiv, Anästhesie, Pflegedienstleitung, Klinikhygiene, Ausbildung, Psychosomatik und Dialyse) betriebsinterne Pflegestandards erstellen.

Der Schwerpunkt der Arbeit liegt zum einen auf der methodisch hochwertigen Erarbeitung von im Idealfall interdisziplinären Behandlungsstandards, zum anderen aber auf der Akzeptanz und Umsetzung der erstellten Standards durch Pflegende.

Methodisch wurde nach einer sensitiven Recherche Primär- und Sekundärliteratur – bei einem Pflegestandard testweise auch ausschließlich Primärliteratur – kritisch beurteilt und in Empfehlungen umgesetzt, wobei das Vorgehen in einem begleitenden Handbuch zu den jeweiligen Standards transparent beschrieben wurde.

Alle Mitarbeiter des Sanitätsbetriebes erhielten die Möglichkeit, an einer Schulung teilzunehmen, auf der der neu erarbeitete Standard vorgestellt wurde und einzelne Techniken geübt werden konnten. Die Evaluation erfolgte in Form einer schriftlichen Prae-post-Befragung aller Pflegenden (vgl. Langer & Pflanzer, 2005).

5.3.3.3 EBN am Inselspital Bern/Schweiz

Am Inselspital in Bern wurde eine Strategie entwickelt, mit der eine Evidence-basierte Praxis in Pflege und Therapie in den nächsten Jahren eingeführt werden soll. Diese Strategie basiert auf der Zusammenarbeit von Pflegedienstleitungen, Pflegeexperten, Klinikvorsitzenden und Fachbereichsverantwortlichen und bereitet somit eine multiprofessionelle und interdisziplinäre Zusammenarbeit vor.

2005–2009 wird diese Strategie in den Kliniken mit der Unterstützung des Bereichs Pflegeentwicklung und Forschung und Expertenteams aus der Pflege innerhalb von sechs Teilprojekten (Positionierung und Kooperation, Kompetenzförderung, Aufbau Infrastruktur, Entwicklung klinischer Praxis, Aufbau Forschung und akademische Nachwuchsförderung, Evaluation) umgesetzt.

So haben die Kliniken bereits eigene Aufgaben- und Leistungsportfolios erarbeitet. Die Kompetenzförderung erfolgte über EBP-Informationsveranstaltungen für Pflegende, Intensivschulungen sowie einen *Journal Club*. Weiterhin wurde die EBP-Intranetseite ausgebaut, um den Weg zu Fachliteratur und der Umsetzung von Forschungswissen zu ebnen und Orientierung zu geben, wie eine klinische Fragestellung beantwortet und Patientenprobleme mit neuestem Wissen gelöst werden können. An Leitlinien für evidence-basierte Pflege- und Therapiestandards wird gearbeitet. Ferner wurde eine Forschungsagenda für das Inselspital erarbeitet, um alle Aktivitäten im Bereich Pflege- und Therapieforschung zu steuern und Forschungsprioritäten festzulegen. Auch ein Evaluationskonzept wurde erstellt, in das alle Zielgruppen einbezogen sind (vgl. Hantikainen, 2005).

6. Schritt: Evaluation von Wirkungsketten – Qualitätsmanagement und Evidence-based Nursing

6.1 Drei Ebenen der Evaluation

Der sechste Schritt der evidence-basierten Praxis, die Evaluation, ist vielleicht der wichtigste Schritt. Zumindest ist es, wie wir im Kapitel G.1.3 auf Seite 39 sahen, der Schritt, der den Pflegeprozess dynamisch erhält.

In diesem 6. Schritt erweist sich, ob die ersten fünf Schritte wirklich an den Bedürfnissen der Pflegebedürftigen orientiert sind. Wir könnten also unter dem »6. Schritt« dieses ganze Buch noch einmal ausbreiten. Lesen Sie lieber noch einmal vom Ergebnis her das einleitende Kapitel G.

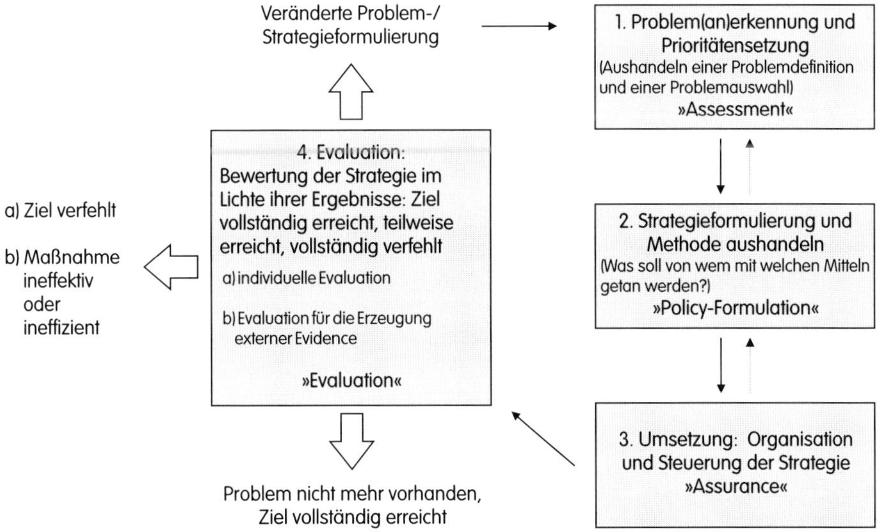

Abbildung 6.1: Problem(an)erkennung und Evaluationsspirale

Evaluation führt zu Ergebnissen auf drei Ebenen:

Ebene 1: Das Ergebnis ist (nicht) wie erwartet.
Das ist die einfachste Art der Evaluation. Jede Maßnahme beinhaltet ein gedanklich vorweggenommenes, erwartetes Ergebnis. Zum Beispiel erwarte ich bei einer fiebrigen Erkältung, dass nach drei Tagen das Fieber heruntergeht. Wenn es nach drei Tagen nicht heruntergegangen ist, frage ich mich, ob die Problemdiagnose nicht falsch war und es sich vielleicht um mehr als um eine fiebrige Erkältung handelt (☞ Kasten 1 in Abbildung 6.1 auf der vorherigen Seite). Oder die Maßnahme war bei mir nicht die richtige (Kasten 2). Oder ich habe mich gar nicht an die Maßnahme gehalten (Kasten 3). Solche Vergleiche zwischen antizipiertem Ergebnis und eingetretenem Ergebnis führen wir laufend durch. Es handelt sich um »Critical Pathways«, wie wir sie im Kapitel G.1.3 auf Seite 39 darstellten. Auf jeder Stufe wählen wir zwischen einer begrenzten Zahl von Alternativen: alternative Problemanerkennungen, alternative Maßnahmen, alternative Umsetzungen. Informationstechnik kann uns helfen, bekannte relevante Alternativen wahrzunehmen und nicht zu vergessen. Es handelt sich im Kern um Checklisten bekannter Problem-Lösungswege.

Ebene 2: Das Ergebnis ist wie erwartet, aber es entspricht inzwischen nicht mehr meinen Bedürfnissen.
Dieser Fall ist gar nicht so selten. Denn nicht nur eine Maßnahme braucht Zeit zu wirken. In dieser Zeit können sich auch die Pflegebedürftigen in ihren Vorstellungen, in ihren Leidens-Bereitschaften und ihren Zielen ändern. Nichts kann sie dazu zwingen, bei den Vorstellungen zu verharren, die sie bei der Entscheidung für eine Maßnahme hatten. Ebene 1 ist, was die Bedürfnisse und Vorstellungen der Pflegebedürftigen angeht, statisch: Zwar brauchen die Maßnahmen Zeit, aber die Pflegebedürftigen sollen ihre Vorstellungen und Ziele nicht ändern. Das ist unrealistisch. Eine gute Evaluation fragt nach diesen Änderungen, aber vermischt nicht die Evaluation der Ebene 2 mit der Evaluation der Ebene 1.

Ebene 3: Das Ergebnis ist wie erwartet, aber es wäre etwas Besseres möglich gewesen.
Dieser Fall ist hochrelevant. Stellen Sie sich vor, wie Ihre engagierten, wohlmeinenden und liebevollen Vorgänger im Pflegeberuf täglich die Ergebnisse von Fönen und Eisen bei Dekubitus evaluierten. Die furchtbaren Ergebnisse dieser brutalen Körperverletzung verunsicherten sie nicht, weil sie diese Ergebnisse aus jahrzehntelanger Erfahrung so erwarteten. Ihre Praxis wurde ihnen nicht problematisch. Die Ergebnisse des Fönens und Eisens stürzten sie nicht in eine Krise, weil sie die Ergebnisse nicht anders erwarteten.

Allgemeiner gesagt: Wir können uns nicht darauf verlassen, dass unerwartete Ergebnisse uns schon rechtzeitig in Krisen stürzen. Es bedarf der außeralltäglichen Anstrengung, jedes bewährte Verfahren so anzusehen, als wäre es in einer Krise.

Trotz Erfüllung der Erwartungen müssen wir es in eine Krise stürzen, um das Neue entdecken zu können.

Im Alltag kann man nicht permanent alles in eine Krise stürzen. Man würde sich handlungsunfähig machen (vgl. Kapitel G.2 auf Seite 57). Aber es gibt eine Tätigkeit, für die die Krise der Normalfall ist. In ihr wird, um Neues zu entdecken, jedes Vorgehen so angesehen, als sei noch etwas Besseres möglich. Diese Tätigkeit ist Wissenschaft, wie wir sie im Kapitel G.2 auf Seite 57 erörterten. Als Pflegewissenschaftler evaluieren wir jeden Einzelfall unter der Frage, ob er zur externen Evidence für bessere pflegerische Handlungen beitragen kann.

6.2 Die Evaluation von Struktur-, Prozess-, Prozessergebnis- und Zielerreichungsqualität

In der Abbildung 6.2 finden Sie vier Ebenen aufgeführt. Sie können Sie in zwei Richtungen lesen. Von unten nach oben, also vom Struktur-Input bis zum letztlich angestrebten Ziel, verläuft die Wirkungsrichtung (Wirkungskette). Von oben nach unten, also vom Ziel zum notwendigen Struktur-Input, bildet sich unser Wissen über notwendige Strukturen und Prozesse und damit erst die Möglichkeit, eine Struktur und einen Prozess zu begründen (Begründungskette).

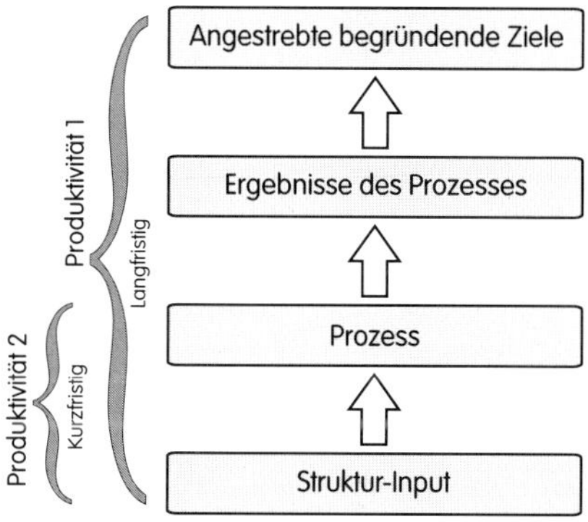

Abbildung 6.2: Ebenen der Qualität

Ein triviales Beispiel für die Begründungskette: Woher wissen wir, dass in einer Einrichtung mindestens 50% der Schwestern und Pfleger eine dreijährige Ausbildung absolviert haben müssen statt nur zum Beispiel 30% und soviel Föne wie anwesende ausgebildete Pfleger vorhanden sein müssen (also Merkmale der Strukturqualität)? Wir meinen es, weil zum Beispiel der Prozess »Fönen und Eisen bei Dekubitus« eben nicht von Hilfsschwestern durchgeführt werden könne und weil wegen der Häufigkeit des Fönens jede anwesende ausgebildete Pflegerin immer einen Fön haben müsse. Woher wissen wir, dass der Prozess »Fönen und Eisen« nötig ist? Wir denken es, weil wir zu wissen meinen, dass Fönen und Eisen Dekubitus lindert oder wenigstens seiner Verschlimmerung vorbeugt. Sobald wir erkennen, dass Fönen und Eisen im Ergebnis schadet statt nützt, bricht die Begründungskette zusammen: Weder der Prozess »Fönen und Eisen« ist mehr zu rechtfertigen noch die für ihn notwendige Struktur.

Allgemein gesprochen: Ich kann nichts über die notwendige Strukturqualität sagen, wenn ich nicht verlässlich weiß, welche Strukturen für welche Prozesse nötig sind, und ich kann nichts über Prozessqualität sagen, wenn ich nicht weiß, welche Prozesse für welche Ergebnisse nötig sind.

Ohne Evidence über die Wirkungen von Prozessen sind keine Aussagen über die Strukturqualität möglich. Das ist leichter gesagt als getan. Im Gesundheitswesen sind Strukturmerkmale fast immer leichter festzustellen als Prozessmerkmale und Prozessmerkmale leichter als Ergebnisse. Welche Ausbildungen das Personal hat und wie viele Föne inventarisiert sind, können Sie vergleichsweise leicht feststellen. Festzustellen, wie die KollegInnen tatsächlich arbeiten, das ist schon schwieriger. Und festzustellen, welche Wirkungen ihre Handlungen haben, das ist am schwierigsten.

Deswegen finden wir im Gesundheitswesen häufig Versuche, Strukturqualitäten zu definieren, obwohl man über die Wirkungen der Prozesshandlungen sehr wenig weiß. Möglicherweise ist die Unterscheidung von Struktur-, Prozess- und Ergebnisqualität deshalb so beliebt, weil sie das Missverständnis erleichtert, ohne Kenntnis der Ergebnisqualität könne man etwas über die Struktur- und Prozessqualität sagen. Tatsächlich geht das nicht. Jeder Aussage über einen notwendigen Prozess und die von diesem Prozess benötigte Struktur liegt tatsächlich ausgesprochen oder unausgesprochen eine Wirkungshypothese zu Grunde, die der Prüfung bedarf. Die Begründungskette ist nicht umkehrbar.

Und – allerdings selten durchgeführte – empirische Untersuchungen zum Zusammenhang von Ausbildung und tatsächlichen Handlungen im Gesundheitswesen haben schon manches Mal gezeigt, dass die gründlichere Ausbildung nicht mit selbstberichteter besserer Prozessqualität zusammenhängt (vgl. Behrens & Müller, 1993). Daher bezeichnen wir hier als Produktivität 2 das Verhältnis von Strukturkosten (zum Beispiel Personal, Ausbildung, Gebäude, Geräte) zum durchgeführten Prozess (zum Beispiel Zahl und Ausmaß pflegerischer Handlungen): Je weniger Strukturmittel für die Durchführung bestimmter pflegerischer Handlungen aufgewendet werden mussten, umso produktiver wurden diese Strukturmittel eingesetzt.

Als Produktivität 1 bezeichnen wir in Abbildung 6.2 auf der vorherigen Seite das Verhältnis von eingesetzten Mitteln zu bewirkten Ergebnissen. Es liegt auf der Hand, dass die Produktivität 1 die weitaus wichtigere ist als die Produktivität 2 und die einzige, die unsere pflegebedürftigen Klienten und die Kostenträger interessiert. Streng genommen muss ich etwas über die Produktivität 1 wissen, um die Produktivität 2 ermitteln zu können. Aber die Produktivität 2 wird viel öfter erhoben und ist für die interne Planung der Pflege durch die Pflegenden und ihre Leitungen auch unverzichtbar (☞ Kapitel 4.8 auf Seite 228).

6.3 Ergebnisse treten schon während, nicht erst nach einem Prozess auf

Sind Ergebnisse erst nach einem Prozess feststellbar? Wenn wir Sie davon überzeugen konnten, dass Sie erst die Ergebnisse kennen müssen, bevor Sie letztlich über die Qualität eines Prozesses und die Qualität einer Struktur etwas sagen können, haben Sie ein entscheidendes Kriterium der Studienbeurteilung für sich bereits gewonnen. Studien über pflegerische und andere therapeutische Interventionen sind in der Regel so aufgebaut, dass sie die Wirkungen einer pflegerischen Intervention durch den Vergleich messen, wie sich zwei Gruppen gleich Pflegebedürftiger mit und ohne diese Intervention entwickeln.

Darin lauert die Gefahr eines häufigen Missverständnisses, auf das wir Sie gleich zu Anfang hinweisen möchten. Es handelt sich um das Missverständnis, dass Ergebnisse in der Regel erst nach dem Prozess anfallen. Diese deutliche zeitliche Trennung kann vorkommen, muss es aber nicht. So messen Sie zum Beispiel die Wirkung von Wadenwickeln oder Medikamenten auf das Fieber erst einige Zeit nach Beginn dieser Maßnahme, und ob Sie Ihr Ziel, beim Katheter-Setzen eine Infektion zu vermeiden, erreicht haben, können Sie erst Stunden oder Tage nach dem Katheter-Setzen eindeutig feststellen. Noch länger werden die Zeiten, nach denen ein Schlaganfallpatient seine »schlechte Seite« nach rehabilitativer Pflege wieder bewegen kann, oder sich im FIM-, im Barthel- oder im RAP-Index Verbesserungen zeigen. Daher sind viele Untersuchungen zur Zielerreichung so aufgebaut, dass während des Pflegeprozesses nur gemessen wird, ob der Pflegeprozess vorschriftsmäßig durchgeführt wurde, und erst am nächsten Tag oder später die Ergebnisse aufgenommen werden. Üblich ist eine Trennung zwischen drei Zeitpunkten: t_1 (vor der Maßnahme), t_2 (Maßnahme) und t_3 (Ergebnis nach der Maßnahme).

Aber das ist unbegründet und missverständlich. Wichtige Ergebnisse treten zeitgleich mit dem Prozess auf. Bleiben wir beim Beispiel Katheter-Setzen. Der Schmerz und die Scham beim ungeschickten und indiskreten Kathetersetzen schießt Ihnen als Pflegebedürftige sofort durch den Leib, nur die Vermeidung der Infektion ist erst später feststellbar. Wenn Sie jetzt nur Langzeitergebnisse für die Ergebnisqualität heranziehen, haben Sie sich – ohne sich darüber Rechenschaft abzulegen – für eine Rangfolge entschieden: Die Vermeidung einer Infektion sei relevant, Schmerz und Scham seien nicht so relevante Ergebnisse. Oder bei einer Geburt: Das abgenabelte Kind in seinem Bett wäre das relevante Ergebnis – wie es der Mutter und ihrem Kind bei der Geburt ginge, wäre als Ergebnis irrelevant.

Allgemein gesprochen: Prozesse haben viele Ergebnisse, gleichzeitige und spätere. Nur unsere Klienten können entscheiden, welche dieser Ergebnisse ihnen wichtiger, welche nicht so wichtig sind. Keinesfalls dürfen wir uns als Pflegende anmaßen, diese Entscheidung dauernd unseren Klienten abzunehmen.

Das ist in der Praxis der Qualitätssicherung oft nicht leicht. Die Hauptschwierigkeit dabei ist nicht, dass manche Klienten Entscheidungen gerne aus dem Wege gehen und lieber jemanden hätten, der für sie die Verantwortung übernimmt. Die Hauptschwierigkeit ist, dass wir, um die Qualität einer Einrichtung zu beurteilen und zu entwickeln, zusammenfassender Dokumente und Kenngrößen bedürfen. Zum Beispiel wollen wir vorher wissen, bevor wir uns für eine Einrichtung entscheiden, wie dort die Qualität des Katheter-Setzens ist – nicht erst, wenn wir dort schon liegen. Dazu werden Dokumentationen und Statistiken entwickelt. Nun sind die einzelnen Ergebnisdimensionen unterschiedlich einfach festzustellen und zu dokumentieren. Infektionen sind einfacher zu dokumentieren als Schmerzen und Verletzungen der Scham. Das kann dazu führen, dass Infektionsvermeidungen eine größere Bedeutung für die zusammenfassende Beurteilung einer Einrichtung gewinnen als die Vermeidung von Schmerzen und Schamverletzungen – obwohl das die Pflegebedürftigen gar nicht so entschieden. Insofern kann allein vom Dokumentationssystem ein verfälschender Einfluss ausgehen. In neueren QM-Systemen ist das zu berücksichtigen.

Damit sind wir in der Abbildung 6.2 auf Seite 287 bei der Unterscheidung von Prozessergebnissen und letztlich angestrebten Zielen, also bei der dritten und vierten Ebene. Diese Unterscheidung wird in der Literatur in der Regel nicht gemacht, auch nicht von Donabedian. Sie ist aber für die Praxis von großer Bedeutung. Prozessergebnisse sind die Ergebnisse, die wir mit pflegerischen oder anderen therapeutischen Handlungen regelmäßig erreichen können. Letztlich angestrebte Ziele dagegen sind die biographisch relevanten Teilhabeziele, derentwegen Pflegebedürftige überhaupt an den Prozessergebnissen interessiert sind, die aber allein durch den Prozess nicht verwirklicht, sondern nur unterstützt werden können.

Solch ein Ziel ist zum Beispiel, wieder mit einer geliebten Person in der vertrauten Wohnung leben zu können. Ein solches Ziel kann Pflege offenbar nicht direkt verwirklichen. Pflege kann die Rückgewinnung körperlicher, seelischer und geistiger Fähigkeiten unterstützen, die Wohnung anpassen, die Angehörigen und die Pflegebedürftigen beraten, ausgefallene Fähigkeiten ambulant kompensieren – und damit einen Beitrag zum eigentlich angestrebten biographisch relevanten Ziel leisten.

Das ist keineswegs ein Spezialproblem der Pflege, sondern gilt in vielen Bereichen des Gesundheitswesens. So ist zum Beispiel das letztlich angestrebte Ziel der meisten medizinischen Rehabilitationen die Rückkehr in die Erwerbstätigkeit. Das können eine Rehabilitations-Klinik oder eine ambulante Einrichtung aber gar nicht direkt leisten, weil sie keine Arbeitsplätze ausschreiben und auch keine Stellenbesetzungen entscheiden können. Was diese Einrichtungen als Prozessergebnisse erreichen können, sind die Motivation und die Leistungsfähigkeit der Rehabilitanden sowie die rechtzeitige Beratung mit Arbeitgebern und andere Maßnahmen.

Sollten wir nur die gut beeinflussbaren Prozessergebnisse als Ziele nennen und die letztlich angestrebten Ziele wie bisher im Dunkeln lassen? Oder sollten wir umgekehrt nur die letztlich angestrebten Ziele als relevante Ergebnisse gelten lassen und den Prozessergebnissen keine besondere Beachtung schenken? Unserer Meinung nach wäre beides falsch. Wenn wir nur die beeinflussbaren Prozessergebnisse als Ziele gelten lassen, drängt es uns zu pflegerischen und gesundheitlichen Maßnahmen, die den Teilhabe-Zielen der Klienten gar nicht entsprechen. Durch die Amputation eines »Raucherbeins« kann eine Vergiftung verhindert und der Stoffwechselprozess stabilisiert werden. Ob die Amputation mit den letztlich angestrebten Zielen des Pflegebedürftigen vereinbar ist, kann nur entscheiden, wer diese Ziele kennt. Dasselbe gilt für die oft schmerzhaften rehabilitativen Maßnahmen der Pflege. Für die Pflege, die es sehr häufig mit pflegebedürftigen Menschen mit chronischen Einschränkungen zu tun hat, ist die Unterscheidung zwischen beeinflußbaren Prozessergebnissen und angestrebten Zielen so unverzichtbar wie für die Rehabilitation.

Wenn wir dagegen nur die letztlich angestrebten Ziele und nicht auch die Prozessergebnisse als »Zwischenziele« gelten lassen, machen wir den umgekehrten Fehler. Wir können nämlich unser eigenes pflegerisches oder therapeutisches Zutun nicht mehr beurteilen. Wenn ganz ohne unser Zutun das familiäre Umfeld allein das Ziel der familiären Integration erreicht, stünden wir zu Unrecht sehr gut da. Wenn trotz aller unserer Bemühungen dieses letztlich angestrebte Ziel nicht erreicht wird, stünden wir ebenfalls zu Unrecht ganz schlecht da. Dasselbe lässt sich am Reha-Ziel »Wiederaufnahme der Erwerbstätigkeit« zeigen. Würden Rehabilitationseinrichtungen nur danach beurteilt, wie viele ihrer Klienten nach der Reha die Erwerbstätigkeit wieder aufnehmen, stünden sie je nach Arbeitsmarktlage sehr gut oder sehr schlecht da. Die Folge nur dieses einen Erfolgskriteriums wäre, dass gut Qualifizierte mit einer sicheren Tätigkeit in Einrichtungen bevorzugt aufgenommen würden, Arbeitslose hingegen weiterverwiesen würden. Daher ersetzt die Dokumentation, wieweit die letztlich angestrebten Ziele erreicht wurden, nicht die Messung, wieweit die direkt beeinflussbaren Prozessergebnisse erzielt wurden (vgl. Behrens, 1999).

In diesem Abschnitt wollten wir Sie in Wirkungsketten und Begründungsketten einführen, auf denen die Praxis des Evidence-based Nursing wie des Qualitätsmanagements beruht. Diese Ketten sind die Grundlage sowohl für die Methode der Verlaufsanalysen und ihrer kritischen Beurteilung als auch der Implementierung und Adaptation der Evidence-based Nursing in real existierenden Organisationen (Schritt 5 der EBN-Methode). Qualitätsmanagement ist ein wichtiges Einfallstor für externe Evidence in hierarchische Organisationen (☞ Abbildung G.2 auf Seite 30).

Aber Qualitätsmangement mit seinen im besten Fall auf externer Evidence basierenden Leitlinien und Standards darf nie vergessen, dass pflegerische Problem(an)erkennungen und Entscheidungen nur im Arbeitsbündnis mit dem individuellen Pflegebedürftigen – im Respekt vor der Autonomie seiner Lebenspraxis – zu erarbeiten sind. Sonst wird Qualitätsmanagement und Qualitätsevaluation zur Gefahr für Qualität.

Literaturverzeichnis

AGREE Collaboration (2002). *Checkliste zur Qualitätsbeurteilung von Leitlinien (AGREE-Instrument) – Deutschsprachige Version.* Ärztliche Zentralstelle Qualitätssicherung, Köln – Verbindung der Schweizer Ärztinnen und Ärzte FMH, Bern.

Allen, C., Glasziou, P., & Del Mar, C. (1999). Bed rest: a potentially harmful treatment needing more careful evaluation. *Lancet, 354*(Oct 9), 1229–1233.

Allerbeck, K. & Hoag, W. J. (1981). Interviewer- und Situationseffekte in Umfragen – eine log-lineare Analyse. *Zeitschrift für Soziologie, X*(4), 413–426.

AWMF & ÄZQ (2000). *Das Leitlinien-Manual.*

Behrens, J. (1980). Nicht nur Katzen haben viele Leben. Arbeitsmarktstruktur, Habitus und biographische Thematisierung. In W. Schulte (Ed.), *Soziologie in der Gesellschaft. Aus den Veranstaltungen der Sektionen der Deutschen Gesellschaft für Soziologie beim 20. Deutschen Soziologentag in Bremen 1980, Bremen 1981* (pp. 640–644).

Behrens, J. (1982). Die Ausdifferenzierung der Arbeit. In K. O. Hondrich (Ed.), *Soziale Differenzierung* (pp. 129–209). Frankfurt/M., New York.

Behrens, J. (1983a). »Bedürfnisse« und »Zufriedenheiten« als Statussysmbole und Anrechte. Lehren aus einem Panel für Bedürfnistheorie und Planung. In K. O. Hondrich & R. Vollmer (Eds.), *Bedürfnisse im Wandel. Theorie, Zeitdiagnose, Forschungsergebnisse* (pp. 193–244). Opladen: Westdeutscher Verlag.

Behrens, J. (1983b). »Daß sie das nimmt als Beratung.« Zur Evaluation der Berliner Stellen der Gesundheitsberatung für Erwachsene. Abschlußbericht des Institutes für Supervision, Institutionsanalyse und Sozialforschung (ISIS).

Behrens, J. (1994). *Anvertraute Unversehrtheit.* Bochum: DFG-Sonderforschungbereich 186.

Behrens, J. (1996). Die Freiheit der Wahl und die Sicherung der Qualität. In J. Behrens, B. Braun, J. Morone, & D. Stone (Eds.), *Gesundheitssystementwicklung in den USA und Deutschland: Wettbewerb und Markt als Ordnungselemente im Gesundheitswesen auf dem Prüfstand des Systemvergleichs* (pp. 197–214). Baden-Baden: Nomos.

Behrens, J. (1998). Evidence-Based Nursing in Rehabilitation. *DRV-Schriften, 10*, 394–395.

Behrens, J. (1999). Evaluation of OHS as a system of incentives – a German example. In E. Menckel & P. Westerholm (Eds.), *Evaluation in Occupational Health Practice.* Oxford: Butterworth-Heinemann.

Behrens, J. (2000). Ärztliche Angst und ärztliche Eleganz. Handlungsprobleme der Kostenreduktion, der Herausbildung von Hausärzten und der optimalen Größe von Praxisnetzen im Ländervergleich. *Das Gesundheitswesen, 62*(3), 130–137.

Behrens, J. (2001a). Evidence Based Nursing: pflegerische Entscheidungen in bestverfügbarer Kenntnis ihrer Wirkungen. In Landenberger, M. et al. (Ed.), *Pflegepfade in Europa. Neue Forschungsergebnisse und Praxisprojekte aus Pflege, Management und Gesundheitspolitik in Europa* (pp. 92–110). Frankfurt: Mabuse.

Behrens, J. (2001b). Rationierung als Ausflucht vor rationaler Allokation. Die Umdeutung von Rationierung in mangelnden Bedarf. *Zeitschrift für Sozialreform*, *47*(6), 669–699.

Behrens, J. (2002a). Einziger Goldstandard RCT? Gleiche Gütekriterien, unterschiedliche Validierungstechniken in »qualitativen« und »quantitativen« Interventions- und Evaluationsstudien. *Gesundheitswesen*, *64*, A88.

Behrens, J. (2002b). Glaubwürdigkeit versus Validität, falsifikationistisch versus nicht falsifikationsorientiert, sequenzanalytisch versus querschnittsanalytisch – unterscheidet das qualitative und quantitative Ansätze in der Gesundheitsforschung? *Gesundheitswesen*, *64*, A88.

Behrens, J. (2002c). Inklusion durch Anerkennung. *Österreichische Zeitschrift für Soziologie*, *27*(4), 23–41.

Behrens, J. (2002d). Sinn machen »quantitative« Untersuchungen nur als Teile »qualitativer« Studien. Zur Indikation von Interviews zur Erzeugung externer Evidence – ein Überblick. *Hallesche Beiträge zu den Gesundheits- und Pflegewissenschaften*, *1*(1).

Behrens, J. (2003a). Medizin- und Gesundheitssoziologie . In B. Orth, T. Schwietring, & J. Weiß (Eds.), *Soziologische Forschung. Stand und Perspektiven* (pp. 277–298). Opladen: Leske + Budrich.

Behrens, J. (2003b). Vertrauensbildende Entzauberung: Evidence- und Eminenz-basierte professionelle Praxis. Eine Entgegnung auf den Beitrag von Werner Vogd »Professionalisierungsschub oder Auflösung ärztlicher Autonomie«. *Zeitschrift für Soziologie*, *32*(3), 262–269.

Behrens, J. (2004). Die Verwechslung von Zielen und Mitteln und von interner und externer Evidence. *Forum DKG*, *19*(4), 42–45.

Behrens, J. (2005a). Abhören ersetzt nicht Zuhören, Fürsorge nicht Respekt. In H. Bollinger, A. Gerlach, & M. Pfadenhauer (Eds.), *Gesundheitsberufe im Wandel* (pp. 103–145). Frankfurt/M.: Mabuse.

Behrens, J. (2005b). Soziologie der Pflege und Soziologie der Pflege als Profession: die Unterscheidung von interner und externer Evidence. In K.-R. Schroeter & T. Rosenthal (Eds.), *Soziologie der Pflege* (pp. 51–70). Weinheim: Juventa.

Behrens, J. (2006). Die Kreuzritterorden und die Ausdifferenzierung der Pflege. Festvortrag beim Jubiläum des Deutschen Ordens in Halle 2005, zugleich Vortrag auf der Wettiner Templerkonferenz 2005. (Im Erscheinen.).

Behrens, J., Arrow, J.-O., Dorenburg, U., & Dreyer-Tümmel, A. (1992). Gesundheitsberichterstattung und Belegschaftsmobilität. Welchen Beitrag kann die multivariate Analyse von GKV-Daten zur Identifizierung der Bedingungen beruflicher Labilisierung leisten? In U. Laaser & F.-W. Schwartz (Eds.), *Gesundheitsberichterstattung und Public Health in Deutschland* (pp. 379–392). Berlin: Springer Verlag.

Behrens, J. & Dreyer-Tümmel, A. (1996). Abstiegskarrieren und Auffangpositionen. Zur Abbildung des sozialen Schicksals von vorübergehend Arbeitsunfähigen in GKV-Daten. In J. Behrens & W. Voges (Eds.), *Kritische Übergänge. Statuspassagen und sozialpolitische Institutionalisierung* (pp. 188–226). Frankfurt a.M., New York: Campus.

Behrens, J. & Frentzel-Beyme, R. (1997). Berufsrisikoforschung mit Daten der Gesetzlichen Krankenversicherung unter besonderer Berücksichtigung der Mißklassifikation. In L. von Ferber & J. Behrens (Eds.), *Public Health Forschung mit Gesundheits- und Sozialdaten – Stand und Perspektiven* (pp. 113–118). Sankt Augustin: Asgard Verlag.

Behrens, J. & Müller, R. (1989). Krankenhausarbeit als Gegenstand von Medizin, Soziologie und Arbeitswissenschaft. In H.-U. Deppe, H. Friedrich, & R. Müller (Eds.), *Jahrbuch Medizin und Gesellschaft, 2* (pp. 82–98). Frankfurt: Campus.

Behrens, J. & Müller, R. (1993). Supply and demand factors in occupational health. *Occupational Medicine, 43*(1), 47–49.

Behrens, J. & Rabe-Kleberg, U. (1993). Institutions and Gatekeeping in the Life Course. In W. R. Heinz (Ed.), *Gatekeeping in Life Course: A Pragmatic Proposal for Interrelating Four Gatekeeper Types* (pp. 237–260).

Behrens, J. & Rothgang, H. (2000). Hallesches Memorandum zur weitgehend ausgabenneutralen Reform der Pflegeversicherung. *Zeitschrift für Sozialreform, 46*(12).

Behrens, J. & von Ferber, L. (1997). Warum ein Memorandum zur Forschung mit Gesundheits- und Sozialdaten, den Routinedaten der Sozialleistungsträger? In L. von Ferber & J. Behrens (Eds.), *Public Health Forschung mit Gesundheits- und Sozialdaten – Stand und Perspektiven* (pp. 17–25). Sankt Augustin: Asgard.

Behrens, J. & Zimmermann, M. (2004). Evidence für komplexe pflegerische Interventionen zugunsten chronisch kranker und Pflegebedürftiger in kommunikativ schwierigen Situationen. In A. Thoke-Colberg (Ed.), *Anwendungsorientierte Pflegeforschung. Ethik in der Pflege*. München: Zuckschwerdt.

Benner, P. (1984). *From Novice to Expert: Excellence and power in clinical nursing practice*. Menlo Park, CA: Addison-Wesley.

Berg, A. & Fleischer, S. (2003). *Pflegediagnosen im Kontext einer Evidence-based Practice. Entwicklung und Umsetzung einer konzeptionellen Synthese durch die Konstruktion von datenbankspezifischen Suchstrategien*. Halle (Saale). Diplomarbeit am Institut für Gesundheits- und Pflegewissenschaft der Martin-Luther-Universität Halle-Wittenberg.

Bergdolt, K. (2004). *Das Gewissen der Medizin. Ärztliche Moral von der Antike bis heute*. München: Beck.

Bergmann, J. R. (1991). »Studies of Work« – Ethnomethodologie. In U. Flick, E. von Kardorff, H. Keupp, L. von Rosenstiel, & S. Wolff (Eds.), *Handbuch qualitative Sozialforschung* (pp. 269–272). München: Psychologie Verlags Union.

Beyer, M., Geraedts, M., Gerlach, F. M., Gülich, M., Jäckel, W. H., Kopp, I., Lelgemann, M., Ollenschläger, G., Selbmann, H.-K., Thole, H., & Windeler, J. (2005). *Deutsches Instrument zur methodischen Leitlinien-Bewertung (DELBI)*.

Bochnik, H.-J. (1987). Der einzelne Patient und die Regel – ein Grundproblem in der Medizin. *Der medizinische Sachverständige, 83*, 5–11.

Bortz, J. (1999). *Statistik für Sozialwissenschaftler* (5. Aufl.). Berlin, Heidelberg, New York: Springer-Verlag.

Brühe, R., Isfort, M., Sowinski, J., & Weber, J. (1999). *Das Internet für Pflegende*. Bern: Verlag Hans Huber.

Brown, S. J. (1999). *Knowledge for Health Care Practice*. Philadelphia: W. B. Saunders.

Bundesärztekammer (1998). Zur Frage der Verbindlichkeit von Richtlinien, Leitlinien, Empfehlungen und Stellungnahmen. `http://www.bundesaerztekammer.de/30/Richtlinien/90Verbindlich.html`.

Campbell, R., Quilty, B., & Dieppe, P. (2003). Discrepancies between patients' assessments of outcome: qualitative study nested within a randomised controlled trial. *BMJ*, *326*(7383), 252–253.

Cinahl Information Systems (2006). The Cinahl® Database. `http://www.cinahl.com/prodsvcs/cinahldb.htm`.

Clarke, M. & Oxman, A. D. (1999). *Cochrane Reviewers' Handbook 4.0 [updated July 1999]. In: Review Manager [RevMan)[Computer program]. Version 4.0.* Oxford, England: The Cochrane Collaboration.

Corbin, J. & Hildenbrand, B. (2000). Qualitative Forschung. In B. Rennen-Althoff & D. Schaeffer (Eds.), *Handbuch Pflegewissenschaft* (pp. 159–184). Weinheim, München: Juventa.

Cullum, N. (2000). Ebn users' guide. evaluation of studies of treatment or prevention intervention. *Evidence-based Nursing*, *3*(4), 100–102.

dana-Moderation (2001). Charta der Newsgroup de.sci.medizin.pflege. `http://www.dana.de/mod/chartas/de.sci.html`.

Davis, R. & Magilvy, J. K. (2000). Quiet pride: the experience of chronic illness by rural older adults. *Journal of Nursing Scholarship*, *32*(4), 385–390.

Delgado-Rodríguez, M. & Llorca, J. (2004). Bias. *Journal of Epidemiology and Community Health*, *58*(8), 635–641.

Dewey, J. (1988). *Kunst als Erfahrung*. Frankfurt/M.: Suhrkamp.

DiCenso, A., Cullum, N., & Ciliska, D. (1998). Purpose and procedure. *Evidence-Based Nursing*, *1*(1), 2–3.

DiCenso, A., Guyatt, G., & Ciliska, D. (2005). *Evidence-Based Nursing. A Guide to Clinical Practice.* St. Louis: Elsevier Mosby.

Diggle, L. & Deeks, J. (2000). Effect of needle length on incidence of local reactions to routine immunisation in infants aged 4 months: randomised controlled trial. *BMJ*, *321*, 931–933.

Dorn, M. (2000). Wirksamkeit und Verträglichkeit von Baldrian versus Oxazepam bei nichtorganischen und nichtpsychiatrischen Insomnien: Eine randomisierte, doppelblinde, klinische Vergleichsstudie. *Forschende Komplementärmedizin und Klassische Naturheilkunde*, *7*, 44–49.

Drummond, M. F., Richardson, W. S., O'Brien, B. J., Levine, M., & Heyland, D. (1997). Users' Guides to the Medical Literature. XIII. How to Use an Article on Economic Analysis of Clinical Practice. A. Are the Results of the Study Valid? Evidence-Based Medicine Working Group. *JAMA*, *277*(19), 1552–1557.

Döschel, M. (1995). Franzbranntwein – ein Gussritual? *Pflege aktuell*, *49*(10), 677–679.

Duden (2001). *Das Fremdwörterbuch [CD-ROM]* (7. Aufl.). Mannheim: Duden.

Duden-Oxford (1999). *Großwörterbuch Englisch [CD-ROM]* (2. Aufl.). Mannheim: Duden.

Egger, M., Smith, G. D., & Altman, D. G. (2003). *Systematic Reviews in Health Care. Meta-Analysis in Context.* London: BMJ Books.

Egger, M., Smith, G. D., Schneider, M., & Minder, C. (1997). Bias in meta-analysis detected by a simple, graphical test. *BMJ*, *315*(7109), 629–634.

Elzer, M. (1997). Balint-Seminare im Pflegestudium. *Pflege, 10*(4), 229–233.

Europarat (2002). Entwicklung einer Methodik für die Ausarbeitung von Leitlinien für optimale medizinische Praxis. *Zeitschrift für ärztliche Fortbildung und Qualitätssicherung, 96*(Suppl. III), 1–60. Empfehlung Rec(2001)13 des Europarates und Erläuterndes Memorandum.

European Coronary Surgery Group (1979). Coronary-artery bypass surgery in stable angina pectoris: Survival at two years. *Lancet, 1*(8122), 889–893.

Evans, D. (2003). Hierarchy of evidence: a framework for ranking evidence evaluating healthcare interventions. *Journal of Clinical Nursing, 12*, 77–84.

Feinstein, A. R. & Horowitz, R. I. (1997). Problems in the »evidence« of »evidence-based medicine«. *American Journal of Medicine, 103*, 529–535.

Fengler, C. & Fengler, T. (1980). *Alltag in der Anstalt: Wenn Sozialpsychiatrie praktisch wir.* Rehburg-Loccum: Psychiatrie-Verlag.

Ferber, L. & Behrens, J. (1997). *Public Health Forschung mit Gesundheits- und Sozialdaten – Stand und Perspektiven.* Sankt Augustin: Asgard Verlag.

Fischer, W. (1982). Alltagszeit und Lebenszeit in Lebensgeschichten von chronisch Kranken. *Zeitschrift für Sozialisationsforschung und Erziehungssoziologie*, (2), 5–19.

Fischer-Rosenthal, W. (1991). Biographische Methoden in der Soziologie. In U. Flick, E. von Kardorff, H. Keupp, L. von Rosenstiel, & S. Wolff (Eds.), *Handbuch qualitative Sozialforschung* (pp. 253–256). München: Psychologie Verlags Union.

Fletcher, A., Cullum, N., & Sheldon, T. A. (1997). A systematic review of compression treatment for venous leg ulcers. *BMJ, 315*, 576–580.

Fletcher, R. H., Fletcher, S. W., & Wagner, E. H. (1999). *Klinische Epidemiologie.* Wiesbaden: Ullstein Medical. Deutschsprachige Ausg. adaptiert und hrsg. von J. Haerting u. C. Rink.

Frake, C. O. (1980). *Language and cultural description.* Stanford: Stanford University Press.

Frentzel-Beyme, R. & Helmert, U. (2000). Association between malignant tumors of the thyroid gland and exposure to environmental protective and risk factors. *Reviews on Environmental Health, 15*(3), 337–358.

Gadamer, H.-G. (1986). *Wahrheit und Methode. Grundzüge einer philosophischen Hermeneutik.* Tübingen: Mohr.

Garfinkel, H. (1967). *Studies in Ethnomethodology.* Englewood Cliffs: Prentice Hall.

Garfinkel, H. & Sacks, H. (1976). Über formale Strukturen praktischer Handlungen. In E. Weingarten, F. Sack, & J. Schenkein (Eds.), *Ethnomethodologie. Beiträge zu einer Soziologie des Alltagshandelns* (pp. 130–176). Frankfurt a.M.: Suhrkamp.

Geertz, C. (1983). *Dichte Beschreibung. Beiträge zum Verstehen kultureller Systeme.* Frankfurt am Main: Suhrkamp.

Godlee, F. (2000). *Clinical Evidence.* Bern: Verlag Hans Huber.

Grathoff, R. (1989). *Milieu und Lebenswelt.* Frankfurt a. M.: Suhrkamp.

Greenhalgh, T. (2000). *Einführung in die Evidence-based Medicine.* Bern: Verlag Hans Huber.

Gurwitsch, A. (1976). *Die mitmenschlichen Begegnungen in der Milieuwelt*. Berlin: De Gruyter.

Guyatt, G. H., Meade, M. O., Jaeschke, R. Z., Cook, D. J., & Haynes, R. B. (2000). Practitioners of evidence based care. Not all clinicians need to appraise evidence from scratch but all need some skills. *BMJ*, *320*(7240), 954–955.

Guyatt, G. H., Sackett, D. L., & Cook, D. J. (1993). Users' Guides to the Medical Literature. II. How to use an article about therapy or prevention. A. Are the results of the study valid? Evidence-Based Medicine Working Group. *JAMA*, *270*(21), 2598–2601.

Guyatt, G. H., Sackett, D. L., & Cook, D. J. (1994). Users' Guides to the Medical Literature. II. How to use an article about therapy or prevention. B. What Were the Results and Will They Help Me in Caring for My Patients? Evidence-Based Medicine Working Group. *JAMA*, *271*(1), 59–63.

Haines, A. R. & Jones, R. (1994). Implementing findings of research. *BMJ*, *308*, 1488–1492.

Hantikainen, V. (2005). Strategie für die Evidence-based Practice und Forschung in der Pflege und Therapieberufe am Inselspital Bern 2005-2009. Was, Weshalb und Wie? *PrInterNet*, *7*(9), 480–483.

Haynes, R. B. (2005). Of studies, summaries, synopses, and systems: the »4S« evolution of services for finding current best evidence. *Evidence Based Nursing*, *8*(1), 4–6.

Haynes, R. B., Wilczynski, N., McKibbon, K. A., Walker, C. J., & Sinclair, J. C. (1994). Developing optimal search strategies for detecting clinically sound studies in Medline. *Journal of the American Medical Informatics Association*, *1*(6), 447–458.

Hayward, R. S. A., Wilson, M. C., Tunis, S. R., Bass, E. B., & Guyatt, G. H. (1995). Users' Guides to the Medical Literature. VIII. How to Use Clinical Practice Guidelines. A. Are the Recommendations Valid? Evidence-Based Medicine Working Group. *JAMA*, *274*(7), 570–574.

Heidegger, M. (1995). *Ontologie (Hermeneutik der Faktizität). Gesamtausgabe, II. Abteilung: Vorlesungen, Band 63*. Frankfurt a.M.: Vittorio Klostermann.

Heinz, W. & Behrens, J. (1991). Statuspassagen und soziale Risiken im Lebensverlauf. *BIOS – Zeitschrift für Biographieforschung und Oral History*, *4*(1), 121–140.

Higgins, J. P. T. & Thompson, S. G. (2002). Quantifying heterogeneity in a meta-analysis. *Statistics in Medicine*, *21*(11), 1539–1558.

Higgins, J. P. T., Thompson, S. G., Deeks, J. J., & Altman, D. G. (2003). Measuring inconsistency in meta-analyses. *BMJ*, *327*(7414), 557–560.

Hildenbrand, B. (1991). *Alltag als Therapie. Ablöseprozesse in der psychiatrischen Übergangseinrichtung*. Bern: Huber.

Hildenbrand, B. (1999). *Fallrekonstruktive Familienforschung – Anleitungen für die Praxis*. Opladen: Leske und Budrich.

Husserl, E. (1962). *Die Krisis der europäischen Wissenschaften und die transzendentale Phänomenologie*. Den Haag: Martinus Nijhoff.

Hwang, L. Y., Ross, M. W., Zack, C., Bull, L., Rickman, K., & Holleman, M. (2000). Prevalence of sexually transmitted infections and associated risk factor among populations of drug abusers. *Clinical Infectious Diseases*, *31*(4), 920–926.

Isaacs, D. & Fitzgerald, D. (1999). Seven alternatives to evidence based medicine. *BMJ*, *319*, 1618.

Jadad, A. (1998). *Randomised Controlled Trials.* London: BMJ.

Jadad, A. R., Haynes, R. B., Hunt, D., & Browman, G. P. (2000). The internet and evidence-based decision-making: a needed synergy for efficient knowledge management in health care. *Canadian Medical Association Journal, 162*(3), 362–365.

Jaeschke, R., Guyatt, G. H., & Sackett, D. L. (1994a). Users' Guides to the Medical Literature. II. How to use an article about a Diagnostic Test. A. Are the results of the study valid? Evidence-Based Medicine Working Group. *JAMA, 271*(5), 389–391.

Jaeschke, R., Guyatt, G. H., & Sackett, D. L. (1994b). Users' Guides to the Medical Literature. II. How to use an article about a Diagnostic Test. B. What Were the Results and Will They Help Me in Caring for My Patients? Evidence-Based Medicine Working Group. *JAMA, 271*(9), 703–707.

Kachler, M. & Behrens, J. (2005). Professionalisierung oder Expertisierung der diagnostisch-technischen Gesundheitsberufe – Mythos oder realistische Perspektive? In Kachler et. al. (Ed.), *Quo vadis, MTA? – Ein Beruf auf dem Prüfstand* (pp. 1–45). Berlin: Mensch & Buch.

Katrak, P., Bialocerkowski, A. E., Massy-Westropp, N., Kumar, S., & Grimmer, K. A. (2004). A systematic review of the content of critical appraisal tools. *BMC Medical Research Methodology, 4*, 22.

Kelle, U. & Kluge, S. (2001). Methodeninnovation in der Lebenslaufforschung. In U. Kelle & S. Kluge (Eds.), *Validitätskonzepte und Validierungsstrategien bei der Integration qualitativer und quantitativer Forschungsmethoden.* Weinheim und München: Juventa.

Kelly, K., Zisselman, M., Cutillo-Schmitter, T., Reichard, R., & Payne, D. (2001). Severity and course of delirium in medically hospitalized nursing facility residents. *American Journal of Geriatric Psychiatry, 1*(9), 72–77.

Kitson, A., Harvey, G., & McCormack, B. (1998). Enabling the implementation of evidence based practice: a conceptual framework. *Quality in Health Care, 7*, 149–158.

Konrad, M. (1985). *Bändigen, Pflegen, Therapieren: die psychiatrische Krankenpflege seit 1945 anhand berufsbiographischer Interviews.* Frankfurt a.M.: Campus.

Kunz, R., Ollenschläger, G., Raspe, H., Jonitz, G., & Kolkmann, F.-W. (2001). *Lehrbuch Evidenzbasierte Medizin in Klinik und Praxis.* Köln: Deutscher Ärzte-Verlag.

Lachin, J. M. (1988). Properties of simple randomization in clinical trials. *Controlled Clinical Trials, 9*(4), 312–326.

Lakatos, I. (1982). *Die Methodologie der wissenschaftlichen Forschungsprogramme.* Philosophische Schriften, Band 1. Wiesbaden: Vieweg.

Langer, G. & Pflanzer, M. (2005). AG »Evidence-based Nursing« – sinnvolles Konzept der Implementierung von EBN an einem Krankenhaus? *PrInterNet, 7*(9), 484–486.

Laupacis, A., Wells, G., Richardson, W. S., & Tugwell, P. (1994). Users' Guides to the Medical Literature. V. How to Use an Article About Prognosis. Evidence-Based Medicine Working Group. *JAMA, 272*(3), 234–237.

Levine, M., Walter, S., Lee, H., Haines, T., Holbrook, A., & Moyer, V. (1994). Users' Guides to the Medical Literature. IV. How to Use An Article About Harm. Evidence-Based Medicine Working Group. *JAMA, 271*(20), 1615–1619.

Lincoln, Y. S. & Guba, E. G. (1985). *Naturalistic Inquiry*. Beverly Hills: Sage.

LoBiondo-Wood, G. & Haber, J. (1996). *Pflegeforschung*. Berlin, Wiesbaden: Ullstein Mosby.

Lomas, J. (1994). Teaching old (and not so old) docs new tricks: effective ways to implement research findings. In E. V. Dunn, P. G. Norton, & M. Stewart (Eds.), *Disseminating research/changing practice*. London: Sage.

MacFarlane, A. (1978). Variations in number of births and perinatal mortality by day of week in England and Wales. *BMJ*, *2*(6153), 1670–1673.

Maclean, N., Pound, P., Wolfe, C., & Rudd, A. (2000). Qualitative analysis of stroke patients' motivation for rehabilitation. *BMJ*, *321*, 1051–1054.

Maturana, H. & Varela, F. (1987). *Der Baum der Erkenntnis. Die biologischen Wurzeln der menschlichen Erkenntnis*. Bern, München, Wien: Scherz. Original: El árbor del conocimiento, 1984.

McDonald, L. (2001). Florence Nightingale and the early origins of evidence-based nursing. *Evidence-Based Nursing*, *4*(3), 68–69.

McKibbon, A., Eady, A., & Marks, S. (1999). *Evidence-Based Principles and Practice*. Hamilton: B.C. Decker.

Merleau-Ponty, M. (1966). *Phänomenologie der Wahrnehmung*. Berlin: De Gruyter.

Merton, R. K. (1967). On sociological theories of the middle range. In R. K. Merton (Ed.), *On theoretical sociology* (pp. 39–72). New York: The Free Press.

Meyer, G., Berg, A., Köpke, S., Fleischer, S., Langer, G., Reif, K., Wylegalla, C., & Behrens, J. (2006). Kritische Stellungnahme zu den Expertenstandards in der Pflege: Chancen für die Qualitätsentwicklung nutzen. *Pflegezeitschrift*, *59*(1), 34–38.

Møller, A. M., Villebro, N., Pedersen, T., & Tønnesen, H. (2002). Effect of preoperative smoking intervention on postoperative complications: a randomised clinical trial. *Lancet*, *359*, 114–117.

Muin, M., Fontelo, P., Liu, F., & Ackerman, M. (2005). SLIM: an alternative Web interface for MEDLINE/PubMed searches – a preliminary study. *BMC Medical Informatics and Decision Making*, *5*, 37.

Muthesius, D. & Schaeffer, D. (1997). *Versorgungsverläufe aidserkrankter Frauen. Biographische und soziale Aspekte der Versorgungsnutzung*. Berlin: WZB. Paper der Arbeitsgruppe Public Health.

National Library of Medicine (2005a). Fact Sheet: Medline. `http://www.nlm.nih.gov/pubs/factsheets/medline.html`.

National Library of Medicine (2005b). Fact Sheet: PubMed - Medline Retrieval on the World Wide Web. `http://www.nlm.nih.gov/pubs/factsheets/pubmed.html`.

National Library of Medicine (2005c). Fact Sheet: The NLM Gateway. `http://www.nlm.nih.gov/pubs/factsheets/gateway.html`.

National Library of Medicine (2006). Table for Clinical Queries using Research Methodology Filters. `http://www.ncbi.nlm.nih.gov/entrez/query/static/clinicaltable.html`.

O'Brien, B. J., Heyland, D., Richardson, W. S., Levine, M., & Drummond, M. F. (1997). Users' Guides to the Medical Literature. XIII. How to Use an Article on Economic Analysis of Clinical Practice. B. What are the Results and Will They Help Me in Caring for My Patients? Evidence-Based Medicine Working Group. *JAMA*, *277*(22), 1802–1806.

O'Connor, A., Stacey, D., Tugwell, P., & Guyatt, G. (2005). Incorporating patient values. In A. Di-Censo, G. Guyatt, & D. Ciliska (Eds.), *Evidence-Based Nursing. A Guide to Clinical Practice* (pp. 490–507). St. Louis: Elsevier Mosby.

Oevermann, U. (1981). *Fallrekonstruktion und Strukturgeneralisierung*. Frankfurt a.M. Unveröffentlichtes Manuskript.

Oevermann, U. (1991). Genetischer Strukturalismus und das sozialwissenschaftliche Problem der Erklärung der Entstehung des Neuen. In S. Müller-Doohm (Ed.), *Jenseits der Utopie* (pp. 267–336). Frankfurt a.M.: Suhrkamp.

Oxman, A. D., Cook, D. J., & Guyatt, G. H. (1994). Users' Guides to the Medical Literature. VI. How to Use an Overview. Evidence-Based Medicine Working Group. *JAMA*, *272*(17), 1367–1371.

Peirce, C. S. (1976). *Schriften zum Pragmatismus und Pragmatizismus*. Frankfurt/M.: Suhrkamp.

Perucchini, D., Fischer, U., Spinas, G. A., Huch, R., Huch, A., & Lehmann, R. (1999). Using fasting plasma glucose concentrations to screen for gestational diabetes mellitus: prospective population based study. *BMJ*, *319*, 812–815.

Peters, J. L., Sutton, A. J., Jones, D. R., Abrams, K. R., & Rushton, L. (2006). Comparison of two methods to detect publication bias in meta-analysis. *JAMA*, *295*(6), 676–680.

Phillips, B., Ball, C., Sackett, D., Badenoch, D., Straus, S., & Haynes, B. (2001). Oxford Centre for Evidence-based Medicine Levels of Evidence. `http://cebm.jr2.ox.ac.uk/docs/levels4.html`.

Ploeg, J. (1999). Identifying the best research design to fit the question. Part 2: qualitative designs. *Evidence-Based Nursing*, *2*(2), 36–37.

Popper, K. R. (1973). *Objektive Erkenntnis*. Hamburg: Hoffmann & Campe.

Price, B. (2003). *Studying Nursing Using Problem-Based and Enquiry-Based Learning*. New York: Palgrave Macmillan.

Price, B. (2005). Problem- und forschungsorientiertes Lernen. Deutschspr. Ausg. hrsg. von J. Behrens. *Studying Nursing Using Problem-Based and Enquiry-Based Learning*. Bern: Hans Huber.

Raspe, H. (2001). Grundlagen und Theorie der evidenzbasierten Medizin (EbM). In R. Kunz, G. Ollenschläger, H. Raspe, G. Jonitz, & F.-W. Kolkmann (Eds.), *Lehrbuch Evidenzbasierte Medizin in Klinik und Praxis* (pp. 38–49). Köln: Deutscher Ärzte-Verlag.

Raspe, H. (2005). Konzept und Methoden der Evidenz-basierten Medizin: Besonderheiten, Stärken, Grenzen, Schwächen und Kritik. In M. Kolmar, U. Freudenberg, & G. Marckmann (Eds.), *Effizienzdenken und moralische Verpflichtung im Gesundheitswesen. Studienbrief der FernUniversität Hagen* (pp. 198–246).

Rawls, J. (1971). *A Theory of Justice*. Cambridge, Mass.: Belknap.

Riemann, G. (1987). *Das Fremdwerden der eigenen Biographie. Narrative Interviews mit psychiatrischen Patienten*. München: Wilhelm Fink.

Roberts, J., Barnes, W., Pennock, M., & Browne, G. (1988). Diagnostic accuracy of fever as a measure of postoperative pulmonary complications. *Heart & Lung*, *17*(2), 166–169.

Rohwer, G. & Pötter, U. (2001). *Grundzüge der sozialwissenschaftlichen Statistik*. Weinheim, München: Juventa.

Sachs, M. (2006). Erfolgreiche Strategien und Methoden der Implementierung von Pflegestandards. Eine systematische Übersichtsarbeit. *Pflege*, *19*(1), 33–44.

Sackett, D. L. (1979). Bias in analytic research. *Journal of Chronic Diseases*, *32*(1-2), 51–63.

Sackett, D. L., Richardson, W. S., Rosenberg, W., & Haynes, R. B. (1999). *Evidenzbasierte Medizin*. München: Zuckschwerdt. Dt. Ausg. R. Kunz u. L. Fritsche.

Sackett, D. L., Straus, S. E., Richardson, W. S., Rosenberg, W., & Haynes, R. B. (2000). *Evidence-Based Medicine* (2nd ed.). London: Churchill Livingstone.

Schlömer, G. (1999). RCTs und systematic reviews in der Pflegeliteratur: ein Vergleich zwischen deutscher und internationaler Pflegeforschung. *Pflege*, *12*(4), 250–258.

Schmidt-Ohlemann, M. & Behrens, J. (1987). Verläufe von Erkrankungen des Bewegungsapparates und berufliche Mobilitätsprozesse. In E. O. Krasemann, U. Laaser, & E. Schach (Eds.), *Sozialmedizin. Schwerpunkte: Rheuma und Krebs* (pp. 163–176). Berlin, Heidelberg, New York, London, Paris, Tokyo.

Schütz, A. (1971). *Gesammelte Aufsätze 1: Das Problem der sozialen Wirklichkeit*. Den Haag: Martinus Nijhoff.

Schütz, A. (1974). *Der sinnhafte Aufbau der sozialen Welt*. Frankfurt/M.: Suhrkamp.

Schütz, A. & Luckmann, T. (1979/1984). *Strukturen der Lebenswelt*. 2 Bände. Frankfurt a. M.: Suhrkamp.

Schütze, F. (1984). Kognitive Figuren des autobiographischen Stegreiferzählens. In M. Kohli & G. Robert (Eds.), *Biographie und soziale Wirklichkeit* (pp. 78–117). Stuttgart: Metzler.

Schütze, F. (1991). Biographieanalyse eines Müllerlebens. In H.-D. Scholz (Ed.), *Wasser- und Windmühlen in Kurhessen und Waldeck-Pyrmont* (pp. 206–227). Kaufungen: Eiling.

Schulz, K. F., Chalmers, I., & Altman, D. G. (2002). The landscape and lexicon of blinding in randomized trials. *Annals of Internal Medicine*, *136*(3), 254–259.

Schulz, K. F., Chalmers, I., Hayes, R. J., & Altman, D. G. (1995). Empirical evidence of bias. Dimensions of methodological quality associated with estimates of treatment effects in controlled trials. *JAMA*, *273*(5), 408–412.

Schulz, K. F. & Grimes, D. A. (2006). *Handbook of Essential Concepts in Clinical Research*. The Lancet Handbook Series. Elsevier.

Seyfarth, C. (1973). Protestantismus und gesellschaftliche Entwicklung: Zur Reformulierung eines Problems. In C. Seyfarth & W. M. Sprondel (Eds.), *Religion und gesellschaftliche Entwicklung. Studien zur Protestantismus-Kapitalismus-These Max Webers*. Frankfurt/M.: Suhrkamp.

Simon, H. A. (1960). *The new science of management decision*. New York: Harper.

Singer, W. (2002). *Der Beobachter im Gehirn. Essays zur Hirnforschung*. Frankfurt a. M.: Suhrkamp.

Soeffner, H.-G. (1989). *Auslegung des Alltags – Der Alltag der Auslegung*. Frankfurt a.M.: Suhrkamp.

Steinhaus, I. (1998). *Recherche im Internet*. München: Humboldt.

Stewart, A. (1999). Creating your own medical internet library. *Canadian Medical Association Journal, 161*(9), 1155–1160.

Them, C. & Behrens, J. (2003). Comparison of frontal teaching vs problem-oriented learning at the school of healthcare and nursing: nursing neurological patients. *International Journal of Medical Informatics*.

Thomas, W. I. & Znaniecki, F. (1918). *The Polish Peasant*. Vol. 1 & 2. Chicago: University of Chicago Press.

Thomas, W. I. & Znaniecki, F. (1927). *The polish peasant in Europe and America*. New York: Knopf.

Tseng, W. S., Tao, K. T., Hsu, J., Qiu, J. H., Li, B., & Goebert, D. (2000). Longitudinal analysis of development among single and nonsingle childre in nanjing, china: ten-year follow-up study. *Journal of Nervous and Mental Disease, 188*(10), 701–707.

Uhl, C. (2004). EBN: Ein Weg zur Sicherung der Pflegequalität. *Österreichische Pflegezeitschrift, 3*(4), 32–33.

Walshe, K. & Rundall, T. G. (2001). Evidence based management: From theory to practice in health care. *The Milbank Quaterly, 79*(3), 429–457.

Wasem, J., Hessel, F., & Kerim-Sade, C. (2001). Methoden zur vergleichenden ökonomischen Evaluation von Therapien und zur rationalen Ressourcenallokation über Bereiche des Gesundheitswesens hinweg. *Psychiatrische Praxis, 28*, 12–20.

Weber, M. (1976). *Wirtschaft und Gesellschaft. Grundriß der verstehenden Soziologie*. Studienausgabe. 6., rev. Aufl. Tübingen: Mohr.

Weiß, R., Schaffer, S., Semlitsch, B., Sohnegg, G., Uhl, C., & Widhalm, G. (2005). www.ebn.at – Evidence-based Nursing. Ein Weg zur Vernetzung der Pflege in Österreich. *PrInterNet, 7*(9), 493–498.

Weirauch, U. (2001). *Distanz und Nähe in der pflegerischen Beziehung – eine Fotoanalyse*. Halle (Saale). Diplomarbeit am Institut für Gesundheits- und Pflegewissenschaft der Martin-Luther-Universität Halle-Wittenberg.

Welter-Enderlin, R. & Hildenbrand, B. (2004). *Systemische Therapie als Begegnung*. 4., völlig überarb. u. erw. Aufl. Stuttgart: Klett-Cotta.

Wilson, M. C., Hayward, R. S. A., Tunis, S. R., Bass, E. B., & Guyatt, G. H. (1995). Users' Guides to the Medical Literature. VIII. How to Use Clinical Practice Guidelines. B. What Are the Recommendations and Will They Help You in Caring for Your Patients? Evidence-Based Medicine Working Group. *JAMA, 274*(20), 1630–1632.

Zeng, X., Liu, M., Yang, Y., Li, Y., & Asplund, K. (2005). Ginkgo biloba for acute ischaemic stroke. *Cochrane Database of Systematic Reviews*, (4), CD003691.

Zimmermann, D. H. & Pollner, M. (1976). Die Alltagswelt als Phänomen. In E. Weingarten, F. Sack, & J. Schenkein (Eds.), *Ethnomethodologie. Beiträge zu einer Soziologie des Alltagshandelns* (pp. 64–104). Frankfurt a.M.: Suhrkamp.

Glossar

Absolute Risiko-Reduktion (ARR) *(engl. Absolute Risk Reduction) (Syn.: Absolute Risikodifferenz)* Die Risikodifferenz zwischen den Ereignisraten in der Kontrollgruppe (☞ CER) und der Therapiegruppe (☞ EER). Berechnung: ARR = CER – EER

Abstract Kurze Zusammenfassung einer Studie, die der Studie als Übersicht meist vorangestellt wird. Enthält zum Beispiel Angaben über Fragestellung, Design, Setting, Pflegebedürftige, Intervention, Ergebnisse und Schlussfolgerung.

AGREE (*Appraisal of Guidelines for Research and Evaluation*); Instrument zur Qualitätsbewertung medizinischer Leitlinien

Allocation Concealment ☞ Zuteilung, verdeckte

alpha (α) *(Syn. ☞ p-Wert)* Die Wahrscheinlichkeit, einen ☞ Typ-I-Fehler zu begehen

Alternativhypothese (H_A) *Syn. Arbeitshypothese* Die Behauptung, dass eine Beziehung zwischen zwei oder mehr Merkmalen besteht bzw. zwei oder mehr Interventionen unterschiedlich wirksam sind. Die Alternativhypothese ist komplementär zur ☞ Nullhypothese.

Attrition Bias Ungleicher oder sehr hoher Verlust in einer Untersuchungsgruppe, zum Beispiel auffallend mehr Drop-outs oder andere Protokollverletzungen

Basischarakteristika Merkmale der Studienteilnehmer zu Beginn der Studie, zum Beispiel Alter, Begleiterkrankungen

beta (β) Die Wahrscheinlichkeit, einen ☞ Typ-II-Fehler zu begehen

Bias Systematischer Fehler im Studiendesign, der die Ergebnisse der Studie in eine falsche Richtung beeinflussen kann, so dass die Ergebnisse der Untersuchung stark vom wahren Wert abweichen können. Z.B. *Selektionsbias:* Kontroll- und Fallgruppe haben mehr Unterschiede als nur die Intervention; *Interviewer-Bias:* Ergebnisse eines Interviews werden durch bewusste oder unbewusste Annahmen des Interviewers verfälscht. Einen Bias kann man nicht völlig vermeiden, man sollte ihn aber so weit wie möglich reduzieren.

blind ☞ Verblindung

Blockrandomisierung Bildung von Blöcken aus zum Beispiel 6 Teilnehmern, wobei innerhalb der Blöcke randomisiert wird; bewirkt ausbalanciertere Gruppen

CBA *(engl. Cost Benefit Analysis)* ☞ Kosten-Nutzen-Analyse

CEA *(engl. Cost Effectiveness Analysis)* ☞ Kosten-Effektivitäts-Analyse

Case-Control Study *(engl.)* ☞ Fall-Kontroll-Studie

CER *(engl. Control Event Rate)* ☞ Control Event Rate

Chi-Quadrat-Test *(engl. Chi-Square Test) (Syn. χ^2-Test)* Statistischer Test, mit dem sich die Signifikanz der Ergebnisse einer Untersuchung bestimmen lässt, also der Vergleich zwischen beobachteten und erwarteten Werten. Die einzelnen Werte für χ^2, ab denen Unterschiede als zufällig betrachtet werden müssen, schwanken stark je nach ☞ Freiheitsgrad und ☞ α, so dass man immer in einem geeigneten Tafelwerk nachschlagen muss, ab welchem χ^2-Wert die Unterschiede in den Merkmalen auf Zufall beruhen. Grob kann man die Faustregel anwenden, dass ein χ^2-Test für zufällige Unterschiede spricht, wenn χ^2 einen ähnlichen oder kleineren Wert als die vorliegenden ☞ Freiheitsgrade hat.

Cluster Untersuchungseinheiten; definierte Gruppen von Individuen (zum Beispiel Heime oder Stationen, nicht einzelne Patienten), die beispielsweise bei der Cluster-Randomisierung als Randomisierungseinheit genommen oder bei der Cluster-Analyse als Gruppe ausgewertet werden

Cohort Study *(engl.)* ☞ Kohortenstudie

Confidence Interval *(engl.)* ☞ Konfidenzintervall

Confounder Ein Confounder ist ein das Ergebnis einer Studie beeinflussender Risikofaktor, der mit der interessierenden Größe assoziiert ist. Confounder sind meist ungleichmäßig auf die Studienpopulation verteilt, so dass ihr Einfluss durch eine ☞ Randomisierung gering gehalten werden kann. Im Gegensatz zu einem Confounder, der meist beim Pflegebedürftigen zu finden ist, bezieht sich der ☞ Bias mehr auf das Konzept des Studiendesigns.

CONSORT-Statement Empfehlungen zur Berichterstattung von Studien, die mit Hilfe von Checklisten und Flussdiagrammen die Publikation von RCTs standardisieren und somit die Qualität der Veröffentlichung verbessern wollen (☞ `http://www.consort-statement.org/`)

Control Event Rate (CER) *(engl.)* Ereignisrate in der Kontrollgruppe. Vorkommen des zu beobachtenden Merkmales in der Kontrollgruppe, bezogen auf die Gesamtpopulation in der Kontrollgruppe. Berechnung: $CER = \frac{\text{Anzahl der Individuen aus der Kontrollgruppe mit Merkmal}}{\text{Gesamtzahl der Individuen aus der Kontrollgruppe}}$

Cost Benefit Analysis (CBA) *(engl.)* ☞ Kosten-Nutzen-Analyse

Cost Effectiveness Analysis (CEA) *(engl.)* ☞ Kosten-Effektivitäts-Analyse

Cost Utility Analysis (CUA) *(engl.)* ☞ Kosten-Nutzwert-Analyse

Cross-over-Design alle Patienten tauschen die Interventionsgruppen nach einer festgelegten Behandlungsdauer

CUA *(engl. Cost Utility Analysis)* ☞ Kosten-Nutzwert-Analyse

DELBI (Deutsches Instrument zur methodischen Leitlinien-Bewertung)

Design ☞ Studiendesign

Detection Bias Systematische Unterschiede bei der Auswertung der Untersuchungsergebnisse

dichotom Variable, die zwei Ausprägungen annehmen kann (und nicht mehr), zum Beispiel Geschlecht (Mann/Frau), krank (ja/nein), schwanger oder nicht

EER *(engl. Experimental Event Rate)* ☞ Experimental Event Rate

Effektivität *(engl. Effectiveness)* Unter Praxisbedingungen gemessene Wirksamkeit einer Intervention. Die Effektivität gibt Antwort auf die Frage »Hat die Intervention mehr Vor- als Nachteile für die Pflegebedürftigen, an denen sie durchgeführt werden soll?«

Effektstärke (ϵ) *(engl. Effect Size)* Maß für die Stärke von Ergebnissen, zum Beispiel die Beziehung zwischen zwei Merkmalen oder die Unterschiede zwischen zwei Gruppen. Die Effektstärke kann klein, mittel oder groß sein; grob kann man sagen, dass bei $\epsilon \sim 0{,}2$ ein schwacher Effekt, $\epsilon \sim 0{,}5$ ein mittlerer Effekt und bei $\epsilon \sim 0{,}8$ meist ein starker Effekt vorliegt.

Efficacy *(engl.)* ☞ Wirksamkeit unter Alltagsbedingungen

Effizienz *(engl. Efficiency)* Maß für die Zunahme an Nutzen für den Pflegebedürftigen bei gleichzeitig konstanter Menge an Ressourcen. Die Effizienz gibt Antwort auf die Frage »Ist es die Intervention wert, durchgeführt zu werden, verglichen mit anderen Maßnahmen, die ich mit den gleichen Ressourcen durchführen kann?« Die Effizienz einer Maßnahme kann man mit wirtschaftlichen Analysen berechnen, z.B. ☞ CEA, ☞ CBA und ☞ CUA.

Evidence, externe Wissen aus Studien, die man nicht selbst durchgeführt hat

Evidence, interne Wissen aus eigenen Erfahrungen

Experimental Event Rate (EER) *(engl.)* Ereignisrate in der Fallgruppe. Vorkommen des zu beobachtenden Merkmales in der Fallgruppe, bezogen auf die Gesamtpopulation in der Fallgruppe. Berechnung: $EER = \frac{\text{Anzahl der Individuen aus der Fallgruppe mit Merkmal}}{\text{Gesamtzahl der Individuen aus der Fallgruppe}}$ ☞ EER

Fall-Kontroll-Studie *(engl. Case-Control Study)* Bei einer Fall-Kontroll-Studie werden Pflegebedürftige mit einem interessierenden Ergebnis (Fälle) genommen und mit einer ähnlichen Population ohne dieses Ergebnis (Kontrollen) verglichen. Dann wird untersucht, ob die Fallgruppe oder die Kontrollgruppe einer bestimmten Exposition ausgesetzt waren, die von Interesse ist.

Fehler 1. Art ☞ Typ-I-Fehler

Fehler 2. Art ☞ Typ-II-Fehler

Forest Plot graphische Art der Darstellung von Ergebnissen einer Meta-Analyse

Freiheitsgrad (df) *(engl. Degrees of Freedom)* Anzahl der (veränderlichen) Werte abzüglich 1. Werden zum Beispiel in einer ☞ Meta-Analyse Werte von 8 Studien gepoolt, so ist $df = 7$.

Funnel Plot graphisches Verfahren zur Kontrolle eines ☞ Publikationsbias bei Meta-Analysen

Goldstandard *(Syn. Referenzstandard)* Eine anerkannte Methode oder ein Messinstrument, das die »Methode der Wahl« darstellt und mit dem neue Methoden verglichen werden. Hierbei kann es sich um einen Standard-Test handeln, mit dem ein neuer Test verglichen wird, oder z.B. um die ☞ RCT als bestes Design bei Interventionsstudien.

Heterogenität *(engl. Heterogeneity)* In ☞ Systematischen Übersichtsarbeiten und ☞ Meta-Analysen ist es wichtig, die Unterschiede zwischen den verwerteten Studien einzuschätzen, z.B. in Bezug auf das Studiendesign, die Pflegebedürftigen oder die Interventionen. Zur Einschätzung der Heterogenität verwendet man einen Test, der misst, ob die Unterschiede in den Studien einen größeren Einfluss als den bloßen Zufall auf die Ergebnisse gehabt haben könnten – meist der ☞ Chi-Quadrat-Test, immer häufiger auch der ☞ I^2-Wert

I^2-Wert Der I^2-Wert gibt die Variationen zwischen den Studien als Prozentsatz an und kann ausgehend von einem angegebenen χ^2-Wert mit seinen Freiheitsgraden (df) wie folgt berechnet werden: $I^2 = 100\% \times \frac{\chi^2 - df}{\chi^2}$

Negative I^2-Werte werden als »0%« behandelt, was keiner Heterogenität entspricht. I^2-Werte über 25% werden als niedrige, über 50% als mittlere und über 75% als hohe Inkonsistenz interpretiert

Informed Consent »Informierte Zustimmung«; Entscheidung des Patienten, an der Studie teilzunehmen, nachdem er über eventuelle Vor- und Nachteile aufgeklärt wurde

Intention-to-Treat-Analyse Art der Auswertung von Studienergebnissen, bei der die Teilnehmer in der Gruppe ausgewertet werden, in die sie per Randomisierung zugeteilt wurden, unabhängig davon, ob die Gruppe gewechselt wurde

Inzidenz *(engl. Incidence)* Anzahl neuer Erkrankungen innerhalb einer festgelegten Zeitspanne, z.B. innerhalb eines Jahres

Kaplan-Meier-Schätzung Darstellung, wie viele Patienten zu einem bestimmten Zeitpunkt noch am Leben sein werden (oder ein bestimmtes Outcome noch nicht vorweisen); Überlebenszeitkurve beginnt bei 100% und nimmt charakteristisch treppenförmig ab

Kappa (κ) Eine statistische Kenngröße, die den Grad der Übereinstimmung mehrerer auswertender Personen gegenüber einer zufälligen Übereinstimmung misst. Dies ist z.B. bei einer ☞ Systematischen Übersichtsarbeit von Bedeutung, wo mehrere Personen die ausgewählten Studien beurteilen müssen. κ kann zwischen 0 und 1 liegen, wobei 1 eine 100-prozentige Übereinstimmung beschreibt; bei der Beurteilung von Studien betrachtet man $\kappa > 0{,}7$ im allgemeinen als ausreichend hohe Übereinstimmung.

Kohortenstudie *(engl. Cohort Study)* Studiendesign, bei dem zwei Gruppen von Pflegebedürftigen (Kohorten), von denen eine der interessierenden Intervention oder Exposition ausgesetzt war und die andere nicht, über einen bestimmten Zeitraum beobachtet werden, um herauszufinden, ob und in welcher Gruppe interessierende Ereignisse eintreten.

Konfidenzintervall ($CI_{95\%}$) *(engl. Confidence Interval) (Syn. Vertrauensbereich)* Ein Intervall, in dem mit einer bestimmten Wahrscheinlichkeit (meist 95%) der gesuchte wahre Wert liegt. Ein $CI_{95\%}$ von 32–45 bedeutet, dass der gesuchte Wert für die Studienpopulation mit einer 95-prozentigen Wahrscheinlichkeit zwischen 32 und 45 liegen wird, sich also bei 100-facher Wiederholung der Studie 95-mal in diesem Bereich befindet. Da die Breite des Konfidenzintervalles stark von der Anzahl der Studienpopulation abhängt, kann man mit zunehmender Stichprobengröße ein kleineres Konfidenzintervall und damit eine bessere Eingrenzung des gesuchten wahren Wertes erreichen.

Korrelationskoeffizient *(engl. Correlation Coefficient)* Eine statistische Kenngröße, die die Stärke und die Richtung des Zusammenhangs zweier Variablen ausdrückt. Ein Korrelationskoeffizient von +1 drückt eine vollständige direkte Beziehung aus, bei -1 ist die Richtung entgegengesetzt und bei 0 besteht keinerlei Beziehung.

Kosten-Effektivitäts-Analyse (CEA) *(engl. Cost Effectiveness Analysis)* Eine wirtschaftliche Bewertung, in der zwei sich gegenseitig ausschließende Interventionen in »Kosten pro Einheit« verglichen werden. Hierbei kann es sich z.B. um Kosten pro gerettetes Leben oder Kosten pro 1 mm HG gesenktem Blutdruck handeln. Die CEA ist sinnvoll, wenn ein festes Budget besteht und zwischen alternierenden Maßnahmen, die eine ähnliche Wirkung haben, entschieden werden muss. Berechnung: $CEA = \frac{Kosten[EUR]}{Ertrag}$

Kosten-Nutzen-Analyse (CBA) *(engl. Cost Benefit Analysis)* Eine wirtschaftliche Bewertung, bei der die Kosten für eine Intervention mit den wirtschaftlichen Vorteilen der Intervention verglichen werden, und zwar jeweils in Geldwerten. Dabei wird jeder Verlängerung des Lebens und jeder Änderung des Gesundheitszustandes ein Geldwert zugeordnet, wodurch der monetäre Wert einer Intervention ausgedrückt werden kann. Berechnung: $CBA = \frac{Nutzen[EUR]}{Kosten[EUR]}$

Kosten-Nutzwert-Analyse (CUA) *(engl. Cost Utility Analysis)* Eine wirtschaftliche Bewertung, in der die Ergebnisse nach sozialen Faktoren berechnet werden, und zwar in ☞ Quality Adjusted Life Years. Hierfür werden alle Wirkungen einer Maßnahme wie Lebensverlängerung oder Änderung des Gesundheitszustandes gewichtet und in einem Index zusammengefasst. Berechnung: $CUA = \frac{Kosten[EUR]}{Ertrag[QALY]}$

Latin Square Design Methode zur Vorgabe der Reihenfolge von Interventionen; man erstellt so viele Reihenfolgen wie Interventionen, wobei jede Intervention an jeder Position gleich oft vorkommt. Die Interventionen A, B, C und D werden wie folgt gewechselt: Patient 1 erhält A–B–C–D, Patient 2 B–C–D–A, Patient 3 C–D–A–B, Patient 4 D–A–B–C, Patient 5 wieder A–B–C–D usw. Wird häufig bei ☞ Cross-over-Designs angewendet, um einen Bias durch die Reihenfolge der Behandlungen zu minimieren.

Letalität Verhältnis der an einer Krankheit Verstorbenen zu den an dieser Krankheit leidenden Lebenden

Likelihood Ratio *(engl.)* ☞ Wahrscheinlichkeitsverhältnis

Matching Versuch, die Interventions- und Kontrollgruppe bei nicht-randomisierten Studien in möglichst vielen Merkmalen ähnlich zu gestalten

Median *(engl. Median)* Der mittlere Wert in der geordneten Reihe der Messwerte; berechnet wird die Rangzahl in der geordneten Reihe. Berechnung: $(z) = \frac{n+1}{2}$

MeSH-Term (MeSH = *Medical Subject Heading*) Schlagwortsystem von Medline, das auch hierarchisch geordnet und über den *MeSH-Browser* zu erreichen ist

Meta-Analyse *(engl. Meta-Analysis)* Eine ☞ Systematische Übersichtsarbeit, in der mit statistischen Methoden die Ergebnisse zusammengefasst (= gepoolt) wurden

Metaview (Syn: *Forest Plot*) Graphische Darstellung der Ergebnisse einer ☞ Meta-Analyse, wie sie vor allem bei Systematischen Übersichtsarbeiten der Cochrane Collaboration verwendet wird (☞ Abbildung 4.25 auf Seite 244)

Mittelwert, arithmetischer *(engl. Mean)* Die Summe der einzelnen Messwerte geteilt durch ihre Anzahl. Berechnung: $x = \frac{x_1+x_2+\ldots+x_n}{n}$

Mortalität Verhältnis zwischen den Verstorbenen pro Jahr zur Gesamtbevölkerung

Nullhypothese (H_0) *(engl. Null Hypothesis)* Die Annahme, dass statistisch kein Unterschied zwischen der Wirkung zweier Maßnahmen liegt. Man stellt zum Beweis einer statistisch signifikanten Wirkung (☞ Signifikanz) die Nullhypothese auf und versucht, diese zu widerlegen. Gelingt dies, indem z.B. der ☞ p-Wert < 0,05 ist, ist die Nullhypothese widerlegt und die signifikante Wirkung einer Maßnahme bewiesen.

Number-Needed-to-Harm (NNH) *(engl.)* Anzahl an Pflegebedürftigen, die über einen bestimmten Zeitraum hinweg behandelt werden müssen, um eine zusätzliche schädliche Nebenwirkung zu beobachten. Die NNH ist der Kehrwert des Absoluten Risiko-Anstiegs (ARI, Absolute Risk Increase). Berechnung: $NNH = \frac{1}{ARI}$

Number-Needed-to-Treat (NNT) *(engl.)* Anzahl an Pflegebedürftigen, die über einen Zeitraum hinweg behandelt werden müssen, um ein zusätzliches schädliches Ereignis zu vermeiden. Hierbei sind die Behandlung, die Dauer und das schädliche Ereignis von Bedeutung. Die NNT ist der Kehrwert der ☞ Absoluten Risikoreduktion, auf die nächsthöhere ganze Zahl aufgerundet. Berechnung: $NNT = \frac{1}{ARR}$

Odds *(engl.) (Syn. Chance, Wettquotient)* Als Odds bezeichnet man die Wahrscheinlichkeit, dass ein Ereignis eintritt, geteilt durch die Wahrscheinlichkeit, dass das Ereignis nicht eintritt. Berechnung: $Odds = \frac{Wahrscheinlichkeit}{1-Wahrscheinlichkeit}$

Odds Ratio (OR) *(engl.) (Syn. Chancenverhältnis)* Die Odds Ratio beschreibt die Chance, dass ein Pflegebedürftiger in der Therapiegruppe ein Ereignis erleidet, verglichen mit der Chance, dass ein Pflegebedürftiger aus der Kontrollgruppe dieses Ereignis erleidet. Interpretieren kann man die Odds Ratio entweder als Faktor, um den die Chance zu erkranken steigt, wenn man exponiert ist (bzw. eine bestimmte Intervention erhält) – oder aber als Chance, exponiert gewesen zu sein, wenn eine Erkrankung bereits vorliegt (☞ Fall-Kontroll-Studie). Die OR ist bei selten auftretenden Ereignissen eine gute Schätzung des ☞ Relativen Risikos. Die OR wird häufig in ☞ Systematischen Übersichtsarbeiten oder ☞ Meta-Analysen berechnet. $OR = 1$ bedeutet dann, dass zwischen der Therapie- und der Kontrollgruppe kein Unterschied besteht. Berechnung: $OR = \frac{Kranke\ mit\ Exposition * Gesunde\ ohne\ Exposition}{Gesunde\ mit\ Exposition * Kranke\ ohne\ Exposition}$

Outcome *(engl.)* Alle möglichen Veränderungen des Gesundheitszustandes, die auf eine therapeutische Intervention oder einen untersuchten Risikofaktor zurückzuführen sind

OR *(engl. Odds Ratio)* ☞ Odds Ratio

p-Wert *(engl. p Value) (Syn. α)* Die Wahrscheinlichkeit, dass die gewonnenen Messwerte auf einen Zufall zurückzuführen sind, wird mit dem p-Wert ausgedrückt. Ist der p-Wert < 0,05, so kann man mit mehr als 95-prozentiger Wahrscheinlichkeit sagen, dass die Ergebnisse nicht auf einen Zufall zurückzuführen sind; die Ergebnisse werden auch als »statistisch signifikant« bezeichnet.

Performance-Bias Die Teilnehmer in den Untersuchungsgruppen werden – unabhängig von der zu untersuchenden Intervention – zusätzlich systematisch unterschiedlich behandelt.

Power *(engl.)* ☞ Trennschärfe, statistische

Prädiktiver Wert ☞ Wert, Prädiktiver

Prävalenz *(engl. Prevalence)* Anzahl an erkrankten Personen zu einem bestimmten Zeitpunkt. Berechnung (☞ Vierfeldertafel): $\frac{a+c}{a+b+c+d}$

Publikationsbias *(engl. Publication Bias)* Systematische Verzerrung der Ergebnisse einer Meta-Analyse durch unterschiedliches Veröffentlichungsverhalten; zum Beispiel werden Studien eher in englischer Sprache veröffentlicht oder Studien mit nicht-signifikanten Ergebnissen werden weniger häufig publiziert.

QALY *(engl. Quality Adjusted Life Year)* ☞ Quality Adjusted Life Year

Quality Adjusted Life Year (QALY) *(engl.) (Syn. Qualitätsbereinigtes Lebensjahr)* Eine Maßeinheit, die die Lebensjahre unter Berücksichtigung der Auswirkungen einer Krankheit auf die Lebensqualität ausdrückt. Wenn ein Pflegebedürftiger statistisch noch acht Jahre zu Leben hat und seine Lebensqualität durch eine arterielle Verschlusskrankheit um 50% reduziert ist, käme dies 4 QALYs gleich.

QUOROM-Statement (*Quality of Reporting of Meta-Analyses*) standardisiertes Instrument zur Berichterstattung von Meta-Analysen klinischer Studien (☞ `http://www.cochrane.de/de/quorom.htm`)

Randomisierte kontrollierte Studie (RCT) *(engl. Randomized Controlled Trial)* Experimentelles Studiendesign, das dadurch gekennzeichnet ist, dass die Pflegebedürftigen per Zufallsauswahl (= randomisiert) der Therapiegruppe und der Kontrollgruppe zugeordnet werden. RCTs sind der ☞ Goldstandard, um neue therapeutische Verfahren zu beurteilen, denn durch die Randomisierung werden bekannte und unbekannte Faktoren (☞ Bias, ☞ Confounder) gleichmäßig auf beide Gruppen verteilt und ihr störender Einfluss dadurch minimiert.

Randomisierung *(engl. Randomization) (Syn. Zufallszuordnung)* Zuteilung von Individuen zu einer Gruppe durch einen Prozess, bei dem jedes Individuum die statistisch gleiche, von der Zuteilung anderer Individuen unabhängige Chance hat, in eine Gruppe zu gelangen

Range *(engl.)* ☞ Spannweite

RCT *(engl. Randomized Controlled Trial)* ☞ Randomisierte kontrollierte Studie

Referenzstandard ☞ Goldstandard

Relative Risiko-Reduktion (RRR) *(engl. Relative Risk Reduction)* Die prozentuale Verminderung der Ereignisse in der Therapiegruppe (☞ EER) im Vergleich zu der Kontrollgruppe (☞ CER). Berechnung: $RRR = \frac{CER-EER}{CER}$

Relatives Risiko (RR) *(engl. Relative Risk)* Das relative Risiko beschreibt das Verhältnis der ☞ Inzidenz in der Therapiegruppe (☞ EER) zu der Inzidenz in der Kontrollgruppe (☞ CER). Berechnung: $RR = \frac{EER}{CER}$

Reliabilität *(engl. Reliability)* Drückt die Zuverlässigkeit einer Studie aus und gibt somit Antwort auf die Frage, ob eine Wiederholung der Studie die gleichen Ergebnisse liefern würde.

Review, Systematic ☞ Übersichtsarbeit, Systematische

Risiko-Reduktion, Absolute ☞ Absolute Risiko-Reduktion

Risiko-Reduktion, Relative ☞ Relative Risiko-Reduktion

ROC-Kurve *(engl. Receiver Operating Characteristic Curve)* graphische Darstellung der Brauchbarkeit eines mehrstufigen diagnostischen Tests; aufgetragen werden ☞ Sensitivität und ☞ Spezifität eines diagnostischen Tests, und abgelesen werden kann der Schwellenwert mit den gewünschten Werten.

Sättigung Zustand bei der Auswertung von Daten aus qualitativen Forschungen, indem durch die Analyse neuer Daten keine weiteren oder nur minimale Ergänzungen und Erkenntnisse produziert werden würden.

Sample *(engl.)* ☞ Stichprobe

sapere aude *(lat.)* Trau' dich zu wissen

Selection-Bias Die Ergebnisse werden durch systematische Unterschiede in der Art der Auswahl der Teilnehmer oder in der Art der Zuweisung der Teilnehmer zu den Untersuchungsgruppen verzerrt.

Sensitivität *(engl. Sensitivity)* Anzahl an Personen mit einer Erkrankung, die einen positiven Test haben. Dadurch ist die Sensitivität ein Maß für einen diagnostischen Test, um Gesunde richtig zu identifizieren. Ist es sehr wichtig, keine Krankheit zu übersehen (z.B. Krebs), wird eine möglichst hohe Sensitivität angestrebt. Berechnung (☞ Vierfeldertafel): $\frac{a}{a+c}$

Sensitivitätsanalyse Test der Stabilität der Studienergebnisse, indem einzelne interessierende Parameter verändert werden, um herauszufinden, wie die Ergebnisse darauf reagieren

Signifikanz *(engl. Significance)* Sind die Daten einer Studie von reinen Zufallswerten abweichend, so sind die Ergebnisse signifikant, das heißt von Bedeutung und wahrscheinlich auf die Intervention zurückzuführen. Die Signifikanz wird häufig mit dem ☞ p-Wert ausgedrückt. Man unterscheidet die statistische Signifikanz ($p < 0{,}05$) von der klinischen Signifikanz (= für die Praxis wichtig).

Spannweite *(engl. Range)* Die Variationsbreite der Messwerte, also vom kleinsten bis zum größten Messwert. Berechnung: $R = x_{max} - x_{min}$

Spezifität *(engl. Specificity)* Anzahl an Personen ohne eine Erkrankung (= Gesunde), die einen negativen Test haben. Ein diagnostischer Test mit hoher Spezifität identifiziert also vor allem die Kranken als krank und eignet sich daher, z.B. Diagnosen zu bestätigen. Berechnung (☞ Vierfeldertafel): $\frac{d}{b+d}$

Standardabweichung *(engl. Standard Deviation)* Wert für die Streuung der Messwerte, berechnet durch die mittlere Abweichung der einzelnen Messwerte vom ☞ arithmetischen Mittelwert. Berechnung: $s = \sqrt{s^2}$

Stichprobe *(engl. Sample)* Aus der gesamten Population werden Individuen ausgewählt, die in einer Studie die Population repräsentieren sollen. Diese Einzelpersonen sollten mindestens ein gemeinsames Merkmal besitzen, das für die Intervention von Bedeutung ist. Den benötigten Stichprobenumfang berechnet man mit einer *Power Calculation* ☞ Trennschärfe, statistische.

Stratifizierung Bildung von Untergruppen bei der Datenanalyse, wobei Teilnehmer mit ähnlichen Werten zusammengefasst und gemeinsam analysiert werden, zum Beispiel bei Diabetikern Teilnehmer mit einem BZ-Ergebnis < 200 mg/dl, einem BZ von 201–300 mg/dl, einem BZ von 301–400 mg/dl und einem BZ > 401 mg/dl nach einer Insulininjektion.

Studiendesign Das Konzept einer wissenschaftlichen Studie, wobei Aussagen über die Population, die Umgebung, die Methode der Datensammlung, das Vorgehen sowie die Analyse der Daten gemacht werden. Beispiel: ☞ Randomisierte kontrollierte Studie, ☞ Fall-Kontroll-Studie, ☞ Kohortenstudie, ☞ Übersichtsarbeit, Systematische.

Surrogat-Endpunkt Ergebnismaße, die für einen Patienten von untergeordneter Bedeutung sind, aber mit einem für den Patienten wichtigen Ergebnismaß zusammenhängen, zum Beispiel Blutdruck und Schlaganfall

Systematic Review *(engl.)* ☞ Übersichtsarbeit, Systematische

Systematische Übersichtsarbeit ☞ Übersichtsarbeit, Systematische

Tacit Knowledge *(engl.)* »schweigendes Wissen«; persönliche, nicht in Worte zu fassende Erfahrungen

Trennschärfe, statistische *(engl. Power; Syn. Teststärke)* Die Fähigkeit eines Studiendesigns, Beziehungen zwischen den Merkmalen in der Studie zu entdecken; die Wahrscheinlichkeit, eine falsche Nullhypothese korrekt abzulehnen. Eine statistische Trennschärfe von 0,8 bedeutet, dass mit einer 80-prozentigen Wahrscheinlichkeit ein tatsächlich vorhandener Unterschied nachgewiesen werden kann. Berechnung: $Power = 1 - \beta$, wobei β die Wahrscheinlichkeit angibt, mit der die Alternativhypothese fälschlich abgelehnt wird. Mit wachsendem Stichprobenumfang vergrößert sich die statistische Trennschärfe, so dass man in einer guten Studie im Voraus mit einer *Power Calculation* berechnet, wie viele Teilnehmer benötigt werden, um einen Effekt gewünschter Stärke überhaupt nachweisen zu können. Um auch kleine Effekte zu entdecken, werden mehr Teilnehmer benötigt, als wenn man nur große Effekte finden möchte.

Triangulation Methode der Validierung von Forschungsergebnissen, bei der die Daten mit verschiedenen Verfahren gewonnen werden, zum Beispiel durch eine Kombination aus hermeneutisch-interpretativen und quantitativen Ansätzen oder durch eine Kombination von Interviews mit Beobachtungen. *(»Tri« hat in diesem Zusammenhang, auch wenn man das annehmen könnte, nichts mit »drei« zu tun.)*

Typ-I-Fehler *(engl. Type I Error) (Syn. Fehler 1. Art)* Die Widerlegung der ☞ Nullhypothese, obwohl diese in Wirklichkeit richtig ist, bzw. die Entscheidung, dass eine Beziehung zwischen zwei Variablen besteht, obwohl dies nicht der Fall ist. Die Wahrscheinlichkeit, einen Typ-I-Fehler zu begehen, wird als ☞ α oder ☞ p-Wert bezeichnet. Z. B. wird in einer Studie die Überlegenheit einer Intervention gegenüber einer anderen Intervention gefunden, obwohl in Wirklichkeit beide Interventionen gleich gut wirken.

Typ-II-Fehler *(engl. Type II Error) (Syn. Fehler 2. Art)* Die Annahme der ☞ Nullhypothese, obwohl diese in Wirklichkeit falsch ist, bzw. die Entscheidung, dass keine Beziehung zwischen zwei Variablen besteht, obwohl dies der Fall ist. Die Wahrscheinlichkeit, einen Typ-II-Fehler zu begehen, wird als ☞ β bezeichnet. Z. B. wird in einer Studie festgestellt, dass zwei Interventionen gleich gut wirken, obwohl eine Intervention in Wirklichkeit besser wirkt.

Übersichtsarbeit, Systematische *(engl. Systematic Review)* Eine Fragestellung wird gezielt aufgrund relevanter Literatur bearbeitet, wobei durch die Verwendung mehrerer Studien, die beurteilt und gewichtet werden, eine Übersicht des aktuellen Forschungsstandes entsteht. Bei ähnlicher Population können die Ergebnisse statistisch verknüpft werden, um eine größere Aussagekraft zu erhalten (☞ Meta-Analyse).

Validität *(engl. Validity)* Gültigkeit bzw. Generalisierbarkeit einer Studie; die Validität liefert eine Antwort auf die Frage, ob die Studie wirklich das misst, was sie messen soll, und ob die Ergebnisse auch auf die Population außerhalb der ☞ Stichprobe übertragbar sind.

Value, Predictive *(engl.)* ☞ Wert, Prädiktiver

Variable, abhängige und unabhängige abhängige Variablen sind Zielvariablen, mit denen das interessierende Outcome gemessen wird; unabhängige Variablen sind die Variablen, von denen man vermutet, dass sie einen Einfluss auf das Outcome haben, zum Beispiel die Interventionen

Varianz *(engl. Variance)* Maß für die Streuung von Messwerten. Die Varianz errechnet sich aus der mittleren quadratischen Abweichung der Einzelwerte vom ☞ Mittelwert, geteilt durch die Anzahl der Messwerte. Berechnung (vgl. Bortz, 1999, S. 42 ff.):

$$s^2 = \frac{1}{n} * \sum_{i=1}^{n} (x_i - \bar{x})^2 = \frac{1}{n} * \sum_{i=1}^{n} x_i^2 - \bar{x}^2$$

(s^2 = Varianz; n = Anzahl Messwerte; x_i = einzelner Messwert; $\bar{x}$ = arithmetischer Mittelwert)

Verblindung *(engl. Blind, Masking)* Wissen bei einer Studie weder der Untersucher noch die Teilnehmer, welche Individuen in der Therapie- oder in der Interventionsgruppe sind, ist die Studie doppelt verblindet (Doppel-Blind-Studie). Wissen nur die Teilnehmer nicht, ob sie die Intervention erhalten oder ein Placebo bzw. welche Intervention sie erhalten, spricht man von einer einfachen Verblindung. Bei einer dreifachen Verblindung weiß – zusätzlich zu den Anforderungen einer doppelten Verblindung – auch die auswertende Person nicht über die Zuteilung der Individuen zu den Gruppen Bescheid.

Vertrauensbereich ☞ Konfidenzintervall

Vierfeldertafel *(engl. Fourfold Table)* In einer Vierfeldertafel können die Rohdaten einer Interventionsstudie oder eines diagnostischen Tests zur besseren Übersicht eingetragen werden. Hierbei werden zum Beispiel bei diagnostischen Tests die Ergebnisse des untersuchten Tests mit einer Referenz, dem ☞ Goldstandard, verglichen.

Vorher-Nachher-Studie Teilnehmer werden vor und nach einer Intervention untersucht, keine Kontrollgruppe

Vorhersagewert ☞ Wert, Prädiktiver

Wahrscheinlichkeitsverhältnis (LR) *(engl. Likelihood Ratio)* Verhältnis der Wahrscheinlichkeit, dass ein positives Testergebnis bei einer Person mit der Erkrankung auftritt, zu der Wahrscheinlichkeit, dass das positive Ergebnis bei einer Person ohne diese Erkrankung auftritt (LR^+) bzw. Verhältnis der Wahrscheinlichkeit, dass ein negatives Testergebnis bei einer Person mit der Erkrankung auftritt, zu der Wahrscheinlichkeit, dass das negative Ergebnis bei einer Person ohne diese Erkrankung auftritt (LR^-). Eine $LR^+ = 4$ bedeutet, dass es viermal wahrscheinlicher ist, dass ein positives Testergebnis bei Vorliegen der Erkrankung auftritt als bei Personen ohne diese Erkrankung.

$LR^+ = \frac{\text{Sensitivität}}{1-\text{Spezifität}}$ $LR^- = \frac{1-\text{Sensitivität}}{\text{Spezifität}}$

Wert, Prädiktiver *(engl. Predictive Value) (Syn. Vorhersagewert)* Der positive prädiktive Wert gibt den Anteil der Personen mit positivem Test an, die wirklich erkrankt sind. Berechnung (☞ Vierfeldertafel): $\frac{a}{a+b}$. Im Gegensatz dazu gibt der negative prädiktive Wert den Anteil der Personen mit einem negativen Test an, die nicht erkrankt sind. Berechnung (☞ Vierfeldertafel): $\frac{d}{c+d}$

Wirksamkeit *(engl. efficacy)* Unter idealen Bedingungen gemessene Wirksamkeit einer Intervention. Am besten wird die Wirksamkeit mit einer ☞ Randomisierten kontrollierten Studie gemessen, die dann zwar eine genaue Aussage über die Wirksamkeit einer Population mit bestimmten Merkmalen zulässt, aber nicht so generalisierbar ist wie z.B. bei der Messung der ☞ Effektivität. Die Wirksamkeit gibt Antwort auf die Frage »Hat die Intervention mehr Vor- als Nachteile für die Pflegebedürftigen, die vollkommen mit der Studienpopulation übereinstimmen?«

Zufallsauswahl Auswahl einer repräsentativen Stichprobe aus einer Population

Zufallsverteilung ☞ Randomisierung

Zuteilung, verdeckte *(engl. Allocation Concealment)* Die Teilnehmer einer Studie werden den Untersuchungsgruppen verdeckt zugeteilt, das heißt der Zuteilende weiß nicht, in welche Gruppe der Teilnehmer kommt, und hat somit keine Möglichkeit, die Zuteilung zu beeinflussen. Anerkannte Verfahren zur verdeckten Zuteilung sind versiegelte, nummerierte, blickdichte Briefumschläge mit dem Behandlungscode oder die Zuteilung über eine zentrale Randomisierungsstelle.

Zuverlässigkeit ☞ Reliabilität

Dieser Glossar ist aktualisiert im Internet unter `http://www.ebn-zentrum.de/` zu finden.

Tabellenverzeichnis

Abbildungsverzeichnis

Autoren

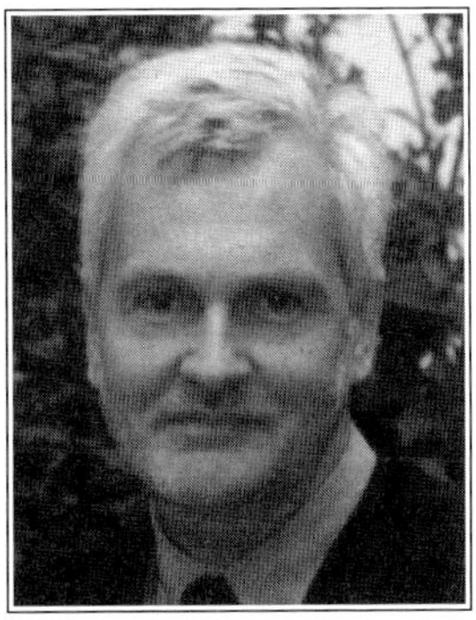

Johann Behrens, Prof. Dr. phil. habil., Dipl.-Soz., Supervisor. Pflegewissenschaftliche Forschung in Ann Arbor, Detroit, Neapel und Frankfurt am Main. Gründungsmitglied und Projektleiter des thematisch an dem Pflegewissenschaftler Anselm Strauss orientierten DFG-Sonderforschungsbereichs »Statuspassagen und Risikolagen im Lebensverlauf« und der gesundheitswissenschaftlichen Abteilung des Bremer Zentrums für Sozialpolitik. Professor und Prodekan des Fachbereichs Pflege und Gesundheit in Fulda. Gastprofessor an der McMaster-University in Hamilon/Canada. Gründungsmitglied des German Centers for Evidence-based Nursing im internationalen Netzwerk dieser Zentren. (Gründungs-) Direktor des Instituts für Gesundheits- und Pflegewissenschaften und des gleichnamigen MSc-äquivalenten Studiengangs der Medizinischen Fakultät der Martin-Luther-Universität Halle-Wittenberg. Zahlreiche Veröffentlichungen.

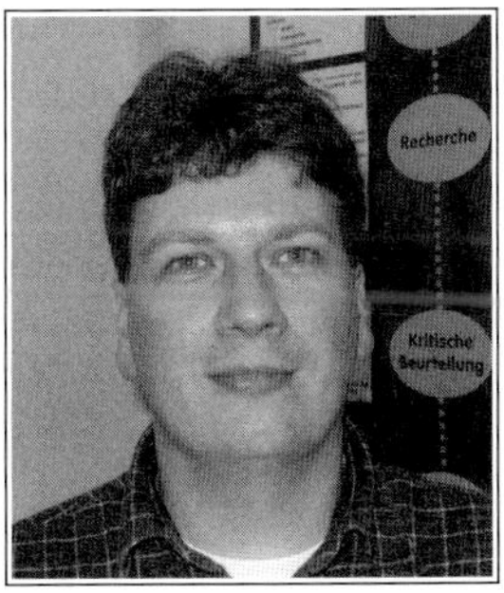

Gero Langer, Cand. rer. medic., Diplom Pflege- und Gesundheitswissenschaftler, Krankenpfleger. Gründungsmitglied und Koordinator des German Centers for Evidence-based Nursing. Wissenschaftlicher Mitarbeiter des Instituts für Gesundheits- und Pflegewissenschaften an der Medizinischen Fakultät der Martin-Luther-Universität Halle-Wittenberg. Langjährige Tätigkeit als EBN-Trainer sowie in der Fort- und Weiterbildung. Autor diverser Fachbücher für die Pflegeausbildung.

Index